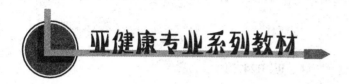

亚健康专业系列教材

中医药膳与食疗

主　编　谭兴贵

副主编　谢梦洲　谭　楣　于雅婷

中国中医药出版社

·北京·

图书在版编目（CIP）数据

中医药膳与食疗/谭兴贵主编．—北京：中国中医药出版社，2009.4（2025.1重印）

（亚健康专业系列教材）

ISBN 978-7-80231-544-0

Ⅰ．中…　Ⅱ．谭…　Ⅲ．食物疗法-教材　Ⅳ．R247.1

中国版本图书馆 CIP 数据核字（2008）第 196332 号

中国中医药出版社出版

北京经济技术开发区科创十三街 31 号院二区 8 号楼

邮政编码　100176

传真　010-64405721

河北联合印务有限公司印刷

各地新华书店经销

开本 787×1092　1/16　印张 24.25　字数 581 千字

2009 年 4 月第 1 版　2025 年 1 月第 6 次印刷

书号　ISBN 978-7-80231-544-0

定价　75.00 元

网址　www.cptcm.com

服 务 热 线　010-64405510

购 书 热 线　010-89535836

维 权 打 假　010-64405753

微信服务号　zgzyycbs

微商城网址　https://kdt.im/LIdUGr

官 方 微 博　http://e.weibo.com/cptcm

天猫旗舰店网址　https://zgzyycbs.tmall.com

如有印装质量问题请与本社出版部联系（010-64405510）

《亚健康专业系列教材》
丛书编委会

序

　　医学朝向健康已是不争的事实了，健康是人全面发展的基础。在我国为实现"人人享有基本医疗卫生服务"的目标，提高国民健康水平，促进社会和谐发展，必须建立比较完善的覆盖城乡居民的基本医疗卫生制度和服务网络，推动卫生服务利用的均等化，逐步缩小因经济社会发展水平差异造成的健康服务不平等现象。有鉴于我们是发展中的人口大国，是穷国办大卫生，长期存在着有限的卫生资源与人民群众日益增长的医疗保健需求之间的矛盾，医疗卫生体系面临着沉重的压力。为了缓解这种矛盾和压力，国家提出了医疗卫生保健工作"重点前移"和"重心下移"的发展战略，以适应新时期大卫生的根本要求。中医药是整体医学，重视天人相应、形神一体，以辨证论治为主体，以治未病为核心，在医疗卫生保健过程中发挥着重大的作用。毋庸置疑，亚健康是健康医学的主题之一，致力于亚健康专门学问的系统研究，厘定亚健康的概念，规范亚健康防治措施与评价体系，编写系列教材培育人才，对于弘扬中医药学原创思维与原创优势具有重要的现实意义，确是一项功在千秋的大事业，对卫生工作重点移向维护健康，重心移向广大民众，尤其是九亿农民，从而大幅提高全民健康水平也有积极的作用。

　　回顾上个世纪西学东渐，知识界的先驱高举科学民主的旗帜，破除三纲五常，推进社会改革，无疑对国家民族的繁荣具有积极意义。然而二元论与还原论的盛行也冲击着传统的优秀的中华文化，致使独具深厚文化底蕴的中医药学随之停滞不前，甚而有弃而废之的噪声。幸然，清华与西南联大王国维、陈寅恪、梁启超、赵元任与吴宓等著名学者大师虽留学西洋，然专心研究哲学文史，大兴国学之风，弘扬中华文化之精髓，其功德至高至尚，真可谓"与天壤同久，共三光而永光"，令吾辈永远铭记。中医中药切合国情之需，民众渴望传承发扬。当今进入新世纪已是东学西渐，渗透融合儒释道精神，以整体论为指导的中医药学，其深化研究虽不排斥还原分析，然而提倡系统论与还原论的整合，将综合与分析、宏观与微观、实体本体论与关系本体论链接，共同推动生物医药科学的发展，为建立统一的新医学、新药学奠定基础。晚近，医界学人与管理者共识：治中医之学，必当遵循中医自身的规律，然则中医自身规律是什么？宜广开言路，做深入思考与讨论。我认为中医学是自然哲学引领下的整体医学，其自身规律是自适应、自组织、自调节、自稳态的目标动力系统，其生长发育、维护健康与防治疾病均顺应自然。中国古代自然哲学可用太极图表达，其平面是阴阳鱼的示意图。其阐释生命科学原理是动态时空、混沌一气、高速运动着的球体，边界不清，色泽黑白不明。人身三宝精、气、神体现"大一"，蛋白质组学、基因组学对生命本质的研究体现"小一"，论大一而无外，小一而无内；大一寓有小一，小一蕴育大一；做大一拆分为小一分析，做小一容汇为大一综合。学习运用"大一"与"小一"的宇宙观，联系人体健康的维护和疾病的防治，尤其对多因素多变量的现代难治病进行辨证论治的复杂性干预的方案制定、疗效评价与机理发现具有指导作用。

哲学是自然科学与社会科学规律的总结，对文化艺术同样重要。当代著名画家范曾先生讲，"中国画是哲学，学哲学出智慧，用智慧作画体现'大美'"。推而广之，西方科学来自实验，以逻辑思维为主体，体现二元论、还原论的方法学；东方科学观察自然，重视形象思维与逻辑思维相结合，体现一元论、系统论的方法学。当下中医药的科学研究是从整体出发的拆分，拆分后的微观分析，再做实验数据的整合，可称作系统论引导下的还原分析。诚然时代进步了，牛顿力学赋予科学的概念，到量子力学的时代不可测量也涵盖在"科学"之中了。同样中医临证诊断治疗的个体化，理法方药属性的不确定性，正是今天创新方法学研究的课题。中医学人必须树立信心，弘扬原创的思维。显而易见，既往笼罩在中医学人头上"不科学"的阴霾今天正在消散，中医药学的特色优势渐成为科技界的共识，政府积极扶持，百姓企盼爱戴，在全民医疗卫生保健事业中，中医药将发挥无可替代的作用。

《亚健康专业系列教材》编委会致力于亚健康领域学术体系的深化研究，从理念到技术，从基础到临床，从预防干预到治疗措施，从学术研究到产业管理等不同层面进行全方位的设计，突出人才培养，编写了本套系列教材。丛书即将付梓，邀我作序实为对我的信任。感佩编著者群体辛勤耕耘，开拓创新的精神，让中医学人互相勉励，共同创造美好的未来。谨志数语，爱为之序。

王永炎

2009年2月

（王永炎 中国工程院院士 中国中医科学院名誉院长）

前　言

　　亚健康状态是一种人体生命活力和功能的异常状态，不仅表现在生理功能或代谢功能的异常，也包含了心理状态的不适应和社会适应能力的异常，其最大的特点就是尚无确切的病变客观指征，但却有明显的临床症状。这种处于健康和疾病之间的状态，自20世纪80年代被前苏联学者称为"第三状态"这个新概念以来，得到国内越来越多学者的认同与重视，并将其称之为"亚健康状态"。亚健康主要表现在三个方面，即身体亚健康、心理亚健康和社会适应能力亚健康。亚健康是一个新概念，"亚健康"不等于"未病"，是随着医学模式与健康概念的转变而产生的，而"未病"的概念是与"已病"的概念相对而言，即非已具有明显症状或体征的疾病，亦非无病，而是指机体的阴阳气血、脏腑功能失调所导致的疾病前态或征兆。因此未病学主要讨论的是疾病的潜伏期、前驱期及疾病的转变或转归期等的机体变化，其宗旨可概括为"未病先防，既病防变"，从这一点上看可以说中医"未病"的内涵应当是包括了亚健康状态在内的所有机体阴阳失调但尚未至病的状态。总体上讲，亚健康学是运用中医学及现代医学与其他学科的理论知识与技能研究亚健康领域的理论知识、人群状态表现、保健预防及干预技术的一门以自然科学属性为主，涉及心理学、社会学、哲学、人文科学等多个领域的综合学科。

　　随着社会的发展和科学技术的进步，人们完全突破了原来的思维模式。医学模式也发生了转变，从原来的"纯生物模式"转变为"社分－心理－生物医学模式"，使得西医学从传统的"治疗型模式"转变为"预防、保健、群体和主动参与模式"；另外，世界卫生组织对健康提出了全面而明确的定义："健康不仅是没有疾病和虚弱，而且是身体上、心理上和社会适应能力上三方面的完美状态。"从而使对健康的评价不仅基于医学和生物学的范畴，而且扩大到心理和社会学的领域。由此可见，一个人只有在身体和心理上保持健康的状态，并具有良好的社会适应能力，才算得上是真正的健康。随着人们的观念进一步更新，"亚健康"这个名词已经越来越流行，你有时感觉心慌、气短、浑身乏力，但心电图却显示正常；不时头痛、头晕，可血压和脑电图没有什么问题，这时你很可能已经处于"亚健康"状态。

　　据中国国际亚健康学术成果研讨会公布的数据：我国人口15%属于健康，15%属于非健康，70%属于亚健康，亚健康人数超过9亿。中国保健科技学会国际传统医药保健研究会对全国16个省、直辖市辖区内各百万人口以上的城市调查发现，平均亚健康率是64%。其中北京是75.31%，上海是73.49%，广东是73.41%，经济发达地区的亚健康率明显高于其他地区。面对亚健康状态，一般西医的建议都是以改善生活或工作环境为主，如合理膳食、均衡营养以达到缓解症状的目的，但是需要的时间比较长，且依赖个人的自律。而中医的特色在于可以不依赖西方医学的检测，只根据症状来调整。它的理念是"整体观念，辨证论治"，随着被治疗者的年龄、性别、症状等的不同，调理和干预的方法也各不相同。中医更强调把人当作一个整体，而不是"头痛医头，脚痛医脚"。因为亚健康状态本身就是一种整体功能失调的表现，所以中医有其独到之处。中医理论认为，健康的状态就是"阴平阳秘，精神乃治"，早在《内经》中就有"不治已病治未病"的论述，因此调整阴阳平衡是让人摆脱亚健康状态的总体大法。

社会需求是任何学科和产业发展的第一推动力，因此，近几年来亚健康研究机构和相关服务机构应运而生，蓬勃发展。但由于亚健康学科总体发展水平还处于起步阶段，目前的客观现状还是亚健康服务水平整体低下，亚健康服务手段缺乏规范，亚健康服务管理总体混乱，亚健康专业人才严重匮乏，尤其是亚健康专业人才的数量匮乏和质量低下已成为制约亚健康事业发展的瓶颈。突出中医特色，科学构建亚健康学科体系，加强亚健康专业人才的培养，是促进亚健康事业发展的一项重要工作。由此，我们在得到国家中医药管理局的专题立项后，在中和亚健康服务中心和中国中医药出版社的支持下，以中华中医药学会亚健康分会、湖南中医药大学为主，组织百余名专家、学者致力于亚健康学学科体系构建的研究，并着手编纂亚健康专业系列教材，以便于亚健康人才的培养。该套教材围绕亚健康的中心主题，以中医学为主要理论基础，结合现代亚健康检测技术和干预手段设置课程，以构筑亚健康师所必备的基础知识与能力为主要目的，重在提升亚健康师的服务水平，侧重培训教材的基础性、实用性和全面性。读者对象主要为亚健康师学员和教师：从事公共健康的专业咨询管理人员；健康诊所经营管理人员；从事医疗、护理及保健工作人员；从事保健产品的生产及销售工作人员；从事公共健康教学、食品教学的研究与宣教人员；大专院校学生及相关人员；有志于亚健康事业的相关人员。

亚健康专业系列教材包括10门课程，具体为：

（1）《亚健康学基础》，为亚健康学科体系的主干内容之一。系统介绍健康与亚健康的概念、亚健康概念的形成和发展、亚健康的范畴、亚健康的流行病学调查、未病学与亚健康、亚健康的中医辨证、中医保健养生的基本知识、亚健康的检测与评估、健康管理与亚健康、亚健康的综合干预、亚健康的研究展望等亚健康相关基础理论。

（2）《亚健康临床指南》，为亚健康学科体系的主干内容之一。针对亚健康人群常见症状、各种证候群和某些疾病倾向，介绍相对完善的干预方案，包括中药调理、饮食调理、针灸调理、推拿按摩、运动调理、心理调理、音乐调理等。

（3）《亚健康诊疗技能》，为亚健康学科体系的主干内容之一。介绍临床实用的亚健康诊疗技能，如各种中医常见诊断方法、常用心理咨询的一般理论与方法技巧、各种检测仪器与干预设备、针灸、火罐、水疗、推拿按摩、刮痧、整脊疗法、气功等。

（4）《中医学基础》，为亚健康学科体系的辅修内容之一。系统介绍中医的阴阳学说、五行学说、气血津液学说、脏象学说、病因病机学说、体质学说、经络学说、治则与治法、预防和养生学说、诊法、辨证等中医基础理论。

（5）《中医方药学》，为亚健康学科体系的辅修内容之一。着重介绍与亚健康干预关系密切的常用中药和常用方剂的功效、主治、适应证及注意事项等。

（6）《中医药膳与食疗》，为亚健康学科体系的辅修内容之一。以中医药膳学为基础。重点介绍常见亚健康状态人群宜用的药膳或食疗方法及禁忌事项。

（7）《保健品与亚健康》，为亚健康学科体系的辅修内容之一。介绍亚健康保健品的研发思路及目前市场常用的与亚健康相关的保健品。

（8）《足疗与亚健康》，为亚健康学科体系的辅修内容之一。着重介绍亚健康足疗的基本概念、机理、穴位、操作手法及适应的亚健康状况。

（9）《亚健康产品营销》，为亚健康学科体系的辅修内容之一。介绍一般的营销学原理、方法与语言沟通技巧，在此基础上详细介绍亚健康产品营销技巧。

（10）《亚健康管理》，为亚健康学科体系的辅修内容之一。包括国家的政策法规。亚健康服务机构的行政管理，亚健康服务的健康档案管理等。

在亚健康学学科体系构建的研究和亚健康专业系列教材的编纂过程中，得到了王永炎院士的悉心指导，在此表示衷心感谢！由于亚健康学科体系的研究与教材的编写是一项全新而且涉及多学科知识的艰难工作，加上我们的水平与知识所限，时间匆促，其中定有不如人意之处，好在任何事情均有从无到有，从不成熟、不完善到逐渐成熟和完善的过程。真诚希望各位专家、读者多提宝贵意见，权当"射矢之的"，以便第二版修订时不断进步。

何清湖

2008 年 12 月于湖南中医药大学

《中医药膳与食疗》编委会

主　编　谭兴贵

副主编　谢梦洲　谭　楣　于雅婷

编　委　（按姓氏笔画排序）

于雅婷　刘　婷　刘蓉芳

谷建云　张继晖　袁　婷

龚勇军　谢梦洲　谭　楣

谭兴贵

编写说明

　　《中医药膳与食疗》是《亚健康专业系列教材》的主干课程之一，为专业基础课，按照本专业教学计划和本课程教学大纲的要求，本课程主要向学生讲授中医药膳食疗学的基本理论、基本知识与基本技能，为亚健康的综合干预、调控提供最具特色的方法和手段。

　　本教材分为上、中、下三篇。上篇总论主要阐述中医药膳食疗学的基本理论和知识，包括药膳学的概念、内容和发展简史；现代研究与应用；药膳学的特点、分类和应用原则；药膳学的理论基础和技能。中篇分两章，药膳原料，主要介绍常用于药膳的食物128种，药物108种，在分类上按照药物、食物的功用分为19类，即解表散邪类、清热解毒类、温里散寒类、祛风除湿类、开胃消食类、利水消肿类、祛痰止咳类、理气止痛类、活血化瘀止血类、平肝熄风类、安神益智类、润肠通便类、益气健脾类、补血养营类、滋阴生津类、补阳强壮类、美容养颜类、明目聪耳类、调料类。每类药物、食物又分异名、基原、性味归经、功效、主治、用法与用量、药膳方选、成分宜忌等。常用中医药膳配方，主要介绍生活和临床中常用的药膳方270种。分为15大类，即解表类、清热类、泻下类、温里祛寒类、祛风湿类、利水祛湿类、化痰止咳平喘类、消食解酒类、理气类、理血类、安神类、平肝潜阳类、固涩类、补益类、养生保健类。每类又分项阐述有关药膳方的来源、组成、制法与用法、功效与应用、方解和使用注意等。下篇为亚健康的药膳食疗，分为两章，第七章为躯体性亚健康的药膳食疗，分别介绍疲劳、失眠、头痛、眩晕、健忘、惊悸、怔忡、神经衰弱、虚劳、便秘、腰痛、口臭、单纯性肥胖、腰肌劳损、黄褐斑等14种综合征的药膳调理原则和药膳配方。第八章为性亚健康的药膳食疗，分别介绍阳痿、早泄、遗精、更年期综合征、女性干燥综合征、女性性功能失调、女性慢性外阴营养不良等7种综合征的药膳调理原则和药膳配方。

　　本教材中药物、食物与药膳配方中的用量大部分是由古代计量单位按照现代生活与临床实际情况折算和调整订立的，但对少部分文献内容仍保持原始古代用量，保持原计量单位；书中药物、食物的名称、正名系录考自《中华本草》，出处以《中华本草》记载本名的有关文献为依据。药膳方主要参考采纳古今食疗和经验方，做到书之有据。

　　本教材系我国亚健康药膳食疗调理的第一本教材，错谬之处在所难免，热切盼望读者批评指正。

　　湖南中医药大学何清湖副校长（教授、博士生导师）对本书的编写给予了很大的关怀支持，在此我们谨致谢忱。

编　者

2009年3月

目 录
CONTENTS

下　篇　亚健康的药膳食疗

上篇 总论

第一章 药膳学的概念及发展简史

第一节 药膳学的概念及内容

一、药膳学的基本概念

1. 药膳与药膳学 中医药膳是具有保健、防病、治病等作用的特殊膳食。在传统中医药理论指导下，将不同药物与食物进行合理的组方配伍，采用传统和现代工艺技术加工制作而成，具有独特色、香、味、形、效的膳食品，既能果腹及满足人们对美味食品的追求，同时又能发挥保持人体健康，调理生理机能，增强机体素质，预防疾病发生，辅助疾病治疗及促进机体康复等重要作用，具有食养、食疗功能的膳食，称之为中医药膳。中医药膳一直是中华民族几千年来均十分重视的膳食。

中医药膳学是在中医药学理论指导下，研究中医药膳起源、发展、理论、应用及开发研究的一门学科。是中医药学的一个分支学科。

中医药膳的应用随着"药食同源"的观念，与中医药学的起源发展同步，但近些年来才形成一门相对独立的学科。中医药膳学的形成，预示着中华民族的药膳文化将得到深入的研究、发掘、发展、传播，进而对人类的健康作出有益的贡献。

2. 药膳与食疗 "药膳"的名称，最早见于《后汉书·烈女传》，但历代相关饮食疗法多以"食养"、"食治"、"食疗"的名称出现。药膳与食疗在概念上有一定的差异。药膳是指具有保健防病作用、包含有传统中药成分的特殊膳食，从膳食的内容和形式阐述膳食的特性，表达的是膳食的形态概念。食疗是指膳食产生的治疗功效，即以膳食作为手段进行治疗，从膳食的效能作用阐述这种疗法的属性，表达的是膳食的功能概念。药膳发挥防病治病的作用，即是食疗。食疗中"食"的概念远比药膳广泛，它包含了药膳在内的所有饮食。食疗故不必一定是药膳，但药膳则必定具备食疗功效。历代食养、食治所涉及的膳食主要是药膳，因此，药膳学的学术范畴基本上涵盖了古代食养食疗的全部内容。

二、药膳学的任务与内容

药膳学的研究对象包括提供营养的"食",具有治疗作用的"药",药与食结合形成的特殊膳食——"药膳"。由于药膳在中华民族应用的时间跨度长,传播范围广,与中医学密不可分,而又有其本身的特点,因此,药膳学研究的内容非常广泛。

中医药膳起源于两千多年前,经历了漫长的发展时期,故药膳史显然是研究药膳学的重要方面。

在几千年的发展过程中,医学文献中的药膳内容,药膳学的专门文献都反映了中医药膳的基本内容和发展应用过程,是药膳学的重要内容;药膳学以中医药学理论为指导,但既然是膳,而非全是药,故它有药食结合的理论系统;药膳原料包含药与食两类物质,这些原料既有食的特性,又有药的特征,必须认识它们作为"药膳"方面的性能功效;针对不同人群的状况,必须按配伍原则组合不同的药膳方,更好地发挥药膳的效能,这其间包含有配伍的理论、原则、经验;药膳是特殊的膳食,其基料的加工炮制、膳食的制作工艺,显然又是药膳的特点所在;人们的不同情况需要不同的药膳方,而众多的药膳原料在几千年中组合了无数的药膳方,研究不同的药膳组方,也成为药膳学的基本内容之一,等等。这些方面是药膳的主要内容,也是中医药膳学研究的主要任务。

第二节 药膳学的发展简史

中医药膳经历了漫长的历史时期,可分为起源、理论奠基、发展等几个重要阶段。

一、远古时期——药膳的起源

"药食同源"或"医食同源"的观念,在中华民族文化中早已形成。它说明至少在中医学起源时,已伴随着药膳的萌芽。这一时期应在殷商之前。

人类在最早的"茹毛饮血"时期,为了生存而摄取食物的过程中,偶然发现某些食物在果腹的同时,还具有增强体力,减少或"治疗"疾病的作用。这使得人类从"偶然"而进入到主动寻求,这种"寻求"的本能和经验的积累,就成了药膳食疗的起源。至今仍有流传,谓生饮鹿血可以壮阳,生吞蛇胆可以明目,就保留有上古时代食疗的痕迹。但是,在火的使用之前,人类仍然是疾病多而寿短,《韩非子·五蠹》谓:"上古之世……民食果蓏蚌蛤,腥臊恶臭而伤害胃肠,民多疾病。有圣人作钻燧取火以化腥臊,而民悦之,使王天下,号之曰燧人氏。"自燧人氏之后,人类进入了熟食时代,疾病减少,体质得到了增强。火的使用,人类的饮食谱得到了根本变革,也为药膳的形成开辟了全新的途径。

神农尝百草的传说,则表明远古时代人们已经在有意识、有目的地寻求"可食"与"治病"的原料了。《淮南子》说,神农"尝百草之滋味,水泉之甘苦,令民知所避就。当此之时,一日而遇七十毒"。知避就,就是懂得百草的基本性能,有毒无毒,为后世本草学打下基础。同时,也是"药食同源"的最早缘起,为后世药膳食疗的发展奠定了基础。

追溯早期的药膳，自然离不开酒的酿造。酒，既是饮料，也是治病的药品。酒起源于上古禹的时代，《战国策》谓"帝女令仪狄作酒醪，禹尝之而美"，《素问·汤液醪醴论》也说"上古圣人作汤液醪醴"。禹尝之而美，是指饮料而言，《内经》所言则是作药物用，谓这种汤液醪醴，"中古之世，道德稍衰，邪气时至，服之万全"。当"治病工"的医作为职业出现时，最早的依托就是酒。故《说文解字》说，"酒，所以治病也"，"医之性，然得酒而使"，古代的医（醫）字就是从殹从酉。从酒的发明到使用，自开始就是医与食的混合体。

原始人类的茹毛饮血，酒的发明，从已有的文献记载看，药食一家、药食同源的概念已经形成，并从酒的应用，可以说药膳已经有了真正的发端。

二、先秦时期——药膳理论的奠基与应用

自西周至春秋战国时期，药膳已经形成了其基本理论概貌。

《黄帝内经》是现存最早的中医典籍，它不仅创立了中医基础理论，同时也开创了药膳的理论体系。

《内经》论证了五脏与五味相关。《素问·六节脏象论》指出："地食人以五味，五味入口，藏于肠胃。味有所藏，以养五气，气和而生，津液相成，神乃自生。"五味，这里是以饮食为主而言的。食物也如药物一样，具有辛、酸、甘、苦、咸五种味，它们与五脏有着相应的关系。这种相关，在《素问·金匮真言论》中有详细的记载："东方青色，入通于肝，开窍于目，藏精于肝……其味酸……其畜鸡，其谷麦。"类似的论述还有：南方通于心，藏精于心，其味苦，其畜羊，其谷黍；中央通于脾，藏精于脾，其味甘，其畜牛，其谷稷；西方通于肺，其味辛，其畜马，其谷稻；北方通于肾，其味咸，其畜彘，其谷豆。五谷与五畜均有其性味特点，分别与五脏功能相关，这在《素问·五脏生成篇》描述得很清楚，称为"五味之所合"，即"心欲苦，肺欲辛，肝欲酸，脾欲甘，肾欲咸"。相应性味的畜谷与脏腑具有促进和维护作用。这一理论论证了五畜五谷不仅是食物，同时又具有治疗作用的双重功能，成为药膳运用的基础理论。

由于五脏之间存在相辅相成的关系，五味合于五脏，也必然存在着可能发生损伤、损害的方面。《素问·五脏生成篇》又论述了"五味之所伤"，"多食咸，则脉凝涩而变色"（伤心），"多食苦，则皮槁而毛拔"（伤肺），"多食辛，则筋急而爪枯"（伤肝），"多食酸，则肉胝䐢而唇揭"（伤脾），"多食甘，则骨痛而发落"（伤肾）。这是由于偏食、嗜食，由五味的过摄而伤及五脏功能（循五行相胜的途径损伤五脏），形成疾病状态。由于五行五味的相应，又可以通过五味之间的生克制化来治疗调整这种病态。《素问·脏气法时论》论述了这种膳食疗法的原则，"肝苦急，急食甘以缓之"，"心苦缓，急食酸以收之"，"脾苦湿，急食苦以燥之"等，针对五脏功能特性，食疗的原则也在于顺应这些特点以施食治，即"肝欲散，急食辛以散之，用辛补之，酸泻之……禁温食"，"心欲，急食咸以之，用咸补之，甘泻之……禁温食饱食"等。同时，同篇还论述了各种食物的味，"小豆犬肉李韭皆酸"，"大豆豕肉栗藿皆咸"，"黄黍鸡肉桃葱皆辛"，"粳米牛肉枣葵皆甘"，"麦羊肉杏薤皆苦"，为药膳的运用确定了选用基料的原则。

五味的不同，必然具有各自不同的作用。《素问·脏气法时论》总结了五味的主要功效："辛散，酸收，甘缓，苦坚，咸耎。"显然，不同味的食物，其作用也不同，运用时

便需扬其长而避其短，过用、偏用、错用，不仅无益，还可能贻害。因此，《素问·宣明五气篇》又对五味运用列出了"五味所禁"："辛走气，气病无多食辛；咸走血，血病无多食咸；苦走骨，骨病无多食苦；甘走肉，肉病无多食甘；酸走筋，筋病无多食酸。是谓五禁，无令多食。"

《黄帝内经》不仅是中医学理论的典籍，同时也是药膳理论的奠基，它创立了食物五味的概念、与五脏相关的理论、食物五类的划分原则，以及药食配制的原则与禁忌，确立了药膳理论的轮廓。

这一时期，中医药膳也得到了广泛应用，并受到人们的高度重视。首先，在帝王宫廷中就设置了"食医"的官职，《周礼·天官志》明确规定食医的职责是调配帝王的"六饮、六膳、百馐、百酱"。既是掌食的医官，显然须运用具有治疗预防作用的膳为帝王调摄健康。《周礼》所强调的"以五味、五谷、五药养其病"则指出药与食结合是当时治病养生的重要流派。《礼记》指出五味的运用应为"春多酸，夏多苦，秋多辛，冬多咸"，记载了药食调配的四时运用原则。

关于药膳的具体使用，先秦时期即有专书论及，《汉书·艺文志》收有《神农食经》，因已亡佚，后世无从知其内容。但既名"食经"，显然是药膳食疗的专书。专书未见，散见于其他书中的相关内容，则可谓比比皆是。《诗经》中记载了一些既是食物，又是药物的物品。《山海经》则有一些更加详细的描述，如"嘉果，其实如桃，其叶如枣，黄华而赤柎，食之不劳"；"梨，其叶状如荻而赤华，可以已疽"；"幼鸟，其状如凫，赤身而朱目，赤尾，食之宜子"；"猩猩，其状如禺而白耳，伏行人走，食之善走"等，说明该时期已对膳食用于保健防病、改善体质等有了很多实际运用的经验。

在医学专著中，这一时期出现了很多实际运用的范例。《素问·经脉别论》提到治病要"调食和药"。《素问·脏气法时论》指出："毒药攻邪，五谷为养，五果为助，五畜为益，五菜为充，气味合而服之，以补益精气。此五者，有辛甘酸苦咸，各有所利，或散或收，或缓或急，或坚或耎，四时五脏，病随五脏所宜也。"由此言之，《内经》治病已明显地强调了必须药与食结合，才能达到"补益精气"，治疗疾病的目的。《素问·五常政大论》谓："大毒治病，十去其六，常毒治病，十去其七，小毒治病，十去其八，无毒治病，十去其九，谷肉果菜，食养尽之，无使过之，伤其正也。"强调疾病的治疗必须与食相结合，特别是善后康复，更需要药食结合以调理。

长沙马王堆医书内容公认是先秦时期的医学实践，书中涉及大量药食结合的药膳方。如治外伤的"金伤毋痛方"，即是"取鼢鼠干而治，取鼄鱼燔而治"，再加辛夷、甘草，用酒饮服。治性功能障碍，用犬肝置蜂房内，令蜂螫之，与陵藁共浸美醯中五宿后用；另方用春鸟卵入桑枝中蒸食；雀卵合麦粥服食等。全书用方几近半数是药食配合使用。

尽管这一时期流传下来的文献极少，但从《内经》与长沙马王堆医书看，当时治疗疾病的主流似乎是药食相结合的方法。这一点说明，药膳在春秋战国时期有过一段相当繁盛的时候，只是在汉代以后，中药方剂的运用才取代药膳而成为主要治病手段。

三、汉代至清代——药膳的发展时期

汉唐以降直至明清，药膳处于不断而又缓慢的发展时期。

汉代的中医药学得到了较大发展，成书于秦汉时期的《神农本草经》奠定了中药学

基础，汉末张仲景撰《伤寒杂病论》，创造了临床运用中药方剂辨证治疗疾病的典范，使疾病的治疗由药食结合为主演变为以中药方剂为主的体系，药膳因而进入了缓慢发展的时期，但始终作为中医学的一个重要内容在不断发展。

（一）中医药专著中的药膳内容

在中医药学的发展中，始终伴随着药膳学的发展。第一部药学专著《神农本草经》载药 365 味，属于五谷六畜、菜蔬、果品的就有数十味之多。而其他草木类药品中，也有很多可作食用，如茯苓、枸杞、人参、灵芝等，均属久服延年的药品，故该书应属药食同功的药学著作。《伤寒杂病论》被称为"方书之祖"，是辨证论治的典范，其中很多方剂的使用仍然是药食相配，也可称药膳。如白虎汤用粳米，百合鸡子黄汤用鸡蛋，黄芪建中汤用饴糖，猪膏发煎，瓜蒌薤白白酒汤等，都是药食同用的范例。

在药膳发展中起过重要作用，作出过重大贡献的是唐代孙思邈及其《千金要方》。由于五代时期炼丹服石盛行，很多人因此丧生损体，至唐代时则流弊显露。为了纠正这一陋习，人们始又重视膳食调理。孙思邈生于晋唐时代，清楚这种炼丹流弊的危害，力主食养。其《千金要方》第二十六卷专门论述食养食治，涉及食治原料 162 种，其中果实类 30 种，蔬菜类 63 种，谷米类 24 种，鸟兽类 45 种。这是食治原料学的奠基。他创制了很多药膳名方，提出了很多食养食治原则，认为"不知食宜者，不足以全生，不明药性者，不能以除病。故食能排邪而安脏腑，药能恬神养性以资四气"，"君父有疾，期先命食以疗之，食疗不愈，然后命药"，食治与药治同样重要，而且推荐首选食疗。显然，孙氏对食治的推崇，大大推进了药膳的发展。

在宋代很多综合性文献中，药膳内容得到了保存与推广。大型方书《太平圣惠方》、《圣济总录》等，收载了大量的药膳方，如"耆婆汤"、"乏力气方"等名方，并对药膳食疗给予了足够的重视。

金元时期很多著名医学家都十分重视食养食疗。补土家李杲补脾胃养元气，论病识证多强调饮食不当引起脾胃受伤，饮食不节是致病的重要原因，从另一角度深化了食养的重要性。攻下派的张子和更直接强调食养，说"养生当论食补"，"精血不足当补之以食"，认为食养与药治处于相等的重要地位。明代中医文献中出了一部名震海内外的药学巨著《本草纲目》，作者李时珍不仅在药学方面作出了前无古人的巨大贡献，同时在药膳学方面也作了集历代大成的工作。在谷、菜、果实、介、禽各部收集了大量药膳物品，在其他部类中也记载了大量药物的食治功能，几乎毕集历代药膳的各种成就，成为药膳食品大全，为药膳的发展运用提供了极为广博的资料。

（二）药膳专著

各种药膳专著更是药膳学发展的标志。孙思邈弟子孟诜继承和发扬了孙氏食治学思想，汇集药膳名方，撰成《补养方》，后由其门人增补，更名为《食疗本草》，这是药膳学的第一部专著。该书推崇食物的营养价值，重视食物的加工、烹调，对药膳的发展起了较大的推动作用。其后，昝殷的《食医心鉴》、杨晔的《膳夫经手录》、陈士良的《食性本草》均为药膳专著，载有唐代以前的各种食疗药膳养生防病的内容。从这些成就看，唐代的药膳食疗已经具有相当的专科化程度，在药膳的发展进程中起到了承前启后的重大作用。

到了宋代，中医学的发展获得了重大机遇，国家对医药文献高度重视，成立了国家的校正医书局，对医药学文献进行了空前规模的整理校勘、注释，对医药文献的保存传播起到了重大作用。药膳学内容也因这一有利形势，得到了更多、更快地发展。对药膳贡献最大的应数陈直了。陈直又名陈真，曾为泰州兴化（今江苏兴化）县令。陈直前究《内经》，下迄唐宋，对各时期的养生，特别是食养食治方面的成就，进行了研究与集成，撰成《养老奉亲书》。全书分上下两籍，上籍介绍食养食治内容，将药膳食疗放在养老奉亲、防治老年病的首位。全书载方323首，药膳方即占162首之众。在保存药膳方的同时，他在药膳学中的另一重大贡献，是对药膳食疗的养生原理进行了理论上的探索，认为食养在调节人体阴阳平衡，五行变化上具有重要作用，"一身之中，阴阳运用，五行相生，莫不由于饮食也"。可以说，他是力图从理论上阐明食治食养的重要作用。又如对牛乳的食治作用，他在"益气牛乳方"中说："牛乳最宜老人，性平，补血脉，养心长肌肉，令人身体康强润泽，面目光悦，老不衰……此物胜肉远矣。"现代也认为牛乳是长寿食品之一，具有抗衰强身美容的作用。陈直对牛乳的适应范围、作用机理、不同剂型等有详细说明，对普及牛乳的食治食养作用显然有很大贡献。

其后元代的饮膳太医忽思慧，则在药膳学方面作出了划时代的贡献。所著《饮膳正要》为我国第一部营养学专著，也是元代以前药膳食疗之集大成者。书中对药膳疗法、制作、饮食宜忌、饮食卫生及服药食忌、食物相反、食物中毒和解毒、过食危害等均有详细记载。同时，也收载和创制了不少优秀的药膳方，其中抗衰老药膳方29首，治疗其他疾病的药膳方129种，对保健药膳的发展起到了极大的推动作用。元代另一养生家贾铭以"慎饮食"为养生要旨，寿至百余岁，明初进《饮食须知》八卷给明太祖，书内选饮食物325种，简述性味宜忌，对食治的推广卓有殊劳。

明代卓有功绩的药膳专著当推《食物本草》。该书有几种版本，就22卷本言，则是内容极为丰富的药膳专著，全书分58类，共2000余条，解说详细。其特点之一是对全国各地著名泉水进行了较详细的考证介绍。明代食治药膳发展的另一特点是救荒野菜类的著作。兵祸天灾，为了指导人们度荒，以防误食中毒，遂出现了有关专著。发端者为周定王朱橚《救荒本草》，收各种可食植物414种，并附真实图形，注明可食部分。后由徐光启收入《农政全书》以广其传。其后王磐撰《野菜谱》，又名《救荒野谱》，收载60种可食植物，后由姚可成增辑为120种。鲍山撰《野菜博录》3卷，收435种，除附图说明外，还对各种植物的性味进行了解说。虽未言及治病功用，但对食养选料具有指导作用。

时至清代，药膳得到进一步发展与应用，表现在诸多各具特色的药膳专著的问世。刊于1691年沈李龙的《食物本草会纂》8卷，载药220种，采辑《本草纲目》及有关食疗本草著作，详述其性味、主治及附方。所附《日用家钞》载有救荒方、食物宜忌、解毒、食物调摄等内容。《食鉴本草》4卷本为紫裔撰，刊于1741年，1卷本为费伯雄撰，约刊于1883年。本书首论各种食物的功用、主治、宜忌，次分风、寒、暑、湿、燥、气、血、痰、虚、实10类病因引起的病证，详述其食物与治法。成书于1813年的《调疾饮食辩》6卷为章穆所撰，宗《本草纲目》所载食物，详加考订，共论举大类653种，针砭时弊，颇多新意。刊于1850年的文晟的《本草饮食谱》1卷，载食物分10类，共收200种。刊于1861年的王士雄的《随息居饮食谱》虽仅1卷，但因其颇重食养，故收载很多药膳方。袁子才的《随园食单》、费伯雄的《食养疗法》亦各有特点。在药膳粥食方面，黄鹄的《粥谱》则可称为药粥方集大成者。

综观几千年的药膳学发展进程，从药膳食疗的理论奠基，到药膳食物的广泛运用、实用理论的不断发展，终使药膳文化得以在现代发展为一门相对独立的分支学科。介绍了中医药膳学经过了漫长的发展历程，不断的丰富了它的理论和应用经验，到20世纪又获得了深入发展与应用的机遇，使其在科学日益发展、生活水平不断提高的今天，成为人们关注的膳食品类。它体现了人们对健康的期盼和对自然生态疗效性食物的追求，使这一学科随着科学技术的进步亦得到长足发展。

第三节　药膳的现代研究与应用

一、药膳的理论研究

中医药膳学是中医学的重要分支学科，它具有相对独立的理论特点。这些理论在中医学发展的进程中，只是存在于中医学理论中，并未完全分化出来，也就是说，尚未形成较系统的药膳学理论体系。与药膳学和中医学的相互包涵有着极大的关系。从《黄帝内经》来看，在很大程度上说，它是从药食两类疗法来探讨中医学理论的，也可以说，它是药膳学的奠基理论。近些年来，对《黄帝内经》等中医典籍在药膳理论上的贡献进行了较广泛的研究，主要根据《内经》、《伤寒论》、《千金要方》等到明清时期为止的大量药膳学著作，探讨了药膳理论的形成、发展和系统化历程，使药膳理论得以日臻完善。如彭铭泉编著的《中国药膳学》，何清湖、潘远根编著的《中医药膳学》，刘昭纯、鲁明源、张令德编著的《实用药膳学》、由谭兴贵主编的新世纪全国高等中医药院校教材《中医药膳学》等，对中医药膳学理论进行了较系统的阐发，从理论的形成、中医阴阳五行、脏腑气血等理论在药膳学中的应用，药膳方的方剂学理论、药膳原料的药学理论等，都得到了较系统的讨论，王者悦的《中国药膳大辞典》作为大型药膳工具书，则对药膳的理论与应用提供了较全面的资料。同时，中华民族的这种药膳文化也得到世界其他很多民族的认同，近些年就召开了数次药膳食疗的国际学术研讨会。

二、药膳的实验与临床研究

药膳学经过几千年的发展，积累了数千种药物、植物、食物的药、食用知识，以及难以数计的药膳食疗效方。随着科学技术的日益进步，药膳食疗研究者对古代药膳方的探讨、新药膳方的开发、药膳食疗的机理研究、单味药或食物的食疗原理等进行了广泛的实验和临床研究。如"康宝饮料对高血脂大鼠模型血清甘油三酯、胆固醇和高密度脂蛋白的影响"、"胎芝毓麟散治疗无排卵性不孕症"、"生精茯麟餐治疗精子减少性不育"、"白萝卜所含微量元素对人体的营养保健作用研究"、"萝卜汤促进剖宫产术后肛门排气的临床效果观察"、"四季康饼防治感冒"、"全鳖冲剂治慢性肝炎"等课题从不同角度进行了实验和临床观察。对单味药膳原料大蒜、生姜、蜂产品、灵芝、花粉等也进行了深入的研究，为进一步开发奠定了基础。为了有组织、有计划地对药膳食疗进行研究，很多地方建立了专门的药膳食疗研究机构，使研究工作能够持续、规范化地发展。

三、药膳的应用研究

药膳从理论走向临床，从书本走向应用，近数十年来已日见兴盛。一些传统药膳产品一直为人们所喜爱，如茯苓饼、山楂片（糕、饼）、陈皮梅、绿豆糕及各种药酒。新开发的药膳保健产品也如雨后春笋般涌现出来，仅 20 世纪 80～90 年代即达数千种之多，常见有蜂产品系列、鳖产品系列、人参产品系列，以及古汉养生精等。

药膳应用的另一形式是药膳餐馆。一些传统的药膳名方成为各药膳餐厅酒家的主流菜肴，并同时创出各自的名点名膳。如开创较早的成都同仁堂药膳餐厅，即有药膳食谱近百种，品种有冷盘、小吃、热菜、饮料、药酒 5 大类，并自创一批名牌药膳，如荷叶凤脯、虫草汽锅鸡、参芪鸭条、杜仲腰花、六味牛肉脯、乾坤蒸狗等。目前，几乎全国各地均有各具特色的药膳酒家餐厅。受中医药膳的影响，世界其他地区和民族也极推崇中医药膳，东南亚地区，如韩国、日本、马来西亚、新西兰、新加坡以及台湾、香港等均有各自名声不错的药膳饮食业。在欧美等发达国家，药膳也正在渗入。

药膳应用的普及与推广，众多的期刊更是功不可没。《药膳食疗》与《东方食疗与保健》杂志是药膳食疗专刊，以众多的栏目，从理论研究、实验研究及临床应用等各方面向人们传播了大量的药膳食疗信息。《中国烹饪》、《中国食品》、《东方美食》、《中国食品报》、《中医药报》等报刊开辟了药膳食疗专栏以介绍药膳知识，为增强人民体质、普及药膳食疗起到了非常重要的作用。

四、药膳的现代开发研究

科学技术的飞速发展，也为药膳产品的现代开发研究带来了生机与商机。同时，也由于药膳食品能防病治病，增强体质，有利于健康，又能丰富饮食品种，为日常生活增加新的内容，因而受到人们的广泛喜爱，并对药膳产品的质量、品种有了更多的期求。这些社会需求不断促使药膳食疗研究者们采用新技术、新方法，改进产品质量，增加品种，尽可能地工业化生产。多种新技术的应用，使药膳由传统的菜肴饮食类、面点类、酒类，发展为新型饮料类、冲服剂类、胶囊类、浓缩剂类、罐头类、蜜饯类等。

为了更有利于开发研究，各地均成立了药膳食疗的研究机构，对药膳的现代化展开了深入、有组织、多方合作的研究工作。而且有关这方面的工作也受到国外有识之士的高度重视。近些年来，药膳食疗的多次国际研讨会开展了广泛的国际交流与合作。从人们对药膳食疗的喜好，到药膳食疗业的蓬勃兴起，特别是在"回归自然"的强烈呼声中，作为生态疗法的中医药膳，已经展现出光明美好的发展前景。

第二章 药膳的特点、分类和应用原则

第一节 药膳的特点

药膳主要由两大类原料组成，即药物与食物。药物与食料按一定的理论与原则有机组合，产生食养、食治的作用，既是食物，又不同于普通食品，其悠远的历史，独具特色的原则与方法，在人类健康中的贡献，都成为药膳的重要特点。

一、历史悠久

任何一种文化，检验的唯一尺度就是历史。在历史的长河中未被湮灭、未被淘汰，就证明这种文化的科学性。中医药膳起源于数千年前，可见诸文字记载的最早医官——食医，就已存在于周代帝王宫廷中。在现存医药文献及药膳的专科文献中可以看到，药膳原料在不断地增多，临床适应证在不断扩大，药膳理论在不断完善，药膳疗效在不断增强。伴随中医药学的不断发展兴盛，在中医理论指导下，这种饮食文化不但未被淘汰，反而随着历史的进程愈加完善和系统，成为一门具有其独特体系的学科。也正由于历史的验证，使中医药膳经历了漫长时间的发展，在科学发达的今天，仍能展示出它对人类健康的卓越功绩。不能不说中医药膳具有非常独特的本质和悠久的历史，在当今社会中成为中医药膳头上的灿烂光环。

二、隐药于食

膳食是人体营养物质的主要来源，用以保持人体生长、发育及生命活动；药物的重要作用，在于药品的不同性能和功效，能用于调理生命体的各种生理机能、防病治病、促进机体健康。就一般概念说，用药是治疗疾病的手段，是在疾病状态下使用的方法。如何把药物的保健、治疗、预防及增强体质的这些作用融入日常膳食，使人们能在必需膳食中享受到食物营养和药物防治调理两方面的作用，中华民族的先人们很早就认识到了"药食同源"、"食养"、"食治"的道理，把膳食与药治有效地结合在一起，形成独具特色的"药膳"。这一方法的显著特点是融药物的治疗特性于日常膳饮中，既具有膳食提供机体营养的基本功能，也具有一般食物的色、香、味、形特征，独特处即在于同时也拥有防治疾病、增进健康、改善体质的重要作用。它利用了机体对营养的要求，隐含了药治的效能，使之成为适宜于各种人群的双效膳食。它自开始就开辟了一条防病治病的独特途径。

三、辨证配伍

辨证论治一直是中医学的重要特点。它强调人体内外环境的整体性、统一性。治疗的目的始终着眼调理机体整体的阴阳气血，改善整体机能状态，而不仅仅针对个别的病证。这一原则毫无疑问更符合 21 世纪人们关于健康与疾病的新观念。药膳的配伍，始终遵循中医学辨证论治、辨证组方的理论原则与方法。在辨证的基础上配伍组方，始终注重机体阴阳气血，脏腑经脉的偏盛偏衰，用药膳以补偏救弊，调理阴阳脏腑，使其达到平衡协调的目的。中医药膳有别于现代营养学，它不仅提供机体所需营养物质，同时融入了治疗手段，可单独治疗或辅助药物起到治疗作用。它也有别于药物疗法，创造了以饮食为摄取疗效的新途径，避免了人们对药物治疗途径的紧张心理，于不经意的日常餐饮中获得疗效。这种双效作用在理论上的依托就是辨证施膳。

四、注重调理

药物治疗的特点，一般是在机体具有疾病表现，存在某些较明显不健康状态时所采取的应对措施，具有很强的针对性。药品的应用虽有补养滋润作用，但总以保养正气，祛除病邪为目的。从总的原则上说，虽然仍是调理阴阳气血，其重点是治疗疾病为主，一旦正复邪除，原则上即不再施药，而代之以饮食调理，在《内经》中早已确立了这一原则。药膳的特点，固然对某些疾病具有治疗作用，而其基本立足点，则是通过药物与食物的结合，对机体进行缓渐调理，尤其适用于药物治疗后的康复调理、某些慢性病证的缓渐治疗、机体衰弱时的逐步改善、平常状态下的滋补强壮，它不以急功近利为务，而以持久的、日常的、源源不断的调理获得康复、强壮。因而药膳既可以是药治后的补充，同时，更是慢性病证，或体弱人群，或机体阴阳气血偏颇时适宜的调理方法。

五、影响广泛

药膳由于是在日常膳饮中对机体进行调治，且随着饮食形式的变化，又变化出不同的药膳形式，成为一类养生防病的特殊食品。因而它具有普通食物所不能达到的疗效，又具有一般治疗性药物所不具备的膳饮方式，成为适应于各种年龄、性别、疾病状态、生活习惯人群的养生防病方法，适应证极其广泛。在中华民族的繁衍中起到了重要作用，广泛流传于我国各民族中。即使在国外其他民族中亦具有深远影响，如至今意大利仍盛行的"大黄酒"、"杜松子酒"就是 700 年前马可·波罗从我国带回的药膳方。目前在日本、韩国、东南亚，乃至欧美等国家和地区，研究中医药膳者亦正方兴未艾，也都因为中医药膳所具有的适应广泛的特点，受到其他民族的青睐。

第二节　药膳的分类

由于人体有脏腑气血之别，药食有四性五味之异，制膳有煎炒浸炸之殊，药膳也根据人体的不同需要、原料的不同性质、药膳的不同功效，区分为不同类别。

药膳的分类方法很多，古代有关药膳的文献中有多种不同的分类方法。如《食医心鉴》按疾病类分为15类，每病类又各分粥、菜、酒等不同膳型。《太平圣惠方·食治类》按病分28类，各类亦含粥羹、饼、酒各种。《遵生八笺》按药膳加工工艺分为10余类，如花泉类、汤品类、熟水类、果实面粉类等。《饮食辨录》按膳食原料属性分类，如谷类、茶类等。根据不同需要，一般常从两个方面来分。

一、按药膳功效分类

由于药膳原料中有药物的成分，并且是根据中医理论进行组方配伍，因此，药膳也具有对疾病的防治作用和功效特点。按功效可分为：

1. 解表类　用于疏解在表的外邪，或用于透疹发表，如生姜粥、姜糖苏叶饮、芫荽发疹饮等。

2. 清热解毒类　用于邪热内盛，或暑热中人，或阴虚内热诸证，以清解热毒，或滋阴除热，如石膏粳米汤、决明子饮、鱼腥草饮、西瓜汁、二母鼋鱼等。

3. 泻下类　用于里有热结，或肠燥便结证，以泻热通便，润肠通便，如芒硝莱菔汤、苏子麻仁粥等。

4. 温里祛寒类　用于寒邪内盛，或阳虚寒邪内生，或寒滞经脉，以温中祛寒，温阳救逆，温经散寒，如黄芪建中鸡、川乌粥、姜附烧狗肉等。

5. 祛风散邪类　用于风寒湿诸邪留滞经脉关节等证，以祛风散寒化湿，通络止痛，如白花蛇酒、豨莶根炖猪蹄等。

6. 利水消肿类　用于水湿潴留，湿热蕴结诸证，以渗利水湿，通淋利水，利湿退黄，如赤小豆鲤鱼汤、滑石粥、田基黄鸡蛋汤等。

7. 化痰止咳类　用于痰浊留滞，痰饮内聚诸证，以化痰消饮，止咳除嗽，如半夏山药粥、昆布海藻煮黄豆、白果蒸鸡蛋等。

8. 消食健胃类　用于宿食停滞，食饮不化诸证，以健脾和胃，导滞消食，如大山楂丸、白术猪肚粥等。

9. 理气类　用于肝气郁滞诸证，以理气疏肝，如橘皮粥、柿蒂汤等。

10. 理血类　用于瘀血阻滞，或出血诸证，以活血化瘀、止血，如红花当归酒、血余藕片饮等。

11. 安神类　用于各种因素所导致的心神不安，烦躁失眠诸证，以安神镇惊，如酸枣仁粥、朱砂蒸猪心等。

12. 平肝潜阳类　用于肝阳上亢，动风发痉诸证，以滋阴养肝，潜阳息风，如天麻鱼头、菊花绿茶饮等。

13. 固涩类　用于阳虚卫弱，不能固护卫表，或不能固涩水液诸证，以温阳固表、温肾止遗，如生脉饮、金樱炖猪小肚等。

14. 补益类　用于气血阴阳虚衰诸证，以补养气血阴阳，如人参莲肉汤、当归生姜羊肉汤、乌鸡白凤汤、鹿鞭壮阳汤、清蒸人参鼋鱼等。

15. 养生保健类　本类包含各种保健药膳，如减肥降脂，有荷叶减肥茶等；美发乌发，有乌发鸡蛋等；润肤养颜，有珍珠拌平菇等；延年益寿，有长生固本酒、补虚正气粥等；明目增视，有芝麻羊肝、首乌肝片等；聪耳助听，有首乌鸡肝、狗肉黑豆汤等；益智健脑，有金髓煎等；增力耐劳，有附片羊肉汤等。

二、按药膳形态分类

人们的膳食具有多样化的特点，不仅需要各种不同的食物以满足营养成分的需要，也需要不同形式、不同形态的膳食以满足视觉嗅觉和口味的需要。药膳作为特殊的膳食，同样也需不同的形态，以体现药膳的色、香、味、形。因此，按药膳的制作方法可分如下各类。

1. 菜肴类 这是东方民族每日膳食不可或缺的种类。本类药膳主要以肉类、蛋类、水产类、蔬菜等作为基本原料，配合一定的药物，以煨、炖、炒、蒸、炸、烤等制作方法加工的食物，如天麻鱼头、紫苏鳝鱼、香椿鸡蛋等。

2. 粥食类 这类膳食属东方民族的主食类。常以大米、小米、玉米、大麦、小麦等富含淀粉的原料，配以适合的药物，经熬煮等工艺制作的半流质状食品，如山楂粥、人参粥、杜仲粥等。本类食品尤宜于老年人、病后调理、产后特殊状态的"糜粥浆养"。

3. 糖点类 这类食品属非主要膳食的点心类、零食类。常以糖为原料，加入熬制后的固体或半固体状食物，配以药物粉末或药汁与糖拌熬，或掺入熬就的糖料中。或者选用某些食物与药物，经药液或糖、蜜等煎煮制作而成，如丁香姜糖、糖渍陈皮、茯苓饼等。

4. 饮料类 属佐餐类或日常饮用的液体类食物。是将药物与食物经浸泡、绞榨、煎煮、或蒸馏等方法加工制作而成，包括鲜汁，如鲜藕汁、荷叶汁；茶，如菊花茶、决明子茶；露汁，如银花露、菊花露；药酒，如木瓜酒、枸杞酒；浓缩精汁，如虫草鸡精、人参精等。

5. 其他 不能归入上述各类的还有另外一些品类，如葛粉、藕粉、淮山泥、桃杞鸡卷、芝麻核桃糊、虫草鸭子罐头等。

第三节 药膳的应用原则

药膳必须包含传统中药的成分，具有药物的性能与功效，因而有治疗的作用。这种疗效类食品，一般都必须具有较明确的适应证方能施用，这与药物治疗是一致的。因此，药膳不同于一般膳食，施用必须遵循一定的原则。这些原则包括平衡阴阳，调理脏腑，扶正祛邪，三因制宜，勿犯禁忌等。

一、具备中医药知识

药膳学与中医药学相伴起源与发展，依托中医药学的基础与临床理论，指导药膳的发展与运用。因此，药膳学的研究者或临床运用技师，首先必须熟悉中医药学，懂得中医学的各种理论，如阴阳五行、脏腑经络、气血津液等。其次，必须熟悉中药的基本性能与功效特征，因为绝大部分食用原料都具有类似于药物的四气五味性能，更不用说药物了。只有掌握中医中药的各种知识，才能针对不同人群正确施用药膳。否则，轻则药膳达不到其应有疗效，重则可能对用膳者造成损伤。因此，学习和掌握相应的中医药学知识，是运用药膳的基础，也是最起码的原则。

二、平衡阴阳

阴阳是概括人体生理、病理的基础理论，代表相互对立统一的因素。阴阳在正常状态下处于平衡状态，即所谓"阴平阳秘"，一旦发生偏盛或偏衰的变化，出现了不平衡，就成为病理状态，表现为不同程度的病证。如阴盛则阳衰，阳盛则阴虚；阴虚则阳亢，阳虚则阴盛，分别表现为寒证、热证、内热虚热、寒盛内外等。调治的途径，须遵循《内经》所说"谨察阴阳所在而调之，以平为期"。即审清阴阳的虚实盛衰所在，恰当地施用药食，以恢复阴阳的平衡。具体原则是，"有余者损之"，如阴盛的寒证，必须补阳泻阴；阳盛的热证，必须泻热以救阴或滋阴；"不足者补之"，如阴虚生内热，当补阴以除虚热；阳虚生外寒，当温补阳气以祛内外之寒等。当阴阳恢复到其平衡状态时，则机体表现为康复。从各病证的特性看，不属寒，即属热，寒热反映阴阳的基本特性，能正确审别寒热，也就能在相应的程度上分清阴阳。因此，协调阴阳是施膳的重要原则。

三、调理脏腑

人体各组织器官的功能表现为五脏为中心的功能系统。通过相合、开窍、在体、其华等联系，把全部人体机能概括为五大系统。每一脏都代表一个功能系统。如胆、筋、爪甲、眼、肝胆经脉均属于肝系统。临床的多种病证，均以脏腑功能失调为其主要机理，表现为各脏的或虚或实，或此虚彼实，或虚实兼见。五脏之间又存在相互资生、相互制约的生理状态及相互影响的病理变化，对脏腑功能的调治，就是消除病理状态，恢复人体的生理功能。这种调治，可能是对某一脏的或补或泻，也可能是对多个相关脏腑的调理，药膳也同样按照中医辨证论治理论，调治脏腑以恢复正常生理机能。药膳中以脏补脏的方法，如肝病夜盲，用羊肝、鸡肝等治疗；肾虚腰痛，用杜仲炒腰花；心脏病用猪心蒸朱砂等，是临床调治脏腑功能的常见方法。

四、扶正祛邪

中医学认为人体所以致病，是由于病邪的侵袭，制约或损伤了正气，扰乱了人体的脏腑气血阴阳，治疗的目的就是祛除邪气，扶助正气，达到正胜邪却，恢复健康的目的。正邪的相争可能出现很多种情况，表现出不同病证，基本观点是"正气内存，邪不可干"，"邪之所凑，其气必虚"。故病证总与正虚与邪犯相关。邪气有外来和内生的区别，正虚有虚甚和被制约的不同。施膳必须认识是正虚为主，还是邪盛为主，是内生病邪，还是外侵病邪，然后决定施膳方法。基本原则是，邪气盛必须先祛邪，使邪去正复；正气虚甚者宜以扶正为主，使正气复而邪自却。如果邪盛而补正，或正虚而攻邪，都会使病证进一步发展，甚或恶化。

五、三因制宜

"三因"制宜是指"因人、因时、因地"制宜。人有男女、老幼、壮衰的不同，对病邪的抵抗力，病后恢复的能力等均存在明显差异。时序有四时寒暑的变更，在时序的这些变化中，人体的阴阳气血也随着变化，在病理过程中对病邪的抗御能力不同。地理的南北高下，环境就有燥湿温凉的差别，也对人体正气产生很多变数。由于这些差异的存在，对同一病证的施膳就不能千篇一律，必须根据个别的不同状态，制订相应的适宜措施，才能达到良好的调治效果。

六、勿犯禁忌

　　禁忌，是药治与药膳应用时均需注意的问题。禁忌表现在几个方面：一是有些药相互之间不能一起配伍应用，如中药配伍的传统说法"十八反"、"十九畏"。二是某些特殊状态时的禁忌，如妇女妊娠时，各种生理状态都发生了某些变化，胎儿的生长发育易受外界影响，因而有妊娠禁忌，主要禁用一些性能峻猛或毒性剧烈类药，如大戟、芫花、巴豆等；破血逐瘀类药，如水蛭、三棱、莪术等；催吐类药，如瓜蒂、常山、藜芦等；通窍攻窜类药，如麝香、山甲等。禁用这些药以防伤胎、动胎。三是用膳禁忌，俗称忌口，指在应用某些药物或药膳时不宜进食某些药、食。如服用治疗感冒的药膳时，不宜进食过分油腻的食物，以防滞邪。用常山时忌葱，用地黄、首乌忌葱、蒜、萝卜。四是病证禁忌，某些病证也须禁忌某些食物，如高血压禁辛辣，糖尿病忌高糖饮食，体质易过敏者当忌鱼、虾等等。很多禁忌为传统说法，未必都有确切依据，但应尽可能遵循，方有利于药膳运用效果。

第三章 药膳学的理论基础

第一节 药膳学的基础理论

中医药膳学是中医学的一个分支学科，它的理论体系完全根植于中医学理论。

中医学是研究人本身的状态以及人在自然环境中生存的状态，当这些状态出现异常变化时，即称为中医学的"病证"。中医学采取相应的药物、食物和不同的手段给予调理，使其恢复正常，也就是人体阴阳恢复平衡的过程。药膳就是在恢复阴阳平衡时，运用药物与食物两者协同作用的方法。因此，药膳学的理论体系，是中医学理论在"药膳"这一特定方法中的发展和延伸。

一、以五脏为中心的整体观

在中医学理论中，以五脏为中心的整体观念是中医学理论最突出的特点。这一概念的基本核心，是认为人体是一个有机整体，构成人体的各脏腑组织，在结构上不可分割，在功能上相互协调、相互制约、相互为用，在病理上相互影响。而生理、病理的变化又与所生存的自然环境变化密切相关。因此，这一整体观强调了人体自身所具有的统一性、完整性、自我完善性和与自然界的协调性。这也是中医学与其他医学不同的重要特点。

整体观念始终贯穿于中医学的生理、病理、诊断、治疗及养生的各个环节中。药膳学在这一观念的基础上，认识到药与膳食结合既可以影响整个机体的病理变化，又可协调机体与自然环境的关系，并以这种观念来认识病证，辨证施膳，形成药膳学的基础理论。

（一）人体以五脏为中心的统一、完善与完整性

人体是一个统一的、不可分割的有机整体，在中医学理论中，这一整体观的完整体现，包括如下几个方面。

人体以五脏为中心，而在心、肝、脾、肺、肾这五脏中，又以心为主导。在五脏这一中心中，功能上相互关联，病理上相互影响。这种关联与影响，中医学用五行的生、克、制、化来理解。五行的关系表示五脏的相关，既相互资生影响，又相互制约联系，说明人体五脏之间不可分割，具有自我完善的完整性。如肝能制约脾，能资助心，又受到肾的资生和肺的制约。

五脏与其他组织器官相互联系。人体具有各个不同作用的组织器官，中医学以

"合"、"主"、"开窍"、"华"等使其与五脏直接相关。如脾合胃，主肌肉、四肢，开窍于口，其华在唇。这种相关是对组织器官与五脏之间不可分割性的认识，把各不同的组织、器官通过联系理解成完整的统一有机体。这是认识生理功能的途径，同时也是治疗疾病的指导。如眼病，由于肝开窍于目，所以治疗即从肝论治，用羊肝、鸡肝等治疗夜盲症就是这一理论的运用。

病理上相互影响。由于中医学是从统一整体的观念上认识人体，因而，这个有机体的任何病证都不可能独立存在，它必然与其他组织具有联系。换言之，是人体功能系统产生了不协调，出现"失衡"的状态，表现在一定的部位或系统，这即是病证之所在。如腹泻，表现在胃肠，与脾相关，也可能与肝气不舒克伐脾土有关，也可能与肾阳不足不能温煦脾土有关。因此，治疗便可能需要理脾和胃、疏肝理气、温肾利尿等多系统的调理配合进行。

机体与自然环境的协调统一。人生存于不同自然环境中，机体的五脏功能与环境始终保持着协调统一。五脏功能与环境的协调表现在环境的方位、气候、生物的性味等与五脏的相关方面。如肝与东方、春季、风、万物始生的生发、生物性味的酸味等具有相关性；心与夏季、日中、炎热、火、万物生长、苦味等相关。因而，人体通过五脏功能与环境条件的适应，反映了机体与自然的息息相关。一旦这一相关受到破坏，就会影响人体的阴阳平衡而发生疾病。

（二）药膳是协调机体整体统一的重要方法

中医药膳根据中医理论确定施膳原则。药膳的施用，也正如中医治法中方剂的运用，目的是调理脏腑气血，协调机体阴阳。

药膳通过五脏对机体进行调节。五脏的生理功能是五味所维持的。《素问·六节脏象论》称为"地食人以五味"，并说"五味入口，藏于肠胃。味有所藏，以养五脏气"，五脏受五味的滋养，才能使气血津液充盛，体现出的就是正常的生命活动，即"神"才能"自生"。五味与五脏相关，无论饮食、药物，都具有五味的特性，因而不同的味与不同的脏密切相关，即酸入肝，苦入心，甘入脾，辛入肺，咸入肾。某一种味对相应脏的功能活动具有特殊的促进作用，《内经》称为"先入"，如酸先入肝，甘先入脾等，这种先入能促进该脏功能，所谓"久而增气，物化之常也"（《素问·至真要大论》）。这一途径，确立了药膳运用的原则之一。

然而，若不适当地过用、偏用五味，则可导致脏腑阴阳的失调，可以引起各种不同的病证。《素问·至真要大论》谓"气增而久，夭之由也"，《素问·生气通天论》谓"阴之五宫，伤在五味"，即是论证的这种情况。损伤途径也基本上循五味五脏相关关系，即多食苦能损伤心气，多食咸能损伤肾气等。既然是由五味引起的病证，首先就需杜绝这种损伤的途径，《素问·宣明五气篇》指出："气病无多食辛，血病无多食咸，骨病无多食苦，肉病无多食甘，筋病无多食酸"，或者"病在筋无食酸，病在气无食辛，病在骨无食咸，病在血无食苦，病在肉无食甘"。调治原则，也根据五脏五味的相关及五脏之间的关系确定，如肝病，《素问·脏气法时论》指出，"肝色青，宜食甘"，"肝苦急，宜食甘以缓之"，"肝欲散，急食辛以散之，用辛补之，酸泻之"。《素问·至真要大论》提示，"木位之主，其泻以酸，其补以辛"，"厥阴之客，以辛补之，以酸泻之，以甘缓之"等等，均指出病在肝脏时，根据病情的需要，用散、缓、泻、补诸法，药食的配伍便需采用辛、甘、酸等味的不同。

药膳对人与环境关系的调理。机体与环境的关系，除了五脏与五味的关系外，与自然界阴阳时令气候的变动也有关。如自然界阴阳的变动，"阳气始于温，盛于暑，阴气始于清，盛于寒"，针对这种变动，必须顺应这一规律以调节人体阴阳。所以，《素问·四气调神大论》说，"春夏养阳，秋冬养阴"。民间也有食谚，谓"冬吃萝卜夏吃姜，不用医生开药方"，即是对"春夏养阳，秋冬养阴"的恰当运用。

四时变化是阴阳在自然界变动的征兆，顺应四时，调配药食也就是调理阴阳。《周礼》的食医就根据这一变化确定饮食调理的原则，"春多酸，夏多苦，秋多辛，冬多咸，调以滑甘"。自然界寒来暑往，是阴阳变动的表现，《素问·六元正纪大论》又指出治疗的原则是，"用热远热，用温远温，用凉远凉，用寒远寒"，要求治疗疾病的药食要避开自然界的主气，以防药食的性能与自然界的阴阳属性相合而加重病情。

可见，运用药与食协调机体，治疗疾病，《黄帝内经》已经确立了基本原则，它们有效地指导着药膳学的发展与运用。

二、以辨证论治原则指导施膳

辨证论治原则是中医学另一重大特色。它是认识疾病和治疗疾病的基本原则，是中医理论在临床实践中的具体运用。辨证，是指运用四诊获得患者各种症状和体征资料，然后根据整体观原则，五脏相关的特性，对复杂的临床表现进行综合分析，以判断病证的性质；论治，即根据辨证的结果，确定治疗原则和具体方法。辨证是论治的根据和前提，论治是治疗疾病的手段和方法。辨证论治的过程，就是认识和消除疾病的过程。它是中医理法方药有机结合的具体运用。辨证论治原则不仅是药治理论，同时也是药膳运用的原则。

无论是药治还是药膳治疗，首先都必须着眼于证的整体性认识，然后才有正确的施治。可称为辨证施膳的整体性原则。如咳嗽一证，它是肺的病证，但从证的分析看，它又不独是肺病所致，其他病证也可引起咳嗽。《素问·咳论》就曾指出："五脏六腑皆令人咳，非独肺也。"那么咳嗽就应当根据与咳相伴的各种症状与体征，结合五脏六腑与肺的关系进行辨证。除肺的风寒、风热等证以外，肝火可以犯肺，脾湿可以滞肺，寒水可以射肺，腑气不通可以气逆壅肺，痰浊可以阻肺等等，论治当然也就不可局限于"咳为肺病"，而应当依据所辨的"证"来施治。贝母蒸梨可以润肺止咳，承气汤可以通腑止咳，五仁丸可以润肠止咳。所以，辨证论治，或者辨证施膳，它都强调必须在中医整体观念的前提下，强调"证"的概念，而不是仅着眼于局部的"病"，它完全区别于"见痰治痰，见血止血，头痛医头，脚痛医脚"的机械对抗观念，而是一种联系的、系统的、整体的思维方式。

"同病异治，异病同治"是辨证论治在临床运用中的典范。同一病证，可因影响因素不同，辨证所得出的结论也就不同，也就是产生病证的机理不同，因而必须"异治"，即用不同的方法调治。如前所说，既然"五脏六腑皆令人咳"，显然治咳病必然要清楚引起"咳"的脏腑原因，用不同的药膳去治疗。异病同治，则是指多种病证具有相同的发病机理时，用同一治法可以治疗多种病证。如小便清长属尿多的病证，小便癃闭属尿少或无尿的病证，遗尿则是小便不能控制的病证，这些不同的病，可能有一个共同机理，即肾阳不足，可用肾气丸、壮阳狗肉汤以治疗这些"异病"。

"因人、因时、因地"的三因制宜，是辨证施膳（治）的差异性原则。人有老幼、强弱、性别的差异，时令有四季寒暑的更迭，居地有高下燥湿的变化，这些都可能成为影响疾病发生发展变化的因素。调治疾病时的辨证论治，就必须"辨"清这些差异，然后方能准确施治或施膳。如同属感冒，年轻者体实邪盛，当专务祛邪，老年人体弱正虚，达邪须兼扶正。寒凉季节不妨辛温，盛夏暑热，治疗就难耐温热。北方干燥，解表当注意养阴；南方潮湿，施治当不忘化湿。就这些大概而论，辨证就是认识和了解这些差异，包含这些差异来认识、诊断疾病的，然后才可能"辨"清确切的"证"，并予以正确的施治施膳。

由此可见，临床中辨证论治，或辨证论膳，主要不是着眼于"病"的异同，而是正视"证"的各种差异，所强调的是"证"的机理、"证"的本质。论治或施膳是以"证"为依据，调理的目标是脏腑功能协调、气血通畅、阴阳平秘，无论是以祛邪为主，还是以扶正为主，其基本目标就在于恢复机体的正常功能。所以，辨证论治也被看成是中医学的独特理论。

三、阴阳五行理论的应用

阴阳学说和五行学说原本是两个哲学概念，古人用阴阳学说来说明自然界万事万物的基本属性和产生变化的原因。它概括了自然事物和现象的两大属性，如水火、升降、太阴太阳、寒热、左右等均分别具有或阴或阳的特性。而运动和变化正是由于一对矛盾事物对立斗争引起的。五行则归纳了事物的五类本质特性，是事物变化、发展、维持自然界平衡的基本条件。如木能生火，火能生土，土能生金等，引起自然界的发展；而木能克土，土能克水，土反侮木，水反侮土等，又提示自然的平衡力量与变化因素。古人又认为自然是一天地，人体也是一天地，用"取类比象"的方法，将阴阳五行学说引入中医学中，用以解释和理解人体复杂的生命机能，说明其生理活动，理解其病理现象，进而用于指导辨证与治疗。这些理论在药膳的运用中也得到充分体现。

（一）阴阳平衡为药膳调治的总则

对机体异常状态的阐述，中医学在总体上是以阴阳为纲，任何疾病都不脱离阴阳失调的范围。"阴盛则阳病，阳盛则阴病"，"阴盛则寒，阳盛则热"，"阴虚生内热，阳虚生外寒"等等，概括了疾病的基本属性。因此诊断和治疗，首先也强调阴阳的概念。"善诊者，察色按脉，先别阴阳"，"审其阴阳，以别柔刚，阳病治阴，阴病治阳"，"谨察阴阳所在而调之，以平为期"，以达到"阴平阳秘，精神乃治"的境界。从这一总体原则看，它既是药治原则，同时也指导药膳实践。如"寒者热之，热者寒之"，是对阴阳偏盛的治法原则。"阴盛生寒"，寒为阴证；"阴病治阳"，故"寒者热之"，用阳药助阳以治阴病寒证。在药膳运用中也普遍遵循着这一原则，如热盛于内，用石膏粳米汤、生地黄粥、五汁饮等寒凉药膳以清解；寒盛于内者，用生姜粥、川乌粥、姜附烧狗肉等以温中；阴虚而阳亢者，用天麻鱼头、芹菜肉丝等以平之潜之；阳虚者，以鹿角粥、狗肉壮阳汤以温之；阴虚者，以鳖肉首乌汤、龟肉炖虫草、地黄甜鸡等滋之。

（二）五行相关是辨证施膳的主要方法

木、火、土、金、水被认为是构成物质世界的五大基本元素，自然界的事物和现象被类分为五行，具有五行的特点和属性。五行的变化有正常的相生相克、异常的相乘相侮，这种生克乘侮就成为理解自然界和人体正常和异常变化的基本理论。"生、克"是自然的正常发展，"乘、侮"是异常的变动，在人体即成为疾病。五行与五脏相应，某脏的病证就常与这种异常乘侮变化有关，如肝病影响心，脾病影响肺，称为"母病及子"，按相生顺序传变；若肺病影响到脾，则称为"子盗母气"，这些病机都从五行变化来认识。治疗也遵循这种五行途径，如培土生金（肺病治脾），滋水涵木（肝病治肾）等，就是五行学说在实践中的运用。在药膳食疗中，这一途径在《内经》中即已有用法指导。如"脾苦湿，急食苦以燥之"，脾属土，苦入心，心属火，火能生土，故脾病用入心的苦味食物疗之。"肝欲散，急食辛以散之"，辛入肺，肺属金，金能克木，这是循相克的顺序施以食疗。在药膳实践中，也必须注意到疾病的相互关联，施膳应当在辨证的基础上，从五行的相互影响调配药膳原料。当水肿为肾不化气所致时，不必独用补肾利尿药，也应考虑补土制水，用补脾的人参、大枣之类。

第二节　药膳学的药性理论

在中华民族的文化中，药物与食物一直具有十分密切的关系，"药食同源"的说法反映了传统中医学与药膳学的密切程度。在远古时期，人们为生存而搏斗，首先需要的是食物；而当生存问题得到基本满足时，如何生存得更完善，即健康的生存才成为人类的目标。医药学发生与发展源于人类的这种欲望。可以说，医药是从食物中分化出来的学问，这从《内经》中大量谈到的食物治疗与养生，就可看出这一痕迹。但后来由于药物学在理论上的发展，饮食膳用原料的理论，就完全借鉴于药学了。并且，作为食物的各种原料，其绝大多数均以中药的面目出现在历代本草学著作中。中药学理论，实际上同样也是药膳学理论。

从现存最早的本草学专著《神农本草经》看，作为人类主食的米、豆及常用菜食类的禽肉、鱼及多种蔬菜、水果，都是中药的种类。在公认的中医学史上成就最大、影响最广的明代本草学专著《本草纲目》中，几乎各种食物都是中药一员。如谷部的小麦、大麦、荞麦、稻、粳、籼、稷、黍、玉蜀黍、粱、粟、大豆、赤小豆、绿豆、豌豆、豇豆、扁豆、刀豆、豆腐、饭、粥、糕、粽等，差不多就全部囊括了人类的主食类。菜部的韭、葱、蒜、莱菔、胡萝卜、菠菜、薤菜、东风菜、苋、莴苣、落葵、芋、甘薯、竹笋、茄、冬瓜、南瓜、丝瓜、苦瓜、紫菜、龙须菜、木耳、菌类等包含了主要蔬菜。果部的李、杏、梅、桃、枣、梨、柿、柑、橙、柚、金橘、枇杷、樱桃、胡桃、荔枝、龙眼、甜瓜、西瓜、葡萄、猕猴桃、甘蔗、莲藕等，包括了人类的主要果蔬类。至于虫、鳞、禽、兽部，则包罗了人类所有的肉类食物。不难看出，所有古代的药物（本草）学专著，实际上就是食物学的扩展和延伸，更不用说专门的食疗学著作了。

$

(一) 四性

四性，或称四气，指药食具有寒热温凉的四种不同特性。实际上分两大类，即寒凉和温热，寒与凉，或温与热，都属同一性质，只是在程度上不同而已。"热者寒之，温者清之"，寒凉类药食是针对温热性的病证或体质而言的，这一大类药食的主要作用是清热。由于阴虚、火邪、毒邪，在很多情况下都由热邪所致，因而这一类药食又具有滋阴、泻火、解毒等作用，如生地、银花、菊花、荸荠、梨等。"寒者热之，凉者温之"，指寒凉性的病证或体质，需用温热性药食来调治。因而温热性的药物或食物就具温散寒邪、温中祛寒、温经通络、温阳化气、活血化瘀、温化痰饮水湿等作用。无论或气或血，均受寒热影响，"得热则行，因寒则凝"，因而温热特性具有促进"行"的作用。另外，在特性上寒热均不明显，介于二类之间者，称之为平性。平性药食其药性多无峻猛之气，显得性质平和。这类药食养生、补养多用，尤其于药膳中得到广泛使用。

(二) 五味

五味，指酸、苦、甘、辛、咸5种气味，气味不明显者为淡味，所以，有时称六味。这六者在《黄帝内经》中就叙述了他们的功能特性。《素问·至真要大论》谓，"辛甘发散为阳，酸苦涌泄为阴，咸味涌泄为阴，淡味渗泄为阳。六者或收或散，或缓或急，或燥或润，或软或坚"。无论食物还是药物，均有"五味"特性：一是具有阴阳属性，辛、甘、淡属阳，酸、苦、咸属阴。这种特性在运用阳病治阴、阴病治阳的原则时具有选择药食的指导作用。二是五味具有效能特点，辛、甘有发散作用，淡味有渗泄作用，酸、苦、咸具涌泄作用。在具体功能方面，则是六者具有收、散、缓、急、燥、润、坚作用。《素问·脏气法时论》则具体指出"辛散、酸收、甘缓、苦坚、咸软"。在漫长的历史发展过程中，这些性能得到充分的发展与完善。辛味的药食"散"的作用表现为发散、行气、行血、健胃的功能。用于外邪束表诸证，如生姜散邪，芫荽透疹；用于气血运行不畅，如陈皮、薤白。甘味的药食具有滋养、补脾、缓急止痛、润燥等作用。用于机体虚弱或虚证，如淮山药、大枣；用于脾胃虚弱，如粳米、鸡肉；用于气滞拘急的腹痛，如饴糖、甘草。酸味的药食具有收敛、固涩、止泻的作用，多用于虚汗、久泻、遗精、咳嗽，如乌梅涩肠止泻，五味子敛肺止咳，覆盆子止遗精滑泄。苦味的药食具有清热、泄降、燥湿、健胃作用，多用于素体偏热或热邪为患的病证，如苦瓜常用于清解热毒，夏天热郁成痱时多有效；黄芩、栀子用于清热，治疗热病。咸味的药食具有软坚、润燥、补肾、养血、滋阴作用。海带、昆布等有软坚散结作用，用于瘰疬、痰核、痞块；海蜇、淡盐水能通便秘，用于大便燥结；淡菜、鸭肉补肾，乌贼、猪蹄补血养阴等等。五味之外，味淡的药食有渗湿利尿功效，用于水肿，小便癃闭，如冬瓜、薏米、茯苓。味涩的药食具有收敛固涩的功能，如禹余粮等。

(三) 升降浮沉

升、降、浮、沉是指药食的四种作用趋势。在正常情况下，人体的阴阳气血、脏腑功能均存在升浮、沉降的不同运动方式；在病理状态下，疾病的反应也表现为不同升降浮沉的病理变化。如呕吐、头昏头痛，是病邪上逆，而泄泻、脱肛等则属于正气或病邪沉降下陷。药食的升降浮沉则是指药效在机体内的不同功效趋向。

药食的升降浮沉,升是药效上行,浮指药效的发散,降是药效的降下,沉指药效的内行泻下。一般来说,凡升浮的药食,具有升阳、发表、祛风、散寒、开窍、涌吐、引药上行的作用。常用于阳虚气陷,邪郁肌表,正气不能宣发;风寒之邪郁阻经脉,气血不能畅通;痰浊瘀血上逆,蒙蔽心神;邪停胸膈胃脘,当上越而不能上越,或者病本在上焦者,均需性升的药物升发阳气,发散邪气,使药力上行以扶正和祛邪。凡沉降的药食,多主下行向内,有清热、泻下、利水渗湿、潜阳镇逆、止咳平喘、消积导滞、安神镇惊、引药下行等作用。常用于病势上逆,不能下降的各种病证,如邪热内盛的热证,胃肠热结的腑实证,水湿蓄积的肿满证,肝阳上亢、肺气上逆、胃肠气逆、积滞不化等证,均需沉降类药食以清化驱下。

药食升降浮沉的特性,与四气五味及原料本身的质地轻重等有关。

凡具有升浮特性的药物或食物,大多性属温热,味属辛甘,如麻黄、桂枝、生姜、葱、花椒之类。凡具有沉降特性的药物和食物,大多性味寒凉,味多酸苦或涩,如杏子、大黄、莲子心等。对这些特性的认识,古人多援取自然特性来类比阐述。如王好古说:"夫气者天也,温热天之阳,寒凉天之阴,阳则升,阴则降。味者地也,辛甘淡地之阳,酸苦咸地之阴,阳则浮,阴则沉。"从自然界阴阳升降的规律来认识药食的特性。李时珍则说:"酸咸无升,辛甘无降,寒无浮,热无沉。"这更指出升降浮沉的特性与四性的属性是密切相关的。

药食本身的质地轻重是归纳升降浮沉的又一依据。一般而言,质轻者常具升浮特性,质重者多有沉降功能。如荷叶、辛夷、银花等能升浮,苏子、熟地、枳实等多沉降。这属于认识药性的一般原则,也有很多例外,如"诸花皆升,旋覆花独降",苏子、沉香虽为辛而微温之品,但只降而不升。

这种升降浮沉特性也可因加工炮制而改变,如酒炒则升,醋炒则敛,盐浸或炒则下行,姜汁炒则发散。

升降浮沉可指导临证药食的选择。因为病变部位有上下表里的不同,病势有上逆下陷的差异。病位在胸膈者属上,不能用沉降药食以引邪深入,只能用升浮药食以上越发散;病势为上逆者,不能用升浮药食以助邪势,只可用潜镇药食以导邪下行。一旦违反这一基本原则,就可能导致病情加重,非唯不能愈病,反致助纣为虐。

(四)归经

经,虽然是以经脉为名,实际上是指以脏腑为主的功能系统。归经,指药物或食物的作用趋向于某一脏腑功能系统,对这一功能系统有较特殊的或选择性的作用。同为寒性药食,都具有清热作用,但黄芩偏于清肺热,黄连偏于清心热,栀子偏于泻三焦之火。同为补益药食,又有偏于补脾、补肾、补肺的区别。对各种药食的不同功用,各种功用的相互差异,必须使之系统化、条理化,具有规律性的使用原则,中医学用"归经"的概念予以总结概括药食的选择性作用。

药食的这种归经理论确立甚早,在《黄帝内经》中就有具体记载,如酸入肝、苦入肺、甘入脾等,指出凡酸味的药食入肝经,苦味药食入心经,甘味入脾经等。这也是归经理论形成的基础之一——五味五行学说,以五行理论为依据,按五行五脏五味的关联,确定药食的归经。除五行五脏五味相关外，还存在五色、五臭入五脏的系统，即白色药食入肺经，青色药食入肝经，黑色药食入肾经。如黑芝麻、黑豆入肾经，具有补肾作用。五臭系统，则是焦味药食入心经，腥味药食入肺经，香味药食入脾经等，如鱼腥草味腥，入肺经。

但是，药食的五味、五色、五臭入五脏的归经，是通过五行理论推衍而出的，它在一定程度上表达了人们对各种药食归经的原则性、理论性认识，而药食的归经，主要还是在长期的临床实践中，根据疗效概括和确立的。如石膏色白入肺，但清胃热的疗效也颇好，故能入肺亦能入胃经；梨能止咳，故入肺经；淮山药能止泻，故入脾经。

由于药食的色、味、臭、功能往往不一定统一，色白者未必味辛，臭腥肯定能治肺病，如淮山药色白，但味甘入脾；莲心色青，而味苦归心。因而，色、味、臭只能是确定药物归经的一个方面，由于药食的成分复杂，功能是多方面的，归经的最后判定则是临床疗效的总结。

归经理论揭示选用药食的一般原则，对指导药膳的配方具有重要意义。但病证是复杂而多变的，一个病证往往多个脏腑相互关联，某一脏腑病证的发展转归，必受到其他脏腑的影响。因此，针对某一脏腑病证选用药食，不能仅选用归该经者，还必须根据脏腑的相关选择。如脾胃病证不仅需要归脾经、胃经者，还需考虑肝对脾的影响，而选用适量的肝经药。肝阳上亢，要滋肾水以涵肝木，肺病咳喘，需培脾土而生肺金。因而，归经理论是认识药食性能的前提，而临证选材，则需根据辨证论治理论灵活施膳。

（五）毒性

毒性是指药膳原料对人体的损伤、危害作用，是选择药膳原料和配伍膳方必须重视的方面。

"毒药"在古代是一个笼统的概念，在一定程度上是指药物的作用，如《素问·脏气法时论》所说"毒药攻邪，五谷为养，五果为助"，《周礼·天官》所说"医师聚毒药以共医事"等，对凡作用较强的药效统称为"毒"。但在《神农本草经》时代，概念已比较明确了，对药物已区分了有毒无毒，这里的"毒"已经是"损害"的意思了。由于一些药物具有毒性作用，在运用时必须充分认识其毒性大小、毒性产生的原因及排毒解毒的方法。

"毒性"具有双重性。一方面对人体可能产生损伤，这应尽量避免。另一方面，则是借助这种"毒性"治疗疾病，运用得当，常可收到很好的疗效。如蜂毒虽能造成损伤，但对关节、肌肉疼痛效果却很好。附子有毒，而温阳配伍却常少不了运用。因此，对具有毒性的原料，应用时应掌握几条基本原则：一是应充分认识与掌握原料的毒性毒理，不能乱用。二是应熟悉导致毒性作用产生的量，如白果量小时可定喘止带，过量才可能引起中毒。三是掌握减毒方法，如半夏用生姜制，附片通过久炖久煮，均可减轻其毒性作用。

一般来说，药膳究竟是膳食，所选原料应尽量避免毒性较强的原料，当避免用膳者的畏怯心理，增强其对药膳的良好印象，通过较长时间的服食而达到调理目的。

第三节　药膳学的配伍理论

药膳的配伍，是指运用中医基础理论和药膳学理论，在对机体状态清楚认识的前提下，将两种以上的药膳原料按一定原则配合运用，以达到增强效能的目的。药膳的配伍，是辨证施膳的最终体现，其效能如何，体现药膳辨证的正确与否。

一、药膳配伍原则

在辨证的前提下，各种药膳原料经恰当的配伍组合，能够起到相互协同，增强疗效，限制偏性等作用，使药膳能发挥更好的功效。

不同的药膳原料有其不同的性味功能，配伍是将不同原料进行有机组合，而不是各种原料的堆集、杂合，以达到施膳的作用。因此，这种配伍必须遵循一定的原则。《素问·至真要大论》谓："主病之谓君，佐君之谓臣，应臣之谓使。"这成为中医组方配伍的"君、臣、佐、使"配伍原则，也同样是药膳配伍原则。

主要原料：即方中必须有为主的原料，针对用膳者身体情况的主要状态而设，即方中"君"药。如大便秘结是由于津亏肠燥所致时，润肠通便是第一位的，用苏子麻仁粥或郁李仁粥，麻仁、郁李仁即为方中的主料。

辅助原料：辅助主料发挥作用的原料，针对主要状态相关的表现而设，称"臣"药。如津亏肠燥型便秘可能伴随津液枯涸，肺胃之气不降，或内热销灼等原因，就需要选用能生津润肠，降气通腑，或滋阴除热等功效的原料，如苏子麻仁汤之用苏子，可降气通腑，以辅助麻仁通便作用的发挥。

佐使原料：用于针对次要状态或引经的药物。

必须注意的是，药膳作为特殊的膳，它与平常膳食相似多，而与专用于治疗的中药方剂有很多不同点。其一，大多数情况下，药膳方都必须与传统的食物相配，以成为"膳食"，因而，与方剂主要用药物组方不同。其二，因为是"膳食"，故其药物相对而言品味数少而量重，除酒剂和少数膳方配伍药物量多以外，大部分药膳方的药物用法多半在几味或一两味间，配伍的君、臣、佐、使原则相对而言，不如方剂的药物配伍那样繁杂。这是药膳配伍与药物配伍、膳食与药治的区别，也是药膳的特点。

二、药膳配伍的选料方法

药膳作为膳食，其配伍具体方法涉及两个方面，一是药物的选用，二是传统食物的选用。

作为主食或点心的选料，大米、小麦类是用膳者均适用的食物，用作煮粥或制作点心都具备健脾和胃的基本功能。菜肴的肉、禽、蛋等原料，在中医学中已被作为"血肉有情之品"而用于调补方中。由于这些传统的"主菜"类品种多，性味功能各异，需要根据其性味选用，如偏阴虚者多用甲鱼、猪肉、海产类，偏阳虚者用狗肉、羊肉类。至于蔬菜类，也是人们平素常食用者，用作药膳原料，则需考虑其性味差别。

药物原料的选用，必须遵循药物方剂的组成变化规律。选用原则有以下几方面。

单行：即单独用一味药物制作药膳，不存在配伍的关系，如独参汤、参须茶。

相须：与相似性味功效的食物或药物配合运用，以相互增强作用。如淮山配母鸡，能增强滋补作用；附片燉狗肉，能增强壮阳功能。

相使：与相似功效的药食相配，明确君臣作用，有主有辅，如石膏竹叶粥用治中暑，石膏清热为主，辅以竹叶清心，米粥养阴。

相畏：或称"相杀"。用不同性味功效的药食相配，用一味减轻另一味的副作用或毒性。如生姜与螃蟹相配，生姜能减轻蟹的寒性。

三、药膳配伍禁忌

由于药膳是具有治疗作用的食品，因而一种药膳多半只能适应相应的机体状态，虽然亦是"膳食"，但它仍有其适应证，应正确辨证与施膳。因此，配伍就必须注意其禁忌。

未经辨证，不宜混施。药膳毕竟是一种疗效性的膳食，应在辨证指导下运用，不可混同寻常餐食随意长期进食。如附片燉狗肉为补阳药膳，适应于肾阳不足，四肢欠温的体质，若心烦失眠、目赤眼胀、虚热盗汗等具有阴虚特点的人则不宜进食。

相恶相反，尽量避免。相恶、相反是药物配伍中的"七情"内容。一种药物能降低另一种药物功效的称"相恶"，两种药物相配合能产毒性或副作用的为"相反"。由于每款药膳所用药物本就不多，常在 2~3 味左右，必须十分强调药物所承担的主要功效，不能允许相恶、相反的原料配伍，使药膳功能丧失。如人参恶萝卜，萝卜能耗气降气而减低人参补气功效，因此不能用这两种原料同时配伍组合。至于作用相反的药物，则更不容许在药膳中出现。因此，中药的"十八反"、"十九畏"应当列为药膳的禁忌。至于一些传统的禁忌，如猪肉反乌梅、桔梗，狗肉恶葱，羊肉忌南瓜，鳖肉忌苋菜，鸡蛋、螃蟹忌柿、荆芥，蜂蜜忌葱等等。现代一些研究认为，胡萝卜、黄瓜等含分解维生素 C 的成分，不宜与白萝卜、旱芹等富含维生素 C 的食物配伍，牛奶等含钙高的食物不宜与菠菜、紫草等含草酸多的食物配伍，这些都可作为药膳配伍禁忌的参考。

身体状态特殊时要注意药食宜忌。不同的体质应用不同的药膳，这属于辨证范围，如阴虚内热者不宜温阳助火。某些特殊的身体状态，如女性的经期、孕期，属于正常的生理变化，但又与平常的体质状态不同。此时，中药应用时的"妊娠禁忌"同样应列为药膳禁忌。至于一些基本原则，如"产前不宜热，产后不宜凉"，在疾病状态下或可以治病为主，不必十分顾忌这一训诫，但在正常状态下，这种原则必须尽量遵循，以避免不必要的误伤。

第四节　药膳学的治法理论

药膳治法是针对不同体质状态的人所确定的具体施膳方法，源于中医治法。尽管药膳疗法与中医治法略有不同，即中医着重对病证的治疗，而药膳则关注日常的调理。但他们的基本目标都是防病治病，增强体质。所以，药膳仍然沿用了中医治法，只在用药选料方面不完全相同而已，故药膳常用治法有汗、下、温、补、消食、理气、理血、祛湿等法。

一、汗法

凡具有疏散外邪，解除表证，宣发里邪的一类药膳，称汗法药膳。当外感邪气出现表证时，用本法可以疏解表邪，治疗外感表证。但表证有感受风寒风热的不同，因而，解表药膳又分为散寒解表（辛温解表）和疏风清热（辛凉解表）。辛温解表方如生姜粥、发汗豉粥等，辛凉解表方如银花茶、桑菊薄竹饮等。若热毒在里，欲透发外出而解，也需汗法治疗。如麻疹疹毒将出未出，或出而不透时，助疹毒外透常用芫荽菜之类，方如芫荽发疹饮。

二、下法

凡通过荡涤肠胃，泻下大便或瘀积，使停留于胃肠的宿食、燥粪、实热、冷积、瘀血、痰结、水饮等从下而去的方法，称为下法。由于积滞的不同，下的方法也有区别。因津液不足，肠道枯涸所致的便秘，需用润下法，如苏子麻仁粥以滋阴润燥；热结胃肠，便结不下，需用芒硝莱菔汤以泻下热结等。

三、温法

凡具有温阳、祛寒作用，针对里寒证的治法，称为温法。由于寒邪所在位置不同，温法也各异。寒束经脉者宜温经散寒，寒滞肝脉者宜温肝降逆，脾胃虚寒者宜温中散寒，肾阳衰惫者宜温肾助阳等。寒证常与虚证并见，祛寒常多兼温补。药膳温法用于脾胃虚寒者，有干姜粥、黄芪建中汤等以温中祛寒；用于寒滞经脉者，有附子粥、姜附烧狗肉等以温经散寒。

四、消法

凡通过消导散结作用，以祛除水、血、痰、食等有形之邪所致积滞结聚，使之渐消缓散的方法，称为消法。有形之邪种类较多，消的范围也较广，如祛痰、祛湿、驱虫、活血消瘀、消食导滞、消坚散结等均具有"消"的含义，但消法主要指消食导滞、消癥瘕积聚，多用于饮食积滞、痞块类病证。药膳方如大山楂丸、白术猪肚粥、三七蒸鸡等。

五、补法

凡具有增强体质，改善机体虚弱状态，治疗虚弱性病证的方法，均称补法。人体气血阴阳、五脏六腑，均有出现"虚"的可能，因此，凡虚证皆宜补，但主要为补气血调阴阳。

补阴药膳：具有滋补阴液作用的药膳称补阴药膳。凡阴液亏耗的阴虚证，见口燥咽干，虚烦不眠，便燥溲赤，骨蒸盗汗，五心烦热，脉象细数等，均可施用，如地黄甜鸡、清蒸人参甜鱼等。

补阳药膳：具有温补阳气作用的药膳，称温阳药膳。凡各种原因引起的阳虚证，见畏寒怕冷，腰膝酸软，小便清长或频数，阳痿早泄，脉象细弱等，均可施用，如姜附烧狗肉、双鞭壮阳汤等。

补气药膳：凡气机活动衰弱表现为气虚证者，宜用补气药膳。见倦怠乏力，少气懒言，动则气喘，面色㿠白，食欲不振，大便稀溏，虚热自汗，脉弱或虚大等，均可施用，如黄芪猴头汤、人参粥等。

补血药膳：凡因气血生化不足，或血液丧失、消耗过多，引起血虚证时，宜用补血药膳。见头昏眼花，神疲心悸，失眠多梦，肢体麻木，面色少华，唇舌淡白，脉细数或细涩等，均可施用，如红杞田七鸡、当归生姜羊肉汤等。

气血双补药膳：凡气血两虚证，宜用气血双补药膳。见既有气虚又有血虚表现时施用，如归芪蒸鸡、十全大补汤等。

六、理气法

凡具有调理气机，舒畅气血，促进气血运行的一类药膳，称为理气药膳。多用于气机阻滞，气机逆乱所引起的各种病证。气源出中焦，为肺所主、脾所统、肝所调，三焦为气机升降出入运行的通道，是生命活动的内在体现，于健康至为重要。如朱丹溪谓："气血冲和，百病不生，一有拂郁，诸病生焉。"气机"拂郁"，可表现为气郁、气滞、气逆、气陷、气乱、气虚等气机失常。气虚、气陷应当补气，理气主要是调理气郁、气滞、气逆、气乱的失常状态，以行气、降气两法为主。

行气药膳：凡具有疏通气机，促进气血运行，消除郁滞作用的药膳，均称行气药膳。见胸脘痞满，胁腹胀痛，或胁肋刺痛，嗳气不舒等症宜用，如肉豆蔻粥、薤白汤等。

降气药膳：凡具有降逆作用，用于气逆呕吐、呃逆、喘急病证者，称降气药膳。如柿蒂汤、芹菜肉丝等。

七、理血法

凡血液运行失常或血量丧失较多，需以调理血液为主的一类药膳，称理血药膳。血为后天水谷所化，主于心、藏于肝、统于脾、宣于肺，是五脏六腑生理活动的能量来源。血液运行失常主要表现为郁滞致瘀，或溢于脉外而出血、瘀肿。血量不足时则表现为血虚等，归于补血类。故理血主要为活血化瘀与止血。

活血化瘀药膳：凡以消除或攻逐停滞于体内的瘀血为主要作用，能畅流血液，消散瘀滞者称活血化瘀药膳。用于血行不畅或瘀血内阻的各种状态，如经闭，痛经，恶露不行，积聚包块，跌打瘀肿，瘀阻经脉的肢体疼痛，气虚血瘀的半身不遂，瘀血内停的胸胁疼痛等情况，药膳常用红花当归酒、三七蒸鸡等。

止血药膳：凡用于制止体内或体外各种出血，防止血液进一步损失的一类药膳，称为止血药膳。出血有多种情况，凡血液离经上溢者，多为衄血、咳血、呕血；血从下溢者为便血、崩漏、尿血。损伤有血出于外或血积于内两种情况。无论何种情况，必须尽快制止血液损失。药膳常用血余藕片饮、槐叶茶、白茅根饮等。

八、祛湿法

凡具有化除湿邪，蠲除水饮，通淋泄浊等作用的一类药膳，统称为祛湿法药膳。湿与水异名同类，湿为水之渐，水为湿之积，弥漫者多以湿名，聚留者常以水称。感于外者，如淋雨涉水等所致称外湿；滞于内者，如嗜酒饮冷等伤脾而致为内湿；流散于经脉肢体常与风、寒相合为风湿、寒湿；停于胸腹者为水饮、痰浊。水湿聚于体内常引起水肿、腹胀、小便不利、水蛊、咳嗽、胸痞腹满、呕恶泻利、黄疸等，故湿在体内宜化、宜祛、宜渗利。

　　燥湿化浊药膳：用于湿阻中焦，胸脘痞闷，食欲不振，呕恶泻利等证，如陈皮鸡块。

　　利水渗湿药膳：用于水湿壅聚所致腹胁胀满，面身浮肿，小便不利等证，如薏苡仁粥、赤小豆鲤鱼汤。

　　利水通淋药膳：用于小便癃闭，淋沥点滴作痛，如滑石粥、甘蔗白藕汁。

　　利湿退黄药膳：用于湿郁化热，湿热熏蒸引起的面黄目黄，胸痞腹满等黄疸证，如茵陈粥、田基黄鸡蛋汤。

第四章　药膳制作的基本技能

第一节　药膳原料的炮制

炮制，是指药膳原材料的加工准备，需要采用一些较为特殊的制备工艺。具体地说，是结合了中药的炮制工艺和食物的准备过程，但与中药加工亦有不同。

一、炮制目的

药膳所用药物和食物在制作及烹调前，必须对所用原料进行加工炮制，使其符合食用、防病治病及烹调、制作的需要。

1. 除去杂质和异物，保证药膳的卫生纯净　未经炮制的原料多带有一定的泥水杂质、皮筋、毛脏等非食用部分，制作药膳前必须经过严格地分离、清洗，达到洁净的要求。

2. 矫味矫臭，增强药膳的美味　某些原料有特殊的不良气味，为人所厌，如羊肉之膻味，紫河车之血腥，狗肾的腥臭，鲜笋的苦涩。必须经过炮制以消除，方能制作出美味药膳。

3. 选取效能部位，发挥更好的疗效　很多原料的不同部分具有不同作用，如莲子补脾止泻，莲心清心之热邪，莲房用以止血等。选取与药膳功效最相宜的部分，减少“药”对食物的影响，更好地发挥药膳的功效。

4. 增强原料功能，提高药膳的效果　未经炮制的某些原料作用不强，须经炮制以增强作用。如茯苓经乳制后可增强滋补作用，香附醋制后易入肝散邪，雪梨去皮用白矾水浸制能保持色鲜、增强祛痰作用。

5. 减轻原料毒性，保证食用安全　为防止毒性影响，必须对有毒原料进行炮制加工以消除或减轻毒性。如生半夏能使人呕吐、咽喉肿痛，炮制后可消除这些毒性作用。

6. 改变原料性能，有选择性地发挥作用　如生地性寒，善于清热凉血、养阴生津；炮制成熟地后则性温，长于补血滋阴。花生生则性平，炒熟后则性温。

7. 保持原料成分，利于工业化生产　为了避免某些原料的有效成分损失，或适应工业化生产的需要，对某些原料采用科学技术提取有效成分，以保持食品含量、质量稳定，或便于批量制作。如银花制取银花露，冬虫夏草提汁，鸡肉中提取鸡精。

二、炮制方法

(一) 净选

选取原料的应用部分，除去杂质与非药用部分，以适应药膳的要求，常根据不同原料选用下述方法。

1. 筛选 拣或筛除泥沙杂质，除去虫蛀、霉变部分。

2. 刮 刮去原料表面的附生物与粗皮。如杜仲、肉桂去粗皮，鱼去鳞。

3. 火燎 在急火上快速烧燎，除去原料表面绒毛或须根，但不能使原料内质受损。如狗脊、鹿茸燎后刮去茸毛，禽肉燎去细毛。

4. 去壳 硬壳果类原料须除去硬壳，便于准确投料与食用，如白果、核桃、板栗等。动物类原料去蹄爪或去皮。

5. 碾 除去原料表面非食用部分，如刺蒺藜、苍耳碾去刺，或将原料碾细备用。

(二) 浸润

用水对原料进行加工处理。但有些原料的有效成分溶于水，处理不当则容易丢失，故应根据原料的不同特性选用相应的处理方法。

1. 洗 除去原料表面的泥沙、异物。绝大多数原料都必须清洗。

2. 泡 质地坚硬的原料经浸泡后能软化，便于进一步加工。蔬菜类经浸泡可除去残留农药。

3. 润 不宜水泡的原料需用液体浸润，使其软化而又不至于丢失有效成分。浸润常有下列几种方法：

水润，如清水润燕窝、贝母、虫草、银耳、蘑菇等；奶汁润，多用牛、羊乳，如润茯苓、人参等；米泔水润，常用于消除原料的燥性，如润苍术、天麻等；药汁润，常用于使原料具有某些药性，如山楂汁浸牛肉干、吴萸汁浸黄连等；碱水润，常使用5%碳酸钠溶液或石灰水，润发鱿鱼、海参、鹿筋、鹿鞭等。

(三) 漂制

为减低某些原料的毒性和异味，常采用在水中较长时间和多次换水的漂洗法，如漂半夏。漂洗时间长短和换水次数需根据原料性质、季节气候的不同来决定。冬季日换一次水，夏季则宜换2~3次，一般漂3~10天。

(四) 焯制

用沸水对原料进行处理。除去种皮，将原料微煮，易搓去皮，去杏仁、扁豆等皮常用；汆去血水，使食品味鲜汤清，去鸡鸭、肉类血水常用；除腥膻味，熊掌、牛鞭等多加葱叶、生姜、料酒同煮等。

(五) 切制

对干品原料经净选、软化后，或新鲜原料经洗净后，根据性质的不同、膳肴的差异，切制成一定规格的片、块、丁、节、丝等不同形状，以备制膳需要。切制要注意刀工技巧，其厚薄、大小、长短、粗细等应尽量均匀，方能保证膳形的良好美观。

药膳原料经过上述各准备过程后，尚须按要求进行炮炙，以获药膳良好的味与效。

（六）炒制

将原料在热锅内翻动加热，炒至所需要的程度。一般有下述各法：

1. 清炒法 不加任何辅料，将原料炒至黄、香、焦的方法。炒黄，将原料在锅内文火加热，不断翻动，炒至表面呈淡黄色，使原料松脆，便于粉碎或煎出有效成分，并可矫正异味。如鸡内金炒至酥泡卷曲，使腥气溢出。炒焦，将原料在锅内翻动，炒至外黑存性为度，如焦山楂。炒香，将原料在锅内文火炒出爆裂声或香气，如炒芝麻、花生、黄豆等。

2. 麸炒法 先将麦麸在锅内翻炒至微微冒烟，再加入药物或食物，炒至表面微黄或较原色深为度，筛去麸后冷却保存。此法可健脾益胃，除去原料中油脂，如炒川芎、白术等。

3. 米炒法 将大米或糯米与原料在锅内同炒，使均匀受热，以米炒至黄色为度。主要为增强健脾和胃功效，如米炒党参。

4. 盐炒或砂炒法 先将油制过的盐或砂在锅内炒热，加入原料，炒至表面酥脆为度，筛去盐砂即成。本法能使骨质、甲壳、蹄筋、干肉或质地坚硬的原料去腥、质地变松酥，易于烹调，如盐酥蹄筋、砂酥鱼皮。

（七）煮制

清除原料的毒性、刺激性或涩味，减少其副作用。根据不同性质，将原料与辅料置锅内加水过药面共煮。煮制时限应据原料情况定，一般煮至无白色或刚透心为度。如加工鱼翅、鱼皮。

（八）蒸制

将原料置适当容器内蒸至透心或特殊程度。如熊掌经漂刮后加酒、葱、姜蒸2小时后进一步加工。

（九）炙制

将原料与液体辅料蜂蜜或酒、盐水、药汁、醋等共同加热翻炒，使辅料渗进原料内部。用蜜炒为蜜炙，可增加润肺作用，如蜜炙黄芪、甘草。酒与原料同炒为酒炙，如酒炒白芍。原料与盐水拌过，晾微干后炒称盐炙，如盐炒杜仲。原料与植物油同炒称油炙，加醋炒称醋炙，如醋炒元胡。

三、药液制备法

药液指烹制药膳所用的特殊液体类原料。通过一定的提取方法，把原料中的有效成分析出备用。原则是使用不同溶剂将所需成分尽可能提出，不提或少提其他成分。要求溶剂有良好的稳定性，不与原料起化学反应，对人体无毒无害。常用溶剂有水、乙醇、苯、氯仿、乙醚等。水最常用，提取率高，但选择性不强。乙醇是常用有机溶液，选择性好，易回收，防腐作用强，但成本较高，易燃。苯、氯仿、乙醚等选择性强，不易提出亲水性杂质，但挥发性大，一般有毒，价格高，提取时间较长。

（一）提取

1. 煎煮法 多用水作溶剂，煮沸提出有效成分。提取率高，多数有效成分可提出。

2. 渗漉法 采用溶剂通过渗漉筒浸出原料的有效成分。常用乙醇、酸性或碱性溶液。

3. 蒸馏法 利用水蒸汽加热原料，使所含有效成分随水蒸汽蒸馏出来。常用于挥发油的提取和芳香水的制备。

4. 回流法 采用有机溶剂进行加热，提取原料中的有效成分，防止溶剂挥发。如提取川贝、冬虫夏草有效成分。

（二）过滤

滤除沉淀，获取澄明药液的方法，主要有如下方法：

1. 常压过滤法 多用于原料提取液首次过滤，滤过层多用纱布，滤器常用漏斗。

2. 减压过滤法 减小滤液下面的压力，以增加滤液上下之间的压力差，使过滤速度加快。可用抽气机或其他抽气装置。

3. 瓷质漏斗抽滤法 将瓷质漏斗与抽滤瓶连接，塞紧橡皮塞；以2~3层滤纸平铺于漏斗内，加入少量去离子水，抽紧滤纸，加入适量药液，即可开始抽滤。

4. 自然减压法 增加漏斗体长度，加长漏斗出口管，并于漏斗下盘绕一圈，使液体在整个过滤过程中充满出口管，以增加滤器上下压力差，提高滤速。

5. 助滤法 药液不易过滤澄清，或滤速过慢时，加助滤剂助滤的过滤方法。常用助滤剂有滑石粉、纸浆。用去离子水将助滤剂调成糊状，安装好抽滤装置，助滤剂加入瓷质漏斗内，加离子水抽滤，至洗出液澄明，不含助滤剂后，再正式过滤药液。

（三）浓缩

从原料中提取的溶液，一般单位容积内有效成分含量低，需提高浓度，以便精制。常用浓缩方法有蒸发浓缩和蒸馏浓缩。

1. 蒸发浓缩法 通过加热使溶液水分挥发的方法。适用于有效成分不挥发、加热不被破坏的提取液。有直火蒸发与水浴蒸发。直火蒸发是将提取液先用武火煮沸，后改文火保持沸腾，不断搅拌，浓缩到一定量和稠度。此法温度高，蒸发快，但锅底易发生焦糊与炭化。水浴蒸发是间接加热，将装提取液的小容器置于装水的大容器内，加热大容器，使提取液浓缩。此法克服了直火时的焦糊与炭化，但速度慢。故可先用直火，后改水浴蒸发。

2. 蒸馏浓缩法 将原料液在蒸馏器内加热到汽化，通过冷凝回收剂回收溶剂，同时浓缩原料液。常用于有机溶剂溶液，以便回收溶剂，降低成本。其中常压蒸馏在正常气压下进行，适用于有效成分受热不易被破坏的提取液。减压蒸馏在降低蒸馏器内液面压力下浓缩，压力降低，沸点也降低，蒸发速度加快，故溶液受热温度低，受热时间短，效率高。适用于沸点较高，有效成分遇高温易被破坏的提取液。

第二节 药膳的制作工艺

药膳制作是按膳食加工的基本技能，根据药膳的特殊要求加工、烹饪、调制膳饮的过程。制作工艺既需要相应的熟练加工技能，又具有药膳制作的特点。

一、药膳制作特点

药膳不同于普通膳食，除具有一般膳食所具有的色、香、味、形以外，它还具有治病强身，美容保健，延缓衰老等疗效。因此，在选料、配伍、制作方面还有其自身的特殊性。

（一）原料的选用特点

一般膳食的功能是提供能量与营养，需保持一定的质与量，同时为适应"胃口"的不同而需要不断改变膳食原料与烹调方法。药膳则是根据不同病证、不同体质状态，针对性地选取原料，如附片、狗肉、鹿鞭等具有温肾壮阳的功能，针对体质偏于阳虚，具有畏寒怕冷，腰膝冷痛或酸软，甚或阳痿早泄等情况选用。尽管这些食品也营养丰富，但并不适宜于所有人群。因此，药膳原料的选用与组合，所强调的是科学配伍，在中医药理论指导下选料与配方。如体弱多病的调理，须视用膳者体质所属而选用或补气血，或调阴阳，或理脏腑的药膳；年老体弱的调理，需根据不同状态，选用或调补脾胃，或滋养阴血的药膳，以达到强壮体魄，延缓衰老的目的。

（二）药膳的烹调特点

由于药膳含传统的中药部分，即主要起"疗效"作用的原料。对这一部分原料的烹饪，除了需要在原料准备过程中的科学加工以外，在烹饪过程中，药的部分必须尽可能地避免有效成分的丧失，以期良好地发挥药效，因而必须讲究烹饪形式与方法。传统的药膳加工以炖、煮、蒸、焖为主，这样使药物在加热过程中能最大限度地溶解出有效成分，增强功效。药膳形式常以汤为主，通过炖、煮，使有效成分溶解并保存于汤中，以保持良好的疗效。如十全大补汤、鹿鞭壮阳汤、八宝鸡汤等，汤类约占药膳品类的一半以上。

（三）药膳的调味特点

膳食的调味是为获得良好的口感，以满足用膳者对美味的追求。但很多调味品具有浓烈的味感，在中医学中，它们本身就具有相应的性味功能。在药膳烹调过程中，调味品的运用要讲究原则与方法。

一般而言，各种药膳原料经烹调后都具有其自身的鲜美口味，不宜用调味剂改变其本味。因为各种药品的味就是其功能组成的一部分，所以，应当尽量地保持药膳的原汁原味。有些须经过调味才能为人们所乐于食用，一般的调味品如油、盐、味精等，在药膳中也为常用品。但胡椒、茴香、八角茴、川椒、桂皮等，由于本身具有浓烈的香味，且性多为辛甘温热类，在药膳烹调中应根据情况选用。一些具有腥、膻味的原料，如龟、鳖、鱼、羊肉、动物鞭等，可用一定的调味品以矫正异味。温阳类、活血养颜类药膳，可选用辛香类调味品。如果药膳功效以养血滋阴为主，用于偏阴虚热燥的用膳者，则辛香类调味品应少用。

但是，由于辛香类调味品本身的性味特点，多具有行气活血，辛香发散的功效，在药膳的配伍中可作为一个方面的药效成分考虑，视为药膳原料的组成部分。如用于风寒感冒的药膳，生姜既是矫味剂，又是药物；在活血类药膳中使用辛香调料，可增强药膳行气活血的功效；在滋阴类药膳中，配伍辛香类调味剂，又可达到滋而不腻，补中兼行的作用；调补脾胃类药膳配伍辛香调味，本身又具有芳香醒脾的作用。因此，在药膳烹调过程中，调味品的运用，既有矫味的作用，又有药理功效，用与不用，多用少用，应在辨证施膳理论指导下灵活掌握，而不仅仅是迎合用膳者的口味。

二、药膳制作要求

作为特殊的膳食，药膳的制作除必须具备一般烹调的良好技能外，尚须掌握药膳烹调的特殊要求。

（一）既要精于烹调技术，又必须具有中医药知识

由于药膳原料必须有药物。药物的性能功效与药物的准备、加工过程常常有着密切的关系。如难于溶解的药宜久煮才能更好地发挥药效，易于挥发的药物则不宜久熬，以防有效成分损失。气虚类药膳不宜多加芳香类调味品，以防耗气伤气；阴虚类药膳不宜多用辛热类调味品，以防伤阴助热等。如果对中药的性能不熟悉，或不懂中医理论，一味只讲究口味，便会导致药效的减低，甚或引起相反的作用，失去药膳的基本功能。

（二）既要注意疗效，又必须讲究色香味形

药膳不同于普通膳食，就在于药膳具有保健防病，抗衰美容等保健治疗作用。首先应尽最大可能保持和发挥药食的这一功能。作为膳食，又具有普通膳饮的作用，必须在色、香、味、型诸方面制作加工出特点，才能激发用膳者的食欲。如果药膳体现出来的全是"药味"，不讲究膳食的基本功能，影响食欲，不仅不能起到药膳的功能，反而连膳食的作用也不能达到。因此，药膳的烹制，其功效与色泽、口味、香味、造型必须并重，才能达到药膳的基本要求。

（三）配料必须严谨

药物的选用与配伍，必须遵循中医理法方药的原则，注意药物与药物、药物与食物、药物与配料、调味品之间的性效组合。任何食物和药物都有其四气或四性、五味，对人体五脏六腑功能都有相应的促进或制约关系，只是常用药物的性味更为人们所强调。因此，选料应当注意药与药、药与食之间的性味组合，尽量应用相互促进的协同作用，避免相互制约的配伍，更须避开配伍禁忌的药食配合，以免导致副作用的产生。

（四）隐药于食，在感官上保持膳食特点

由于药膳以药物与食物为原料，药膳烹调的感官感觉很重要。如果药膳表现为以药物

为主体，用膳者会感觉到是在"用药"而不是"用膳"，势必影响胃口，达不到膳食营养的要求。因此，药膳的制作在某些情况下还要求必须将药物"隐藏"于食物中。

大多数的单味药或较名贵的药物，或本身形质色气很好的药物不必隐藏，它们可以给用膳者在良好的感官刺激，如天麻、枸杞、人参、黄芪、甘草、田七等，可直接与食物共同烹调，作为"膳"的一部分展现于用膳者面前。

某些药物由于形色气味的原因，或者药味较多的药膳，则不宜以药物的本身呈现于药膳中，或由于药味太重，或由于色泽不良而影响食欲，则必须药食分制，取药物制作后的有效部分与一定的食物混合。这属于不见药的药膳。这类药膳的分制可有不同方法，或将药物煎后取汁，用药汁与食物混合制作；或将药食共烹后去除药渣，仅留食物供食用；或将药物制成粉末，再与食料共同烹制。这种隐药于食的方法可使用膳者免受不良形质气味药物影响食欲，达到药膳的作用。

至于普通膳食制作必须遵循的原则，如必须符合卫生法规的要求，选料必须精细，制作务必卫生，烹调讲究技艺，调味适当可口等，更是烹调药膳的基本要求。

三、药膳制作方法

药膳的品类繁多，根据不同的方法可制作出不同的药膳，以适应人们的不同嗜好及变换口味。依常用膳饮，可分为热菜类、凉菜类、饮料类、面点类和药酒类。

（一）热菜类药膳制作方法

热菜类是药膳运用最多的品种，尤其对东方民族来说，热菜是必备菜肴。热菜的制作主要有炖、蒸、煨、煮、熬、炒等法。

炖：炖是将药物与食物加清水，放入调料，先置武火上烧开，再置文火上熬煮至熟烂，一般需文火2~3小时。特点是质地软烂，原汁原味，如雪花鸡汤、十全大补汤的制作法。

煮：将药物与食物同置较多量的清水或汤汁中，先用武火烧开，再用文火煮至熟，时间比炖宜短。特点是味道清鲜，能突出主料滋味，色泽亦美观。

熬：将药物与食物置于锅中，注入清水，武火煮沸后改用文火，熬至汤汁稠浓。烹制时间较炖更长，多需3小时以上。适用于含胶质重的原料。特点是汁稠味浓。

煨：将药物与食物置煨锅内，加入清水、调料，用文火或余热进行较长时间的烹制，慢慢煨至软烂。特点是汤汁稠浓，口味醇厚。如川椒煨梨。

蒸：利用水蒸气加热烹制。将原料置于盛器内，加入水或汤汁、调味品，或不加汤水，置蒸笼内蒸至熟或熟烂。特点是笼内温度高（可达120℃以上），原料水分不再蒸发，药膳可保持形状的完整，造型的整齐美观，口味原汁原味。因原料不同，又有粉蒸、清蒸、包蒸的不同。

炒：将油锅烧热，药膳原料直接入锅，于急火上快速翻炒至熟，或断生。特点是烹制时间短，汤汁少，成菜迅速，鲜香入味，或滑嫩，或脆生。有生煸、回锅（熟炒）、滑炒、软炒、干煸的不同。

爆：多用于动物性原料。将原料经初步热处理后，先用热油锅煸炒辅料，再放入主料，倒入芡汁快速翻炒至熟。特点是急火旺油，短时间内加热，迅速出锅，成菜脆嫩鲜香。

熘：原料调味后经炸、煮、蒸或上浆划油等初步加热后，再以热油煸炒辅料，加入主料，然后倒入兑好的芡汁快速翻炒至熟。熘法必须勾芡。特点是成菜清亮透明，质地鲜嫩可口。有炸熘、滑溜、软溜的不同。

炸：将锅中置入较多量的油加热，药膳原料直接投入热油中加热至熟或黄脆。可单独烹制，也是多种烹调法的半成品准备方法。特点是清香酥脆。有清炸、干炸、软炸、酥炸、松炸、包炸等不同。

其他如烩、扒、卤、烧、扒丝、挂霜等烹调法也是药膳热菜的常用加工方法。

（二）凉菜类药膳制作方法

凉菜类药膳是将药膳原料或经制熟处理，或生用原料，经加工后冷食的药膳菜类。有拌、炝、腌、卤、蒸、冻等方法。

拌：将药膳原料的生料或已凉后的熟料加工切制成一定形状，再加入调味品拌和制成。拌法简便灵活，用料广泛，易调口味。特点是清凉爽口，能理气开胃。有生拌、熟拌、温拌、凉拌的不同。

炝：将原料切制成所需形状，经加热处理后，加入各种调味品拌渍，或再加热花椒炝成药膳。特点是口味或清淡，或鲜咸麻香，有普通炝与滑炝的不同制法。

腌：将原料浸入调味卤汁中，或以调味品拌匀，腌制一定时间排除原料内部的水分，使原料入味。特点是清脆鲜嫩，浓郁不腻。有盐腌、酒腌、糟腌的不同制法。

冻：将含胶质较多的原料投入调味品后，加热煮制达一定程度后停止加热，待其冷凝后食用。特点是晶莹剔透，清香爽口。但原料必须是含胶汁多者，否则难以成冻。

很多凉菜必须要前期加工后方能制作，卤、蒸、煮为常用前期制作方法。通常用于动物类药膳原料，如凉菜卤猪心、筒子鸡等即需先卤熟、蒸熟后制作凉菜。

（三）药粥制作方法

药粥是药物与米谷类食物共同煮熬而成。具有制法简单，服用方便，易于消化吸收的特点。药粥被古人推崇为益寿防病的重要膳食。如南宋·陆游即说，"世人个个学长生……只将食粥致神仙"。药粥须根据药物与米谷不同特点制作。

生药饮片与米谷同煮：将形、色、味均佳，且能食用的生药与米共同煮制。如红枣、百合、淮山、苡米、龙眼肉等与米煮粥，既使粥增加形色的美观，又使味道鲜美而增强疗效。如苡米莲子粥。

中药研末与米谷同煮：较大的中药块，或质地较硬的药物，难以煮烂时，将其粉碎为细末后与米同煮。如茯苓、贝母、天花粉等，多宜研末作粥。

药物提汁与米谷同煮：不能食用，或感官刺激太强的药物，如川芎、当归等，不宜与米谷同煮，须煎煮取汁与米谷共煮制粥。如麦门冬粥、参苓粥。

汤汁类与米谷同煮：将动物乳汁，或肉类汤汁与米谷同煮制粥。如鸡汁粥、乳粥。

（四）药膳饮料制作方法

药膳饮料包括药酒、保健饮料、药茶等。它们以药物、水或酒为主要原料加工制作饮料，具有保健或治疗作用。

药酒配制法：以白酒、黄酒为基料，浸泡或煎煮相应的药物，滤去渣后所获得的饮料。酒是最早加工而成的药品和饮料两用品。酒有"通血脉，行药力，温肠胃，御风寒"作用，酒与药合，可起到促进药力的作用，所以，药酒是常用的保健治疗性饮料。制作有冷浸法、热浸法、煎煮法、酿造法等不同工艺。

保健饮料制作法：以药物、水、糖为原料，用浸泡、煎煮、蒸馏等方法提取药液，再经沉淀、过滤、澄清，加入冰糖、蜂蜜等兑制而成。特点是能生津养阴、润燥止渴。

药茶的制作方法：将药物与茶叶相配，置于杯内，冲以沸水，盖闷15分钟左右即可饮用。也可根据习惯加白糖、蜂蜜等；或将药物加水煎煮后滤汁当茶饮；或将药物加工成细末或粗末，分袋包装，临饮时以开水冲泡。特点是清香醒神，养阴润燥，生津止渴。

（五）药膳面点制作方法

将药物加入面点中制成的保健治疗食品。这类食品可作主食，也可作点心类零食。多是将药物制成粉末，或药物提液与面点共同合揉，按面点制作方法加工而成。主要制作工艺包括和面、揉面、下药、上馅等工艺流程。

中 篇
药膳原料、配方

第五章 药膳原料

第一节 解表散邪类

紫苏叶 (《名医别录》)

[异名] 苏、苏叶、紫苏

[基原] 为唇形科植物皱紫苏、尖紫苏等的叶。

[性味与归经] 辛,温。入肺、脾经。

[功效] 散寒解表,理气和营。有解热、抗菌及升高血糖作用。

[主治] 用于风寒感冒、咳嗽气喘、恶寒发热、胸腹胀满等。

[用量与用法] 6~10g,煎、煮、泡。

[宜忌] 外感风热及气虚卫表不固者忌用之。

[药膳方选]

1. 治风寒感冒伴呕吐胃痛者:苏叶 10g,生姜 15g,红糖 20g。水煮 2 味药至沸,加入红糖即可(《中国药膳大观》)。

2. 治食蟹中毒:紫苏叶,煮汁饮之(《金匮要略》)。

[成分] 含紫苏醛、左旋柠檬烯、精氨酸、枯酸、薄荷醇、薄荷酮、丁香油酚、紫苏醇等。

荆 芥 (《吴普本草》)

[基原] 为唇形科植物荆芥的全草。

[性味与归经] 辛,温。入肺、肝经。

[功效] 祛风解表,理血。

[主治] 用于感冒发热、头痛、咽痛、衄血、便血等。

[用量与用法] 6~10g,煮、冲。

[宜忌] 表虚自汗及阴虚头痛者均忌用之。

[药膳方选]

1. 治老人中风口面㖞斜、便秘烦热：荆芥 1 把，青粱米 80g，薄荷叶半握，豉 80g（绵裹）。水煮荆芥取汁，入诸味煮粥，入少许盐醋，空心食之（《养老奉亲书》荆芥粥）。

2. 治伤风感冒恶寒头痛：荆芥 10g，防风 12g，薄荷 5g，淡豆豉 8g，粳米 80g，白糖 20g。水煮前 4 味药，去滓取汁；再另用水煮米成粥，加入药汁及糖即成（《中国药膳大观》荆芥防风粥）。

3. 治大便下血：荆芥，炒，为末。每次饮服 6g，亦可拌面作馄饨食之（《经验方》）。

4. 治小便尿血：荆芥、砂仁各等分，为末。糯米饮下 9g，日 3 次（《濒湖集简方》）。

[成分] 含右旋薄荷酮、消旋薄荷酮、右旋柠檬烯等。

防 风 （《神农本草经》）

[基原] 为伞形科植物防风的根。

[性味与归经] 辛、甘，温。入膀胱、肺、脾经。

[功效] 祛风解表，胜湿止痛。有解热、镇痛作用。

[主治] 用于风寒感冒、头痛身痛、风寒湿痹、四肢挛急、破伤风等。

[用量与用法] 6～10g，煮、煎、冲。

[宜忌] 血虚痉急头痛者忌服。

[药膳方选]

1. 治肢体关节疼痛：防风 10～15g，葱白 2 茎，粳米 50g。先煎防风，葱白取汁，另煮粳米成粥，合并煮食（《千金月令》防风粥）。

2. 治崩中：防风，炒为末。每服 6g，以面糊、酒调下（《世医得效方》防风散）。

[成分] 含挥发油、苦味苷、甘露醇等。

辛 夷 （《神农本草经》）

[异名] 辛夷苞、辛夷花、木笔花

[基原] 为木兰科植物辛夷或玉兰的花蕾。

[性味与归经] 辛，温。入肺、胃经。

[功效] 祛风解表，通窍止痛。有抗病毒、降压及局部麻醉作用。

[主治] 用于头痛、鼻塞、鼻鼽、鼻渊、齿痛等。

[用量与用法] 3～10g，煮、煎、冲。

[宜忌] 阴虚火旺者忌用。

[药膳方选]

1. 治鼻炎、鼻窦炎：辛夷 9g，鸡蛋 3 个。同煮，吃蛋饮汤（《单方验方调查资料选编》）。

2. 治胃寒痛、胃气痛：辛夷，热酒服（《日华子本草》）。

[成分] 含柠檬醛、丁香油酚、桉叶素等。

苍耳子（《千金要方》）

[异名] 苍子、苍棵子、牛虱子

[基原] 为菊科植物苍耳带总苞的果实。

[性味与归经] 甘，温，有毒。入肺、肝经。

[功效] 散风，止痛，祛湿，杀虫。

[主治] 用于风寒头痛、鼻塞、鼻衄、鼻渊、齿痛、四肢挛痛、瘙痒疥癣等。

[用量与用法] 6～10g，炒至黄色用，煮、炒、冲。

[宜忌] 血虚之头痛、身痛忌食之。

[药膳方选]

1. 治目暗、耳鸣：苍耳子2g，捣烂，以绞滤取汁，入粳米15g煮粥食之（《圣惠方》苍耳子粥）。

2. 治疟疾：鲜苍耳子15g，洗净捣烂，水煎去滓取汁，打入鸡蛋2～3个于药液内煮熟。于疟疾发作前将蛋与药液一次服下（《中药大辞典》）。

[成分] 含苍耳子苷、树脂、脂肪油、生物碱、卵磷脂、脑磷脂、维生素C等。

薄 荷（《雷公炮炙论》）

[异名] 苏薄荷、南薄荷

[基原] 为唇形科植物薄荷或家薄荷的全草或叶。

[性味与归经] 辛，凉。入肺、肝经。

[功效] 疏散风热，辟秽解毒，透疹。有健胃、利胆等作用。

[主治] 用于风热感冒，头痛目赤，鼻塞咽痛，风疹麻疹等。

[用量与用法] 3～10g，煎、泡。

[宜忌] 阴虚火盛、肝阳上亢者忌用之。

[药膳方选]

1. 治风热感冒：薄荷，沸水浸泡，加入白糖饮用（《中国药膳学》薄荷砂糖饮）。

2. 治风气瘙痒：薄荷、蝉衣各等分，为末。温酒调服3g（《永类钤方》）。

[成分] 含薄荷醇、薄荷酮、乙酸薄荷酯、茨烯、柠檬烯等。

牛蒡子（《本草图经》）

[异名] 恶实、鼠黏子、大力子

[基原] 为菊科植物牛蒡的果实。

[性味与归经] 辛、苦，凉。入肺、胃经。

[功效] 疏风散热，解毒利咽，宣肺透疹。有抗菌、降血糖等作用。

[主治] 用于风热感冒，咽痛咳嗽，风疹痈疮等。

[用量与用法] 6～10g，煮、煎、冲。

[宜忌] 气虚泄泻者慎用之。

［药膳方选］

1. 治风热闭塞咽喉，遍身浮肿：牛蒡子10g，半生半熟，为末。热酒调下3g（《经验方》）。

2. 治咽喉炎、扁桃体炎及腮腺炎：牛蒡子20g，粳米60g。先煮牛蒡子，去滓取汁；另用米煮粥，入牛蒡子汁，调匀，入糖调味。温食，日2次（《中国药膳大观》牛蒡粥）。

［成分］含生牛蒡酚、脂肪油、花生酸、硬脂酸、棕榈酸、亚油酸等。

牛蒡根（《药性论》）

［异名］恶食根、鼠黏根、牛菜

［基原］为菊科植物牛蒡的根。

［性味与归经］苦，寒。入肺、胃经。

［功效］疏风散热，消肿解毒。

［主治］用于咽喉肿痛、牙齿疼痛、痈疽疮疖等。

［用量与用法］10～15g，煮、炖、煨、捣汁。

［药膳方选］

1. 治虚弱脚软无力：牛蒡根，炖鸡、炖肉食（《重庆草药》）。

2. 治热攻心、恍惚烦躁：牛蒡根，捣汁20ml，食后分3次饮之（《食医心镜》）。

3. 治痔疮：牛蒡根、漏芦根，炖猪大肠食之（《重庆草药》）。

4. 治老人中风口瞤动、烦闷不安：牛蒡根15g（为末），白米80g（为末）。以牛蒡粉和面作之，向豉汁中煮，加葱、椒、五味、羃头，空心食之（《养老奉亲书》牛蒡博饦方）。

［成分］含蛋白质、菊淀粉、牛蒡糖、牛蒡酸等。

桑　叶（《神农本草经》）

［异名］冬桑叶、霜桑叶、铁扇子

［基原］为桑科植物桑的叶。

［性味与归经］苦、甘，寒。入肺、肝经。

［功效］发散风热，清肺止咳，清肝明目。有抗糖尿病的作用。

［主治］用于风热感冒，头痛目赤，口渴咳嗽，风痹隐疹等。

［用量与用法］6～15g，煎、煮、泡。

［药膳方选］

1. 治风热感冒：①桑叶10g，菊花10g，薄荷10g，甘草10g，开水冲泡，代茶饮之（《中国药膳大观》桑叶菊花饮）；②桑叶6g，菊花6g，薄荷3g，苦竹叶15g，加水煮沸，去滓取汁。加入适量白糖，代茶饮之（《中华药膳宝典》桑叶薄荷饮）。

2. 治头目眩晕：桑叶9g，菊花9g，枸杞子9g，决明子6g，水煎，代茶饮之（《山东中草药手册》）。

3. 治摇头风：桑叶3～6g，水煎代茶（江西《草药手册》）。

4. 治急性结膜炎或风热感冒：桑叶、菊花各5g，苦竹叶、茅根各30g，薄荷3g，沸水浸泡，低糖调味。代茶饮之（《中国药膳学》桑菊薄竹饮）。

[成分] 含芸香苷、槲皮素、异槲皮素、蔗糖、果糖、葡萄糖、天门冬氨基酸、谷氨酸、谷胱甘肽、叶酸、腺嘌呤、胆碱、维生素 B_1、维生素 B_2 及铜、锌、硼等。

菊 花 (《神农本草经》)

[异名] 滁菊、杭菊、甘菊、家菊

[基原] 为菊科植物菊的头状花序。

[性味与归经] 甘、苦，凉。入肺、肝经。

[功效] 发散风热，清肝明目，清热解毒。有解热镇痛作用，能扩张周围血管，有降压作用。

[主治] 用于风热感冒，头痛，眩晕，目赤肿痛，痈肿疮毒等。

[用量与用法] 6～15g，煮、蒸、泡、煎。

[药膳方选]

1. 治风眩：菊花，为末，入糯米中，蒸作酒食之 (《中药大辞典》)。

2. 治头昏心烦、视物模糊及高血压：菊花瓣 60g，鸡肉 750g，鸡蛋 3 个。鸡片用蛋清、盐、料酒、胡椒面、玉米粉调匀拌好；用盐、白糖、味精、胡椒面、麻油兑成汁；锅烧热，倒入猪油，待五成热时，放入鸡片熟透捞出，沥去油；再用锅烧热，放入热油，下葱、姜煸炒，即倒入鸡片，烹入料酒炝锅，把兑好的汁搅匀倒入锅内翻炒几下，随即把菊花瓣投入锅内，翻炒均匀即可 (《滋补中药保健菜谱》菊花炒鸡片)。

3. 治秋天燥热感冒：菊花 10g，玄参 15g，麦冬 15g，桔梗 3g，蜂蜜 30g。先将前 4 味药煎水取汁，调入蜂蜜，代茶频频饮之 (《中华药膳宝典》)。

4. 治中风、高血压之头痛眩晕：菊花末 15g，粳米 100g。先用米煮粥，粥成入菊花末，稍煮即可。早晚服用 (《中国药膳大观》菊花粥)。

5. 治高血压：菊花 10g，乌龙茶 3g，沸水冲泡，代茶饮用 (《中国药膳大观》菊花乌龙茶)。

6. 治瘢痘入目、翳障：菊花、谷精草、绿豆皮各等分，为末。每用 3g，以柿饼 1 枚，粟米泔 1 盏，同煮至泔尽。食柿，日食 3 枚 (《仁斋直指方》)。

[成分] 含腺嘌呤、胆碱、水苏碱、菊苷、氨基酸、木樨草素、龙脑、樟脑、维生素 B_1 等。

葛 根 (《神农本草经》)

[异名] 干葛、甘葛、粉葛

[基原] 为豆科植物葛的块根。

[性味与归经] 甘、辛，平。入脾、胃经。

[功效] 发表解肌，透疹止渴，升阳止泻。

[主治] 用于感冒头痛，烦热口渴，泄泻痢疾，麻疹不透等。能扩张冠状动脉、抗心肌缺血、抗心律失常、降低血压，并有降血糖、抑制血小板聚集等作用。

[用量与用法] 6～10g，煮、炖、捣汁。

[药膳方选]

1. 治中风狂邪惊走、心神恍惚、言语失志：葛根 (捣粉) 40g，粱粟米饭 80g，先以浆水浸饭，洒出，入葛粉拌匀，于豉汁内急火煮熟。入五味、葱白食之，日 3 次（《圣济总录》葛粉饭）。

2. 治中风言语蹇涩、精神昏愦、手足不遂：葛根（捣粉）40g，荆芥穗 10g，豉 10g。先用水煮荆芥、豉，去滓取汁，次用葛粉和作素饼，入两味汁中煮熟。每空腹少入五味食之（《圣济总录》葛粉素饼方）。

3. 治热毒下血：生葛根（捣汁）、藕汁各等分，相和服（《梅师集验方》）。

4. 治心热吐血不止：生葛根汁 15ml。顿服（《广利方》）。

[成分] 含葛根素、葛根素木糖苷、大豆黄酮、花生酸、淀粉、尿囊素、胡萝卜苷、色氨酸衍生物及其糖苷。

第二节　清热解毒类

石　膏（《神农本草经》）

[异名] 生石膏

[基原] 为硫酸盐类矿物石膏的矿石。

[性味与归经] 辛、甘，寒。入肺、胃经。

[功效] 解肌清热，除烦止渴。能增强机体免疫功能，降低血管通透性，有一定退热作用。

[主治] 用于热病心烦，口渴咽干，牙痛口疮等。

[用量与用法] 10～30g，煮、炖、冲。

[宜忌] 脾胃虚寒及阴血虚发热者忌用。

[药膳方选]

1. 治温病余热未退之烦渴、舌糜尿痛：石膏 45g，鲜竹叶 11g，粳米 100g，砂糖 5g。先煎前 2 味药取汁，后入米煮粥，加糖即成（《中国药膳大观》石膏竹叶粥）。

2. 治头痛：石膏、葱、茶叶，水煎服（《药性论》）。

3. 治风邪癫痫、烦渴头痛：石膏 250g，粳米 100g。先煮石膏取汁，入米及葱白 2 茎，豉汁 20ml，共煮粥，空心食之（《圣惠方》石膏粥）。

[成分] 含硫酸钙。

芦　根（《本草经集注》）

[异名] 苇根、苇茎

[基原] 为禾本科植物芦苇的根茎。

[性味与归经] 甘，寒。入肺、胃经。

[功效] 清热生津，除烦止呕。

[主治] 用于热病烦渴，呕吐反胃，肺痈肺痿等。

[用量与用法] 15～30g（鲜品 60～120g），煮、炖。

[宜忌] 脾胃虚寒者忌用之。

［药膳方选］

1. 治温病口渴甚：梨汁、荸荠汁、鲜芦根汁、麦冬汁、藕汁，和匀凉服（《温病条辨》五汁饮）。

2. 治高热烦渴或肺痈痰热咳喘：鲜芦根150g，竹茹15g，生姜3g，粳米50g。先煎前2味药取汁，入米煮粥，待熟加生姜。稍煮即可（《食医心鉴》）。

3. 治呕哕不止：芦根90g，水煮浓汁，代茶饮（《肘后方》）。

4. 治口臭烦渴：鲜芦根120g，冰糖50g，隔水炖，去滓代茶饮（《中国药膳大观》鲜芦根冰糖）。

5. 治牙龈出血：芦根，水煎代茶（《湖南药物志》）。

［成分］含薏苡素、蛋白质、脂肪、碳水化合物、天门冬酰胺等。

生地黄（《神农本草经》）

［异名］生地

［基原］为玄参科植物地黄的根茎。

［性味与归经］甘、苦，凉。入心、肝、肾经。

［功效］凉血清热，滋阴养血。能提高免疫功能，调节内分泌功能，强心，降血压，降血糖，止血，生血，并有抗癌、镇静、利尿作用。

［主治］用于烦热、消渴、吐血、衄血、咳血、血崩、肌衄、月经不调等。

［用量与用法］10～15g，煮、炖、蒸、冲。

［宜忌］虚寒泄泻、痰湿痞满者忌用之。

［药膳方选］

1. 利血生精：干地黄、米、酥、蜜。先煮前2味，候熟入酥、蜜，再煮食之（《臞仙神隐书》地黄粥）。

2. 治咳嗽唾血：生地黄汁300g。先用米煮粥，临熟入地黄汁。搅匀，空心食之（《食医心镜》）。

3. 治头晕目眩及再生障碍性贫血：生地120g，羊肾1对，粳米50g。先用粳米煮粥，候半熟下生地汁及胡椒、生姜（用纱布袋之），粥熟时取出药袋，再下切长条之羊肾，并加少许盐，拌匀即可食之（《养生月览》）。

4. 治阴虚咳嗽：生地30g，熟地30g，蜂蜜60g。先煮二地，去滓取浓汁，入蜂蜜，熬稠即成。每饮1～2匙，早晚各1次（《养老奉亲书》地黄饮）。

5. 治肺结核咯血：鲜地黄500g，冰糖适量。将地黄榨汁，加糖调味即成（《中国药膳大观》鲜地黄汁）。

6. 治妊娠胎动：生地黄，捣汁，煎沸，入鸡子白1枚，搅服（《圣惠方》）。

7. 治寒疝绞痛：生地黄70g，乌鸡1只（洗净）。同蒸，下以铜器盛取汁，食之（《肘后方》）。

8. 治睡起目赤肿起：生地黄汁，浸粳米100g，晒干，三浸三晒。每夜以米煮粥，每食1盏（《医余》）。

［成分］含梓醇、二氢梓醇、地黄苷、筋骨草苷、胡萝卜苷、水苏糖、葡萄糖、蔗糖、果糖、氨基酸、有机酸及铁、锌、锰等。

金银花（《履巉岩本草》）

[异名] 忍冬花、银花、双花、二花

[基原] 为忍冬科植物忍冬的花蕾。

[性味与归经] 甘，寒。入肺、胃经。

[功效] 清热解毒。有抗病毒、抗菌、抗炎及解热作用，能调节免疫功能，降血脂，增加胃肠蠕动，促进胃液及胆汁分泌。

[主治] 用于温病发热，咽痛口渴，咳嗽，痢疾，痈肿疮疡等。

[用量与用法] 10～30g，煮、泡。

[宜忌] 脾胃虚寒者忌食之。

[药膳方选]

1. 治风热感冒：银花 30g，薄荷 10g，鲜芦根 60g。先煎银花、芦根 15 分钟，后下薄荷煮沸 3 分钟，滤汁加白糖即成（《中国药膳大观》银花薄荷饮）。

2. 治咽喉红肿疼痛：金银花 15g，大青叶 10g，蜂蜜 50g。先煮银花、大青叶取汁，入蜂蜜拌匀即可饮用（《中华药膳宝典》双花饮）。

3. 治痢疾：银花（铜锅内焙枯存性）15g。红痢，白蜜水调服；白痢，砂糖水调服（《惠直堂经验方》忍冬散）。

4. 治暑热烦渴：银花、菊花各 10g，泡水代茶饮（《中国药膳学》银菊茶）。

[成分] 含芳樟醇、蒎烯、异双花醇、木樨草素、肌醇、绿原酸、异绿原酸、丁香油酚等。

鱼腥草（《名医别录》）

[异名] 蕺菜、肺形草、臭腥草

[基原] 为三白草科植物蕺菜的带根全草。

[性味与归经] 辛，寒。入肺、肝经。

[功效] 清热解毒，利水消肿。有抗菌、抗病毒、抗肿瘤及利尿作用，能抗炎、促进组织再生、镇静、止血，并能提高机体免疫功能。

[主治] 用于肺热喘咳、肺痈、水肿、热痢、热淋、白带、痈疖等。

[用量与用法] 10～30g（鲜品 30～60g），煎、煮、炒、冲。

[宜忌] 虚寒者忌用。

[药膳方选]

1. 治肺脓疡、急性支气管炎及尿路感染：鲜鱼腥草 100g，莴笋 500g。先将鱼腥草洗净，用沸水略焯后捞出，加 1g 盐拌腌渍待用；鲜莴笋去叶、皮，切丝，加食盐 1g 腌渍沥水待用；莴笋丝放盘内，加入鱼腥草，再入酱油、味精、麻油、醋、姜米、葱花、蒜米，合匀即成（《中国药膳大观》鱼腥草拌莴笋）。

2. 治痰热咳嗽：鱼腥草 60g，炙枇杷叶 20g，冬瓜汁 100g，白糖适量。先煮前 2 味药取汁，混入冬瓜汁，加白糖调味即可（《中华药膳宝典》鱼腥枇杷饮）。

3. 治肺心病伴感染：鱼腥草 250g，猪心肺 250g，同煮炖熟，吃肉喝汤（《中华药膳宝典》鱼腥草炖猪心肺）。

4. 治肺病咳嗽盗汗：鱼腥草 60g，猪肚 1 个。将鱼腥草入猪肚内，同煮炖熟，食肉喝汤（《贵州民间方药集》）。

5. 治肾病综合征：鱼腥草（干品）100～150g，开水泡，代茶饮（《上海中医药杂志》）。

[成分] 含鱼腥草素、丹桂醛、槲皮素、绿原酸、氯化钾、硫酸钾等。

马齿苋 （《本草经集注》）

[异名] 马齿草、马齿菜、长命菜

[基原] 为马齿苋科植物齿苋的全草。

[性味与归经] 酸，寒。入大肠、肝、脾经。

[功效] 清热解毒，散血消肿。有抗菌作用。

[主治] 用于痢疾、热淋、血淋、痈肿疮疖等。

[用量与用法] 10～30g（鲜品 60～120g），煮、炒、捣。

[宜忌] 虚寒泄泻者慎用之。

[药膳方选]

1. 治血痢：马齿苋 2 大握，粳米 90g，水煮粥，不着盐醋，空腹淡食（《圣惠方》马齿苋粥）。

2. 治阑尾炎：生马齿苋 1 握，捣汁约 30ml，加冷开水 100ml，白糖适量。每次100ml，日 3 次（《福建中医药》）。

3. 治小便热淋：马齿苋汁服之（《圣惠方》）。

4. 治赤白带下：马齿苋汁 60ml，和鸡子白 1 枚，微温顿服（《海上集验方》）。

5. 治产后血痢、脐腹痛、小便不通：生马齿苋汁 60g，煎一沸，下蜜 20ml，调匀顿服（《经效产宝》）。

6. 细菌性痢疾：马齿苋 250g，放油、盐，炒熟后当菜吃（《中国药膳大观》炒马齿苋）。

[成分] 含去甲基肾上腺素、二羟基丙乙胺、苹果酸、柠檬酸、谷氨酸、天门冬氨酸、脂肪、胡萝卜素、维生素 B_1、维生素 B_2、维生素 C、尼克酸及钾、钙、磷、铁等。

绿 豆 （《开宝本草》）

[异名] 青小豆

[基原] 为豆科植物绿豆的种子。

[性味与归经] 甘，凉。入心、胃经。

[功效与主治] 清热解毒，消暑利水，解热药毒。用于暑热烦渴、水肿、痈肿疮疖等。

[用量与用法] 15～60g，煮、炖、捣、冲。

[宜忌] 虚寒泄泻者忌用之。

[药膳方选]

1. 解暑：绿豆，水煮一滚，取汤停冷色碧食之（《遵生八笺》绿豆汤）。

2. 治消渴、小便如常：绿豆 200g，水煮烂研细，澄滤取汁。早晚各饮 1 小盏（《圣济总录》绿豆汁)。

3. 治小便不通、淋沥：绿豆50g，冬麻子30g（绞取汁），陈皮10g（为末），共煮熟热食之（《圣惠方》)。

4. 治乌头中毒：绿豆120g，生甘草60g，水煎饮汁（《上海常用中草药》)。

5. 治金石丹火药毒及酒毒、烟毒、煤毒：绿豆100g（为末），豆腐浆2碗，调服之。如无豆腐浆，用糯米泔顿温亦可（《本草汇言》)。

6. 治食物中毒及附子、巴豆、砒霜、农药、毒草中毒：绿豆50g，粳米100g，共煮粥。日2~3次，冷服（《中国药膳大观》绿豆粥)。

7. 治腮腺炎：生绿豆60g，煮至将熟时，入白菜心2~3个，再煮约20分钟，取汁顿服，日1~2次（《中药大辞典》)。

8. 治亚急性皮疹及皮肤瘙痒：绿豆30g，水发海带50g，红糖适量，糯米适量。水煮绿豆、糯米成粥，调入切碎的海带末，再煮3分钟后加入红糖即可（《中国药膳大观》绿豆海带粥)。

[成分] 含蛋白质、脂肪、碳水化合物、胡萝卜素、磷脂、维生素 B_1、维生素 B_2、尼克酸及钙、磷、铁等。

西　瓜（《日用本草》)

[异名] 寒瓜

[基原] 为葫芦科植物西瓜的果瓤。

[性味与归经] 甘，寒。入心、胃、膀胱经。

[功效] 清热解暑，除烦止渴，利小便。

[主治] 用于暑热烦渴、小便不利等。

[用量与用法] 用量不限，捣汁、生吃。

[宜忌] 中寒湿盛者忌食之。

[药膳方选]

1. 治阳明热甚，舌燥烦渴：西瓜，剖开，取汁1碗，徐徐饮之（《本草汇言》)。

2. 治急慢性肾炎及肝硬化腹水：西瓜1个，大蒜30~60g。将西瓜挖洞，放入去皮大蒜，再用挖下的瓜盖盖好，盛盘中。隔水蒸熟，趁势饮汁（《中国药膳学》西瓜大蒜汁)。

3. 治口疮甚者：西瓜，取浆水，徐徐饮之（《丹溪心法》)。

[成分] 含瓜氨酸、丙氨酸、谷氨酸、精氨酸、腺嘌呤、果糖、葡萄糖、蔗糖、维生素 C 及钾盐等。

黄　瓜（《本草拾遗》)

[异名] 胡瓜、王瓜、刺瓜

[基原] 为葫芦科植物黄瓜的果实。

[性味与归经] 甘，凉。入脾、胃经。

[功效] 清热，解毒，利水。

[主治] 用于烦渴咽痛、水肿等。

[用量与用法] 用量不限，生吃、煮、捣。

[宜忌] 脾胃虚寒者慎用之。

[药膳方选]

1. 治水病肚胀至四肢肿：黄瓜 1 根，破开不去子。以醋、水各半煮烂，空心顿食之（《千金髓方》）。

2. 治四肢浮肿初起：老黄瓜皮 50g，水煮食之（《中国药膳学》）。

3. 治小儿热痢：嫩黄瓜，同蜜食 10 余枚（《海上名方》）。

[成分] 含葡萄糖、鼠李糖、半乳糖、果糖、精氨酸、咖啡酸、绿原酸、葫芦素、维生素 B_2、维生素 C 等。

苦 瓜 （《滇南本草》）

[异名] 锦荔枝、癞葡萄、凉瓜

[基原] 为葫芦科植物苦瓜的果实。

[性味与归经] 苦，寒。入脾、胃、心、肝经。

[功效] 清暑涤热，明目解毒。有降低血糖作用。

[主治] 用于热病烦渴、痢疾、热淋、痈肿丹毒、风火目赤等。

[用量与用法] 1 至数根，煎、煮、炒、捣汁、泡。

[宜忌] 脾胃虚寒者忌用之。

[药膳方选]

1. 治中暑发热：鲜苦瓜 1 根，截断去瓤，纳入茶叶，再接合，悬挂通风处阴干。每次 6~9g，开水泡，代茶饮（《福建中草药》）。

2. 治烦热口渴：鲜苦瓜 1 根，剖开去瓤，切碎，水煮食之（《福建中草药》）。

3. 治痢疾：生苦瓜 1 根（捣如泥），糖 100g，捣匀，2 小时后将水滤出，1 次冷服（《中国药膳学》苦瓜糖汁）。

4. 治糖尿病：苦瓜 150g，豆腐 100g，花生油适量。先将苦瓜去子瓤切片，将花生油入锅煮沸。然后入苦瓜用武火炒至七成熟，入豆腐，加少许盐调味，继续用武火炒至熟。每日 1 次，连续服食（《中国药膳大观》苦瓜烧豆腐）。

[成分] 含苦瓜苷、谷氨酸、丙氨酸、苯丙氨酸、脯氨酸、瓜氨酸、半乳糖醛酸、果胶等。

茄 子 （《本草拾遗》）

[异名] 落苏、昆仑瓜、白茄

[基原] 为茄科植物茄的果实。

[性味与归经] 甘，凉。入脾、胃、大肠经。

[功效] 清热活血，消肿止痛。能降低胆固醇水平，并有利尿作用。

[主治] 用于肠风便血、痈肿疮毒等。

[用量与用法] 1 至数枚，煮、煨、炒、泡。

[药膳方选]

1. 治黄疸型肝炎：紫茄，同米煮粥食，连食数日（《中国药膳学》茄粥）。

2. 治久患肠风泻血：茄子（大者）3 枚，先将 1 枚用湿纸裹，于煻火内煨熟，取出

中医药膳与食疗

入罐，乘热以无灰酒750g沃之，便以蜡纸封闭；经3昼夜，去茄子，暖酒空心分服（《圣济总录》茄子酒）。

3. 治肠风下血及火毒疮痛：茄子500g，大蒜25g，先将茄子撕去蒂把，剖成两半，在每半表面上划刀，然后切长方块（深切不断）；炒锅置火上烧热，倒入菜油，炼至冒青烟离火，待油温稍降后，将茄子逐个放入锅中翻炒，再入姜末、酱油、食盐、蒜瓣及清汤；烧沸后，用文火焖10分钟，翻匀，撒入葱花，再用白糖、淀粉调成芡，收汁合匀，加入味精即成（《中国药膳大观》大蒜烧茄）。

［成分］含胡芦巴碱、水苏碱、胆碱、龙葵碱、紫苏苷等。

荸 荠（《日用本草》）

［异名］马蹄、地栗、地梨

［基原］为莎草科植物荸荠的球茎。

［性味与归经］甘，寒。入肺、胃经。

［功效］清热解毒，化痰消积。有抗菌作用。

［主治］用于热病烦渴、目赤咽痛、黄疸热淋、腹胀痞积等。

［用量与用法］60～120g，生吃、捣汁、煮、泡、冲。

［宜忌］脾胃虚寒者忌食之。

［药膳方选］

1. 治黄疸、小便不利：荸荠，每次120g，打碎，煎水代茶饮（《泉州本草》）。

2. 治下痢赤白：取完好荸荠，洗净拭干，勿令损破，于瓶内好烧酒浸之，黄泥密封收贮。每取2枚，细嚼，空心用原酒送下（《唐瑶经验方》）。

3. 治痞积：荸荠，于三伏时以火酒浸晒，每日空腹细嚼7枚（《本经逢原》）。

4. 治腹满胀大：荸荠，去皮，填入雄猪肚内，线缝，砂器煮糜食之，勿入盐（《本草经疏》）。

5. 治大便下血：荸荠汁半杯，好酒半杯，空腹温服（《神秘方》）。

6. 治咽喉肿痛：荸荠120g，捣汁，冷服（《泉州本草》）。

7. 治倒经：荸荠120g，鲜茅根100g。先水煮茅根取汁，入荸荠汁，加白糖调味，当茶频频饮之（《中国药膳大观》荸荠茅根汤）。

［成分］含荸荠英、淀粉、蛋白质、脂肪等。

苋 菜（《神农本草经》）

［异名］苋、青香苋

［基原］为苋科植物苋的茎叶。

［性味与归经］甘，凉。入大肠经。

［功效］清热，利窍。

［主治］用于痢疾、大小便不通等。

［用量与用法］100～250g，煮、炒、捣汁。

［宜忌］脾虚便溏者慎用之。

· 48 ·

［药膳方选］

1. 治产前后赤白痢：紫苋叶 1 握，粳米 60g，先煮苋叶取汁，入米煮粥，空心食之（《寿亲养老新书》紫苋粥）。

2. 治子宫癌：紫苋菜 200g，水煮食（《中国药膳学》苋菜汤）。

［成分］含甜菜碱、草酸盐、蛋白质、脂肪、维生素 C、胡萝卜素等。

第三节　温里散寒类

附　子（《神农本草经》）

［异名］附片

［基原］为毛茛科植物乌头的旁生块根。

［性味与归经］辛、甘，热，有毒。入心、脾、肾经。

［功效］回阳救逆，温肾暖脾，祛寒止痛。能强心，升高血压，抗急、慢性炎症，提高免疫功能，还有镇痛、降血糖、抗寒冷作用。

［主治］用于阴盛格阳、亡阳厥冷、心腹冷痛、泄泻冷痢、风寒湿痹及一切沉寒痼冷之疾。

［用量与用法］3～10g，煮、炖、煨。

［宜忌］阴虚阳盛、真热假寒及孕妇均忌服。

［药膳方选］

1. 治冬天怕冷、喜生冻疮：附片15g，生姜30g，狗肉500～1000g，共煮炖2小时以上，食肉喝汤（《中国药膳学》附子狗肉汤）。

2. 治肢冷腰痛、阳痿尿频：制附片5g，干姜2g，葱白2茎，粳米50g，红糖适量。先煮米为粥，待粥将成时，加入附、姜细末及葱白、红糖，再煮1～2沸，趁热食之（《太平圣惠方》）。

3. 治心悸肢冷、腰酸阳痿：制附片10g，鲜羊腿肉500g。先将整羊腿用水下锅煮熟捞出，切成肉块；取大碗1个，放入羊肉，羊肉上面铺附片、葱节、姜片、猪油，并倒入料酒及清汤，蒸2小时；挑去葱、姜，再撒上葱花、味精、胡椒粉即可（《中国药膳大观》附片蒸羊肉）。

［成分］含乌头碱、次乌头碱、新乌头碱、氨基酚等。

干　姜（《神农本草经》）

［异名］白姜

［基原］为姜科植物姜的干燥根茎。

［性味与归经］辛，热。入脾、胃、肺经。

［功效］温中散寒，回阳通脉。能抑制胃液分泌、抑制血小板聚集，有抗炎、抗缺氧和镇静、催眠、镇痛作用。

［主治］用于心腹冷痛、呕吐泄泻、肢冷脉微等。

[用量与用法] 3~10g，煮、炖。

[宜忌] 阴虚火旺者忌用，孕妇慎用。

[药膳方选]

1. 治老人冷气逆、心痛结、举动不得：干姜末15g，清酒60g，共温酒热，下椒末投酒中，顿服之（《养老奉亲书》干姜酒）。

2. 治脘腹冷痛、呕吐清水、腹泻清稀：干姜3g，良姜3g，粳米50g。先煮干姜、良姜，去滓取汁，入米煮粥食（《寿世青编》）。

3. 治虚寒型腹泻：干姜60g，白术120g，红枣肉250g，为末，制成饼蒸熟。空腹当点心吃，每2日食1剂（《中国药膳大观》白术干姜饼）。

[成分] 含姜烯、水芹烯、莰烯、姜辣素、姜酮、生姜酮、红豆蔻内酯等。

肉 桂（《本草经集注》）

[异名] 山肉桂、土桂、山桂皮

[基原] 为樟科植物肉桂的干皮及枝皮。

[性味与归经] 辛、甘，热。入肾、脾、膀胱经。

[功效] 温肾壮阳，温中散寒。有镇静、镇痛、解热、降压和健胃作用。

[主治] 用于脉微肢冷、脘腹冷痛、腰膝冷痛、痛经经闭、阴疽流注等。

[用量与用法] 2~6g，煮、蒸、冲、泡。

[宜忌] 阴虚火旺者忌用，孕妇慎用。

[药膳方选]

1. 治久病体虚及营养不良性浮肿：肉桂10g，甘草10g，牛肉2500g。先将牛肉去浮皮，顺肉纹切成大块，用沸水煮至三成熟（肉不见红色为度），捞起晾干，切肉丝；锅置火上，加入肉汤，入牛肉丝（淹没为度）及盐、八角、肉桂、甘草、姜片、醪糟汁、白糖、熟菜油，煮6小时，煮至肉汤快干时，便不断翻炒至锅中发出油爆溅的响声，捞起沥干。拣去姜、八角、肉桂、甘草即成（《滋补中药保健菜谱》肉桂甘草牛肉）。

2. 治甲状腺机能减退之肥胖：淫羊藿30g，肉桂10g，粳米50g。先煮前2味药取汁，入米煮粥，早晚空腹吃1碗（《中华药膳宝典》淫羊肉桂粥）。

3. 治小儿遗尿：肉桂1g，雄鸡肝1具。鸡肝切片，拌肉桂粉放碗内蒸熟，低盐调味食之（《中国药膳学》肉桂鸡肝）。

[成分] 含桂皮油、桂皮醛、乙醛桂皮醛等。

丁 香（《开宝本草》）

[异名] 丁子香、支解香、公丁香

[基原] 为桃金娘科植物丁香的花蕾。

[性味与归经] 辛，温。入胃、脾、肾经。

[功效] 温中降逆，温肾助阳。有健胃、驱虫、抗菌作用。

[主治] 用于反胃、呕吐、呃逆、心腹冷痛、疝气、阴冷、阴痿等。

[用量与用法] 1~3g，煎、煮、冲。

[宜忌] 热病及阴虚火旺者忌用。

[药膳方选]

1. 治食欲不振、烦渴疲乏：丁香 2g，卷心菜 500g，西红柿 150g，鸭 1 只。先将鸭子治净，用白酒、酱油、盐、白糖、胡椒面、丁香、葱、味精拌匀，腌渍 2 小时，取出晾干，把腌鸭子的调料塞入鸭腹，蒸烂，去葱、姜、丁香；将卷心菜洗净消毒，切成细丝，挤去水，放上白糖、醋、麻油拌匀入味，先围在盘子边上，西红柿也切片围在边上；烧热花生油，把鸭炸透，皮酥，捞起，剁成块，在盘中摆成鸭形即成（《滋补中药保健菜谱》丁香鸭子）。

2. 治心腹冷痛：丁香 2 粒，黄酒 50ml。共放瓷杯中，加盖，隔水蒸炖 10 分钟，趁热饮酒（《中国药膳大观》丁香煮酒）。

3. 治呃逆、呕吐、胃痛：丁香粉 5g，生姜末 30g，白糖 250g。先将糖加水熬稠，加入姜末、丁香粉，调匀，再继续熬至用铲挑起即成丝状而不粘手时停火，将糖倒在表面涂过油的瓷盘中，稍冷将糖切成条，再切成块即可（《中国药膳大观》丁香姜糖）。

4. 治久心痛不止：丁香 15g，桂心 30g，为末。每于食前，以热酒调下 3g（《圣惠方》）。

[成分] 含丁香油酚、乙酰丁香油酚、丁香酮、水杨酸甲酯、胡椒酚等。

荜 茇 (《新修本草》)

[异名] 荜拨、荜拨梨、椹圣

[基原] 为胡椒科植物荜茇的未成熟果穗。

[性味与归经] 辛，热。入脾、胃经。

[功效] 温中散寒，下气止痛。有抑菌作用。

[主治] 用于胃寒呕痛、泄泻冷痢、头痛齿痛等。

[用量与用法] 1～3g，煮、煎、冲。

[宜忌] 实热及阴虚火旺者忌用。

[药膳方选]

1. 治心腹冷气痛：荜茇、胡椒各 30g，桂 12g，为末，每用 9g。先煮葱 1 握，豉 5g，去滓取汁，次下米 60g 煮粥，将熟入前药末，再煮少顷，空腹食之（《圣济总录》荜茇粥）。

2. 治气痢：荜茇 3g，牛乳 100g，共煎，空腹顿服（《独异志》）。

3. 治痰饮恶心：荜茇，为末，每于食前用清粥饮调下 1.5g（《圣惠方》）。

[成分] 含胡椒碱、棕榈酸、四氢胡椒酸、芝麻素等。

高良姜 (《名医别录》)

[异名] 良姜、小良姜、海良姜

[基原] 为姜科植物高良姜的根茎。

[性味与归经] 辛，温。入脾、胃经。

[功效] 温中散寒，行气止痛。有抗菌作用。

[主治] 用于脘腹冷痛、呕吐泄泻、食滞冷癖等。

[用量与用法] 3～6g，煮、炖、泡。

［宜忌］阴虚有热者慎用。

［药膳方选］

1. 治老人冷气心痛郁结、两胁胀满：高良姜6g，青粱米80g，先煮良姜取汁，入米煮粥，空心食之（《养老奉亲书》高良姜粥）。

2. 治心腹痛：良姜、槟榔各等分，各炒，为末，米饮调下（《百一选方》）。

［成分］含桉叶素、桂皮酸甲酯、丁香油酚、蒎烯、荜澄茄烯、山奈酚、高良姜酚等。

鲥　鱼 （《食疗本草》）

［异名］时鱼、三来、三黎、瘟鱼、箭鱼

［基原］为鲱科动物鲥鱼的肉或全体。

［性味与归经］甘，平。入脾、肺经。

［功效］暖中，开胃，补虚。

［主治］用于体虚食少。

［用量与用法］1条，煮、炖、蒸。

［药膳方选］

1. 治病久体虚之食少面黄消瘦：鲥鱼1条，香菇10g，玉兰片25g，西红柿50g，油菜心50g。将锅置火上，烧油至七成热，将鱼下锅一炸即取出，放鱼盘内；放入香菇、玉兰片，将葱、姜、精盐、味精、料酒、鸡油调匀倒在鱼身上，蒸15分钟，将鱼倒入另一鱼盘内；再将锅置旺火上，加料酒、味精、鸡蛋及前蒸鱼原汁，放入西红柿、油菜心，煮沸后浇在鱼身上即成（《中国药膳大观》清蒸鲥鱼）。

2. 治脾虚食少、腹胀乏力：鲥鱼1条，党参、白术各15g，山药30g。先煮药取汁，后放鱼共煮，炖熟后食之（《中国药膳学》鲥鱼健脾汤）。

［成分］含蛋白质、脂肪、碳水化合物、维生素 B_1、维生素 B_2、尼克酸及钙、磷、铁等。

第四节　祛风除湿类

五加皮 （《神农本草经》）

［异名］南五加皮、五谷皮、红五加皮

［基原］为五加科植物五加或无梗五加、刺五加、糙叶五加、轮伞五加等的根皮。

［性味与归经］辛，温。入肝、肾经。

［功效］祛风胜湿，强筋壮骨，活血通络。有抗炎、镇痛、解热、增强体质等作用。

［主治］用于风寒湿痹，筋骨挛急，腰痛脚弱，小儿行迟，跌打损伤等。

［用量与用法］3～10g，煮、炖、泡。

［宜忌］阴虚火旺者慎用。

[药膳方选]

1. 治一切风湿痿痹：五加皮，煎汁，和曲、米酿酒饮之（《本草纲目》五加皮酒）。

2. 治鹤膝风：五加皮240g，当归150g，牛膝120g，无灰酒2000g。共煮1小时，日2服以微醉为度（《外科大成》五加皮酒）。

3. 治虚劳不足：五加皮、地骨皮各100g，水煮取汁，入曲、米酿酒饮之（《千金方》五加酒）。

[成分] 含4-甲氧基水杨醛、鞣质、棕榈酸、亚麻酸及维生素A、维生素 B_1 等。

白花蛇（《开宝本草》）

[异名] 金钱白花蛇、蕲蛇

[基原] 为蝮蛇科动物五步蛇或眼镜蛇科动物银环蛇幼蛇等除去内脏的全体。

[性味与归经] 甘、咸，温，有毒。入肝、脾经。

[功效] 祛风胜湿，定惊止搐。能扩张血管、降压，有镇痛、镇静作用。

[主治] 用于风寒湿痹、瘫痪、骨节疼痛、小儿惊风、破伤风、杨梅疮、疥癣等。

[用量与用法] 1条，泡、蒸。

[宜忌] 阴虚火旺者忌用之。

[药膳方选]

1. 治遍身疥癣：生白花蛇，切断，火烧一大砖令通红，沃醋令热气蒸上，置蛇于上，以盆覆盖。如此3次，去骨取肉，入五味，令过熟，顿食之（《本草图经》）。

2. 治风湿痹痛、偏瘫及肢节屈伸不利：白花蛇1条，白酒500g，共泡7天服。每次1小杯，日2次（《中国药膳学》白花蛇酒）。

[成分] 含凝血酶样物质、酯酶及抗凝血物质。

徐长卿（《神农本草经》）

[异名] 寮刁竹、摇竹消、逍遥竹

[基原] 为萝藦科植物徐长卿的根及根茎或带根全草。

[性味与归经] 辛，温。入肝、肾经。

[功效] 祛风胜湿，活血镇痛，利水消肿。有镇痛、镇静、抗心肌缺血等作用。

[主治] 用于风湿痹痛、跌打损伤、胃痛、牙痛、水肿鼓胀等。

[用量与用法] 6～15g，煎、煮、炖、泡。

[药膳方选]

1. 治风湿痹痛：徐长卿24～30g，猪精肉120g，老酒60g，水煮炖熟，饭前食之（《福建民间草药》）。

2. 治精神分裂症：徐长卿15g，泡水代茶饮（《吉林中草药》）。

3. 除风湿：徐长卿，浸酒服（《生草药性备要》）。

[成分] 含牡丹酚、黄酮苷、糖类、氨基酸等。

第五节 开胃消食类

山 楂 (《神农本草经》)

[异名] 山里红果、北山楂、红果

[基原] 为蔷薇科植物山楂或野山楂的果实。

[性味与归经] 酸、甘，微温。入脾、胃、肝经。

[功效] 消食化积，活血驱虫。能强心，抗心肌缺血，降血压，降血脂，利尿，并有抗菌、助消化、防癌等作用。

[主治] 用于肉积不化、脘腹痞满、痛经、疝积等。

[用量与用法] 6～12g，煎、煮、炖、冲。

[宜忌] 脾胃虚弱及胃酸过多者慎用。

[药膳方选]

1. 治肉食积之腹胀脘痛与胆固醇增高：生山楂1000g，生姜50g，白糖500g。将白糖加水煎成稠糊状，入山楂末、姜汁，搅匀，倒入盘内，晾凉后切块即可（《中华药膳宝典》山楂糖）。

2. 治消化不良：山楂30g，神曲15g，粳米100g，红糖6g。先煎楂、曲取汁去滓；后煮米沸开，和入药汁，煮成稀粥，加红糖，趁热食之（《中国药膳大观》山楂神曲粥）。

3. 治痢疾：山楂肉，炒研为末，生服3～6g。治红痢，蜜拌；治白痢，红、白糖拌；治红白相兼痢，蜜、砂糖各半拌匀，空心白汤调下（《医钞类编》）。

4. 治产后恶露不尽及儿枕痛：山楂煎汤，入砂糖少许，空腹温服（朱丹溪方）。

[成分] 含金丝桃苷、槲皮素、柠檬酸、绿原酸、草酸、苹果酸、蛋白质、维生素C及铜、钠、锌、铁、磷等。

麦 芽 (《本草纲目》)

[异名] 生麦芽、大麦芽、大麦毛

[基原] 为发芽的大麦颖果。

[性味与归经] 甘，微温。入脾、胃经。

[功效] 消食和中，回乳。有助消化作用。

[主治] 用于食积腹胀、乳胀不消等。

[用量与用法] 10～15g，煎、煮、冲。

[药膳方选]

1. 治小儿食欲不振：麦芽100g，山楂50g，黏米150g（炒），白糖75g，为末拌匀。入少量蜂蜜，压成方块糕，常食之（《中国药膳大观》麦芽山楂糕）。

2. 治产后腹中鼓胀：麦芽20g，为末。和酒食之（《兵部手集方》）。

3. 治乳胀不消者：麦芽60g，炒，为末。清汤调食（《丹溪心法》）。

[成分] 含淀粉酶、转化糖酶、脂肪、磷脂、糊精、麦芽糖、葡萄糖及维生素B、维生素C等。

鸡内金 (《神农本草经》)

[异名] 鸡肫皮、鸡肫胵

[基原] 为雉科动物家鸡的干燥砂囊内膜。

[性味与归经] 甘，平。入脾、胃经。

[功效] 消化食积，健脾养胃。能使胃液分泌量、酸度及消化力均增高，并促进胃排空。

[主治] 用于食积胀满、疳积泻痢、小儿遗尿、石淋等。

[用量与用法] 3~9g，为末，煎服。

[药膳方选]

1. 治食积腹满：鸡内金，为末，乳服 (《本草求原》)。

2. 治反胃、食即吐出：鸡内金烧灰，酒服 (《千金方》)。

3. 治小儿疳病：①鸡内金20个（瓦焙为末），车前子120g（炒为末），和匀。以米糖溶化，拌入与食 (《寿世新编》)。②鸡内金6g，陈皮3g，砂仁1.5g，粳米30g，白糖适量。先将前3味药为末，后用水煮粥，入药末之1/3，加白糖食之 (《中国药膳大观》鸡肫粉粥)。

[成分] 含胃激素、角蛋白、维生素B_1、维生素B_2、维生素C、尼克酸等。

隔山消 (《本草纲目》)

[异名] 隔山撬、隔山锹

[基原] 为萝藦科植物耳叶牛皮消的块根。

[性味与归经] 甘、苦，平。入脾、胃、肝经。

[功效] 健脾消食，理气止痛。

[主治] 用于食滞、疳积、脘腹胀痛等。

[用量与用法] 6~10g，煮、炖、冲。

[药膳方选]

1. 治多年胃病：隔山消30g，鸡屎藤15g，炖猪肉食 (《贵阳民间药草》)。

2. 治小儿痞块：隔山消30g，水煎，加白糖当茶喝 (《陕西中草药》)。

3. 治产后缺乳：隔山消30g，炖肉吃 (《陕西中草药》)。

4. 治贫血、营养不良性水肿：黄花菜根30~60g，炖肉或鸡吃 (《云南中草药》)。

[成分] 含淀粉、皂苷等。

第六节 利水消肿类

茯 苓 (《神农本草经》)

[异名] 茯菟、松腴、松苓

[基原] 为多孔菌科植物茯苓的干燥菌核。

[性味与归经] 甘、淡，平。入心、脾、肺经。

[功效] 利水渗湿，健脾和胃，宁心安神。能利尿、提高免疫功能、抗肿瘤、护肝，还有抗消化性溃疡和镇静作用。

[主治] 用于小便不利、水肿胀满、呕吐泄泻、惊悸失眠等。

[用量与用法] 10～30g，煮、炖、煎、蒸。

[宜忌] 脾虚气陷及虚寒精滑者慎用。

[药膳方选]

1. 治头风虚眩：茯苓粉，同曲、米酿酒，饮之 (《本草纲目》茯苓酒)。

2. 治泄泻、黄疸：白茯苓粉20g，赤小豆50g，薏苡仁100g。先煮赤小豆、苡仁，后入茯苓粉煮成粥，加白糖，随意食之 (《中国药膳大观》茯苓赤豆薏米粥)。

3. 治年老体弱吞咽无力或反胃、呃逆：茯苓30g，鸡肉60g，加调味品做成馅，用面粉皮做馄饨，煮食 (《中国药膳学》)。

4. 治虚滑遗精：茯苓60g，砂仁30g，为末。入盐6g，精羊肉切片，掺药炙食，以酒送下 (《普济方》)。

[成分] 含茯苓糖、硬烷、纤维素、茯苓酸、松苓酸、辛酸、月桂酸、蛋白质、脂肪、甾醇、卵磷脂、腺嘌呤、胆碱、蛋白酶等。

车前草 (《四声本草》)

[异名] 地胆头、猪耳草

[基原] 为车前草科植物车前或平车前的全草。

[性味与归经] 利水清热，明目祛痰，甘，寒。入肝、脾、膀胱经。

[功效] 有祛痰、抗菌作用。

[主治] 用于热淋、水肿、黄疸、泄泻、目赤肿痛、咳嗽等。

[用量与用法] 10～30g，捣汁、煮、炖。

[宜忌] 脾胃虚寒者忌用。

1. 治小便不通：生车前草，捣汁半盏，入蜜1匙，调服 (《摄生众妙方》)。

2. 治小便淋漓涩痛、尿血、水肿、泻痢：鲜车前叶30～60g，葱白1茎，粳米100g。先煮车前、葱白取汁，入米煮粥食 (《中国药膳大观》车前叶粥)。

[成分] 含桃叶珊瑚苷、车前苷等。

车前子 (《神农本草经》)

[异名] 车前实、车前仁

[基原] 为车前草科植物车前或平车前的种子。

[性味与归经] 甘，寒。入肾、膀胱经。

[功效] 利水清热，明目，祛痰。有利尿和降胆固醇作用。

[主治] 用于小便不通、热淋尿血、泄泻水肿、目赤障翳、咳嗽多痰等。

[用量与用法] 5~10g，煮、炖。

[宜忌] 脾虚气陷及虚寒滑精者忌用。

[药膳方选]

1. 治高血压病：车前子9g，水煎代茶 (《中药大辞典》)。

2. 治湿热带下：茯苓粉、车前子各30g，粳米60g。先用车前子布包水煮，去滓取汁，入茯苓、粳米煮粥，粥成加糖适量，日食2次 (《中国药膳大观》茯苓车前子粥)。

[成分] 含大量黏液、琥珀酸、腺嘌呤、胆碱等。

玉米须 (《四川中药志》)

[异名] 棒子须、玉蜀黍须

[基原] 为禾本科植物玉蜀黍的花柱。

[性味与归经] 甘，平。入肝、胆、肾、三焦经。

[功效] 利水泄热，平肝利胆。有利尿、降血压、降血糖和止血、利胆作用。

[主治] 用于水肿、黄疸、小便不利、胁痛等。

[用量与用法] 30~60g，煮、炖。

[药膳方选]

1. 治肾炎水肿：①鲜玉米须1000g，白糖500g。水煮玉米须取汁，浓缩，入糖搅拌，令吸尽药汁，待冷却后装瓶备用。每次10g，开水冲服，日3次 (《中国药膳大观》玉米须速溶饮)。②玉米须50g，煎水分2次代茶饮 (《中华医学杂志》)。

2. 治高血压、糖尿病、肾炎、肝炎、胆囊炎：玉米须50g，蚌肉120g，水煮炖熟食，隔日1次 (《中国药膳学》玉米须蚌肉汤)。

3 治糖尿病：玉米须和猪肉炖食 (《岭南采药录》)。

4 治劳伤吐血：玉米须、小蓟，炖五花肉食 (《四川中药志》)。

5. 治吐血及红崩：玉米须，熬水炖肉食 (《四川中药志》)。

[成分] 含脂肪油、挥发油、树胶样物质、树脂、苦味糖苷、皂苷、生物碱、隐黄素、肌醇、豆甾醇、谷甾醇及维生素C、维生素K等。

薏苡仁 (《神农本草经》)

[异名] 苡仁、苡米、尿珠子

[基原] 为禾本科植物薏苡的种仁。

[性味与归经] 甘、淡，凉。入脾、肺、肾经。

[功效] 利水渗湿，除痹止痛，健脾止泻。能增强免疫功能、抑制癌细胞生长，有解

热、镇痛、镇静和抗病毒作用。

[主治] 用于水肿脚气、泄泻尿少、肺痿肺痈、湿痹拘挛、淋浊白带等。

[用量与用法] 10～30g，煮、炖、蒸。

[宜忌] 大便秘结及孕妇慎用。

[药膳方选]

1. 治水肿喘急：郁李仁 60g，研，以水滤汁，煮薏苡仁饭，分 2 次食之（《独行方》）。

2. 治消渴饮水：薏苡仁，煮粥食之（《本草纲目》）。

3. 治筋脉拘挛：薏苡仁为末，同粳米煮粥，日日食之（《本草纲目》薏苡仁粥）。

[成分] 含薏苡素、薏苡酯、氨基酸等。

通 草 （《本草拾遗》）

[异名] 白通草、大通草

[基原] 为五加科植物通脱木的茎髓。

[性味与归经] 甘、淡，凉。入肺、胃经。

[功效] 泻肺利水，下乳汁。

[主治] 用于小便不利、热淋石淋、水肿、产后缺乳等。

[用量与用法] 1.5～4.5g，煮、炖。

[宜忌] 气阴两虚及孕妇慎用。

[药膳方选]

1. 治伤寒后呕逆：通草 6g，生芦根 30g，橘皮 2g，粳米 60g，水煮食之（《千金方》）。

2. 治产后缺乳：通草、小人参，炖猪脚食（《湖南药物志》）。

[成分] 含半乳糖醛酸、半乳糖、葡萄糖、木糖、脂肪、蛋白质等。

赤小豆 （《神农本草经》）

[异名] 赤豆、红豆、红小豆

[基原] 为豆科植物赤小豆或赤豆的种子。

[性味与归经] 甘、酸，平。入心、小肠经。

[功效] 利水消肿，解毒排脓。

[主治] 用于水肿泄泻、黄疸、痔疮便血、痈肿等。

[用量与用法] 10～60g，煮、炖、冲。

[药膳方选]

1. 治老人水气胀闷、手足浮肿、气急烦满：赤小豆 300g，樟柳根 100g，水煮炖烂，空心食豆，渴即饮汤（《养老奉亲书》赤豆方）。

2. 治水肿：赤小豆 50g，陈皮 6g，草果 6g，鲤鱼 1 条。将前 3 味药入鱼腹内，放盆中，另加姜、葱、胡椒，灌入鸡汤，蒸熟；将葱丝、绿叶蔬菜用开水略烫，投入鱼汤即可（《中国药膳宝典》赤豆鲤鱼）。

3. 治脚气及大腹水肿：赤小豆，和鲤鱼煮烂食之（《食疗本草》）。

4. 治大腹水肿：白茅根 1 大把，赤小豆 300g，水煮干，去茅根食豆（《补缺肘后方》）。

5. 治脚气气急、大小便涩、通身肿：赤小豆 150g，桑白皮（炙）6g，紫苏茎叶 1 握（焙）。后 2 药为末；先煮豆 20g 取汁，入药末 8g，生姜 4g，煎成。取豆任意食，饮汤（《圣济总录》赤小豆汤）。

［成分］含蛋白质、脂肪、碳水化合物、维生素 B$_1$、维生素 B$_2$、尼克酸及钙、磷、铁等。

黑大豆（《本草图经》）

［异名］乌豆、黑豆

［基原］为豆科植物大豆的黑色种子。

［性味与归经］甘，平。入脾、肾经。

［功效］活血利水，祛风解毒。有解痉和雌激素样作用。

［主治］用于水肿胀满、脚气黄疸、风痹筋挛、痈肿药毒等。

［用量与用法］10～30g，煮、炖、炒。

［药膳方选］

1. 治脚气入腹、心闷者：黑大豆，浓煮汁饮之（张文仲方）。

2. 治月经不调：黑豆 50g（炒熟为末），苏木 12g。水煎，加红糖服之（《中国药膳学》）。

3. 治风毒脚气：黑豆、甘草，煮汁饮之（《食疗本草》）。

4. 治风痹、瘫痪、口噤：黑豆炒令黑，烟未断，趁热投酒中饮之（《本草拾遗》）。

［成分］含蛋白质、脂肪、碳水化合物、皂苷、异黄酮、维生素 B$_1$、维生素 B$_2$ 等。

冬 瓜（《本草经集注》）

［异名］白瓜、水芝、白冬瓜、东瓜

［基原］为葫芦科植物冬瓜的果实。

［性味与归经］甘、淡，凉。入肺、大小肠、膀胱经。

［功效］利水消肿，清热解毒。

［主治］用于水肿胀满、烦渴泄泻、小便不利、痈肿痔漏、鱼毒酒毒等。

［用量与用法］60～120g，煮、炖、捣汁。

［药膳方选］

1. 治热淋血淋：冬瓜煮熟，连汤服食，日 3～5 次（《名医类案》）。

2. 治慢性肾炎：冬瓜 1kg，鲤鱼 1 条，水煮食（《中国药膳学》冬瓜鲤鱼汤）。

3. 治小儿渴利：冬瓜，捣汁饮之（《千金方》）。

4. 治食鱼中毒：饮冬瓜汁（《小品方》）。

［成分］含蛋白质、糖、胡萝卜素、维生素 B$_1$、维生素 B$_2$、维生素 C、尼克酸及钙、磷、铁等。

鲤 鱼 (《神农本草经》)

[异名] 赤鲤鱼、鲤拐子、鲤子

[基原] 为鲤科动物鲤鱼的肉或全体。

[性味与归经] 甘，平。入脾、肾经。

[功效] 利水消肿，下气通乳。

[主治] 用于水肿腹胀、脚气黄疸、乳汁不通等。

[用量与用法] 1条，煮、炖、煨、蒸。

[药膳方选]

1. 治全身水肿：鲤鱼1条，醇酒1.5kg，煮令酒干，不入醋、盐、豉，食之（《补缺肘后方》）。

2. 治水病身肿：鲤里1条（取肉），赤小豆100g，共煮熟烂，去滓饮汁（《外台秘要》）。

3. 治上气咳嗽、胸膈胀满：鲤鱼1条，切作鱼脍，以姜、醋食之（《食医心镜》）。

4. 治黄疸：鲤鱼1条（不去内脏），放火中煨熟食之（《吉林中草药》）。

5. 治老人耳聋：鲤鱼脑髓30g，粳米60g，共煮粥，五味调和，空腹食之（《养老奉亲书》鲤鱼脑髓粥）。

6. 治老人水肿，皮肤欲裂：鲤鱼肉120g，葱白1握，麻子100g。先水滤麻子取汁，煮鱼、葱作臛，下五味、椒、姜调和，空心渐食之（《养老奉亲书》鲤鱼臛）。

7. 治老人痔血日久，渐加黄瘦无力：鲤鱼肉100g，切作脍，如常法，以蒜、醋、五味，空心食之（《养老奉亲书》鲤鱼脍）。

[成分] 含蛋白质、脂肪、肌酸、磷酸肌酸、组织蛋白酶、维生素 A、维生素 B_1、维生素 B_2、维生素 C、尼克酸及钙磷、铁等。

青 蛙 (《日华子诸家本草》)

[异名] 蛙鱼、田鸡

[基原] 为蛙科动物黑斑蛙或金线蛙等的全体。

[性味与归经] 甘，凉。入膀胱、胃经。

[功效] 利水消肿，补虚清热。

[主治] 用于水肿鼓胀、疳积烦热等。

[用量与用法] 1至数只，煮、炖、蒸。

[药膳方选]

1. 治浮肿：青蛙，去内脏，煮熟，加白糖食，每次1只，日1次，连服数日（《吉林中草药》）。

2. 治骨结核：青蛙1只，红糖60g. 白酒60g，百部9g，煮熟后食之，日1次（《中草药新医疗法资料选编》）。

[成分] 含蛋白质、脂肪、碳水化合物、磷酸肌酸、三磷酸腺苷、肌酸、肌肽、维生素 A、维生素 B_1、维生素 B_2、维生素 C、维生素 B_{12}、尼克酸及钙、磷、铁等。

田　螺 (《药性论》)

[异名] 黄螺

[基原] 为田螺科动物中国圆田螺等的全体。

[性味与归经] 甘、咸，寒。入膀胱、大肠、胃经。

[功效] 利水清热。

[主治] 用于热结小便不通、水肿、黄疸、消渴、痔疮等。

[用量与用法] 10 至数 10 个，煮、炖、煨、炒。

[宜忌] 脾胃虚寒者忌用。

[药膳方选]

1. 治水肿尿少：田螺肉数只，芭蕉心适量。榨取芭蕉汁，与田螺共煮熟，入白糖调匀食之 (《中国药膳大观》田螺芭蕉根汤)。

2. 治黄疸：田螺肉 10～20 个，作刳剁，酒食之 (《小儿卫生总微论》)。

3. 治酒醉不醒：田螺肉，加葱、豉煮食，饮汁 (《中国药膳大观》豉螺汤)。

[成分] 含蛋白质、脂肪、碳水化合物，维生素 B_1、维生素 B_2、维生素 A 及钙、磷、铁等。

第七节　祛痰止咳类

旋覆花 (《神农本草经》)

[异名] 全福花、伏花、金沸花

[基原] 为菊科植物旋覆花、线叶旋覆花、大花旋覆花等的头状花序。

[性味与归经] 咸，温。入肺、肝、胃经。

[功效] 消痰平喘，降气止呃，软坚行水。能增加肠蠕动，促进胃酸和胆汁分泌。

[主治] 用于胸中痰结、喘咳胸闷、呃逆呕吐、大腹水肿等。

[用量与用法] 5～10g，煎、煮、炖、捣汁。

[药膳方选]

1. 治肋软骨炎、肋神经炎：旋覆花 10g，郁金 10g，葱白 5 茎，粳米 100g，丹参 15g。将旋覆花用布包，与丹参、郁金同煮，去滓取汁，入米煮粥，待粥熟加葱白，搅和即成。早晚空腹食 1 小碗，连食 7 日 (《中华药膳宝典》旋覆花粥)。

2. 治痰饮留闭的小便不行：旋覆花 1 握，捣汁，和白酒食之 (《本草汇言》)。

3. 治单腹胀：旋覆花、鲤鱼。将鱼洗净，药入鱼肚内，煮服 (《滇南本草》)。

[成分] 含大花旋覆花素、旋覆花素、槲皮素、异槲皮素、咖啡酸、菊糖等。

瓜　蒌 (《神农本草经》)

[异名] 全瓜蒌、瓜蒌仁

[基原] 为葫芦科植物栝楼的果实。

［性味与归经］甘、苦，寒。入肺、胃、大肠经。

［功效］清热化痰，宽胸开结，润肠通便。有镇咳祛痰、降血脂、抗肿瘤等作用。

［主治］用于痰热咳嗽，胸痹结胸，肠燥便秘等。

［用量与用法］9～15g，煮、炖、熬、泡、冲。

［宜忌］虚寒泄泻者忌用之。

［药膳方选］

1. 治小儿膈热咳喘：瓜蒌1枚，去子，为末，以面和作饼，炙黄为末。每服3g，温水化乳糖调下，日3次（《宣明论方》润肺散）。

2. 治喘：瓜蒌2个，白矾1块（如枣大），将白矾入瓜蒌内，烧存性，为末。将萝卜煮烂，蘸药末食之，汁过口（《普济方》瓜蒌散）。

3. 治肺痿咳血不止：瓜蒌50个（连瓤，瓦焙），乌梅肉50个（焙），杏仁（去皮尖，炒）21个，为末。每用3g，以猪肺1片切开，掺末入内，炙熟，冷嚼咽之，日2次（《圣济总录》）。

4. 治肠风下血：瓜蒌（烧存性）、赤小豆各25g，为末，食前酒调下2g（《中国药膳学》瓜蒌赤豆散）。

［成分］含皂苷、瓜蒌酸、脂肪油、树脂、树胶、草酸钙等。

川贝母（《神农本草经》）

［异名］贝母、川贝、松贝、尖贝

［基原］为百合科植物卷叶贝母、乌花贝母或棱砂贝母等的鳞茎。

［性味与归经］苦、甘，凉。入肺经。

［功效］止咳化痰，清热散结。有镇咳、祛痰、扩瞳和降压作用。

［主治］用于痰热咳嗽、肺痿肺痈、瘿瘤瘰疬等。

［用量与用法］3～10g，煮、煎、炖、蒸、冲。

［宜忌］脾胃虚寒及痰湿盛者忌用之。

［药膳方选］

1. 治阴虚干咳：川贝母12g，雪梨6个，冬瓜条100g，冰糖100g，糯米100g，白矾3g。先将糯米蒸熟，冬瓜条切成小颗粒，川贝研为末，白矾溶成溶液；将雪梨去皮，切下盖，挖出梨核，浸入白矾溶液中；每取出梨子，在沸水中烫一下，冲凉，放碗内，将糯米饭、冬瓜条粒、冰糖拌匀，和入川贝粉，装雪梨内，盖好，蒸1小时至烂即成；另将剩下的冰糖溶浓水，淋在刚出笼的梨上。每早晚各吃梨1个（《中华药膳宝典》川贝酿梨）。

2. 治阴虚咳喘、低热、盗汗：川贝母5g，甲鱼1只，鸡清汤1000g。将甲鱼切块放蒸钵内，加入贝母、盐、料酒、花椒、姜、葱，蒸1小时，趁热食之（《滋补中药保健菜谱》）。

3. 治肺虚久咳：用广柑1个去皮，在碗内压绒去核，加川贝母粉2g，冰糖20g，蒸熟食之。每次1个，日2次（《中国药膳学》川贝冰糖柑）。

4. 治阴虚及肺热痰少之咳嗽：川贝粉3g，大梨1个，冰糖6g。将梨削去皮，挖去梨心，填入川贝粉、冰糖，蒸熟食之（《中华药膳宝典》川贝冰糖梨）。

5. 治产后缺乳：贝母、知母、牡蛎，为末，用猪蹄汤调服（《汤液本草》三母散）。

6. 治小儿咳嗽：川贝母 5g，冰糖 5g，鸡蛋 1 个。在鸡蛋大的一头钻一小孔，入冰糖末、川贝母，拌匀，用纸糊封，放在饭上蒸熟。每日食 1 个。分 2 次食之，连服 3 日（《中国药膳大观》川贝蒸鸡蛋）。

［成分］含川贝母碱等。

竹 茹 （《名医别录》）

［异名］淡竹茹、竹二青

［基原］为禾本科植物淡竹的茎秆除去外皮后刮下的中间层。

［性味与归经］甘，凉。入胃、胆经。

［功效］清热化痰，清胃止呕，凉血止血。

［主治］用于烦热呕吐、呃逆、咳喘、吐血、衄血、恶阻、胎动等。

［用量与用法］6～10g，煮、煎。

［药膳方选］

1. 治胃热呕吐：鲜竹茹 30g，粳米 50g，先用水煮竹茹取汁，入米煮粥，少少饮之（《中华药膳宝典》竹茹粥）。

2. 治妊娠呕吐、幽门不完全性梗阻及腹部手术后呕吐：竹茹、橘皮、柿饼各 30g，枳壳 12g，生姜 3g。共煮取汁，加入白糖，搅匀即成（《中国药膳大观》橘茹饮）。

昆 布 （《吴普本草》）

［异名］海带

［基原］为海带科植物海带或翅藻科植物昆布、裙带菜的叶状体。

［性味与归经］咸，寒。入胃、脾经。

［功效］消痰，行水，软坚。能清除血脂，镇咳平喘，有降压作用，并能纠正由缺碘引起的甲状腺机能不足。

［主治］用于瘰疬、瘿瘤、噎膈、水肿、睾丸肿痛等。

［用量与用法］6～10g，煮、炖、煨、冲。

［宜忌］脾胃虚寒者慎用之。

［药膳方选］

1. 治单纯性甲状腺肿：海带 120g，鸭子 1 只，共煮炖熟，吃肉喝汤，1 周 2 次（《中华药膳宝典》海带鸭子）。

2. 治高血压病：昆布 1 尺，草决明 30g，水煎，吃昆布饮汤（《中国药膳学》昆布草决明煎）。

3. 治高血压、风心病及癌症：海带 30g，苡仁 30g，鸡蛋 3 只。将海带、苡仁炖烂，连汤备用；锅置火上，入猪油，将打匀的鸡蛋炒熟，随将海带、苡仁汤倒入，加盐、胡椒粉适量，临起锅加味精即可（《滋补中药保健菜谱》昆布苡仁蛋汤）。

4. 治膀胱气：昆布 500g，米泔浸 1 宿，去咸味洗净，水煮半熟，切小条，加葱白 1 握，煮至昆布极烂，下盐、醋、豉调和，作羹分吃（《广济方》昆布臛法）。

［成分］含藻胶酸、昆布素、甘露醇、胡萝卜素、蛋白质、维生素 B_2、维生素 C 及氧化钾、碘、钙、钴、氟等。

杏 仁 (《神农本草经》)

[异名] 苦杏仁

[基原] 为蔷薇科植物杏或山杏等味苦的干燥种子。

[性味与归经] 苦，温，有毒。入肺、大肠经。

[功效] 祛痰止咳平喘，润肠通便。能镇咳平喘，有抗炎、抗肿瘤作用。

[主治] 用于咳嗽气喘、肠燥便秘等。

[用量与用法] 3~10g，煎、煮、炖、蒸。

[宜忌] 大便泄泻者忌食之。

[药膳方选]

1．治慢性支气管炎：带皮苦杏仁、冰糖各等分，研碎混合，制成杏仁糖。早晚各服9g（《中药大辞典》）。

2．治燥热型急性支气管炎：杏仁1g，大鸭梨1个，冰糖少许。先煮杏仁与梨子，梨熟后加入冰糖即成（《中国药膳大观》杏梨饮）。

3．治气喘促浮肿、小便淋漓：杏仁30g，去皮尖，熬研，和米煮粥。空腹吃20ml（《食医心镜》）。

4．治肺病咯血：杏仁40个（黄蜡炒黄，研），青黛3g，做饼。用柿饼1个，破开包药，湿纸裹，煨熟食之（朱丹溪方）。

[成分] 含苦杏仁苷、油酸、亚油酸、芳樟醇、蛋白质、氨基酸等。

丝 瓜 (《救荒本草》)

[异名] 绵瓜、布瓜、天罗瓜、菜瓜

[基原] 为葫芦科植物丝瓜或粤丝瓜的果实。

[性味与归经] 甘，凉。入肝、胃经。

[功效] 清热化痰，凉血解毒。

[主治] 用于热病烦渴、痰喘咳嗽、血淋痔漏、乳汁不通等。

[用量与用法] 鲜品60~120g（干品10~15g），煮、炖、冲。

[药膳方选]

1．除热利肠：丝瓜，煮食（《本草纲目》）。

2．治肛门酒痔：丝瓜烧存性，酒服6g（《本草纲目》）。

3．治乳汁不通：丝瓜连子烧存性，研末。酒服3~6g，被覆取汗（《简便单方》）。

[成分] 含皂苷、苦味质、大量黏液与瓜氨酸等。

海 蜇 (《食物本草汇纂》)

[异名] 石镜、水母、海蛇

[基原] 为海蜇科动物海蜇的口腕部。

[性味与归经] 咸，平。入肺、肝、肾经。

[功效] 清热化痰，消积润肠。有扩张血管及降低血压作用。

[主治] 用于痰嗽哮喘、痞积便结、痰核脚肿等。

[用量与用法] 30～60g，煎、煮、拌。

[药膳方选]

1. 治慢性支气管炎：海蜇120g，白萝卜60g。将海蜇洗去盐味，萝卜切成丝，共煮食之（《实用经效单方》海蜇萝卜）。

2. 治瘤：大荸荠100个，海蜇500g，皮硝120g，烧酒1500g。共浸7日后，每日早吃4个（《仁寿录》）。

3. 治阴虚痰热、大便秘结：海蜇30g，荸荠4枚，煎汤食之（《古方选注》雪羹汤）。

4. 治小儿一切积滞：海蜇与荸荠同煮，去蜇食荸（《本草纲目拾遗》）。

[成分] 含蛋白质、脂肪、碳水化合物、维生素 B_1、维生素 B_2、尼克酸、胆碱及钙、磷、铁、碘。

第八节 理气止痛类

橘 皮 （《神农本草经》）

[异名] 陈皮、新会皮

[基原] 为芸香科植物福橘或朱橘等多种橘类的果皮。

[性味与归经] 辛、苦，温。入脾、肺经。

[功效] 理气化痰。有解痉、抗胃溃疡及保肝、利胆作用，也能祛痰、平喘、抗炎、抗过敏、降血脂、抗动脉硬化、抗病毒。

[主治] 用于胸腹胀满、纳呆呕逆、咳嗽痰多等。

[用量与用法] 3～10g，煮、炖。

[宜忌] 阴虚燥咳者忌用，吐血者慎用。

[药膳方选]

1. 治两胁胀痛、胃脘疼痛、郁闷不舒：陈皮20g，香附15g（醋炒），鸡肉60g，葱白10茎，生姜6g。先煮陈皮、香附取汁，入鸡肉丁煮焖至药汁干涸，放入姜粒、葱丝，酌加料酒、味精、酱油炒拌即成（《中国药膳宝典》陈皮鸡）。

2. 治脾虚食少、营养不良：陈皮20g，熟白鸭肉200g。先水煮陈皮取汁浓缩；炒勺放火上，放入植物油、葱段、姜片、蒜片、大料，用料酒一烹，放入清汤、酱油、白糖；煮沸片刻后，捞出调料不用，将鸭条面朝下放入勺内，移至微火上烤透，再移至旺火上，加味精，将水淀粉与陈皮汁徐徐淋入，放入明油，将勺颠翻过来，装盘即成（《中国药膳大观》陈皮扒鸭条）。

3. 治脘胀纳呆、恶心咳痰：橘皮15～20g，粳米150g，先煮橘皮取汁，入米煮粥食之（《中国药膳大观》橘皮粥）。

4. 治卒食噎：橘皮30g（汤浸去瓤），焙为末，水煎热服（《食医心镜》）。

[成分] 含 α-侧柏槟烯、辛醛、柠檬烯、橙皮苷、柑橙素、枸橼醛、麝香草酚、对羟福林等。

佛手柑 (《滇南本草》)

[异名] 佛手片、佛手、五指柑

[基原] 为芸香科植物佛手的果实。

[性味与归经] 辛、苦、酸，温。入肝、胃经。

[功效] 理气化痰。有降压及解痉作用。

[主治] 用于脘胁胀痛、恶心呕吐、痰咳气喘等。

[用量与用法] 2~10g，煮、泡。

[宜忌] 阴虚火旺者慎用。

[药膳方选]

1. 治肝胃气痛、精神抑郁：佛手30g，白酒500g，共泡7~10天后即可饮用，每次不得超过50ml (《中国药膳宝典》佛手酒)。

2. 治妇女白带：佛手3~15g，猪小肠1尺，水煮炖熟食 (《闽南民间草药》)。

[成分] 含柠檬油素、橙皮苷等。

香 附 (《名医别录》)

[异名] 香附米、雷公头

[基原] 为莎草科植物莎草的根茎。

[性味与归经] 辛、微苦、甘，平。入肝、三焦经。

[功效] 疏肝理气，调经止痛。有镇痛和抗菌作用，能抑制子宫收缩，并有微弱的雌激素样作用。

[主治] 用于胸腹胁肋疼痛、痞满嗳气、月经不调等。

[用量与用法] 6~10g，煮、炖。

[宜忌] 气虚无滞及阴虚血热者忌用之。

[药膳方选]

1. 治肝郁胁痛、少腹痛：制香附子30g，白酒500g，泡7日后服，每次20ml，日3~4次 (《中国药膳学》香附子酒)。

2. 治消化不良泄泻：香附25g，火炭母25g，陈皮25g，鸭蛋2个。先煮前3味药取汁，入鸭蛋煮熟，加少许盐、油调味，吃蛋喝汤，日2次 (《中国药膳大观》香附火炭母汤)。

3. 治下血不止：香附，去皮毛，略炒为末，每服6g，清米饮调下 (《本事方》)。

4. 治癩疝胀痛及小肠气：香附末6g，海藻3g，煎酒空心调下，并食海藻 (《濒湖集简方》)。

[成分] 含莰烯、柠檬烯、香附子烯、香附醇、考布松、葡萄糖、果糖、淀粉等。

槟 榔 (《名医别录》)

[异名] 大腹子、海南子

[基原] 为棕榈科植物槟榔的种子。

[性味与归经] 苦、辛，温。入脾、胃、大肠经。

[功效] 下气，破积，杀虫，行水。能使唾液分泌增加，有驱虫作用。

[主治] 用于虫积食滞、脘腹胀痛、泻痢后重、痰癖癥结、水肿等。

[用量与用法] 6～15g，煮、炖、冲。

[宜忌] 脾虚气陷者慎用。

[药膳方选]

1. 治食积之呕吐、腹胀、大便不爽：槟榔 15g，粳米 50g，先煮槟榔取汁，入米煮粥，趁热食之（《圣济总录》槟榔粥）。

2. 治食积之胃痛、腹胀吐泻：槟榔 200g，陈皮 20g，丁香 10g，豆蔻 10g，砂仁 10g。将诸药炒香，加水、盐，用武火煮沸，再用文火煮至药液干涸。只用槟榔，以刀剁成黄豆大小颗粒，盛于瓶内备用。每日饭后嚼服 10 粒（《六科准绳》）。

3. 治肺痿劳嗽、胸膈痛、大便秘结：槟榔末、郁李仁膏各 4g，糯米、大麻子各 40g。先研大麻子令烂，水煮取汁，入米煮粥，将熟入槟榔末、郁李仁膏，搅匀，空心食之（《圣济总录》糯米粥）。

4. 治心脾痛：槟榔、高良姜各等分，各炒为末。米饮调下（《百一选方》）。

5. 治醋心：槟榔 12g，橘皮 6g，为末。空心，生蜜汤下 3g（《梅师集验方》）。

[成分] 含槟榔碱、槟榔次碱、儿茶精、脂肪酸、脯氨酸、酪氨酸、苯丙氨酸、精氨酸等。

橘（《神农本草经》）

[异名] 黄橘、橘子

[基原] 为芸香科植物福橘或朱橘等多种橘类的成熟果实。

[性味与归经] 甘、酸，凉。入肺、胃经。

[功效] 开胃理气，润肺止渴。

[主治] 用于胸膈痞气、消渴、咳嗽恶心等。

[用量与用法] 1 至数个，生吃、煎服。

[宜忌] 风寒咳嗽及痰饮内停者忌用。

[药膳方选]

1. 治食欲不振、咳嗽多痰：橘 500g，白糖 500g。白糖腌渍橘子 1～2 日，待橘子内浸入糖后，以文火熬至外溢的橘糖汁浓稠时停火，将橘子用铲压成饼状，再拌入适量白糖，风干即可（《本草纲目拾遗》）。

2. 治胃神经官能症：鲜橘汁 30g，鲜土豆 100g，生姜 10g。将土豆、生姜榨汁，与橘汁调匀，烫温即可（《中国药膳大观》姜橘土豆汁）。

[成分] 含橘皮苷、柠檬酸、还原糖、胡萝卜素、隐黄素、维生素 B_1、维生素 C 及钙、磷、铁等。

柚（《本草经集注》）

[异名] 雷柚、柚子、胡柑

[基原] 为芸香科植物柚的成熟果实。

[性味与归经] 甘、酸，寒。入胃、肺经。

[功效] 开胃理气，化痰解酒。有抗炎、降低血小板聚集、抗病毒和降低血糖作用。

[主治] 用于胸脘痞气、食欲不振、咳嗽痰多、醉酒等。

[用量与用法] 1个，煮、炖、生吃、捣汁。

[药膳方选]

1. 治痰气咳嗽：柚，去皮核，切，砂瓶内浸酒，封固 1 夜，煮烂，蜜拌匀，时时含咽（《本草纲目》）。

2. 治妊娠食少口淡并胃中恶气：柚，生吃（《日华子本草》）。

3. 治肺燥咳嗽：柚肉4瓣，黄芪9g，煮猪肉食（《中国药膳学》柚肉煮猪肉汤）。

[成分] 含柚皮苷、枳属苷、新橙皮苷、胡萝卜素、维生素 B_1、维生素 B_2、维生素 C 等。

黄大豆（《食鉴本草》）

[异名] 大豆、黄豆

[基原] 为豆科植物大豆的种皮为黄色的种子。

[性味与归经] 甘，平。入脾、大肠经。

[功效] 健脾宽中，润燥消水。

[主治] 用于赢瘦腹胀、疳积泄泻等。

[用量与用法] 30～100g，煮、炖、炒、蒸、冲。

[宜忌] 多食壅气、生痰。

[药膳方选]

1. 治积痢：黄大豆，煮汁饮（《本草汇言》）。

2. 治脾肾虚弱闭经：黄豆100g，青蛙 1 只。共煮炖熟，入油、盐调味食之（《中国药膳大观》青蛙黄豆汤）。

3. 治寻常疣：黄豆发芽，清水煮熟，连汤淡食（《中药大辞典》）。

[成分] 含蛋白质、脂肪、胡萝卜素、胆碱、异黄酮类及维生素 B_1、维生素 B_2、烟酸等。

莱 菔（《新修本草》）

[异名] 萝卜

[基原] 为十字花科植物莱菔的新鲜根。

[性味与归经] 辛，甘，凉。入肺、胃经。

[功效] 下气消积，宽中化痰。有抗菌作用，能防止胆石形成。

[主治] 用于食积胀满、咳嗽失音、消渴、痢疾等。

[用量与用法] 30～100g，捣汁、煮、炖、生吃。

[宜忌] 脾胃虚寒者忌用。

[药膳方选]

1. 治饮食过度：萝卜，生嚼咽之（《四声本草》）。

2. 治反胃吐食：萝卜，捶碎，蜜煎，细细嚼咽（《普济方》）。

3. 治失音不语：萝卜，生捣汁，入姜汁同服（《普济方》）。

4. 治虚劳咳嗽: 萝卜, 和羊肉、鲫鱼煮食之 (《日华子本草》)。

5. 治慢性支气管炎: 萝卜60g, 海蜇皮120g, 水煎, 分2次食 (《实用经效单方》)。

6. 治肺脓疡: 青萝卜2个, 猪肺1具, 同煮炖熟食 (《中华验方》)。

7. 治常食肥甘消化不良: 萝卜1个, 白米50g, 先煮萝卜取汁, 入米煮粥食之 (《中国药膳大观》萝卜粥)。

8. 治诸淋疼痛不可忍及砂石淋: 萝卜, 切片, 用蜜腌少时, 安铲上慢火炙干, 又蘸又炙, 取尽30~60g蜜, 反复炙令香熟, 不可焦。候冷细嚼, 以盐汤送下 (《朱氏集验医方》瞑眩膏)。

9. 治酒疾下血不止: 萝卜 (连青叶3cm及下根) 20枚。水煮烂, 入姜米、淡醋, 空心任意食之 (《寿亲养老新书》萝卜菜)。

[成分] 含葡萄糖、蔗糖、果糖、香豆酸、咖啡酸、阿魏酸、苯丙酮酸、龙胆酸、莱菔苷、维生素C等。

第九节 活血化瘀止血类

川 芎 (《神农本草经》)

[异名] 香果、芎穷

[基原] 为伞形科植物川芎的根茎。

[性味与归经] 辛, 温。入肝、胆经。

[功效] 行气活血, 祛风燥湿。能改善微循环, 抗血小板聚集, 抗心肌缺血, 并有镇痛, 改善脑缺血作用。

[主治] 用于头痛眩晕、胁肋疼痛、经闭痛经等。

[用量与用法] 3~10g, 煮、炖、泡、冲。

[宜忌] 阴虚火旺、上盛下虚者忌用, 月经过多及出血性疾病慎用。

[药膳方选]

1. 治偏头疼: 川芎, 细锉, 酒浸服之 (《斗门方》)。

2. 治胎动不安: 川芎6g, 黄芪15g, 糯米50~100g。先煮川芎、黄芪取汁, 入米煮粥食 (《中国药膳学》川芎黄芪粥)。

[成分] 含川芎内酯、川芎酚、川芎嗪、阿魏酸、香草醛、维生素A等。

丹 参 (《神农本草经》)

[异名] 紫丹参

[基原] 为唇形科植物丹参的根。

[性味与归经] 苦, 微温。入心、肝经。

[功效] 活血祛瘀, 宁心安神。能改善微循环, 促进组织修复与再生, 并有抗心肌缺血, 降压, 降血糖, 降脂和镇静作用。

[主治] 用于胸痹心痛、癥瘕积聚、月经不调、痛经经闭等。

[用量与用法] 10~30g，煮、炖、泡。

[宜忌] 不宜与藜芦同用。

[药膳方选]

1. 治血瘀疼痛：丹参 30g，白酒 500g，共泡 7 日后服。每次 20~30ml，日 2~3 次（《中国药膳学》丹参酒）。

2. 治血瘀胃痛、胁痛、腰痛：丹参 30g，三七 15g，母鸡 1 只。将 2 味药填入鸡腹内，用线缝合，水煮炖熟，吃肉喝汤（《中国药膳宝典》丹参三七鸡）。

[成分] 含丹参酮、丹参新酮、丹参醇、维生素 E 等。

益母草（《神农本草经》）

[异名] 茺蔚、益母、坤草

[基原] 为唇形科益母草的全草。

[性味与归经] 辛、苦，凉。入心包、肝经。

[功效] 活血祛瘀，调经利水。能兴奋子宫，有降压、利尿作用。

[主治] 用于瘀血腹痛、月经不调、痛经闭经、水肿鼓胀等。

[用量与用法] 10~30g，煮、炖、熬。

[宜忌] 阴虚血少者忌用。

[药膳方选]

1. 治阴虚发热及崩漏、恶露不尽：益母草汁 10ml，生地汁 40ml，藕汁 40ml，生姜汁 2ml，粳米 100g。先以水煮粳米成粥，待米熟时入诸汁及蜂蜜，再煮即可（《中国药膳大观》益母草汁粥）。

2. 治闭经：益母草、乌豆、红糖、老酒各 30g，炖服，连用 1 周（《闽东本草》）。

3. 治产后、流产、引产、刮宫后之恶露不尽：益母草 30g，仙鹤草 30g，红糖 10g。煎 2 味药取汁，入红糖，再煮 1~2 沸即可（《中国药膳宝典》仙鹤益母糖浆）。

4. 治小儿疳痢、痔疾：益母草叶，煮粥食之（《食医心镜》）。

[成分] 含益母草碱、水苏碱、月桂酸、亚麻酸、精氨酸、水苏糖、苯甲酸、氯化钾、维生素 A 等。

红 花（《本草图经》）

[异名] 红蓝花、刺红花、草红花

[基原] 为菊科植物红花的花。

[性味与归经] 辛，温。入心、肝经。

[功效] 活血祛瘀，通经止痛。能降血压，降血脂，并对心肌缺血、缺血缺氧性脑损伤有保护作用。

[主治] 用于瘀血作痛、痛经闭经、恶露不尽、跌打损伤等。

[用量与用法] 3~6g，泡、煮、炖。

[宜忌] 孕妇忌服。

[药膳方选]

1. 治各种瘀阻疼痛：红花 30g，白酒 500g，泡 7 天后服。每次 20~30ml，日 2~3 次

（《中国药膳学》红花酒）。

2. 治血瘀之头痛、身痛、心痛、痛经：红花、川芎、川牛膝各 10g，白酒 500g，泡 7 天后服。每次不超过 15ml，早、晚空腹饮用（《中国药膳宝典》红花酒）。

［成分］含红花黄色素、红花苷、红花油等。

桃　仁（《本草经集注》）

［异名］桃仁泥、桃核仁

［基原］为蔷薇科植物桃或山桃的种子。

［性味与归经］苦、甘，平。入心、肝、大肠经。

［功效］破血行瘀，润肠通便。有抗血凝和镇咳、化痰作用。

［主治］用于瘀血疼痛、癥瘕风痹、血燥便秘、痛经闭经、热病蓄血、跌打损伤等。

［用量与用法］3～10g，煮、炖、泡。

［宜忌］孕妇忌用。

［药膳方选］

1. 治冷气、心腹痛烦闷：桃仁 20g（捣汁），米 60g，共煮粥，空心食之（《圣济总录》桃仁粥）。

2. 治上气咳喘、胸膈痞满：桃仁 9g，粳米 40g。先将桃仁去皮，水研取汁，入米煮粥食（《食医心镜》）。

3. 治高血压、脑血栓形成：桃仁 10g，草决明 12g，白蜜适量。先煮前 2 味药取汁，加白蜜冲服（《中国药膳大观》桃仁决明蜜茶）。

4. 治乳络不通之缺乳症：桃仁 10g，鲜丝瓜 250g，红糖 15g。先煮前 2 味，煮沸后入糖，煮熟即成（《中国药膳宝典》丝瓜桃仁糖浆）。

［成分］含苦杏仁苷、苦杏仁酶、挥发油、脂肪油等。

蓬莪术（《药性论》）

［异名］莪术、广术、文术

［基原］为姜科植物莪术的根茎。

［性味与归经］苦、辛，温。入肝、脾经。

［功效］行气破血，消积止痛。有抗肿瘤、抗菌及兴奋胃肠道作用。

［主治］用于心腹胀痛、宿食痞积、积聚癥瘕、跌打损伤等。

［用量与用法］3～10g，煮、炖、冲。

［宜忌］气血两虚及孕妇均忌用之。

［药膳方选］

1. 治上气喘急：莪术 15g，酒煎服之（《保生方》）。

2. 治小肠气痛：莪术，为末，葱酒空心送服 3g（《杨氏护命方》）。

3. 治心胃气痛及食积：莪术 25g，猪心 1 只，共煮炖熟，入少许调味。吃肉喝汤，连服数剂（《中国药膳大观》莪术猪心汤）。

［成分］含蓬莪术环氧酮、蓬莪术酮、姜黄二酮、姜黄素等。

木 耳（《神农本草经》）

[异名] 蕈耳、树鸡、黑木耳

[基原] 为木耳科植物木耳的子实体。

[性味与归经] 甘，平。入胃、大肠经。

[功效] 活血，凉血，止血。

[主治] 用于肠风痢疾、痔疾、血淋、崩漏等。

[用量与用法] 10～30g，煮、炖、冲。

[药膳方选]

1. 治糖尿病：黑木耳60g，扁豆60g，为末。每服9g，日2～3次（《哈尔滨中医》）。

2. 治血痢日夜不止、腹中痛：黑木耳30g，水煮令熟。先以盐、醋食木耳尽，后服其汁，日2剂（《圣惠方》）。

3. 治血症：黑木耳30g，大枣5枚，粳米100g，同煮粥食（《中国药膳大观》木耳粥）。

4. 强身益寿并治痔、痢下血：黑木耳60g（生、炒各半），黑芝麻15g（炒），水煮，过滤取汁即成（《中国药膳大观》木耳芝麻茶）。

5. 治冠心病：黑木耳15g，豆腐60g。锅烧热，下菜油，烧至六成热时，下豆腐，煮10多分钟，再下木耳，翻炒，最后下辣椒、花椒等调料，炒匀即成（《中国药膳宝典》木耳烧豆腐）。

[成分] 含蛋白质、脂肪、糖、卵磷脂、脑磷脂、鞘磷脂、麦角甾醇等。

三 七（《本草纲目》）

[异名] 参三七、田七

[基原] 为五加科植物三七的根。

[性味与归经] 甘、微苦，温。入肝、胃、大肠经。

[功效] 止血散瘀，定痛消肿。能抗心律失常，抗心肌缺血，降压，止血，降脂，降血糖，还有镇静、镇痛，提高免疫功能，促进蛋白合成及抗衰老作用。

[主治] 用于各种出血、胸痹心痛、跌打损伤等。

[用量与用法] 3～10g，煮、炖、蒸、冲。

[宜忌] 孕妇忌用。

[药膳方选]

1. 治吐血：三七末3g，藕汁1小杯，鸡蛋1个（打开），陈酒半小杯。隔汤炖熟食之（《同寿录》）。

2. 治久病及产后体虚：三七20g，母鸡1500g。先将鸡治净，切成小块，分10份装入碗内；三七一半打粉，一半蒸软后切片，与姜、葱分成10份摆鸡肉上，再灌入清汤，加入绍酒、食盐，蒸2小时；出笼后拣去姜、葱，滗出原汁装入勺内烧沸，调入味精，分淋鸡上即可（《中国药膳大观》田七蒸鸡）。

3. 治赤痢血痢：三七9g，为末。米泔水调服（《濒湖集简方》）。

[成分] 含三七皂苷、五加皂苷、葡萄糖等。

仙鹤草 (《伪药条辨》)

[异名] 龙芽草、黄龙尾

[基原] 为蔷薇科植物龙芽草的全草。

[性味与归经] 苦、辛,平。入肺、肝、脾经。

[功效] 止血,补虚,健胃。有收缩周围血管,增加血小板数,促进血液凝固作用,还能抗炎、抗菌、抗寄生虫。

[主治] 用于各种出血、劳伤脱力、跌打损伤等。

[用量与用法] 10~30g,煮、炖。

[药膳方选]

1. 治血虚血热有出血倾向者:仙鹤草100g,红枣10枚,水煎服(《中国药膳大观》仙鹤红枣汤)。

2. 治肺痨咯血:仙鹤草18g,白糖30g,先煎仙鹤草取汁,入糖顿服(《贵州民间方药集》)。

3. 治崩漏和恶露不尽:仙鹤草30g,鸡蛋10个,红糖30g。先煎仙鹤草取汁,入红糖、鸡蛋,以蛋熟为度(《中国药膳宝典》仙鹤草糖蛋)。

4. 治贫血虚弱、精力萎顿:仙鹤草30g,红枣10个,共煮炖熟食(《现代实用中药》)。

5. 治小儿疳积:仙鹤草15~21g(去根、茎上粗皮),猪肝90~120g,同煮炖熟,食肝喝汤(《江西民间草药验方》)。

6. 治乳痈初起:仙鹤草30g,白酒半壶,煎服(《百草镜》)。

[成分] 含仙鹤草素、仙鹤草内酯、鞣质、甾醇、皂苷等。

白 及 (《神农本草经》)

[异名] 白芨、地螺丝

[基原] 为兰科植物白及的块根。

[性味与归经] 苦、甘,凉。入肺经。

[功效] 收敛止血,消肿生肌。能显著缩短凝血时间及凝血酶原时间,有止血作用,还能保护胃黏膜。

[主治] 用于各种出血、痈疽肿毒、汤火烫伤等。

[用量与用法] 3~10g,冲、煎、蒸。

[宜忌] 外感咳血及内有实热者忌用。

[药膳方选]

1. 治肺痿肺烂:白及30g,猪肺1具,加酒煮熟,食肺饮汤(《喉科心法》白及肺)。

2. 治痫症:白及30g,雄鸡心9个,黄酒60g。先将雄鸡宰杀后取心,挤出心血放入碗内,调入白及末,分2次用黄酒冲服(《河北卫生》)。

3. 治肺结核痰中带血:白及粉5g,鸡蛋1个。搅匀,开水冲服(《中国药膳学》白及蛋花)。

4. 治产后伤脬、小便淋数不止:白及、凤凰衣、桑螵蛸各等分,入猪脬内,煮烂食之（《梅氏验方新编》）。

［成分］含淀粉、葡萄糖、挥发油、黏液质等。

白茅根（《本草经集注》）

［异名］苇根、地节根

［基原］为禾本科植物白茅的根茎。

［性味与归经］甘，寒。入肺、胃、小肠经。

［功效］凉血止血，清热利尿。有利尿、抗菌作用。

［主治］用于烦渴吐衄、热淋尿血、小便不利、水肿、黄疸等。

［用量与用法］10～15g（鲜品30～60），捣汁、煮。

［宜忌］脾胃虚寒者忌用。

［药膳方选］

1. 治血热鼻衄：白茅根汁20ml，饮之（《妇人良方》）。

2. 治卒大腹水病：茅根1大把，小豆60g，水煮熟，去茅根，食豆饮汤（《补缺肘后方》）。

3. 治水肿：鲜茅根200g，粳米200g，赤豆200g。水煮茅根取汁，入米、豆煮粥，日服3～4次（《中国药膳大观》茅根赤豆粥）。

4. 治黄疸、谷疸、酒疸、女疸、劳疸及黄汗：生茅根1把。细切，以猪肉500g，合作羹，尽啜食之（《补缺肘后方》）。

［成分］含蔗糖、葡萄糖、果糖、木糖、柠檬酸、草酸、苹果酸、白头翁素等。

艾 叶（《本草经集注》）

［异名］蕲艾、艾绒、陈艾叶

［基原］为菊科植物艾的干燥叶。

［性味与归经］苦、辛，温。入脾、肝、肾经。

［功效］温经止血，散寒止痛，理血安胎。有抗菌，兴奋子宫，降低毛细血管通透性，促进血液凝固等作用。

［主治］用于吐衄下血、月经不调、崩漏、脘腹冷痛、胎动不安等。

［用量与用法］3～10g，煮、炖、捣汁。

［宜忌］阴虚血热者忌用。

［药膳方选］

1. 治粪后下血：艾叶、生姜。煎浓汁服（《千金方》）。

2. 治妇女白带：艾叶15g，鸡蛋2个。先煮艾叶取汁，入鸡蛋煮熟，吃蛋喝汤。连服5日（《中药大辞典》）。

［成分］含侧柏酮、豆甾醇、脂肪、蛋白质、维生素 A、B_1、B_2、C 等。

第十节　平肝熄风类

石决明（《名医别录》）

[异名] 生石决、千里光

[基原] 为鲍科动物九孔鲍或盘大鲍等的贝壳。

[性味与归经] 咸，平。入肝、肾经。

[功效] 平肝潜阳，清肝明目。

[主治] 用于肝阳上亢、头痛眩晕、目赤翳障等。

[用量与用法] 10～30g，煮、炖、冲。

[药膳方选]

1. 治头痛眩晕、肢体麻木及目赤肿痛：石决明粉 25g，草决明 10g（炒），菊花 15g，粳米 100g，冰糖 6g。先煮石决明、草决明、菊花取汁，入米煮粥，加冰糖食之（《中国药膳大观》石决明粥）。

2. 治青盲雀目：石决明 30g（煅），苍术 90g（去皮），为末。每次 9g，以猪肝披开，入药末在内扎定，砂罐煮熟，食肉饮汁（《眼科龙木论》）。

[成分] 含碳酸钙等。

天　麻（《神农本草经》）

[异名] 赤箭、神草、定风草

[基原] 为兰科植物天麻的根茎。

[性味与归经] 甘，平。入肝经。

[功效] 平肝熄风，活络通痹。有镇静、抗惊厥作用。

[主治] 用于肝风眩晕、头风头痛、肢体麻木、半身不遂、湿痹拘挛等。

[用量与用法] 5～10g，煮、炖、蒸、泡、冲。

[药膳方选]

1. 治高血压、神经衰弱之头昏头痛、目眩肢麻：天麻 10g，川芎 6g，茯苓 10g，鲜鲤鱼 1 尾。将前 3 味切片，放入鱼头和鱼腹内，置盆中，加葱、姜，蒸 30 分钟；另用水豆粉、清汤、白糖、盐、味精、胡椒粉、香油等，在锅内烧开勾芡，淋在鱼上即成（《大众药膳》天麻鱼头）。

2. 治神经性偏正头痛：天麻 10g，猪脑 1 个，小火共煮 1 小时成稠厚羹汤，去天麻，吃猪脑喝汤（《中国药膳大观》天麻猪脑羹）。

3. 治眩晕及神经衰弱：天麻粉 2g，鸡蛋 1 个，调匀蒸熟食，日 1～2 次（《中国药膳学》天麻蛋）。

[成分] 含香荚兰醇、香荚兰醛、生物碱、黏液质，维生素 A 类物质等。

蚯 蚓

[异名] 地龙

[基原] 为巨蚓科动物参环毛蚓或正蚓科动物背暗异唇蚓等的全体。

[性味与归经] 咸，寒。入肝、脾、肺经。

[功效] 清热平肝止痉，清肺平喘，通络除痹。有降血压、解痉、解热、镇静、抗惊厥等作用。

[主治] 用于高热惊风、抽搐、狂躁、喘急、偏瘫风痹、热淋等。

[用量与用法] 5～10g，煮、炖、炒、泡、冲。

[药膳方选]

1. 治疗癫痫：食用蚯蚓50g，鸡蛋清2个。按常规同炒。日1次，发作前食用（《中华药膳宝典》地龙炒蛋清）。

2. 治高血压病：地龙40g，60%酒精100ml。共浸3日，滤去渣，释成40%地龙酊。每次10ml，日饮3次（《中药大辞典》）。

[成分] 含蚯蚓素、氨基酸等。

全 蝎（《开宝本草》）

[异名] 虿、虿尾虫、蝎子、金虫

[基原] 为钳蝎科动物钳蝎的干燥全虫。

[性味与归经] 咸、辛，平，有毒。入肝经。

[功效] 熄风止痉，通络解毒。有镇痛、抗惊厥、抗癫痫作用，能抗肿瘤，扩张血管，降血压。

[主治] 用于中风癫痫、惊风抽搐、偏瘫口歪、头痛风痹等。

[用量与用法] 1.5～6g，冲、炒、炸。

[宜忌] 血虚生风者忌用。

[药膳方选]

1. 治癫痫：全蝎1只（焙为末），新鲜韭菜250g（洗净晾干）。混合揉汁，放入红糖50g，拌匀蒸熟，空腹顿食（《四川中医》）。

2. 治橡皮腿：全蝎7只（去头足），放鸡蛋内蒸熟，去蝎，单食鸡蛋（《泉州本草》）。

3. 治腮腺炎：全蝎，用香油炸黄。每次吃1只，日2次，连食2日（《山东中草药手册》）。

4. 治骨结核：蜈蚣、全蝎各40g，地鳖虫50g，为末，分40包。每次1包，放入鸡蛋（量不限），搅匀，蒸蛋糕或煎或炒吃。早晚各1次（《中西医结合杂志》）。

5. 治淋巴结结核：全蝎、蜈蚣各1只，为末，打入1个鸡蛋搅匀，用食油炒熟（忌铁锅）食用，每晨1次（《中药大辞典》）。

6. 治大肠风毒下血：白矾、全蝎各等分，为末。每于食前，以温粥调下1.5g（《圣惠方》）。

[成分] 含蝎毒、甜菜碱、三甲胺、牛磺酸、胆甾醇、卵磷脂及铵盐、氨基酸等。

芹 菜 (《履岩本草》)

[异名] 旱芹、药芹、香芹

[基原] 为伞形科植物旱芹的全草。

[性味与归经] 甘、苦,凉。入肝、肺、胃经。

[功效] 平肝清热。有降压、利尿作用。

[主治] 用于肝阳上亢、头痛眩晕、头胀目胀等。

[用量与用法] 50~100g,煮、炒。

[宜忌] 脾胃虚寒者忌用。

[药膳方选]

1. 治高血压:生芹菜1000g,蜂蜜适量。捣芹菜汁,加入蜂蜜调匀。每次服40ml,日3次(《福建中医药》)。

2. 治高血压、高血脂、动脉硬化:芹菜400g,水发香菇50g。锅置火上,倒入油。待油冒青烟时,下芹菜煸炒2~3分钟,入盐、香菇片(醋、味精、淀粉拌)迅速炒匀,淋入芡汁即成(《中国药膳大观》芹菜炒香菇)。

[成分] 含芹菜苷、佛手柑内酯、挥发油、胡萝卜素、糖类等。

黄花菜 (《滇南本草》)

[异名] 金针菜、萱草花

[基原] 为百合科植物摺叶萱草的根。

[性味与归经] 甘,平。入肝、膀胱经。

[功效] 养血平肝,利水消肿。

[主治] 用于眩晕耳鸣、吐血衄血、热淋水肿等。

[用量与用法] 10~15g,煮、炖、蒸。

[药膳方选]

1. 治腰痛、耳鸣、奶少:黄花菜根,蒸肉饼或煮猪腰食(《昆明民间常用草药》)。

2. 治贫血、营养不良性水肿:黄花菜根30~60g,炖肉或鸡吃(《云南中草药》)。

第十一节 安神益智类

磁 石 (《神农本草经》)

[异名] 玄石、元武石、吸铁石

[基原] 为氧化物类矿物磁铁矿的矿石。

[性味与归经] 辛、咸,平。入肾、肝、肺经。

[功效] 镇惊安神,潜阳,纳气定喘。有抗贫血、镇静等作用。

[主治] 用于眩晕失眠、耳鸣耳聋、惊痫、心悸怔忡、虚喘等。

[用量与用法] 10~30g,煮、炖、泡。

[宜忌] 不可久用。

[药膳方选]

1. 治耳聋日久不愈：磁石50g（捣研，水淘去赤汁，绵裹），猪肾1对（去脂膜，细切）。水煮磁石，去滓取汁，入肾，调和以葱、豉、姜、椒作羹，空腹食之；做粥及入酒均可（《圣惠方》磁石肾羹）。

2. 治耳聋耳鸣：磁石15g，木通、菖蒲（米泔浸1~2日，切，焙）各240g，酒10kg。前3味药以绢囊盛，共浸，寒7日，暑3日。每饮30ml，日2次（《圣济总录》磁石酒）。

3. 治心悸失眠：磁石60g，猪腰子1个，粳米100g。先用水煮磁石，去滓取汁，入猪腰片、粳米，煮粥食之（《中国药膳大观》）。

4. 治阳痿不起：磁石50g，清酒1kg。共浸14日。每服20ml日2次（《千金要方》）。

5. 治小儿惊痫：磁石，炼水饮（《圣济总录》）。

[成分] 含四氧化三铁、三氧化二铁、氧化镁等。

酸枣仁（《神农本草经》）

[异名] 枣仁

[基原] 为鼠李科植物酸枣的种子。

[性味与归经] 甘，平。入心、脾、肝、胆经。

[功效] 养心安神，益阴敛汗。有增强免疫，降血脂，降血压，抗动脉硬化，抗惊厥及镇静催眠、镇痛作用。

[主治] 用于虚烦不眠、惊悸怔忡，体虚多汗等。

[用量与用法] 6~15g，煮、炖、煨、蒸。

[宜忌] 气郁化火及滑泄者忌用之。

[药膳方选]

1. 治骨蒸及心烦不得眠：枣仁60g，米200g，地黄汁100g。先用水煮枣仁取汁，入米煮粥，候熟入地黄汁，更微煮过，不计时候食之（《圣惠方》酸枣仁粥）。

2. 治睡中盗汗：酸枣仁、人参、茯苓各等分，为细末，米饮调下半盏（《普济方》）。

[成分] 含酸枣皂苷、甾醇、三萜化合物、维生素C及蛋白质、脂肪等。

柏子仁（《神农本草经》）

[异名] 柏实、柏子

[基原] 为柏科植物侧柏的种仁。

[性味与归经] 甘，平。入心、肝、脾经。

[功效] 养心安神，润肠通便。有缓泻作用。

[主治] 用于心悸失眠、肠燥便秘等。

[用量与用法] 9~15g，煮、炖、煨、冲。

[宜忌] 痰湿盛及泄泻者忌用。

[药膳方选]

1. 治心悸怔忡及失眠、健忘：柏子仁30g，猪心1具。将猪心洗净，用竹刀剖开，填入杵烂之柏子仁，封好后，隔水炖熟，以猪心烂熟为度。吃时可放少许调料（《中华药膳宝典》柏子仁炖猪心）。

2. 治慢性便秘及心悸失眠健忘：柏子仁 10 ~ 15g，蜂蜜适量，粳米 100g。先将柏子仁捣烂，入米煮粥，待粥将成时，兑入蜂蜜适量，稍煮一二沸即可（《中国药膳大观》柏子仁粥）。

3. 健身悦色：柏子仁、菊花各等分，为末。蜂蜜水送服（《中国药膳学》柏仁菊花蜜）。

［成分］含脂肪油、皂苷及少量挥发油。

远 志 （《神农本草经》）

［异名］远志肉、小草根

［基原］为远志科植物细叶远志的根。

［性味与归经］苦、辛，温。入心、肾经。

［功效］安神益智，解郁祛痰。有祛痰和兴奋子宫作用。

［主治］用于健忘痴呆、失眠多梦、惊悸不宁、咳嗽多痰等。

［用量与用法］6 ~ 10g，煮、炖、煨、冲。

［宜忌］阴虚阳亢者忌用。

［药膳方选］

1. 治神经衰弱及健忘心悸失眠：远志末，每服 3g，米汤调服，日 2 次（《陕西中草药》）。

2. 治惊悸健忘、不寐多痰：远志 10g，炒枣仁 10g，粳米 50g，如常法煮米作粥，开锅后放入远志、枣。晚间临睡前做夜宵食之（《中国药膳大观》远志枣仁粥）。

［成分］含远志皂苷元、远志醇、远志素及脂肪油、树脂等。

合欢花 （《本草衍义》）

［异名］夜合花、绒花、乌绒

［基原］为豆科植物合欢的花或花蕾。

［性味与归经］甘，平。入心、脾经。

［功效］解郁安神，理气活络。

［主治］用于失眠健忘、神情抑郁、跌打损伤、风行赤眼、视物不清等。

［用量与用法］3 ~ 10g，煎、泡、蒸、冲。

［药膳方选］

1. 失眠胁痛及夜盲、赤眼：合欢花 10g（鲜品 20g），猪肝 150g，盐少许。先将合欢花加水浸泡，与猪肝片、盐，隔水蒸熟，作菜肴佐膳（《中国药膳大观》合欢花蒸猪肝）。

2. 治风火眼疾：合欢花，配鸡肝、羊肝或猪肝，蒸食之（《四川中药志》）。

3. 治眼雾不明：合欢花，一朵云，泡酒服（《四川中药志》）。

4. 治跌打损伤疼痛：合欢花，每服 3g，酒调服（《子母秘录》）。

小 麦（《名医别录》）

[异名] 淮小麦

[基原] 为禾本科植物小麦的种子或其面粉。

[性味与归经] 甘，凉。入心、脾、肾经。

[功效] 养心安神，益肾养阴。

[主治] 用于脏躁、烦热、消渴、泄利等。

[用量与用法] 30～60g，煮、蒸。

[药膳方选]

1. 治妇人脏躁，喜悲伤欲哭：浮小麦100g，甘草18g，大枣45g，共煮食（《金匮要略》）。

2. 治消渴口干：小麦，用炊做饭或煮粥食（《食医心镜》）。

3. 治心悸失眠、自汗盗汗：小麦30～60g，粳米60g，大枣5枚。先煮小麦取汁，后入粳米、大枣煮粥食（《饮食辨录》小麦粥）。

[成分] 含淀粉、蛋白质、糖类、糊精、脂肪、谷甾醇、卵磷脂、尿囊素、淀粉酶、麦芽糖酶、蛋白酶等。

五味子（《神农本草经》）

[异名] 五梅子、山花椒

[基原] 为木兰科植物五味子的果实。

[性味与归经] 酸，温。入肺、肾经。

[功效] 安神，敛肺，滋肾，生津，收汗，涩精。能抗衰老，改善人的智力活动，提高工作效率，保护肝脏、心脏及抗溃疡、镇静、镇痛。

[主治] 用于失眠健忘、肺虚咳喘、口干、自汗盗汗、遗精、久泄等。

[用量与用法] 3～10g，蒸、泡、冲。

[宜忌] 外感表证、实热内蕴或咳嗽初起者，忌用。

[药膳方选]

1. 治神经衰弱：五味子40g，50%酒精20ml，共浸泡，每日振荡1次。10天后过滤，残渣再加等量酒精浸泡10天过滤，两液合并，再加等量蒸馏水稀释。每次2.5ml，日3次（《中草药通讯》）。

2. 治心悸失眠及神经衰弱：五味子30g，人参9g，枸杞子30g，白酒500g，共浸泡7天即可。睡前饮10～15g（《中医内科学》）。

3 治痰嗽并喘：五味子、白矾各等分，为末。每服9g，以生猪肺炙熟，蘸末细嚼，白汤下（《普济方》）。

4. 治肺虚寒：五味子，蒸烂，研滤汁，去滓，熬成稀膏，入蜜，再上火待蜜熟，候冷贮之。作汤，时时服（《本草衍义》）。

[成分] 含莰烯、月桂烯、柠檬烯、五味子素、五味子醇、戈米辛、五味子酚、枸橼酸、苹果酸、维生素C、维生素E。

龙眼肉 （《开宝本草》）

[异名] 益智、桂圆、龙目

[基原] 为无患子科植物龙眼的假种皮。

[性味与归经] 甘，温。入心、脾经。

[功效] 益智安神，健脾宁心。

[主治] 用于虚劳羸瘦、失眠健忘、心悸不宁等。

[用量与用法] 10～30g，煮、炖、煨、蒸。

[宜忌] 痰火内扰及痰饮内停者忌用之。

[药膳方选]

1. 大补气血：龙眼肉 30g，白糖 3g，西洋参片 3g，共盛碗内，碗口罩以丝棉，日日于饭锅上蒸之。每 1 匙，开水瀹服（《随息居饮食谱》玉灵膏）。

2. 助精神：龙眼肉不拘多少，烧酒浸百日，常饮数杯（《万氏家抄方》龙眼酒）。

3. 治心悸失眠、腰膝酸软：桂圆肉 15g，栗子肉 10 个，粳米 50g，白糖少许。先将栗子肉切碎，与米煮粥，将熟入桂圆肉，食时加糖少许，不拘时食之（《中国药膳大观》栗子桂圆粥）。

4. 治心脾两虚之纳少面黄、心悸失眠：龙眼肉 250g，蜂蜜 250g，大枣 250g，姜汁适量。先用水煮龙眼肉及大枣，将熟入姜汁、蜂蜜，搅匀，煮熟食之（《泉州本草》）。

5. 治贫血及失眠心悸：桂圆肉 30g，光童子鸡 1 只。将鸡治净，入沸水锅中汆一下，去血水，捞出洗净，放入蒸钵，再放入桂圆、料酒、葱、姜、盐和清水，蒸 1 小时，去葱、姜即可（《滋补中药保健菜谱》桂圆童子鸡）。

6. 治贫血：龙眼肉 10g，连衣花生米 15g，盐适量。煮食（《中国药膳学》龙眼花生）。

7. 治胎滑及胎动不安：桂圆 10 枚，苎麻根 15g，共煎水代茶饮（《中华药膳宝典》）。

[成分] 含葡萄糖、蔗糖、酒石酸、腺嘌呤、胆碱、蛋白质、脂肪等。

第十二节 润肠通便类

火麻仁 （《神农本草经》）

[异名] 麻子、麻子仁、大麻子

[基原] 为桑科植物大麻的种仁。

[性味与归经] 甘，平。入脾、胃、大肠经。

[功效] 润肠通便，活血通淋。有降血压作用。

[主治] 用于肠燥便秘、热淋痢疾等。

[用量与用法] 10～15g，煮、炖。

[药膳方选]

1. 治大便不通：火麻仁，研，与米煮粥食之（《肘后方》）。

2. 治产后郁冒、汗多便秘：苏子、火麻仁各 10g，水研取汁，煮粥食之（《本事方》麻子苏子粥）。

3. 治五淋、茎中痛：麻子，水研取汁，入米煮粥，入葱、椒食之（《食医心镜》）。

4. 治白痢：麻子汁，煮取绿豆，空腹饱食（《孟诜必效方》）。

［成分］含脂肪油、植酸、钙、镁等。

郁李仁（《神农本草经》）

［异名］郁里仁、李仁肉

［基原］为蔷薇科植物郁李、欧李或长梗郁李的种仁。

［性味与归经］辛、苦、甘，平。入膀胱、大小肠经。

［功效］润肠通便，下气利水。

［主治］用于肠燥便结、水肿鼓胀、小便不利等。

［用量与用法］3～10g，煮、炖。

［宜忌］阴虚便燥及孕妇慎用。

［药膳方选］

1. 治脚气肿满喘促、大小便秘：郁李仁 15g（去皮研末），粳米 60g，蜜 20g，生姜汁 3ml。先煮米临熟，入 3 味搅匀，再煮令熟，空心食之（《圣惠方》郁李仁粥）。

2. 治老人水肿腹胀喘乏：郁李仁 30g（水研取计），苡仁 100g，煮粥。空心食之，日 2 次（《养老奉亲书》郁李仁粥）。

［成分］含苦杏仁苷、脂肪油、挥发油、纤维素、淀粉、油酸、维生素 B_1、维生素 C 等。

菠 菜（《履巉岩本草》）

［异名］波棱菜、红根茎、飞龙菜

［基原］为藜科植物菠菜的带根全草。

［性味与归经］甘，凉。入胃、大肠经。

［功效］养血润肠，敛阴止血。

［主治］用于肠燥便结、衄血、便血等。

［用量与用法］100～250g，煮、炒。

［宜忌］泄泻者慎用。

［药膳方选］

1. 治便秘：菠菜 100g，粳米 50g。先将菠菜在沸水中过一下；煮米成粥，将成入菠菜，煮熟，入五味即可（《本草纲目》）。

2. 治老年性便秘、习惯性便秘：菠菜 250g，先在沸水中略焯，沥干晾凉，入鲜姜丝及盐、酱油、味精、醋、香油、花椒油，拌匀即可（《中国药膳大观》姜丝菠菜）。

3. 治贫血：水沸后，加生姜丝和少量盐调味，放入菠菜、猪肝片，熟后食用（《中国药膳学》菠菜猪肝汤）。

［成分］含菠菜皂苷、蛋白质、脂肪、碳水化合物，胡萝卜素、菠叶素及锌等。

香 蕉 (《本草纲目拾遗》)

[异名] 甘蕉、蕉子、蕉果

[基原] 为芭蕉科植物甘蕉的果实。

[性味与归经] 甘，寒。入胃、大肠经。

[功效] 滋阴润肠，清热解毒。

[主治] 用于肠燥便结、热病烦渴、痔疮出血等。

[用量与用法] 50～150g，生吃、煮、炖。

[宜忌] 虚寒泄泻者忌用。

[药膳方选]

1. 治痔疮及大便出血：香蕉 2 个，不去皮，炖熟，连皮食之（《岭南采药录》）。

2. 治咳嗽便秘：香蕉 2 个，冰糖煮食，日 1～2 次（《中国药膳学》冰糖香蕉）。

[成分] 含去甲肾上腺素、5－羟色胺、二羟基苯乙胺、淀粉、蛋白质、脂肪、糖、维生素 A、维生素 B、维生素 C、维生素 E 等。

第十三节 益气健脾类

人 参 (《神农本草经》)

[异名] 白参、红山参、野山参

[基原] 为五加科植物人参的根。

[性味与归经] 甘、微苦，温。入脾、肺经。

[功效] 大补元气，固脱生津，安神益智。具有调节神经系统功能、强心、提高免疫功能、增强造血、肾上腺皮质功能及促性激素样作用，还能增强机体对各种有害刺激的防御能力，能提高人的一般脑力和体力机能，并对人有显著的抗疲劳作用。

[主治] 用于劳伤虚损、久虚不复、一切气血津液不足之证及食少、倦怠、虚咳、喘促、自汗、惊悸、健忘、眩晕、尿频、妇女崩漏、男子阳痿、小儿慢惊等。

[用量与用法] 1～9g，泡、炖、蒸、焖、煨、煮、熬。

[宜忌] 实证、热证忌用。

[药膳方选]

1. 治中风后烦躁不食：人参 30g，粟米 250g，薤白 15g，鸡子白 1 枚。先煮参取汁，后入粟米煮粥，将熟下鸡子白、薤白，候熟食之。如食不尽，可作 2 次（《圣济总录》人参粥）。

2. 治崩漏便血：红参 6g，粳米 50g，冰糖适量。用参、米先煮粥，待熟后入冰糖，搅匀，分多次食之（《食鉴本草》人参粥）。

3. 治虚羸不思食：人参 30g，白茯苓 15g，粳米 100g，生姜 6g。先将参、苓、生姜水煎取汁，后入米煮粥，临熟下鸡子白 1 枚及盐少许，搅匀，空心食之（《圣济总录》参苓粥）。

4. 治反胃吐酸水：人参末 15g，生姜汁 15g，粟米 50g。先以水煮参末、姜汁，后入粟米，煮为稀粥，觉饥即食之（《圣济总录》人参粥）。

5. 治病后气少纳差神疲：人参 6g，莲子 10 枚，冰糖 15g。先将参、莲入瓷碗内，加水浸泡，再入冰糖，隔水蒸 1 小时。喝汤，吃莲肉（《经验良方》人参莲肉汤）。

6. 治脾胃虚不思饮食：生姜 240g（取汁），白蜜 300g，人参末 120g，共煎成膏。每次 1 匙，米饮调食（《普济方》）。

7. 治小儿肠胃虚冷呕吐及痢：人参、茯苓各 9g，麦冬 12g，红米 50g。以水煮参、苓、麦冬取汁，入米煮粥食之（《食医心鉴》人参粥）。

[成分] 含人参皂苷 I～VI、人参二醇、人参三醇、人参倍半萜烯以及各种氨基酸、肽类、葡萄糖、果糖、麦芽糖、维生素 B_1、维生素 B_2、烟酸、泛酸等。

党　参（《本草从新》）

[异名] 台党、野台参、潞党、西党参

[基原] 为桔梗科植物党参的根。

[性味与归经] 甘，平。入脾、肺经。

[功效] 补中、益气、生津。具有增加红细胞及血红蛋白，升高放化疗所引起的白细胞下降，降压，升高血糖，提高神经系统兴奋性，以及增强网状内皮系统吞噬功能，提高机体抗病能力等作用。

[主治] 用于脾胃虚弱、气血两虚之证，及疲倦乏力、食少便溏、脱肛等。

[用量与用法] 9～30g，炖、蒸、煨、煮、熬。

[宜忌] 有实邪、火盛者忌服。

[药膳方选]

1. 治心悸疲倦，健忘失眠：党参 30g，当归 10g，山药 20g，猪心 200g。先将猪心切开，剔去筋膜腺膜，洗净，放入锅内，加盐少许；用纱布袋装余 3 味药，扎紧袋口，放入锅内，加水，清炖至猪心煮透；夹出猪心，切片。另用米醋、姜丝、大蒜、香油各适量，与猪心片相拌，分食（《百一选方》）。

2. 治声音低，筋力差：党参 500g，沙参 250g，桂圆肉 125g。水煎，取浓汁，熬至滴水成珠，瓷器盛贮，每用 1 酒杯，空心开水冲服（《得配本草》上党参膏）。

3. 治肾炎蛋白尿：党参 20g，黄芪、芡实各 30g，猪肾 1 个。剖猪肾，洗净去尿味，共炖。饮汤食肉（《中国药膳学》）。

4. 治气虚发热：生黄芪、党参各 30g，甘草 15g，粳米 100g，大枣 10 枚。先将前三味煎取浓汁，再用后两味煮粥，兑入前药汁，早晚分食（《中国药膳大观》黄芪大枣粥）。

5. 治气血不足，心悸失眠：党参、山药各 20g，当归 10g，猪腰 500g。先将猪腰剔去筋膜、腺膜，洗净；加入前三味药清炖至熟；取出猪腰，用冷开水漂一下，切片装盘，浇酱油、醋，加姜丝、蒜末、麻油等调料，即可（《滋补中药保健菜谱》归参山药炖腰花）。

[成分] 含皂苷、蔗糖、葡萄糖、菊糖、淀粉、维生素 B_1、维生素 B_2、黄芩素、葡萄糖苷、生物碱等。

西洋参（《本草从新》）

[异名] 洋参、花旗参

[基原] 为五加科植物西洋参的根。

[性味与归经] 甘、微苦，凉。入心、肺、肾经。

[功效] 生津止渴，益肺养阴，清退虚热。具有强壮、镇静和中枢兴奋作用。

[主治] 用于津气亏虚之证，及久嗽、失血而伴咽干口燥者。

[用量与用法] 1～6g，噙、泡、蒸、炖。

[宜忌] 脾胃虚寒、胃中寒湿者忌用。

[药膳方选]

1. 治暑热烦渴：西洋参1～2g。切片，泡开水代茶饮（《中国药膳学》）。

2. 治复发性口疮：西洋参片。噙，咽汁（经验方）。

3. 治肠红：西洋参蒸桂圆肉，食之（《类聚要方》）。

[成分] 含人参皂苷、树脂、挥发油等。

黄 芪（《神农本草经》）

[异名] 黄耆、王孙、绵黄芪

[基原] 为豆科植物黄芪或内蒙黄芪等的干燥根。

[性味与归经] 甘，微温。入肺、脾经。

[功效] 生用：益气固表，利水消肿。炙用：补中益气。能增强机体细胞免疫和体液免疫功能，诱生干扰素，增强自然杀伤细胞的细胞毒活性；能促进蛋白质合成，延长细胞寿命；并有强心，降压，利尿，保肝，抗疲劳，抗缺氧，抗辐射，抗衰老等作用。

[主治] 用于自汗、盗汗、麻木、浮肿等，及内伤劳倦、气衰血虚之证，如泄泻、脱肛、崩漏等。

[用量与用法] 9～60g，炖、焖、煨、蒸、熬。

[宜忌] 实证及阴虚阳盛者忌服。

[药膳方选]

1. 治体弱易感冒，心悸健忘：黄芪30g，猴头菌150g，嫩鸡肉250g，生姜15g，葱白20g。先将猴头菌治净，温水发胀；锅烧热下入猪油，投入黄芪片、姜、葱、鸡肉块；共煸炒后，放入食盐、绍酒、发猴头菌的水和少量清汤；用武火烧沸后再用文火烧约1小时左右，然后下入猴头菌片再煮半小时，撒入胡椒面；先捞出鸡块放在碗底部，再捞出猴头菌片盖在上面；汤中下入小白菜心，略煮片刻舀入碗内即成（《中国药膳学》黄芪猴头汤）。

2. 治肾下垂、脱肛、子宫脱垂：黄芪60g，枸杞子30g，乳鸽1只。先将乳鸽治净。放入烧盅内，加水适量，再入黄芪片、枸杞子；将烧盅放入锅内，隔水炖熟即成。食用时，可加食盐、味精等调料（《大众药膳》芪杞炖乳鸽）。

3. 治风湿性关节炎、类风湿性关节炎：黄芪60g，续断10g，蛇肉1000g，生姜15g。铁锅烧热，倒入猪肉30g，旺火烧至油开后，倒入蛇肉翻炒，烹入料酒；然后将蛇肉倒入砂锅内，并将浸泡黄芪、续断的冷水连药一齐倒入锅内，加入姜片、葱段、盐；小火炖1

小时，加入胡椒粉，拣去葱、姜，即可食用（《滋补中药保健菜谱》黄芪炖蛇肉）。

4. 治老人气短神疲易感冒：党参、黄芪各30g，白术、茯苓、炙甘草各15g。水煎，去滓；下粳米60g，煮粥，清晨顿食（陈可冀等订正《养老奉亲书》参芪粥）。

5. 治老人痔疮下血不止：黄芪30g，刺猬皮15g（炙），粳米60g。先煎黄芪、刺猬皮，去滓取汁；下米煮粥，空腹食之，日1次（陈可冀等订正《养老奉亲书》黄芪粥）。

6. 治胎动不安腹痛：黄芪、川芎各30g，糯米60g。先煎黄芪、川芎，去滓取汁；下米煮粥。分2次食之（《妇人良方》）。

7. 治阴汗湿痒：黄芪，酒炒为末。以熟猪心蘸药末吃（《济急方》）。

［成分］含黄芪苷、胡萝卜苷、蔗糖、葡萄糖醛酸、黏液质、氨基酸、胆碱、叶酸、甜菜碱及铁、锰、锌等微量元素。

白 术 （《神农本草经》）

［异名］于术、平术、冬术

［基原］为菊科植物白术的根茎。

［性味与归经］苦、甘，温。入脾、胃经。

［功效］健脾益胃，燥湿和中。能增强耐力，增强网状内皮系统吞噬能力，增加白细胞数，促进细胞免疫；有保肝、利胆、抗溃疡，利尿、抗肿瘤、抗凝血、扩张血管以及降血压，降血糖作用。

［主治］用于脾胃气虚、湿盛之证，如食少倦怠、泄泻、水肿、痰饮、黄疸、小便不利、自汗、胎动不安等。

［用量与用法］3~12g，炖、焖、煨、煮、熬、蒸。

［宜忌］气滞胀满及阴虚燥渴者忌用。

［药膳方选］

1. 治脾虚食少久泻：生白术250g（为细末，焙熟），大枣250g（煮熟去核），面粉500g。混合做饼，当点心食用（《中国药膳学》白术饼）。

2. 治久泄久痢：白术300g。水煎3次，取汁混合，熬成膏。每服2~3匙，蜜汤调下（《千金良方》白术膏）。

3. 治泄泻脘闷不食：白术25g，橘皮15g，粳米100g。用纱布包裹白术、橘皮，与粳米一起置锅中，中火煮成粥。可加适量红糖（《中国药膳大观》）。

4. 治妇人腹胁血癖气痛：白术60g，槟榔1枚，生姜（切炒）45g，猪肚1枚。先将猪肚治净，纳药于内缝合；水煮猪肚令熟，取汁，入粳米及调料同煮粥。空腹食之（《圣济总录》白术猪肚粥）。

5. 治气血不足之滑胎：白术、党参各10g，黄芪30g，红枣15g，糯米50g。先煎前四味药，去滓取汁；另煮糯米粥，待将熟时，下药汁同煮1~2沸即成。早、晚各食1次（《中华药膳宝典》参芪术枣糯米粥）。

6. 治儿童流涎：生白术9g。捣碎，加水和食糖，放锅上蒸汁。分3次食用（《江苏中医》1965年第12期）。

［成分］含苍术醇、苍术酮、维生素A等。

山 药（《药谱》）

[异名] 薯蓣、山芋、怀山、白苔

[基原] 为薯蓣科植物薯蓣的块茎。

[性味与归经] 甘，平。入肺、脾、肾经。

[功效] 健脾益气，补肺固肾，益精。有抗衰老，降低血糖和强壮作用。

[主治] 用于脾虚、肺虚及肾虚之证，如泄泻、久咳、尿频、遗精、带下、消渴等。

[用量与用法] 9～30g，炖、焖、煨、煮、熬、蒸、炸。

[宜忌] 有实邪者忌用。

[药膳方选]

1. 延年益寿：山药，去皮薄切，为末食之（《寿亲养老新书》造山药面法）。

2. 治脾虚食少：①山药50g，糯米500g，白糖90g。先将山药捣粉，蒸熟，加白糖与胡椒粉适量，调成馅备用；后用糯米水泡后，磨成汤圆米粉，分成若干小团，包山药馅，搓成圆球状；将汤圆下沸水锅内，待其浮起，即可食用（《刘长春经验方》）。②山药、芡实各100g，川椒30g，糯米1000g，白糖30g。先将糯米水泡1夜，沥干后，小火炒熟，打成细粉；次将山药、芡实、川椒放在锅内略炒，为末；混匀备用。每次30～60g，开水冲调，加适量白糖，随意食（《仁寿录》）。

3. 治糖尿病：山药60g，猪胰1只。共炖熟，食盐调味，食之（《中国药膳学》山药炖猪胰）。

4. 治脾虚食少、遗尿尿频：①山药粉、茯苓粉各100g，面粉200g，白糖300g。将山药、茯苓水调成糊状，蒸半小时，加白糖、猪油、果料调成馅备用；将面粉发酵，加入适量的食用碱，将馅包入面皮中，做成包子，蒸熟即可（《滋补中药保健菜潜》山药茯苓包子）。②鲜山药500g，白糖125g，豆粉100g。先将鲜山药洗净，蒸熟，去皮，切成一寸长的段，再剖成两片，用刀拍扁；烧热锅倒入菜油，待油烧至七成熟时，投入山药，炸至黄色时捞出备用；另烧热锅放入炸好的山药，加入糖和水，文火烧5～6分钟后，即转武火，加醋、味精，用淀粉着芡，淋上熟油起锅装盘即成（《中国药膳大观》香酥山药）。

5. 治噤口痢：山药，一半生用，一半炒黄色，为细末。米饮调糊食（《百一选方》）。

6. 治诸风眩晕：山药粉，同曲、米酿酒食（《本草纲目》山药酒）。

7. 治小便频数：山药粉，入铫中，入酒一大匙，熬令香，再添酒一盏，搅匀，空心食之（《圣惠方》）。

8. 治须发早白：山药250g，黑芝麻15g，白糖100g。山药去皮，切成菱形小块，放入六成热的菜油锅内，炸至浮起，捞出；再将铁锅烧热，用油滑锅，放入白糖，加少许水溶化，炼至糖汁呈米黄色，随即推入炸过的山药块，不停地翻炒，使外面包上一层糖浆，然后撒上炸香的黑芝麻即成（《中华药膳宝典》）。

[成分] 含皂苷、胆碱、淀粉、黏液质、糖蛋白、氨基酸、维生素C等。

黄 精 （《名医别录》）

［异名］重楼、野生姜

［基原］为百合科植物黄精、滇黄精、多花黄精等的根茎。

［性味与归经］甘，平。入脾、肺、肾经。

［功效］益气养阴，强筋壮骨。能提高细胞免疫功能，具有降血糖，降胆固醇，降血压及抗真菌等作用。

［主治］用于气阴两虚之证及病后体虚者，如肺痨咳血，食少，筋骨软弱无力等。

［用量与用法］9～15g（鲜品30～60g），蒸、煮、炖、煨。

［宜忌］中寒泄泻、气滞痞满、痰湿咳嗽者均忌用。

［药膳方选］

1. 壮筋骨、益精髓、乌须发：黄精、苍术各2000g，枸杞根、柏叶各2500g，天门冬1500g。煮汁去渣，同曲、糯米，如常酿酒饮之（《本草纲目》）。

2. 治脾虚食少乏力：黄精、党参、山药各30g。蒸鸡食（《中药大辞典》）。

3. 治脾虚食少及肺虚燥咳：①黄精15～30g，粳米100g，白糖适量。先煎黄精，去滓取浓汁；同粳米煮粥，粥成后加入白糖即可（《中国药膳大观》）。②黄精9g，党参9g，大枣5枚，猪肘750g，生姜15g。先用纱布包黄精、党参；次将猪肘子治净，入沸水锅内焯去血水，捞出洗净；将药物与食物同时放入砂锅中，注入适量清水，置武火上烧沸，撇尽浮沫，移文火上继续煨至汁浓肘烂，去除药包，肘、汤、大枣同时装入碗内即成（《中国药膳学》成都惠安堂滋补餐厅方）。

4. 治肺结核体虚：黄精15～30g。炖猪肉食（《中药大辞典》）。

5. 治肺痨咳血及赤白带：鲜黄精60g，冰糖30g。开水炖食（《闽东本草》）。

6. 治蛲虫病：黄精24g，冰糖30g。炖食（《福建中医药》1965年第6期）。

7. 治小儿下肢痿软：黄精30g，冬蜜加30g。开水炖食（《闽东本草》）。

［成分］含天门冬氨酸、高丝氨酸、一氨基丁酸、黏液质、淀粉、糖分、洋地黄糖苷等。

大 枣 （《神农本草经》）

［异名］木蜜、干枣。

［基原］为鼠李科植物枣的成熟果实。

［性味与归经］甘，温。入脾、胃经。

［功效］健脾益气，和胃生津。具有增强肌力，增加体重，保护肝脏，降低胆固醇及镇痛，镇静，抗炎，抗过敏等作用。

［主治］用于脾胃亏虚、气血津液不足之证，如食少便溏、心悸怔忡、妇人脏燥等。

［用量与用法］9～30g，炖、煨、蒸，煮，熬。

［宜忌］气滞、湿痰、虫病者忌用。

［药膳方选］

1. 治气虚食少乏力：大枣20g，人参6g，糯米50g。先用水浸泡人参、大枣，再煎煮30分钟以上，取汁及药分贮备用；再将糯米蒸熟，扣在盘中；将参、枣摆在糯米饭上；

后将药汁加糖，煎成浓汁，倒在饭上即成（《醒园录》）。

2. 治中风惊恐虚悸、四肢沉重：大枣 7 枚（去核），青粱粟米 60g。先用水煮枣，去滓取汁；后入米煮粥食之（《圣济总录》大枣粥）。

3. 治上气咳嗽：大枣 20 枚（去核），酥 60g，先微火煎酥令溶，入枣肉中渍尽，贮之。常含 1 枚，微咽其汁（《圣惠方》）。

4. 治尿频、遗精、子宫脱垂：大枣 15 枚，山药 250g，大米 100g。先用开水浸大枣使之发胀后，去核切丁；山药去皮切丁；双丁加白糖渍半小时备用；大米熬成粥后，调入双丁煮焖 20 分钟即可（《中国药膳大观》红枣山药粥）。

5. 治贫血及消化不良：大枣、香菇（水发）各 20g，净鸡肉 1 只，湿淀粉 6g。先将鸡肉切丝，大枣去核切丁；次将鸡丝、香菇、大枣放入碗内，加入酱油、盐、白糖、味精、葱丝、料酒、鸡清汤和湿淀粉，拌匀，隔水蒸 13 分钟左右；取出，拨平，摊入平盘，淋上麻油即可（《滋补中药保健菜谱》）。

6. 治肝炎转氨酶增高：大枣、花生、冰糖各 30g。先煎花生，后加大枣、冰糖，煮熟即可。每晚睡前顿食（《中药大辞典》红枣花生汤）。

［成分］含蛋白质、糖类、有机酸、黏液质、cAMP、cGMP、氨基酸及硒、钙、磷、铁等微量元素。

粳 米 （《名医别录》）

［异名］大米、白米、稻米

［基原］为禾本科植物稻（粳稻）的种仁。

［性味与归经］甘，平。入脾、胃经。

［功效］健脾益气，和胃除烦，止泻止痢。

［主治］用于脾胃气津亏虚之证，如疲乏、烦渴、泄泻、痢疾等。

［用量与用法］50～200g，蒸、煮、熬。

［药膳方选］

1. 健身强体：粳米煮粥，每日清晨空腹食之（《粥记》）。

2. 治卒心气痛：粳米 300g。水煮粥，分次食之（《肘后方》）。

3. 治妊娠胎动腹痛：粳米 300g，黄芪 30g。水煮粥，分 4 次食（《圣惠方》）。

［成分］含淀粉、蛋白质、脂肪、B 族维生素、磷脂、有机酸、葡萄糖、果糖、麦芽糖等。

糯 米 （《千金·食治》）

［异名］稻米、江米、元米

［基原］为禾本科植物稻（糯稻）的种仁。

［性味与归经］甘，温。入脾、胃、肺经。

［功效］健脾益气。

［主治］用于消渴、自汗、尿频、泄泻等。

［用量与用法］50～200g，蒸、煮、熬、炖。

［宜忌］肺脾虚寒、痰热风病者慎用之。

［药膳方选］

1. 治脾虚气弱：糯米 60g，曲末 15g。先蒸糯米熟，以曲末拌和，用瓷器盛，经宿。每食半盏，空腹食（《圣济总录》糯米饭）。

2. 治胃反：糯米 250g。布裹，流水漂清，曝干，炒，为末。和以砂糖，开水冲服（《圣济总录》）。

3. 治久泄食减：糯米 1000g，山药 30g。先将糯米水浸一宿，沥干，慢火炒熟，为末；入山药粉。每次半盏，加糖 2 匙，胡椒末少许，开水调糊，清晨空腹食之（《刘长春经验方》）。

4. 治自汗不止：糯米、小麦麸。同炒，为末。每次 9g，米饮调糊食，或煮猪肉蘸食（《本草纲目》）。

［成分］含蛋白质、脂肪、糖类、淀粉、维生素 B_2 及铁、钙、磷等。

粟 米（《名医别录》）

［异名］白粱粟、小米

［基原］为禾本科植物粟的种仁。

［性味与归经］甘、咸，凉。入脾、胃、肾经。

［功效］健脾和胃，益肾清热。

［主治］用于脾胃虚热之证，如呕吐、反胃、消渴、烦热、泄泻等。

［用量与用法］15～60g，煮、蒸、熬。

［药膳方选］

1. 治老人脾虚呕吐、食不下、渐羸瘦：粟米 200g，白面 120g。和匀，煮粥。空心食之，日 2 次（《养老奉亲书》粟米粥）。

2. 治风热风痫、心烦惊悸：甜竹叶 1 握（细切），粟米 200g。先用水煮竹叶，去滓取汁；入米煮粥食（《圣济总录》竹叶粥）。

3. 治消渴口干：粟米炊饭，食之（《食医心镜》）。

4. 治产后体弱：粟米煮粥，加红糖食之（《中国药膳学》粟米粥）。

［成分］含蛋白质、脂肪、糖类、淀粉、维生素 B_1、维生素 B_2 及钙、磷、铁等。

高 粱（《本草纲目》）

［异名］木稷、蜀黍

［基原］为禾本科植物蜀黍的种仁。

［性味与归经］甘、涩，温。入脾、胃经。

［功效］健脾温中，利气止泄。

［主治］用于泄泻、霍乱。

［用量与用法］30～60g，蒸、煮、熬。

［药膳方选］

1. 治慢性肠炎：高粱（连壳）60g，灶心土 15g。先将高粱炒黑，加灶心土，水煎食之（《食物疗法精粹》高粱煎）。

2. 治小儿遗尿、多尿：高粱米 100g，桑螵蛸 20g。先用水煮桑螵蛸 3 次，取汁混合，入高粱米，煮粥即成（《中国药膳学》高粱粥）。

[成分] 含葡萄糖、P-羟基扁桃腈-葡萄糖苷等。

蚕 豆（《救荒本草》）

[异名] 绿豆、胡豆、南豆

[基原] 为豆科植物蚕豆的种子。

[性味与归经] 甘，平。入脾、胃经。

[功效] 健脾益气，利湿消肿。

[主治] 用于膈食不下、水肿腹胀。

[用量与用法] 10~60g，煮、炖、煨、熬。

[宜忌] 气滞者，食之腹胀。对蚕豆过敏者忌用。

[药膳选方]

1. 治膈食不下：蚕豆磨粉，红糖调食（《指南方》）。

2. 治脾脏肿大：蚕豆250g，红糖150g。将蚕豆水泡发，去皮，放锅内（高压锅亦可）蒸烂，加糖捣如泥，放盆内压平，随意食之（《中国药膳大观》蚕豆糕）。

3. 治水胀：蚕豆30~240g，炖黄牛肉食。不可同食菠菜（《民间常用草药汇编》）。

[成分] 含巢菜碱苷、蛋白质、磷脂、胆碱、哌啶酸、植物凝集素等。

豇 豆（《救荒本草》）

[异名] 羊角、豆角、角豆

[基原] 为豆科植物豇豆的种子。

[性味与归经] 甘，平。入脾、肾经。

[功效] 健脾益气，补肾生精。

[主治] 用于脾胃虚弱，肾精亏虚之证，如呕吐、消渴、泄泻、痢疾、遗精、白带、尿频等。

[用量与用法] 30~90g，煮、炖、蒸、焖。

[宜忌] 气滞、便结者忌用。

[药膳方选]

1. 补肾气：豇豆。水煮，入少许盐，每日空心食之（《本草纲目》）。

2. 治白带、白浊：豇豆、藤藤菜，炖鸡肉食（《四川中药志》）。

3. 治中鼠莽毒：豇豆。水煮食之（《袖珍方》）。

[成分] 含淀粉、脂肪油、蛋白质、烟酸、维生素 B_1、维生素 B_2、维生素 C。

番 薯（《本草纲目拾遗》）

[异名] 红薯、地瓜、甘薯、山芋

[基原] 为旋花科植物番薯的块根。

[性味与归经] 甘，平。入脾、肾经。

[功效] 健脾益气，和胃生津，宽肠通便。

[主治] 用于脾胃虚弱之证，如消渴、便秘、夜盲、黄疸等。

［用量与用法］60 ~ 500g，煮、炖、煨。

［宜忌］气滞中满者忌之。

［药膳方选］

1. 治消渴之胃弱阴虚者：番薯 50g，小米 30g。先将番薯去皮切成小块，和小米煮粥，每晨起作早餐食用（《中国药膳大观》番薯粥）。

2. 治夜盲症：新鲜红薯 250g，粳米 100 ~ 150g，白糖适量。先将红薯连皮切成小块，加水与粳米同煮成粥；待粥成后，加入白糖适量，再煮二三沸即可（《中国药膳大观》红薯粥）。

3. 治湿热黄疸：番薯用煮食（《金薯传习录》）。

4. 治全身肿：番薯，醋煮食（《岭南采药录》）。

5. 治酒湿入脾飧泄：番薯，煨熟食（《金薯传习录》）。

6. 治口干咽痛：番薯粉加白糖。开水冲熟或煮熟食（《中国药膳学》）。

7. 治产妇体虚：番薯、鲫鱼、鳢鱼、炖食（《本草求原》）。

［成分］含蛋白质、淀粉、脂肪、胡萝卜素、维生素 B_1、维生素 B_2、维生素 C、尼古酸及钙、磷、铁等。

南 瓜 （《滇南本草》）

［异名］番瓜、倭瓜、阴瓜、北瓜、金冬瓜

［基原］为葫芦科植物南瓜的果实。

［性味与归经］甘，温。入脾、胃经。

［功效］健脾益气，止痛杀虫。

［主治］用于脾胃虚弱之证，如食少疲乏、腹痛、虫症等。

［用量与用法］50 ~ 500g，煮、炖、捣汁，生食。

［宜忌］气滞、湿盛者忌用。

［药膳方选］

1. 治肺痈：南瓜 500g，牛肉 250g。煮熟食之（勿加盐、油）。连食数次后，则服六味地黄汤 5 ~ 6 剂。忌服肥腻（《岭南草药志》）。

2. 治蛔虫病：南瓜 500g（儿童 250g）。生食，2 小时再服泻剂。连用 2 天（《中药大辞典》）。

3. 治鸦片中毒：生南瓜。捣汁，频食（《随息居饮食谱》）。

［成分］含瓜氨酸、精氨酸、天门冬素、胡芦巴碱、腺嘌呤、胡萝卜素、维生素 B、维生素 C、葡萄糖、蔗糖、戊聚糖等。

猪 肚 （《本草经集注》）

［异名］猪胃

［基原］为猪科动物猪的胃。

［性味与归经］甘，温。入脾、胃、肾经。

［功效］健脾养胃，益肾补虚。

［主治］用于虚劳羸弱、骨蒸、消渴、泄泻、下痢、尿频、带下、白浊、小儿疳积、

遗精等。

[用量与用法] 1个，煮、炖、蒸、焖、炒、卤。

[药膳方选]

1. 补益虚羸：猪肚1个，人参15g，蜀椒3g，干姜4.5g，葱白7个，粳米250g。将后5味混匀，入猪肚内，缝合，煮熟食之（《千金翼方》）。

2. 治病后虚弱：猪肚1个，大米500g。先将猪肚洗净，煮熟后切成细粒备用；次用水煮大米，沸后投入猪肚细粒，搅匀同煮，煮至熟烂，即可食用（《滋补中药保健菜谱》猪肚粥）。

3. 治食少腹胀及妊娠恶阻：猪肚100g，砂仁末15g，葱15g。先将猪肚治净，下沸水锅中焯透，捞出刮去内膜；另在锅中加入清汤，放入猪肚，再下姜、葱、花椒煮熟，撇去浮沫，捞起猪肚，待冷却后切成肚条；将原汤500g烧开，下入肚条、砂仁末、胡椒粉、料酒、熟猪油，再加味精，用湿淀粉勾芡，起锅装盘即成（《中国药膳大观》砂仁肚条）。

4. 治消渴小便数：猪肚1个。治净，水煮令烂熟，取汁，入少豉，渴即饮之（《食医心镜》）。

5. 治鼓胀水肿：猪肚1个，大蛤蟆1个。先将猪肚治净，大蛤蟆装入肚内，扎紧，煮熟，去蛤蟆，连汤淡食，勿入盐醋（《经验广集》）。

6. 治胃下垂：猪肚1个（治净），炒枳壳12g，砂仁3g。将枳壳、砂仁装入猪肚内，扎好后水炖熟，食肉饮汤（《中国药膳学》枳壳砂仁炖猪肚）。

7. 治老人脚气：猪肚1个。细切，水洗，布绞令干。以蒜、醋、椒、酱五味，空心常食之（《养老奉亲书》猪肚生方）。

8. 温养胎气：猪肚1个。入常著五味，煮食之（《千金髓》）。

9. 治赤白癜风：猪肚1个（治净）。水煮熟，顿食之（《外台秘要》）。

10. 治疥疮痒痛：猪肚1个，皂荚适量。水煮熟，去皂荚，食之（《救急方》）。

11. 治下焦风冷腰脚疼痛：猪肚1个（切如䐑），酒250ml。葱白7茎（细切）。以五味酱等汁拌炙熟。空腹食之（《圣济总录》炙肚方）。

12. 治产后积劳四肢干瘦：猪肚1个（以小麦煮半熟，细切），黄芪15g，人参8g，粳米300g，莲实30g。水煮猪肚、人参、芪、莲。炖烂去滓，取清汁，入米煮至将熟入葱白，五味调和作粥。任意食之（《圣济总录》猪肚羹）。

[成分] 含蛋白质、脂肪、维生素 B_1、维生素 B_2、烟酸及钙、磷、铁等。

羊 肚 (《本草图经》)

[异名] 羊胃、羊胜

[基原] 为牛科动物山羊或绵羊的胃。

[性味与归经] 甘，温。入脾、胃经。

[功效] 健脾，养胃，补虚。

[主治] 用于脾胃虚弱之证。如食少、羸瘦、消渴、盗汗、尿频等。

[用量与用法] 1个，煮、蒸、炖。

[药膳方选]

1. 治久病体虚羸瘦食少：羊肚1个，白术30g。共炖熟，食肉喝汤，每日3次（《中国药膳学》白术羊肚汤）。

2. 治中风：羊肚1个（治净），粳米100g，葱白7茎，豉50g，川椒（炒出汗）30枚，生姜（切细）24g。将后5药拌匀，入羊肚内，烂煮热切如常食法。淡入五味，日食1枚，连用10日（《圣济总录》羊肚食）。

3. 治反胃：羊肚1个，陈皮（细切）60g，豉125g，葱白（切）10茎，盐少许。将后4味贮入羊肚内，以绳系紧，煮熟去药滓。将羊肚细切，任意食之（《圣济总录》食羊肚）。

4. 治胃虚消渴：羊肚，煮熟，空腹食之（张文仲方）。

5. 治体虚汗多及小便频数：羊肚1个，黄芪250g，黑豆30g。水煮熟后食（《中国药膳学》）。

[成分] 含蛋白质、脂肪、氨基酸、尼克酸、维生素B_1、维生素B_2及钙、磷、铁等。

羊 肺（《唐本草》）

[基原] 为牛科动物山羊或绵羊的肺。

[性味与归经] 甘，平。入肺经。

[功效] 补肺益气，通调水道。

[主治] 用于肺痿咳嗽、消渴、小便频数或不利。

[用量与用法] 1具，煮、炖。

[药膳方选]

1. 治久嗽肺燥及肺痿：羊肺1具，杏仁、柿霜、真酥、真粉各30g，白蜜60g。先将羊肺治净，次将后5味药入水搅粘，灌入肺中，白水煮熟。如常食之（《十药神书》辛安润肺膏）。

2. 治渴及小便数：羊肺、小豆叶。煮食之（《唐本草》）。

3. 治尿数而多：羊肺1具。作羹，纳少羊肉、盐、豉，如常食法，任意食之（《千金要方》）。

4. 治下焦虚冷小便数：羊肺1具（细切），羊肉120g（切）。入五味作羹，空腹食之（《圣济总录》）。

[成分] 含蛋白质、脂肪、硫胺素、核黄素、尼克酸及钙、磷、铁等。

牛 肉（《名医别录》）

[基原] 为牛科动物黄牛或水牛的肉。

[性味与归经] 甘，平。入脾、胃经。

[功效] 补脾益胃，益气养血，强筋壮骨。

[主治] 用于脾虚不运之证，如虚损羸瘦、消渴、痞积、不思饮食、水肿、腰膝酸软等。

[用量与用法] 50～500g，煮、炖、焖、煨、炒、炸、卤。

[药膳方选]

1. 治体虚乏力、腰酸腿软：牛肉100g。切薄片，与大米煮粥，加五香粉和盐少许调味，温热食之（《中国药膳学》）。

2. 治视物模糊、腰膝酸软：牛脹（小腿肉）250g，山药 10g，枸杞 20g，桂圆肉 6g。先将后 3 味药洗净，放盅内，将牛肉入沸水锅中滚 3 分钟捞起，洗后切肉片；铁锅烧热，下花生油，倒入牛肉片爆炒，烹黄酒 10g，炒匀后放入盅内，姜、葱放在上面；开水、盐、料酒共倒入盅内，隔水蒸 2 小时，至牛肉软烂取出，去姜、葱，加入味精即成（《中华药膳宝典》）。

3. 治肾阳不足之证：牛肉 500g，菟丝子 20g，补骨脂 15g，小茴香 10g。将后 3 味药装入干净纱布袋中，扎紧口备用；牛肉放入锅内，加水煮沸后，下药袋，文火煨至牛肉烂熟，去药袋，加入甜酒、姜、酱油，焖煮后即成（《仁寿录》）。

4. 治风寒喘哮：牛肉 250g，麻黄 15g，生姜 10g，葱白 10g。先煮麻黄去浮沫；下牛肉煨炖至肉烂熟，再加姜、葱；吃肉喝汤，分 2 次食（《中华药膳宝典》）。

5. 治腹中痞积：牛肉 120g，切片。以风化石灰 3g，擦于牛肉上，蒸熟食，常用之（《经验方》）。

6. 治腹中癖积：黄牛肉 500g，常山 9g。同煮熟，食肉及汁（《卫生杂兴方》）。

7. 治水肿尿涩：牛肉 500g。蒸熟，以姜、醋空心食之（《食医心镜》）。

[成分] 含蛋白质、脂肪、维生素 B_1、维生素 B_2 及钙、磷、铁。

牛 肚 (《食疗本草》)

[异名] 牛百叶

[基原] 为牛科动物黄牛或水牛的胃。

[性味与归经] 甘，平。入脾、胃经。

[功效] 健脾益胃，补虚生血。

[主治] 用于脾胃虚弱、气血不足之证，如病后虚羸、消渴、风眩、食少乏力等。

[用量与用法] 100~500g，煮、炖、煨、炒、卤。

[药膳方选]

1. 治脾虚食少乏力便溏：牛肚 1 个，苡仁 120g。共煮粥食（《中国药膳学》牛肚苡仁粥）。

2. 治消渴及风眩：牛肚。以醋煮食之（《食疗本草》）。

[成分] 含蛋白质、脂肪、维生素 B_1、维生素 B_2 及钙、磷、铁等。

兔 肉 (《名医别录》)

[异名] 草兔、山兔

[基原] 为兔科动物蒙古兔、东北兔、高原兔、家兔等的肉。

[性味与归经] 甘，凉。入脾、胃、大肠经。

[功效] 健脾益气，凉血解毒。

[主治] 用于虚劳羸瘦、消渴、呕吐、便血、便秘。

[用量与用法] 100~1000g，煮、炖、炒、熬。

[药膳方选]

1. 治病后虚弱及高脂血症：兔肉 210g，陈皮 5g。先将兔肉切丁，入碗中，加盐 2g，菜油 15g 及料酒、葱节、姜片等，拌匀，码味半小时；铁锅置火上，倒入菜油烧至七成热，放入辣椒片，炸成棕黄色时，下兔丁炒至肉色发白，加陈皮丁、花椒、姜、葱，继续炒至兔丁干酥，烹滋汁（由味精、白糖、酱油、鲜汤兑成）和醋，放辣椒油，待滋汁收干，呈深棕红色，起锅入盘内；拣去姜、葱，淋上麻油即成（《滋补中药保健菜谱》陈皮兔）。

2. 治消渴羸瘦、小便不禁：兔 1 只，剥去皮、爪、五脏等。水煮使烂，漉出骨肉，取汁，澄滤令冷。渴即食之（《海上集验方》）。

3. 治身体虚弱：兔肉 200g，山药 30g，枸杞子 15g，党参 15g，黄芪 15g，大枣 30g。共煮汤食用（《中国药膳学》兔肉健脾汤）。

4. 治反胃结肠：兔肉。常食（《杂病治例》）。

［成分］含蛋白质、脂肪等。

鹅 肉 （《名医别录》）

［异名］家雁、舒雁

［基原］为鸭科动物鹅的肉。

［性味与归经］甘，平。入脾、肺经。

［功效］健脾和胃，补虚止渴。

［主治］用于虚羸、消渴等。

［用量与用法］250g 至 1 只，煮、炖、煨。

［宜忌］湿热内蕴者忌用。

［药膳方选］

1. 治中气不足之消瘦乏力食少：鹅 1 只（去毛及内脏），黄芪、党参、山药各 30g。共煮，肉熟后食用（《中国药膳学》鹅肉益气汤）。

2. 治消渴：鹅肉。煮汁饮之（《本草拾遗》）。

［成分］含蛋白质、脂肪、维生素 B_1、维生素 B_2、维生素 C、胆甾醇及钙、磷、铁等。

鹌 鹑 （《食经》）

［异名］鹑、罗鹑、红面鹌鹑

［基原］为雉科动物鹌鹑的肉或全体。

［性味与归经］甘，平。入脾、胃、大肠经。

［功效］补虚益气，清利湿热。

［主治］用于虚劳羸弱、泄泻、痢疾、疳积、湿痹。

［用量与用法］1 至数只，煮、炖、熬、蒸、炸。

［药膳方选］

1. 防病延年：鹌鹑肉 100g，冬笋 10g，水发口蘑、黄瓜各 5g。先将炒锅烧热，放适量菜油，待油烧至六成热时，倒入鹌鹑肉片，翻炒变色后，加入清汤、调料（蛋清和水豆粉）、笋、蘑、黄瓜片，烧开后，撇去浮沫，放入味精，炒匀即成（《中华药膳宝典》鹌鹑肉片）。

2. 治体虚乏力：鹌鹑 1 只。去毛及内脏，加盐等调料，煮汤食（《中国药膳学》鹌鹑补益汤)。

3. 治泄痢：鹌鹑、小豆、生姜。共煮食（《嘉祐本草》）。

4. 治腰膝酸软、气短乏力：鹌鹑1只（治净），枸杞30g，杜仲9g。水煮熟，去药，食肉喝汤（《中国药膳学》）。

［成分］含蛋白质、脂肪等。

鲫 鱼 （《新修本草》）

［异名］鲋、鲫瓜子、鱼脊

［基原］为鲤科动物鲫鱼的肉或全体。

［性味与归经］甘，平。入脾、胃、大肠经。

［功效］健脾利湿。

［主治］用于脾虚有湿之证，如纳少疲乏、泄泻、痢疾、水肿、便血等。

［用量与用法］1条，煮、炖、煨、炸。

［药膳方选］

1. 治脾胃气冷、食少虚弱：鲫鱼250g，细切作鲙，沸豉汁热投之。入胡椒、干姜、荜萝、橘皮等末，空心食之（《食医心镜》鹘突羹）。

2. 治脾虚不欲食、食后不化：鲫鱼1条（去内脏），紫蔻3粒。先将紫蔻为末，放入鱼肚内，再加生姜、陈皮、胡椒等，煮熟食用（《吉林中草药》）。

3. 治噤口痢：鲫鱼1条，不去鳞、鳃，下作一窍，去肠肚。入白矾（一栗子大），纸裹，煨令香熟。令病人任意用盐、醋食之（《百一选方》）。

4. 治卒病水肿：鲫鱼3条（去肠留鳞），商陆、赤小豆等分。将药为末，填满鱼肚，扎定；水煮糜，去鱼，食豆饮汁，2日1次（《肘后方》）。

5. 治全身水肿：鲫鱼1条，砂仁面6g，甘草末3g。将药末纳入鱼腹内，用线缝好，清蒸熟烂，分3次当菜吃（忌盐、酱20天）（《吉林中草药》）。

6. 治消渴饮水：鲫鱼1条，去肠留鳞，以茶叶填满，纸包煨熟食（《活人心统》）。

7. 治小肠疝气：鲫鱼1条，同茴香煮食（《生生编》）。

8. 治产后乳汁不足：①鲫鱼1条，猪脂125g，漏芦120g，石钟乳120g。清酒煮熟，绞去滓，取汁。适寒温，分5次喝（《千金要方》鲤鱼汤）。②鲫鱼500g，蛴螬5枚。依常煮羹，饭后食之（《圣济总录》鲫鱼羹）。③鲫鱼500g，通草9g，猪前蹄1只或漏芦6g。共煮熟，去药，食肉及汤（《中国膏药学》鲫鱼通乳汤）。

9. 治产后臂痛抽筋：鲫鱼1条，切成小块，不去鳞肠，用香油炸焦。食后饮热黄酒120g，取微汗（《吉林中草药》）。

10. 治小儿疴喘：鲫鱼7条，以器盛，令儿自便尿养之。待红，煨熟食（《濒湖集简方》）。

［成分］含蛋白质、脂肪、维生素A、维生素B_1、维生素B_2、维生素B_{12}，尼古酸及钙、磷、铁等。

带 鱼 (《本草从新》)

[异名] 鞭鱼、带柳、裙带鱼、海刀鱼

[基原] 为带鱼科动物带鱼的肉。

[性味与归经] 甘，温。入脾、胃经。

[功效] 和中开胃，补虚，润泽皮肤。

[主治] 用于病后体虚，皮肤枯燥。

[用量] 250～500g，煮、炖、煨。

[宜忌] 发疥动风病人忌用。

[药膳方选]

1. 治脾胃虚寒饮食减少：带鱼 500g（切块），豆豉 6g，生姜 3 片，陈皮 3g，胡椒 1.5g。先煮豉，调入生姜、陈皮、胡椒，沸后下鱼，煮熟食用（《中国药膳学》带鱼豆豉汤）。

2. 治气虚之胃下垂、脱肛：带鱼 500g，黄芪 24g，炒枳壳 9g。水煮，去药，食肉喝汤（《中国药膳学》带鱼益气汤）。

[成分] 含蛋白质、脂肪、维生素 B_1、维生素 B_2、尼古酸及钙、磷、铁、碘等。

鲛鱼翅 (《本草纲目》)

[异名] 鲛鲨翅、沙鱼翅、金丝莱

[基原] 为皱唇鲨科动物白斑星鲨或其他鲨鱼的鳍。

[性味与归经] 甘、咸，平。入脾、胃经。

[功效] 益气，补虚，开胃。

[主治] 用于虚劳羸瘦，病后体虚，食少乏力等。

[用量与用法] 50～300g，烧、煮、炖、煨、蒸。用时先用水发，开水煮 2 次，捞起放入凉水盆中，折去翅骨。

[药膳方选]

1. 治老人、小儿骨质软弱，行走无力：水发鱼翅 1000g，螃蟹 1500g，胡萝卜 120g，母鸡 1 只，火腿 250g，猪肉 750g。将鱼翅放入瓷盒，加入猪肉、母鸡肉（半只）、火腿、葱、姜、料酒，上蒸锅蒸烂，以筷子挑起鱼翅中间，两头下垂为度，取出；将鱼翅用开水冲 1 次，再放入瓷盆内，加入余下的半只鸡肉、葱、姜、料酒，再蒸半小时，取出，再开水余 1 次，沥干；另将螃蟹蒸熟，取出蟹黄与肉，煸好，放入清汤，加入味精、料酒，再将鱼翅放入，微火熬浓，然后勾芡，加入胡萝卜油（用胡萝卜丝、猪油在微火上炸成泥状，油变红）倒入大盘中即可（《中华药膳宝典》海红拔鱼翅）。

2. 治体弱食少：鱼翅 50g，燕窝 2g，瘦猪肉 150g，鸡肉 150g，火腿 30g。先将猪肉、鸡肉、火腿分别煮熟，然后同鱼翅煮 2～3 小时；燕窝温水泡胀，在白瓷盆内夹去毛；然后烧热锅，下油及佐料，同以上烩烧即成（《中国药膳学》鱼翅烩燕窝）。

3. 治虚劳：鱼翅 300g，母鸡 1 只，火腿丝 6g。将鱼翅与火腿共装入鸡肚内，将开口扎牢，再配佐料，蒸半小时即成（《中国药膳学》鱼翅蒸鸡）。

鲟 鱼 (《本草拾遗》)

[异名] 鲔、鳇鱼、象鼻鱼

[基原] 为鲟科动物中华鲟的肉。

[性味与归经] 甘,平。入脾、胃、肺、肝经。

[功效] 益气补虚,活血通淋。

[主治] 用于病后体虚,血淋,自汗,气少。

[用量与用法] 250~750g。煮、炖、炸。

[药膳方选]

1. 治肺虚自汗、动则气喘:鲟鱼 1 斤,黄芪 15g。先将鲟鱼治净,与芪同煮熟,去药,食肉喝汤(《中国药膳学》鲟鱼黄芪汤)。

2. 治血淋:鲟鱼,煮汤食之(《食疗本草》)。

鳜 鱼 (《开宝本草》)

[异名] 桂鱼

[基原] 为鳍科动物鳜鱼的肉。

[性味与归经] 甘,平。入脾、胃经。

[功效] 健脾益胃,补气养血。

[主治] 用于虚劳羸瘦,肠风便血。

[用量与用法] 1 条,煮、炖、煨、焖。

[宜忌] 寒湿患者,忌用。

[药膳方选]

1. 祛病延年及治贫血食少:鳜鱼 1 条,大枣 150g,鸡蛋清 8 只。先将鳜鱼去头尾(留用),折骨去皮,切鱼片;将大枣蒸 1 小时去核,加猪油、糖混合成枣泥;将鱼片摊平,拌上干淀粉后抹上枣泥,卷成 24 条卷子;锅烧热,放入猪油,烧至五成热时,将鱼卷放入蛋清糊(蛋清加面粉调成)内拖一拖后,下油锅炸熟,捞出,沥干油分放在盘中,用原油锅将鱼头、尾炸熟,镶在鱼卷两头;鱼上撒玫瑰糖,四周再用菜菘围边即成(《滋补中药保健菜谱》枣泥桂鱼)。

2. 治老年及病后体弱:鳜鱼 1 条,黄芪、党参各 15g,山药 30g,当归头 12g。先煎药取汁,入鱼共煮熟食用(《中国药膳学》鳜鱼补养汤)。

[成分] 含蛋白质、脂肪、维生素 B_1、维生素 B_2、尼克酸及钙、磷、铁等。

鲂 鱼 (《食疗本草》)

[异名] 鳊鱼、法罗鱼、三角鲂

[基原] 为鲤科动物三角鲂的肉。

[性味与归经] 甘,平。入脾、胃经。

[功效] 健脾养胃。

[主治] 用于病后体虚,食少,消化不良者。

[用量与用法] 250~500g,煮、炖、炸。

[宜忌] 患疮、痢者忌用。

[药膳方选]

1. 益胃助肺：鲂鱼 1 条。煮熟，和芥子酱食之（《食疗本草》）。

2. 益气强身：鲂鱼 500g，生姜 3 片，陈皮 3g，胡椒 0.2g，花椒 3g。先煮后 4 味，沸后下鱼煮熟，食用（《中国药膳学》清汤鲂鱼）。

3. 治消谷不化：鲂鱼，作鲙食（《食疗本草》）。

鳝 鱼（《雷公炮炙论》）

[异名] 黄鳝

[基原] 为鳝科动物黄鳝的肉或全体。

[性味与归经] 甘，温。入脾、肝、肾经。

[功效] 补虚益损，除风胜湿，强筋壮骨。

[主治] 用于体虚乏力，风寒湿痹，下痢脓血，产后淋漓，痔疮出血等。

[用量与用法] 100～500g，煮、炖、炒、炸、烧、焙。

[宜忌] 时行热病及虚热者，不宜用。

[药膳方选]

1. 治体倦乏力心悸头昏：鳝鱼 1 条（去内脏），猪瘦肉 100g，黄芪 15g。共煮熟，去药，调味食（《中国药膳学》鳝鱼补气汤）。

2. 治风湿痹痛：鳝鱼，作鲙，空腹饱食（《本草纲目》）。

3. 治久痢虚证、大便脓血：鳝鱼 1 条，红糖 9g（炒）。将鳝鱼去肚杂，在新瓦上焙枯，为末。和糖，开水吞服（《云南中医验方》）。

4. 治内痔出血：鳝鱼，煮食（《便民食疗方》）。

5. 治肺结核：白鳝鱼 250g（治净），川贝 15g，百合 30g，百部 15g，茅根 25g。同炖熟，入少许盐调味，去药，吃肉喝汤，每日 1 剂，连服 10 剂（《中国药膳大观》白鳝鱼川贝汤）。

6. 治病后体虚面黄肌瘦：鳝鱼 500g，当归 15g，党参 30g。先将归、芪装入纱布袋，扎口备用；将鳝鱼丝置锅内，放药袋，加料酒、葱、姜、蒜、盐，先武火煮沸，撇去浮沫，再文火熬 1 小时，去药袋，加入味精即成（《本经逢源》）。

[成分] 含蛋白质、脂肪及钙、磷、铁等。

泥 鳅（《滇南本草》）

[异名] 鳅、鳅鱼

[基原] 为鳅科动物泥鳅的肉或全体。

[性味与归经] 甘，平。入肺、脾经。

[功效] 补中益气，温中利湿。

[主治] 用于消渴、阳痿、痔疮、黄疸等。

[用量与用法] 50～200g，煮、炖。

[药膳方选]

1. 治阳事不起：泥鳅，煮食之（《濒湖集简方》）。

2. 治黄疸、小便不利：泥鳅，炖豆腐食（《泉州本草》）。

3. 治痔疮：泥鳅，同米粉煮羹食（吴球方）。

4. 治肾虚阳痿：泥鳅250g，生虾肉150g。武火煮熟，入调料调味，临睡前吃肉喝汤（《中国药膳大观》泥鳅虾肉汤）。

［成分］含蛋白质、脂肪、碳水化合物、脂肪酸、维生素 A、维生素 B_1、维生素 B_2、尼克酸及钙、磷、铁等。

第十四节　补血养营类

熟地黄（《名医别录》）

［异名］熟地

［基原］为玄参科植物地黄或怀庆地黄的根茎。

［性味与归经］甘，微温。入肝、肾经。

［功效］补血滋阴。有提高细胞免疫，增强心肌收缩力，降血压，降血糖，止血，利尿，抗癌及镇静作用。

［主治］用于阴血亏虚之证，如腰膝酸软、劳嗽遗精、小便频数、耳聋耳鸣、视物昏花等。

［用量与用法］9～30g，蒸、浸酒、煮、炖。

［宜忌］脾胃虚弱、气滞胀满、痰湿盛者均忌用。

［药膳方选］

1. 利血生精：熟地（切）30g，与米同煮，候熟；以酥、蜜各60g同炒香，入粥内再煮，至熟食之（《臞仙神隐书》地黄粥）。

2. 固齿乌须：熟地2500g，置柳木甑内，以土盖上，蒸熟晒干，如此3次，捣为小饼。每食1枚，嚼咽（《御药院方》）。

3. 治伤寒后脚膝无力、四肢羸弱：熟地黄（焙）、地骨皮、五味子各30g，桂（去粗皮）15g，黄芪45g，共为细末。每用15g，与羊肾（切）1只同煮熟，先取出羊肾食之，后去滓服汤，每空心食前用之（《圣济总录》地黄散）。

4. 治体弱足软、须发早白：熟地60g，白酒500g。泡7天服，每服1小杯，每日2次（《中国药膳学》地黄酒）。

［成分］含梓醇、地黄苷、糖类、氨基酸、维生素 A、胡萝卜苷及铁、锌等。

当　归（《神农本草经》）

［异名］干归、秦归

［基原］为伞形科植物当归的根。

［性味与归经］甘、辛，温。入心、肝、脾经。

［功效］补血和血，调经止痛，润燥滑肠。有提高免疫力，抗氧化，清除自由基，增加冠脉流量，降低心肌耗氧量，抗心律失常，降血脂，抗动脉硬化，抗血栓形成，抗辐射

损伤，抗肿瘤，抗炎及镇痛、镇静等作用。

[主治] 用于血虚失养之证，如月经不调、崩漏、经闭、头痛、眩晕、肠燥便秘等。

[用量与用法] 9~15g，煮、炖、熬、浸。

[宜忌] 脾虚湿盛及大便稀溏者慎用。

[药膳方选]

1. 治头晕心悸及月经不调：当归 30g，母鸡 1 只（治净）。锅内装水，放入鸡及醪糟汁、当归、姜、葱、盐，盖严锅口，先在旺火上烧开，再用小火炖 3 小时即成，出锅时撒胡椒面（《滋补中药保健菜谱》当归炖鸡）。

2. 治贫血及病后心悸食少困乏：当归 15g，黄芪 45g，党参 30g，羊肉 500g。将羊肉放入锅内，放入药袋（内装诸药），加水和葱、食盐；先武火烧沸，再用文火煨炖，直至羊肉扒烂为止；食用时加味精，吃肉喝汤（《中华药膳宝典》当归羊肉羹）。

3. 治头痛如裂：当归 30g，酒煮服（《外台秘要》）。

4. 治月经过多及功能性子宫出血：当归 30g，生地 30g，羊肉 150~200g。水煮煲汤，食盐调味，饮汤食肉（《中国药膳学》当归生地煲羊肉）。

5. 治眼痛不可忍：当归、黄连，酒浸煎服（《医学启原》）。

[成分] 含挥发油、有机酸、糖类、维生素 B_{12}、维生素 A、氨基酸、尿嘧啶、腺嘌呤、胆碱及钙、锌、磷、硒等。

白芍药 （《神农本草经》）

[异名] 金芍药

[基原] 为毛茛科植物芍药的根。

[性味与归经] 苦、酸，凉。入肝、脾经。

[功效] 平肝潜阳，养血敛阴，缓急止痛。能调节机体免疫功能、抗炎、抗菌、抗病毒、抗心肌缺血，还有解痉、镇痛作用。

[主治] 用于肝阳眩晕、胸腹胁肋疼痛、月经不调、崩漏带下等。

[用量与用法] 10~30g，煮、炖、泡。

[宜忌] 虚寒泄泻者忌用。

[药膳方选]

1. 治神经衰弱：白芍 10g，灵芝 10g，煎水取汁，加糖调味服（《中国药膳学》）。

2. 治风毒骨髓疼痛：白芍 8g，虎骨 30g（炙），为末，袋盛，浸酒中 5 日。每服 30ml，日 3 次（《经验良方》）。

[成分] 含芍药苷、牡丹酚、芍药内酯苷、苯甲酸、没食子鞣质、蛋白质、脂肪、淀粉、黏液质等。

阿 胶 （《神农本草经》）

[异名] 傅致胶、盆覆胶、驴皮胶

[基原] 为马科动物驴的皮去毛后熬制而成的胶块。

[性味与归经] 甘，平。入肺、肝、肾经。

[功效] 补血养阴，润燥安胎。能促进红细胞和血红蛋白的生成，改善体内钙的平

衡，增加钙的吸收，使血钙增加，并有抗创伤性休克，防治进行性肌营养障碍症的作用。

[主治] 用于阴血亏虚之证，如贫血、产后血虚、心悸、燥咳、吐血、衄血、便血、崩中漏下、月经不调、先兆流产等。

[用量与用法] 6～15g，单独蒸化，作汤剂。

[宜忌] 脾胃虚弱、消化不良者慎用。

[药膳方选]

1. 治久咳咯血及崩漏、胎动：阿胶 15g，桑白皮 15g，糯米 100g，红糖 8g。先煮桑白皮，去滓取汁；后用清水煮糯米 10 分钟后，倒入药汁、阿胶，然后入红糖，煮成粥（《中国药膳大观》）。

2. 治瘫痪不遂及腰脚无力：先炙阿胶令微起；另煮葱、豉粥别贮；又以水煮香豉 100g，去滓，入阿胶令化。先顿食阿胶汤，后暖吃前葱豉粥，任意食之（《广济方》）。

3. 治老人体虚大便秘结：阿胶 6g，连根葱白 3 根，蜜 2 匙。先煎葱，入阿胶、蜜溶开，食前温服（《仁斋直指方》胶蜜汤）。

4. 治胎动腹痛：阿胶 30g（炙），艾叶 30g，水煮食之（《小品方》胶艾汤）。

5. 治产后下痢：粳米 100g，蜡（如鸡子大）1 枚，阿胶、当归各 12g，黄连 6g。先煮米令沸，去米，入当归、黄连煮至减半，再入蜡、胶烊化即成。分 3 次食之（《僧深集方》胶蜡汤）。

6. 治妊娠血痢：阿胶 15g，酒煮顿食之（《本草纲目》）。

7. 治失血性贫血：阿胶 6g，瘦猪肉 100g。水炖猪肉至熟，后入阿胶烊化，低盐调味，食肉喝汤（《中国药膳学》）。

[成分] 含蛋白质，水解后产生多种氨基酸，如赖氨酸、精氨酸、胱氨酸、甘氨酸等。

猪 血 （《名医别录》）

[基原] 为猪科动物猪的血。

[性味与归经] 咸，平。入脾、肝经。

[功效] 补血祛风。

[主治] 用于贫血、头风眩晕、胃中嘈杂、中满腹胀等。

[用法与用量] 100～250g，煮、炖、煨、焖。

[药膳方选]

1. 治贫血：猪血 1 碗，鲫鱼 100g，白胡椒少许，白米 100g。共煮成粥食（《中国药膳学》猪血鲫鱼粥）。

2. 治卒下血不止：猪血，清酒和炒食之（《千金食治》）。

3. 治嘈杂有虫：猪血，清油炒食（《本草纲目》）。

[成分] 含蛋白质、脂肪、磷水化合物及钙、铁、磷等。

猪 蹄 （《千金·食治》）

[异名] 猪四足

[基原] 为猪科动物猪的四脚。

［性味与归经］甘、咸，平。入胃经。

［功效］补血，通乳，托疮。

［主治］用于体虚血亏、妇人乳少、痈疮等。

［用量与用法］1～2 只，煮、炖。

［药膳方选］

1. 治产后乳汁不下：①母猪蹄 2 只，木通 21g。先煎木通去滓，入猪蹄及五味，煮熟，任意食之（《圣济总录》猪蹄羹）。②猪蹄 1 只，粳米 100g。水煮，入五味作羹，任意食之。作粥亦可（《圣济总录》猪蹄羹）。③母猪蹄 1 只，王瓜根、木通、漏芦各 30g。先水煮猪蹄，去滓取汁，余药为细末；每 2 碗猪蹄汁，入药末 9g 共煎，去滓，再入葱、豉、五味及白米 50g，煮成粥，任意食之（《圣济总录》猪蹄粥）。

2. 治鼻衄及便血：猪蹄 2 只，茜草 30g（纱布包），大枣 10 枚。水煎去滓，喝汤食肉（《中国药膳学》猪蹄止血汤）。

3. 治贫血、血小板减少及白细胞减少：猪蹄 2 只，花生 50g，大枣 10 枚。共煮熟食（《中国药膳学》）。

4. 治痈疽发背及乳发初起微赤：母猪蹄 2 只，通草 12g（以绵裹）。共煮作羹食之（《梅师集验方》）。

［成分］含蛋白质、脂肪、碳水化合物及钙、磷、铁等。

猪 肝（《千金·食治》）

［基原］为猪科动物猪的肝脏。

［性味与归经］甘、苦，温。入肝经。

［功效］补养肝血，明目。

［主治］用于肝血不足，夜盲，以及贫血、面色萎黄、目赤浮肿、脚气等。

［用量与用法］50～500g，煮、炖、煨、焖。

［药膳方选］

1. 补血明目，治急慢性结膜炎、虹膜炎：玄参 15g，猪肝 500g，素油、葱、姜、酱油、黄酒、糖少许，芡粉 10g。玄参洗净切成条状。洗净猪肝与玄参条同置于锅内，加水适量煮 1 小时，捞出猪肝，用刀切成小片备用。油锅中以素油煸炒葱、姜，再放入猪肝片，烹入酱、糖、黄油少许，兑加原汤少许，收汁。勾入芡粉，汤汁明透即可。顿食或分餐佐餐食用（《中国药膳良方》）。

2. 治下痢肠胃，完谷不化：猪肝 500g，黄连、乌梅肉、阿胶各 50g，胡粉适量。猪肝熬干，上 5 味研末，蜜和为丸如梧子大，酒送服，每次 20 丸，日 3 次（《千金方》猪肝丸）。

3. 治夜盲：雄猪肝 300g，蚌粉（如无，以夜明砂代）10g。猪肝劈开，纳入蚌粉，用麻线扎紧，米泔水煮七分熟。共蚌粉细嚼，以汤送下（《仁斋直指方》雀盲散）。

4. 治肝脏虚弱，远视无力：猪肝 500g，葱白一握，鸡蛋 3 枚。猪肝治净细切，去筋膜；葱白去须，切成片。在豉汁中煮猪肝、葱白，临熟，打入鸡子，即可食（《圣惠方》猪肝羹）。

5. 治急劳瘦瘁，日晚即寒热，惊悸不宁，常若烦渴：猪肝 1kg，甘草 500g。猪肝切丝，甘草捣为末。在锅中铺一层猪肝，再放一层甘草，如此以尽为度。入童子小便2L，文水煮至小便尽。细研糊丸如梧桐子大。每次服 20 丸，空腹米汤送服，渐加至 30 丸（《圣济总录》猪肝丸）。

6. 治水肿溲涩：猪肝尖 3 块，绿豆100g，陈仓米200g，同水煮粥食（《本草纲目》）。

［成分］含蛋白质、脂肪、碳水化合物、维生素 A 及钙、磷、铁等。

第十五节　滋阴生津类

南沙参（《本经逢原》）

［异名］沙参、白沙参、白参、文希

［基原］为桔梗科植物轮叶沙参、杏叶沙参等的根。

［性味与归经］甘、微苦、凉。入肺、肝经。

［功效］养阴清肺，化痰止咳。有强心、祛痰和抗真菌作用。

［主治］用于肺阴亏虚之证，如燥咳、久咳、咽干喉痛等，

［用量与用法］9～15g，煮、炖、蒸、煨。

［宜忌］风寒咳嗽者忌用。

［药膳方选］

1. 治肺热咳嗽：南沙参25g，冰糖15g，水煎汤食（《中国药膳学》）。

2. 治产后无乳：南沙参12g，炖猪肉食（《湖南药物志》）。

3. 治虚火牙痛：南沙参15～60g，煮鸡蛋食（《湖南药物志》）。

［成分］含沙参皂苷、淀粉等。

麦门冬（《神农本草经》）

［异名］麦冬、寸冬

［基原］为百合科植物沿阶草的块根。

［性味与归经］甘、微苦，寒。入肺、胃、心经。

［功效］养阴润肺，清心除烦，益胃生津。有升高血糖、强心、利尿及提高耐缺氧能力的作用。

［主治］用于肺胃阴亏之证，如干咳、肺痿、肺痈、消渴、吐血、咯血、咽干口燥、烦热、便燥等。

［用量与用法］9～15g，泡、蒸、炖、煮、熬。

［宜忌］风寒咳嗽、痰湿胀满、虚寒泄泻者均忌用。

［药膳方选］

1. 治咽喉疼痛及咽燥口渴：麦冬、银花各9g，桔梗、生甘草各6g。开水浸泡代茶饮（《中国药膳学》银麦甘桔饮）。

2. 治妊娠胃反呕逆不下食：麦冬（取汁）100g，粳米200g，苡仁100g，生地（绞汁）300g，生姜汁100g。先煮粳米、苡仁令百沸，次下三汁，煎成稀粥即成（《圣济总

录》麦门冬粥）。

3. 治慢性肝炎及早期肝硬化：麦冬 10g，枸杞 30g，鸡蛋 5 个，猪瘦肉 30g，花生米 30g。先将花生米煎脆，将枸杞入沸水略氽一下，将麦门冬煮熟切末，将猪肉切粒，将蛋加盐蒸熟，冷却后切成粒状；锅置旺火上，放花生油，把猪肉炒熟，再倒进蛋粒、枸杞、麦冬末，炒匀，放盐少许及湿淀粉勾芡，最后放味精，脆花生米铺在上面即可（《滋补中药保健菜谱》枸杞麦冬蛋丁）。

[成分] 含多种甾体皂苷、黏液质、葡萄糖苷、氨基酸、维生素 A 等。

天门冬（《神农本草经》）

[异名] 天冬、明天冬

[基原] 为百合科植物天门冬的块根。

[性味与归经] 甘、苦，寒。入肺、肾经。

[功效] 滋阴清热，清肺润燥。有抑菌、抗肿瘤作用。

[主治] 用于肺肾阴虚之证，如燥痰、咯血、咽痛、消渴、肺痿、肺痈、便结等。

[用量与用法] 6～12g，煮、炖、蒸、熬。

[宜忌] 风寒咳嗽、虚寒泄泻者，均忌用。

[药膳方选]

1. 益身延年：天门冬（捣汁，煎）50kg，白蜜 10kg，胡麻（炒末）2kg。合煎至可丸则停火，入大豆黄末做饼约巴掌大。每次食 1 个，每日食 3 次（《本草纲目》）。

2. 调补脏腑、却病：天门冬 15kg，糯米 10kg，细曲 5kg。水煮天门冬取汁，如常法酿酒。酒熟，日饮 3 杯（《本草纲目》天门冬酒）。

3. 治干咳少痰低热盗汗：天冬 15～20g，粳米 600g，冰糖少许。先煎天冬取汁，去滓，入粳米煮沸后加入冰糖，再煮成粥（《中国药膳大观》天门冬粥）。

4. 治乳汁不通：天冬 60g，瘦猪肉 500g。炖熟食之（《中国药膳学》）。

[成分] 含天冬酰胺、黏液质、甾体皂苷 B、谷甾醇等。

玉 竹（《神农本草经》）

[异名] 葳蕤、萎蕤

[基原] 为百合科植物玉竹的根茎。

[性味与归经] 甘，平。入肺、胃经。

[功效] 养阴生津，除烦止泻。有强心、降低血压和调节血糖等作用。

[主治] 用于肺胃阴虚之证，如咳嗽烦渴、消谷善饥、小便频数等。

[用量与用法] 9～15g，煮、炖、熬、煨。

[宜忌] 气滞胀满、痰湿较盛者忌用。

[药膳方选]

1. 治消渴、萎缩性胃炎及津亏便结：玉竹 50g，沙参 50g，老鸭 1 只，大葱 6 茎，生姜 6g。将老鸭治净，与沙参、玉竹共入锅内，加水适量，先武火烧沸，再文火炖 1 小时，至鸭肉扒烂为止；去药渣，放入调料，吃肉喝汤（《大众药膳》玉竹焖鸭）。

2. 治病后、产后体虚及烦渴尿频：玉竹 25g，水发香菇 30g，冬笋片 30g，火腿片

25g，母鸡 1 只。将鸡治净，下开水锅汆一下取出，洗净血秽；鸡腹向上放在汤碗内，加入清汤、味精、盐、料酒，鸡上面放香菇、笋片、火腿片，蒸八成熟，放入玉竹片，继续蒸至鸡酥烂时取出，上席即成（《中国药膳大观》）。

3. 治冠心病、肺心病、糖尿病、肺结核：玉竹 100g，猪心 1000g，生姜 15g，葱 15g。先煮玉竹取液；锅内注入清水，下花椒、姜、葱和猪心，烧沸，加入玉竹液同煮至猪心六成熟捞出，撇净浮沫，装入盘内（汤不用）；锅内倒入卤汁烧沸，下入猪心文火卤熟捞出；炒锅置火上，加入卤汁、食盐、白砂糖、味精，加热收成浓汁，涂抹在猪心内外，待汁冷凝后，再刷上麻油即成（《中国药膳学》）。

4. 治虚咳：玉竹 15 ~ 30g。与猪肉同炖食（《湖南药物志》）。

［成分］含铃兰苦苷、铃兰苷、山奈酚苷、槲皮醇苷、维生素 A 及淀粉、黏液质等。

枸杞子（《神农本草经》）

［异名］西枸杞、甜菜子

［基原］为茄科植物枸杞或宁夏枸杞的成熟果实。

［性味与归经］甘，平。入肝、肾经。

［功效］滋补肝肾，润肺明目。能促进免疫功能，降血脂，抗脂肪肝，抗衰老，促进骨髓造血功能，并有雌性激素样作用和生长刺激作用。

［主治］用于眩晕耳鸣、腰膝酸软、视物昏花、咳嗽遗精等。

［用量与用法］6 ~ 15g，煮、炖、蒸、泡。

［宜忌］实热、痰湿及泄泻者忌用。

［药膳方选］

1. 长肌肉、益颜色：枸杞子 200g，清酒 200g。共泡 7 日，去滓，任意饮之（《延年方》枸杞子酒）。

2. 治疰夏虚病：枸杞子、五味子。为末，开水泡，封 3 日，代茶饮（《摄生众妙方》）。

3. 治肾下垂、脱肛、子宫脱垂：枸杞子 30g，黄芪 60g，乳鸽 1 只。隔水炖熟，加盐、味精等调料食之（《大众药膳》芪杞炖乳鸽）。

4. 治腰痛脚弱、头晕脑鸣：枸杞子 30g，白米 50g，红糖、蜜适量。先煮米成粥，将熟入枸杞，食时加糖、蜜即可（《中国药膳大观》枸杞子粥）。

5. 治神经衰弱、心悸失眠：枸杞子 30g，人参 9g，五味子 30g，白酒 500g。共浸泡，7 天后即可饮用（《中医内科学》）。

［成分］含胡萝卜素、硫胺素、甜菜碱、隐黄质、酸浆果红素、天仙子胺、氨基酸等。

白木耳（《中国药学大辞典》）

［异名］银耳、白耳、桑鹅

［基原］为银耳科植物银耳的子实体。

［性味与归经］甘、淡，平。入肺、胃经。

［功效］滋阴生津，润肺养胃。

［主治］用于虚劳咳嗽，口干咽燥，痰中带血等。

［用量与用法］3～15g，蒸、煮、炖。

［宜忌］风寒咳嗽忌用。

［药膳方选］

1. 治燥热咳嗽、痰中带血：白木耳25g，大米100g，冰糖适量。水焖白木耳煮至六成酥，入米煮粥，起锅前加冰糖（《中国药膳大观》白木耳冰糖粥）。

2. 治干咳便秘：银耳50g，鸽蛋20个，冰糖250g。先水熬银耳熟烂汁稠，入冰糖，待溶化后打去浮沫，再入另蒸好的鸽蛋，同煮滚即成（《中华药膳宝典》银耳鸽蛋汤）。

［成分］含蛋白质、碳水化合物、脂肪及硫、磷、铁、镁、钙、钾等。

燕　窝（《本经逢原》）

［异名］白燕子、官燕、毛燕

［基原］为雨燕科动物金丝燕及多种同属燕类用唾液或唾液与绒羽等混合凝结所筑成的巢窝。

［性味与归经］甘，平。入肺、胃、肾经。

［功效］益气养阴。

［主治］用于虚劳羸瘦、咳嗽咯血、反胃噎膈等。

［用量与用法］3～10g，蒸、炖。

［宜忌］外感表证及肺胃虚寒、湿痰停滞者均忌食之。

［药膳方选］

1. 治虚劳咳嗽：燕窝3g，冰糖30g。先炖冰糖，去浮沫后下燕窝，文火炖沸即成（《内经类编试效方》）。

2. 治老年痰喘：秋白梨1个（去心），入燕窝3g，先用开水泡，再入冰糖3g蒸熟。每日早晨服下（《文堂集验方》）。

［成分］含氮物质、糖类、蛋白质等。

海　参（《食物本草》）

［异名］海鼠、辽参、海男子

［基原］为刺参科动物刺参或其他种海参的全体。

［性味与归经］咸，温。入心、肾经。

［功效］补肾益精，养血润燥。

［主治］用于虚损劳怯、阳痿遗精、尿多尿频、肠燥便结等。

［用量与用法］适量，煮、炖、煨。

［宜忌］痰湿盛、泄泻者忌食。

［药膳方选］

1. 治体瘦低热、皮肤干燥：海参20g，米50g。煮粥，作早餐食（《中国药膳大观》）。

2. 治虚火燥结：海参、木耳。入猪肠煮食（《药性考》）。

3. 治早衰早老、阳痿滑精：海参15g，小茴香6g，生姜汁适量。将海参发软，入开水余1次，放入锅内，加清汤，小茴香炖烂，吃时加姜汁，分次食（《仁寿录》）。

［成分］含甾醇、二萜醇、海参毒素、黏蛋白、糖蛋白等。

百 合 (《神农本草经》)

[异名] 重迈、摩罗、百合蒜、夜合花、白花百合

[基原] 为百合科植物百合、细叶百合、麝香百合等鳞茎的磷叶。

[性味与归经] 甘、微苦,平。入心、肺经。

[功效] 润肺止咳,清心安神。有增加肺灌流量,抗组胺性哮喘及止咳作用。

[主治] 用于心肺阴虚之证,如久咳、痰血、虚烦、惊悸、神志恍惚等。

[用量与用法] 12~60g。蒸、煮、炖、煨。

[宜忌] 风寒咳嗽、虚寒泄泻者忌用。

[药膳方选]

1. 治咳嗽、虚烦、惊悸、恍惚:百合 30g,粳米 60g,白糖适量。将米、水、百合入锅,先武火煮沸,后用文火煨熬,待百合烂时,加入白糖拌匀即成(《中华药膳宝典》)。

2. 治肺病咯血:新百合捣汁,和水饮之,亦可煮食(《卫生易简方》)。

3. 治肺脏壅热烦闷:新百合 120g,蜜半盏。拌和,蒸令软。每用枣大,时时噙之,咽津(《圣惠方》)。

4. 治肺虚咳嗽反复难愈:百合 30g,党参 15g,猪肺 250g。炖熟,入少许食盐调味,去药,喝汤食猪肺(《中国药膳学》)。

5. 治肺痈:白花百合。或煮或蒸,频食,拌蜜蒸更好(《经验广集》百合煎)。

6. 治肺燥咳嗽:百合 10g,杏仁 6g,赤小豆 60g,白糖适量。先用水煮赤小豆,作粥,至半熟时放入百合、杏仁同煮,粥成放入白糖,可作早餐食用(《中国药膳大观》百合杏仁赤豆粥)。

7. 治燥热咳嗽及高血压:干百合 100g,草鱼 1000g。先将草鱼去皮去骨取肉,用刀背砸成鱼茸,加入葱、姜,水调匀,滤去骨刺及筋皮,放碗中加盐,肥膘肉茸(用刀背砸成),搅拌,再加少许蛋清,再搅;锅中加水烧沸,改用中火把鱼肉茸挤成鱼丸至锅中余熟,添入鸡汤;将锅上火注入鸡油,待热下葱姜快炒出香味时下入鸡汤,挑出葱、姜,再倒入鱼丸子、蒸透之百合。调以盐、味精,用水淀粉勾芡盛盘即可(《中国药膳大观》)。

8. 治神经症、癔病:百合 7 枚(擘),鸡子黄 1 枚。水洗百合,渍一宿,去其水,更以水煮,去渣,入鸡子黄,搅匀,煮服(《金匮要略》百合鸡子汤)。

[成分] 含秋水仙碱、淀粉、蛋白质、脂肪等。

石 斛 (《神农本草经》)

[异名] 林兰、禁生、杜兰、悬竹

[基原] 为兰科植物金钗石斛或其他多种同属植物的茎。

[性味与归经] 甘、淡、微咸,寒。入胃、肺、肾经。

[功效] 养阴清热,益胃生津。能促进胃液分泌,并有止痛、退热作用。

[主治] 用于热病伤津、病后虚热、口干烦渴、阴伤目暗等。

[用量与用法] 6~15g,煮、炖、煨、焖。

[宜忌] 虚而无热者慎用。

[药膳方选]

1. 治烦热口干不思食：鲜石斛 15g，冰糖适量。开水泡代茶饮（《中国药膳学》）。

2. 治阴虚胃痛、便结：鲜石斛 30g，花生仁 50g。先煎石斛，再加花生同煮，至花生熟，水焖干为度。平时嚼服之（《中华药膳宝典》）。

[成分] 含石斛碱、石斛胺、石斛星碱、石斛次碱及黏液质、淀粉等。

梨 （《名医别录》）

[异名] 玉乳、蜜父、甘棠、杜梨、快果

[基原] 为蔷薇科植物白梨、沙梨、秋子梨等栽培种的果实。

[性味与归经] 甘、微酸，凉。入肺、胃经。

[功效] 生津润燥，清热化痰。

[主治] 用于热病伤津之证，如消渴、烦渴、热咳、便秘、噎膈等

[用量与用法] 1~5个。捣、蒸、煮、炖、熬。

[宜忌] 寒嗽及虚寒泄泻者忌用。

[药膳方选]

1. 治温病口渴：梨 1 个，切薄片，置凉水中半日，捣汁，时时频饮（《温病条辨》雪梨浆）。

2. 治昏蒙躁闷不能食：梨 3 个，粳米 100。先切梨水煮，去滓取汁，入米，煮粥食之（《圣惠方》）。

3. 治消渴：梨，用蜜熬，瓶盛。不时用水调服，或只嚼梨（《普济方》）。

4. 治卒咳嗽：①梨 1 个，川椒 50 粒。先在梨上刺 50 个孔，每孔纳入川椒 1 粒，以面裹入热火灰中煨之，令熟，取出。候冷，去椒食之（《孟诜方》）。②梨，去核，纳酥蜜，面裹煨令熟，食之（《孟诜方》）。

5. 治燥热型急性气管炎咳嗽：苦杏仁 10g，鸭梨 1 个，冰糖少许。将杏仁去皮尖打碎，鸭梨去核切块，加水同煮；梨熟后再入冰糖即成（《中国药膳大观》杏梨饮）。

6. 治痰喘气急：梨，剜空，纳小黑豆令满，留盖合住，系定，煻火煨熟；捣作饼，每日食之（《摘元方》）。

7. 治反胃吐食、药物不下：梨 1 个，丁香 15 粒。以丁香刺入梨内，湿纸包四五重，煨熟食之（《圣济总录》）。

8. 治卒失音不语：梨，生捣汁一合顿服之，日再服（《食疗本草》）。

[成分] 含果糖、蔗糖、葡萄糖、柠檬酸、维生素 B_1、维生素 B_2、维生素 A 及钙、磷、铁等。

苹 果 （《滇南本草》）

[异名] 蔡子、频婆、频果、天然子

[基原] 为蔷薇科植物苹果的果实。

[性味与归经] 甘，凉。入肺、胃经。

[功效] 生津润肺，除烦醒酒。

[主治] 用于心烦口渴、酒醉等。

[用量与用法] 1 至数个，捣汁、煮、熬。

[宜忌] 痞胀者慎用。

[药膳方选]

1. 调营卫,生津液:苹果,炖膏食之(《滇南本草》玉容丹)。

2. 治卒食后气不通:苹果,生捣汁食之(《孟诜方》)。

3. 治筋骨疼痛:苹果,同酒食之(《滇南本草图说》)。

[成分] 含蔗糖、还原糖、苹果酸、奎宁酸、柠檬酸、酒石酸及醇类、酯类等。

桃 子 (《日用本草》)

[异名] 桃实

[基原] 为蔷薇科植物桃或山桃的成熟果实。

[性味与归经] 甘、酸,温。入肠、胃、肝经。

[功效] 生津润肠,活血消积。

[主治] 用于肠燥便结、消化不良。

[用量与用法] 1 至数个,鲜用或作果脯用。

[宜忌] 不宜与鳖、术同食。多食令人生热、发疮、膨胀。

[药膳方选]

1. 益颜色:桃子,作果脯食之(《日华子本草》)。

2. 健胃助消化:鲜桃去皮,切片,用白糖腌渍,饭后食之(《中国药膳学》鲜桃饮)。

[成分] 含蛋白质、脂肪、碳水化合物、维生素 A、维生素 B_1、维生素 B_2、维生素 C、尼克酸及钙、磷、铁等。

荔 枝 (《食疗本草》)

[异名] 离支、荔支、丹荔、丽枝

[基原] 为无患子科植物荔枝的果实。

[性味与归经] 甘、酸,温。入脾、胃、肝经。

[功效] 生津养血,理气止痛。

[主治] 用于烦渴、呕逆、牙痛、胃痛等。

[用量与用法] 5～10 枚,生食或煮、炖、煎。

[宜忌] 阴虚火旺者慎用。

[药膳方选]

1. 治病后、产后及老年人体虚烦渴:鲜荔枝肉(净)100g,猪腿肉 300g,蛋清 2 个。先把猪腿肉切成 2 块,用刀背敲松后改切成 24 块,加入盐、食用红色素少许、蛋清、淀粉拌匀备用;烧热锅放入植物油,待油烧至六七成熟时,把猪腿肉一块块下油锅炸至内熟外脆呈金黄色捞出;将锅中油倒去,加入料酒、水、白糖、白醋、盐,下淀粉勾芡,倒入炸好的肉和鲜荔枝肉(切开)翻炒几下,淋上少许熟油,起锅装盘即可(《中国药膳大观》荔枝肉)。

2. 治体虚贫血:鲜荔枝 150g,肥鸭 1 只,瘦猪肉 60g,瘦火腿(熟)15g,鲜荷花 1 朵。先将鸭治净,火腿切成 5 粒,猪肉切成 6 块,荔枝去壳、核切开;再将荷花瓣放入开水锅内略焯后捞起,再放入鸭余1分钟取出;将火腿、猪肉、鸭、姜、葱、盐、料酒、开水放入钵内,隔水蒸90分钟,去姜、葱,去鸭之胸骨、锁喉骨,撇去汤面浮沫,用净布过滤备用;将鸭放回钵内(胸向上),倒入原汤、清汤,再蒸30分钟后,放入荔枝、荷花瓣,再蒸10~20分钟取出,最后放入味精即可(《滋补中药保健菜谱》荔荷蒸鸭)。

3. 治烦渴:荔枝5枚,大米30g,煮粥食用(《中国药膳学》荔枝粥)。

4. 治老人五更泻:荔枝干、春米、山药或莲子,同煮粥食(《泉州本草》)。

[成分] 含葡萄糖、蔗糖、蛋白质、脂肪、维生素 A、维生素 B、维生素 C、叶酸、柠檬酸、苹果酸等。

杨 梅 (《宝庆折中本草》)

[异名] 梅实、梅子、生梅子、青梅

[基原] 为杨梅科植物杨梅的果实。

[性味与归经] 甘、酸,温。入肺、胃经。

[功效] 生津解渴,和胃消食。

[主治] 用于心烦口渴、吐泻、痢疾等。

[用量与用法] 100~500g,生啖、浸酒、腌食、挤汁。

[宜忌] 多食则损齿及筋。

[药膳方选]

1. 生津止渴:杨梅1000g,白糖500g。先挤压杨梅取汁,加入白糖,煮沸,凉存,饮用(《中国药膳大观》)。

2. 治胃肠胀满:杨梅,腌盐备用。取数颗,开水泡服(《泉州本草》)。

3. 治痢疾及预防中暑:杨梅,浸烧酒服(江西《中草药学》)。

[成分] 含葡萄糖、果糖、柠檬酸、苹果酸、草酸、乳酸、蒲公英赛醇等。

柠 檬 (《岭南采药录》)

[异名] 宜母果、宜母子、里木子

[基原] 为芸香科植物黎檬或洋柠檬的果实。

[性味与归经] 酸,平。入胃经。

[功效] 生津止渴。

[主治] 用于烦渴、知饥不欲食。

[用量与用法] 100~150g,绞汁或生食、煮、煨、焖。

[药膳方选]

1. 避暑疗渴:柠檬捣汁饮之(《食物》)。

2. 下气和胃:柠檬,腌渍食之(《本草纲目拾遗》)。

3. 治伤寒烧火:柠檬,盐腌日久色黑者食之(《粤语》)。

4. 治烦渴眩晕之属阴虚阳亢者:柠檬汁90g,鸭脯240g。去壳鸡蛋45g,罐头菠萝150g。先将鸭脯用鸡蛋液拌匀,后拌干淀粉;用旺火烧热锅,下油涮锅后将油倒回油罐,将锅离火,把鸭脯进行半煎炸;然后将锅端回炉上,放入鸭脯烹料酒,加柠檬汁拌炒,淋麻油、花生油,炒匀上盘,用菠萝块镶边即成(《滋补中药保健菜谱》柠檬汁煎鸭脯)。

5. 治脾虚咳嗽：仔鸡 1 只，柠檬汁适量。将仔鸡治净切碎，拌入柠檬汁、白糖、麻油、植物油、食盐，渍 20 分钟，然后入锅加水，先武火后文火焖熟食用（《中国药膳大观》柠檬汁煨鸡）。

［成分］ 含橙皮苷、柚皮苷、柠檬酸、苹果酸、奎宁酸、香豆精类、维生素 B_1、维生素 B_2、维生素 C、烟酸及钙、磷、铁等。

甘 蔗 （《名医别录》）

［异名］ 干蔗、竿蔗、糖梗

［性味与归经］ 甘，寒。入肺、胃经。

［功效］ 生津清热，下气润燥。

［主治］ 用于热病津伤之证，如心烦口渴、燥咳呕吐、大便燥结等。

［用量与用法］ 500～1000g，生捣汁。

［宜忌］ 脾胃虚寒者慎用。

［药膳方选］

1. 治发热口干小便涩：甘蔗，去皮，令吃之，咽汁（《外台秘要》）。

2. 治胃反而吐者：甘蔗汁、生姜汁，按 7:1 相和，服之（《梅师集验方》）。

3. 治卒干呕不止：甘蔗汁，温令热，服 100ml，日 3 次（《补缺肘后方》）。

4. 治虚热咳嗽口干涕唾者：甘蔗汁 400g，高粱米 200g。煮粥，分 2 次食（《本草纲目》）。

5. 治尿频尿急尿血尿痛：鲜甘蔗 500g（绞汁），白藕 500g（切碎）。共浸半日，再绞汁，分 3 次服（《中国药膳学》）。

6. 治血热之倒经：鲜甘蔗、鲜藕各 500g，鲜生地 100g。榨汁混匀，当饮料食用（《中华药膳宝典》）。

7. 治口痛：甘蔗，捣汁服之（《外台秘要》）。

［成分］ 含蛋白质、脂肪、甲基延胡索酸、琥珀酸、甘醇酸、苹果酸、柠檬酸、乌头酸、维生素 B_1、维生素 B_2、维生素 B_6、维生素 C 及钙、磷、铁等。

落花生 （《滇南本草图说》）

［异名］ 花生、落花参、长生果、地果

［基原］ 为豆科植物落花生的种子。

［性味与归经］ 甘，平。入脾、肺经。

［功效］ 润肺化痰，和胃润燥。有止血作用。

［主治］ 用于燥咳、反胃、肠燥便结、产后乳少等。

［用量与用法］ 50～200g，生研或煮、炖、煨、炒。

［宜忌］ 寒湿较盛及肠滑泄泻者均忌用。

［药膳方选］

1. 治久咳及秋燥、百日咳：花生（去嘴尖），文火煎汤调服（《杏林医学》）。

2. 治肺痨：落花生，盐水煮食（《滇南本草》）。

3. 治燥咳少痰及百日咳：花生 250g，冰糖 50g。先将冰糖加水少许熬成丝状，离火趁热加入炒熟的花生，调匀，倒入用油擦过的瓷盅内，压平冷却即成。每取小块食用（《中国药膳学》花生糕）。

4. 治脚气：生花生肉（带衣用）、赤小豆、红皮枣各90g。水煮，1日分数次食（《现代实用中药》）。

5. 治乳汁少：花生米90g，猪脚（前腿）1只。共炖熟食之（《陆川本草》）。

[成分] 含脂肪油、淀粉、蛋白质、卵磷脂、嘌呤、花生碱、甜菜碱、胆碱、维生素 B_1、泛酸、三萜皂苷等。

藕（《本草经集注》）

[异名] 光旁

[基原] 为睡莲科植物莲的肥大根茎。

[性味与归经] 甘，寒。入心、脾、胃经。

[功效] 生用：清热养阴，凉血散瘀；熟用：健脾开胃，养血生津，止泻。

[主治] 生用：用于热病烦渴、吐血衄血、尿血热淋等；熟用：用于不能食、泻痢等。

[用量与用法] 100～250g，捣汁或蒸、煮、炖。

[药膳方选]

1. 补五脏、实下焦：藕，蒸食之（《孟诜方》）。

2. 治时气烦渴：生藕（捣汁）100g，生蜜30g。搅匀，分2次食之（《圣惠方》）。

3 治霍乱吐不止兼渴：生藕30g，生姜5g。绞汁，分3次食之（《圣济总录》姜藕饮）。

4. 治肺结核喘咳咯血：生藕汁、梨汁、白萝卜汁、鲜姜汁、面粉各120g，川贝18g。先将药汁加蜂蜜、香油各120g，加川贝母搅匀，置碗中蒸熟，为饼如枣大。每次食3枚，日3次，夜3次，不可间断（《中医验方汇选》藕梨蒸饼）。

5. 治小便热淋：生藕汁、地黄汁、萝卜汁各等分。搅匀，每服半盏，入蜜温服（《本草纲目》）。

6. 治子宫脱垂：鲜藕500g，糯米150g，蜂蜜50g，白糖150g，湿淀粉适量。先将糯米浸泡2小时后晾干，灌入切去节的藕孔中，封口，蒸半小时。取出入清水中去皮，捣烂，加入蜜、白糖拌匀，再蒸十多分钟，取出用淀粉拌匀，再在锅上浇藕即成。每日1剂，连食数日（《中国药膳大观》）。

7. 治眼热赤痛：藕1节（连节），以绿豆入满其中空处，水煮熟，连藕食之（《岭南采药录》）。

8. 补心脾：藕，用砂锅桑柴缓火煨极烂，入炼白蜜收干食之（《随息居饮食谱》）。

[成分] 含淀粉、蛋白质、天门冬素、维生素C、焦性儿茶酚、新绿原酸、过氧化物酶等。

番 茄（《植物名实图考》）

[异名] 西红柿

[基原] 为茄科植物番茄的新鲜果实。

［性味与归经］甘、酸，微寒。入胃经。

［功效］生津止渴，健胃消食。有降低胆固醇，降压，抗炎和抗菌作用。

［主治］用于口渴、食欲不振等。

［用量与用法］50～250g，生吃、捣汁、煮、炖。

［药膳方选］

1. 治夏季口渴、食欲不振：番茄、西瓜。分别取汁，合并，随量饮之（《中国药膳学》番茄西瓜汁）。

2. 治脾虚子肿：冬瓜250g，番茄200g，葱5g。按常规做汤菜吃（《中华药膳宝典》冬瓜番茄汤）。

［成分］含苹果酸、柠檬酸、腺嘌呤、胡芦巴碱、胆碱、番茄碱、维生素B_1、维生素B_2、维生素C、尼克酸、胡萝卜素及钙、磷、铁等。

猪 肉 （《本草经集注》）

［异名］豕肉、豚肉、彘肉、豨肉

［基原］为猪科动物猪的肉。

［性味与归经］甘、咸，平。入脾、胃、肾经。

［功效］滋阴润燥。

［主治］治羸瘦、消渴、燥咳、便结。

［用量与用法］100～500g，煮、炖、蒸。

［宜忌］痰湿内蕴者慎用。

［药膳方选］

1. 治热病伤津：鲜猪肉500g，切大块，急火煮清汤，吹净浮油，恣意凉饮（《温热经纬》）。

2. 润燥化痰和胃：瘦猪肉500g，板栗250g（去皮）。红烧煮熟食用（《中国药膳学》板栗烧肉）。

3. 治肺结核、慢性支气管炎之慢性咳喘：猪五花肉（带皮）500g，杏仁18g，冰糖30g，湿淀粉5g。铁锅放旺火上，倒入猪油，加冰糖15g，炒成深红色；再放入肉块一起翻炒，当肉块呈红色时，即下葱段、姜块、酱油、料酒、水（浸没肉块）和纱布包裹的杏仁（开水泡透，去掉外皮）；烧开后，倒入砂锅内，放在微火上炖；炖至六七成烂时，放入剩下的冰糖，炖到九成烂时将杏仁取出，去纱布，将杏仁平铺碗底，把炖好的肉块（皮朝下）摆在杏仁上，倒入一些原汤，蒸十成烂，扣在盘里；然后将剩下的原汤烧开，加入湿淀粉勾成黏汁，浇在肉上即成（《滋补中药保健菜谱》杏仁蒸肉）。

4. 治肾虚腰痛：猪瘦肉100g，黄鳝250g。两者共剁碎，加少许调料，调味拌匀，隔水蒸熟，吃肉喝汤，每日2次，连服5日（《中国药膳大观》）。

5. 治崩漏：猪瘦肉250g，墨鱼2个，食盐3g，将墨鱼连骨与猪肉同炖，吃肉喝汤。血止后，将墨鱼去骨同炖，以巩固疗效（《浙江中医杂志》）。

6. 治产后缺乳：猪五花肉250g，番薯叶180g。同煮至烂熟。吃肉、叶，喝汤，每日空腹时吃2次，连吃半月（《岭南草药志》）。

7. 治小儿疳积：猪瘦肉、红石榴根皮各30g。同炖至烂熟，吃肉喝汤，连吃3天

（《中医验方》）。

[成分] 含蛋白质、脂肪、碳水化合物及钙、磷、铁等。

猪脂膏 （《本草纲目》）

[基原] 为猪科动物猪的脂肪油。

[性味与归经] 甘，凉。入肺、大肠经。

[功效] 补虚润燥。

[主治] 用于燥咳、便结、皮肤皲裂等。

[用量与用法] 10g，熬膏，烊化。

[宜忌] 外感及滑泄者忌用。

[药膳方选]

1. 治肺热暴喑：猪脂油 500g，白蜜 500g。合炼少顷，滤净冷定。每次 1 匙，不时食之（《本草纲目》）。

2. 治胸满气喘：猪脂肪 120g。煮百沸，切，和酱、醋食之（《食医心镜》）。

3. 治产后体虚寒热自汗：猪膏 100g，清酒 50g，生姜汁 100g，白蜜 100g。水煎令和，熬膏。随意酒服 1 匙，当炭火上熬（《千金方》猪膏煎）。

[成分] 含饱和脂肪酸等。

羊 脂 （《本草纲目》）

[基原] 为牛科动物山羊的脂肪油。

[性味与归经] 甘，温。入肺、大肠。

[功效] 补虚润燥，祛风止痒。

[主治] 用于虚劳羸瘦、肌肤皲裂、久痢、疮癣等。

[用量与用法] 10g，烊化冲服。

[宜忌] 外感及痰火为病者忌服。

[药膳方选]

1. 治虚劳口干：羊脂 10g，醇酒 50g，枣 7 枚。合渍 7 日，取枣食之（《千金要方》）。

2. 治久痢不止：羊脂、蜡、阿胶各 60g，黍米 200g。合煮作粥，一服令尽（《千金要方》）。

3. 治产后羸瘦：生地黄汁 100g，生姜汁 500g，羊脂 200g，白蜜 500g。先煎地黄汁减半；入羊脂，煎减半；次下姜、蜜，煎令如饴。每服鸡子大，投酒中，空腹饮之，日 3 次（《古今录验方》地黄羊脂煎）。

[成分] 含饱和脂肪酸、油酸、亚油酸等。

羊 髓 （《别录》）

[基原] 为牛科动物山羊或绵羊的骨髓或脊髓。

[性味与归经] 甘，温。入肾、肺经。

[功效] 益阴补髓，润肺泽肌。

[主治] 用于虚劳羸瘦、肺痿咳嗽、消渴、皮毛憔悴等。

[用量与用法] 10~50g，熬、煮、炖、蒸。

[药膳方选]

1. 治虚劳腰痛及肺痿咳嗽：熟羊髓、熟羊脂各 150g，白蜜 150g，生姜汁 10g，生地汁 50g。先煎羊脂令沸，次下羊髓又令沸，次下蜜、地黄、生姜汁，不住手搅，微火熬成膏。每次 1 匙，空心温酒调下，或作羹汤，或作粥食亦可（《饮膳正要》羊蜜膏）。

2. 治腰痛脚膝无力：羊髓 300g，羊脊骨 1 具（捶碎），米 500g。先以水煮骨取汁，入米、五味煮粥，熟时入羊髓搅。空腹食之（《圣济总录》羊髓粥）。

3. 治消渴口干：羊髓 200g，白蜜 200g，炙甘草 30g。水煮甘草，去滓取汁，纳蜜、髓，煎令如饴。噙化咽之，尽则复含（《千金翼方》羊髓煎）。

乌骨鸡（《本草纲目》）

[异名] 乌鸡、药鸡、武山鸡、黑脚鸡

[基原] 为雉科动物乌骨鸡的肉或除去内脏的全体。

[性味与归经] 甘，平。入肝、肾经。

[功效] 养阴退热。

[主治] 用于虚劳羸瘦、骨蒸、消渴、泻痢、崩中、带下等。

[用量与用法] 1 只，煮、炖、蒸、煨、焖。

[药膳方选]

1. 治中风背强口噤：雌乌鸡 1 只（治净），酒 1500g。共煮。去滓，分 3 次服之，相继服尽取汗。无汗者，用热生姜葱白稀粥食之，盖被取汗（《圣济总录》乌鸡酒）。

2. 治一切贫血及产后血虚发热：乌骨鸡 1 只，饴糖、生地各 120g。将鸡治净，生地酒洗后切片，拌饴糖，装入鸡肚内，缝好放进瓦钵；隔水蒸烂食之（《仁寿录》）。

3. 治噤口痢闻食口闭：乌骨鸡 1 只，治净，用茴香、良姜、红豆、陈皮、白姜、花椒、盐，同煮烂。以鸡令患者嗅之，如欲食，令饮汁食肉（《普济方》乌鸡煎）。

4. 治脾虚滑泄：乌骨母鸡 1 只（治净），豆蔻 30g，草果 2 枚。将后 2 药烧存性，掺入鸡腹内，扎定煮熟。空腹食之（《本草纲目》）。

5. 治遗精白浊及赤白带下：乌骨鸡 1 只（治净），白果、莲肉、江米各 15g，胡椒 3g。后 4 药为末，装入鸡腹内，煮熟，空心食之（《本草纲目》）。

6. 治妇女痛经属虚寒者：雄乌骨鸡 500g，陈皮 3g，良姜 3g，胡椒 6g，草果 2 枚，葱、醋少许。将鸡治净，切块，与药文火炖烂。吃肉喝汤（《中国药膳大观》）。

[成分] 含蛋白质、脂肪、维生素 B_1、维生素 B_2、烟酸及钙、磷、铁等。

白鸭肉（《名医别录》）

[异名] 鹜肉

[基原] 为鸭科动物家鸭的肉。

[性味与归经] 甘、咸，平。入脾、胃、肺、肾经。

[功效] 滋阴养胃，利水消肿。

[主治] 用于虚劳羸瘦、骨蒸劳热、咳嗽、水肿。

[用量与用法] 1只,煮、炖、煨、蒸。

[宜忌] 脾胃阳虚、外感、泄泻者均忌用。

[药膳方选]

1. 治病后体弱及营养不良、贫血:鸭子1只(治净),大枣、白果、莲米各49枚,人参3g。先将大枣去核,白果去壳抠心,莲米水发去皮、心,人参切片为末;将绍酒和酱油和匀,搽在鸭子表皮和腹内(可先在鸭皮上戳小孔);将后4药和匀,填入鸭腹,蒸熟即成(《验方新编》)。

2. 治头晕恶心浮肿尿少:青头鸭1只,赤小豆200g,草果10g,葱白适量。将鸭治净,赤小豆与草果填入鸭腹,缝合;放入砂锅,加水,先武火煮沸,后文火炖熟,加入葱白,即可食用。食时只去草果,最好不入盐(《饮膳正要》)。

3. 治阴虚之咳喘盗汗、遗精腰痛:老雄鸭1只,虫草10g。将鸭治净,在开水中汆一下,捞出晾凉;将鸭头顺颈劈开,取虫草装入鸭头内,棉线缠紧,余下的虫草及姜、葱一起装入鸭腹内,然后放入瓷盆,注入清汤,用食盐、胡椒粉、料酒调好味,用湿绵纸密封盆口,蒸2小时,去绵纸,姜、葱加味即成(《大众药膳》)。

4. 治肾不纳气之咳喘咯血:老肥鸭1只,核桃肉90g,补骨脂100g。将核桃肉、补骨脂用甜酒、酱油拌和,填入鸭肚内,以线缝紧,放盆内,不放水,盖严,用湿绵纸封固,隔水蒸烂,去药食之(《仁寿录》)。

5. 治阴虚消渴及肠燥便结:老鸭1只,玉竹、沙参各50g,共煮炖烂,去药,入调料,吃肉喝汤(《大众药膳》)。

6. 治卒大腹水病:青头雄鸭1只(治净),水煮,饮尽,厚盖取汗(《肘后方》)。

7. 治水肿尿少:白鸭1只,生姜15g,胡椒6g,葱白10g,米饭100g。将粳米蒸熟,与姜末、胡椒粉、葱丝拌和,填入鸭腹内,缝好后,蒸至烂熟。每早晚空腹食鸭肉和饭,不用盐、酱油(《多能鄙事》)。

8. 治虚性水肿:鸭1只(治净),大蒜30g。将大蒜装入鸭腹内,扎好,炖熟。分数次食完(《中国药膳学》)。

[成分] 含蛋白质、脂肪、碳水化合物、维生素 B_1、维生素 B_2、尼克酸及钙、磷、铁等。

鸭 卵 (《本草经集注》)

[异名] 鸭子、鸭蛋

[基原] 为鸭科动物家鸭的蛋

[性味与归经] 甘,凉。入肺、大肠经。

[功效] 滋阴清肺。

[主治] 用于咳嗽、咽痛、齿痛、泄痢。

[用量与用法] 1~数个,蒸、煮。

[宜忌] 阳虚、寒湿下痢、气滞痞胀者,均忌用。

[药膳方选]

1. 治咳嗽痰少咽干:鸭蛋1个,银耳9g。先煮银耳,后打入鸭蛋,加适量冰糖调味食用(《中国药膳学》银耳鸭蛋)。

2. 治眩晕耳聋：绿壳鸭蛋 2 个，火炭母草 20g。先将火炭母草切成碎粒，打入鸭蛋，放盐，搅匀；炒锅烧热，倒入菜油，烧至六七成热，把蛋糊倒入油煎，待蛋两面呈金黄色即可起锅（《成都中草药》）。

3. 治妇人胎前产后赤白痢：鸭蛋 1 个，蒲黄 9g，生姜汁适量。先将鸭蛋打入姜汁内搅匀，共煎，入蒲黄，再煎 5 ~ 7 沸。空腹温服（《医钞类编》鸭蛋汤）。

[成分] 含蛋白质、脂肪、碳水化合物、维生素 A、维生素 B_1、维生素 B_2、烟酸、尼克酸及磷、钙、铁、钾、钠、氯等。

鸽（《嘉祐本草》）

[异名] 鹁鸽、飞奴

[基原] 为鸠鸽科动物原鸽、家鸽或岩鸽的肉或全体。

[性味与归经] 咸，平。入肝、肾经。

[功效] 滋肾益阴，祛风解毒。

[主治] 用于虚劳羸瘦、消渴经闭等。

[用量与用法] 1 只，煮、炖、蒸。

[药膳方选]

1. 治消渴：鸽 1 只，切作小脔，以土苏煎，含之咽之（《食医心镜》）。

2. 治久疟：鸽肉，蒸食（《四川中药志》）。

3. 治老人体虚：白鸽 1 只，枸杞子 24g，黄精 30g。共煮熟食用（《中国药膳学》白鸽杞精汤）。

4. 治干血劳和闭经：鸽肉、魔芋、夜明砂、鳖甲、龟板，共炖鸡食（《四川中药志》）。

[成分] 含蛋白质、脂肪等。

蛤士蟆（《饮片新参》）

[异名] 哈什蟆、蛤蚂、田鸡、蛤蟆

[基原] 为蛙科动物中国林蛙或黑龙江林蛙的除去内脏的全体。

[性味与归经] 咸，凉。入肺、肾经。

[功效] 养肺滋肾。

[主治] 用于虚劳咳嗽。

[用量与用法] 15 ~ 60g，煮、炖、蒸。

[宜忌] 痰湿盛及泄泻者忌食。

[药膳方选]

1. 治年老体弱及产后体虚者：蛤士蟆 25g，火腿 2.5g，豌豆苗 50g，鸡蛋 1 个，水发香菇 25g。先将蛤士蟆温水泡软，放开水锅中氽烫一次；鸡蛋煮熟去壳，切片；香菇入开水氽一下；锅中鸡清汤烧开，下蛤士蟆、火腿片、香菇片、鸡蛋片、酒、味精，去浮沫，入豌豆苗起锅（《中国药膳大观》清汤蛤士蟆）。

2. 治烦热肢软消瘦及产后体虚：干蛤士蟆油 18g，火腿 10g，鸡清汤 1500g。将蛤士蟆、鸡汤、料酒、盐，蒸 1 个半小时，放味精、白糖，撒上火腿片即可（《滋补中药保健菜谱》）。

3. 治肺痨吐血：蛤士蟆油、白木耳，蒸服（《四川中药志》）。

4. 治神经衰弱：蛤士蟆油、土燕窝，蒸服（《四川中药志》）。

［成分］含蛙醇、三磷腺苷等。

鲶 鱼（《诗》传）

［异名］黏鱼、鲇鱼

［基原］为鲇科动物鲇鱼的全体或肉。

［性味与归经］甘，温。入脾、胃经。

［功效］滋阴开胃，催乳利尿。

［主治］用于虚劳食少、水肿尿少、乳汁不足等。

［用量与用法］1 条，煮、炖。

［宜忌］不宜与荆芥同食。

［药膳方选］

1. 治乳肿：鲶鱼 2 条，香菜 150g，香油适量。将鱼治净，把香菜纳入鱼腹中，香油加水炖食（不加盐）。连续食用（《吉林中草药》）。

2. 治产妇乳汁不足：鲶鱼 1 条。熬汤，沃鸡蛋，连续食用（《吉林中草药》）。

3. 治五痔下血肛痛：鲶鱼同葱煮食之（《本草纲目》）。

乌贼鱼肉（《名医别录》）

［异名］墨鱼、乌侧鱼

［基原］为乌鱼则科动物无地针乌鱼则或金乌鱼则的肉。

［性味与归经］咸，平。入肝、肾经。

［功效］养血滋阴。

［主治］用于崩漏、带下、经闭、胎漏、滑胎等。

［用量与用法］2～4 只，煮、炖、煨、焖。

［药膳方选］

1. 治妇人经闭：乌贼鱼肉（治净），合桃仁煮食（《陆川本草》）。

2. 治崩漏：乌贼鱼肉（连骨）2 只（治净），食盐 3g，猪瘦肉 250g。同煮炖食（《浙江中医杂志》）。

鱼 鳔（《本草纲目》）

［异名］鱼肚

［基原］为石首鱼科动物大黄鱼、小黄鱼或鲟科动物中华鲟的鱼鳔。

［性味与归经］甘，平。入肾经。

［功效］补肾益精，滋养筋脉，散瘀止血。

［主治］用于滑精、吐血、咳血、破伤风、血崩、痔疮等。

［用量与用法］9～15g，煮、炖、熬、煎。

［宜忌］胃呆痰多者忌用。

［药膳方选］

1. 治食道癌及胃癌：鱼鳔，用香油炸酥，压碎。每服 5g，日 3 次（《中药大辞典》）。
2. 治破伤风：鱼鳔，以酒化服之（《饮膳正要》）。
3. 治赤白崩中：鱼鳔，焙黄为末，同鸡蛋煎饼，好酒食之（《本草纲目》）。

蚌 肉（《食疗本草》）

[异名] 河蛤蜊、河蚌
[基原] 为蚌科动物背角无齿蚌或褶纹冠蚌、三角帆蚌等蚌类的肉。
[性味与归经] 甘、咸，寒。入肝、肾经。
[功效] 滋阴明目，清热，解毒。
[主治] 用于烦渴、目赤、崩带、痔瘘等。
[用量与用法] 90～150g，煮、炖。
[宜忌] 脾胃虚寒者慎用。
[药膳方选]

1. 却病延年：鲜蚌肉 400g，净鸡肉 500g，瘦猪肉 100g。先将鸡肉切成 4 块，猪肉切成片，同盛小盆中，加水、盐用旺火蒸 2 小时取出，过滤去滓备用；将蚌肉切片装漏勺中，放开水中汆一下，去蚌膜入碗中，加白酒腌渍后沥干酒汁，然后排在碗中；把鸡肉汤烧开加入白酱油、味精后，浇入蚌肉上，迅速上桌即食（《中国药膳大观》）。

2. 治痈毒之发热口渴：蚌 120g，粳米 50g。先水煮蚌取汁，用汁煮米成粥，可加少许盐，作早餐食之（《中国药膳大观》蚌粥）。

[成分] 含蛋白质、脂肪、碳水化合物、维生素 A、维生素 B_1、维生素 B_2、维生素 C 及钙、磷、铁等。

蛤 蜊（《全国中草药汇编》）

[异名] 海蛤肉、文蛤肉
[基原] 为蛤蜊科动物四角蛤蜊或其他种蛤蜊的肉。
[性味与归经] 咸，寒。入胃经。
[功效] 滋阴利水，化痰软坚。
[主治] 用于消渴、瘿瘤、痰核、水肿等。
[用量与用法] 100～500g，煮、炖、炒。
[药膳方选]
1. 醒酒：蛤蜊，煮食之（《本草经集注》）。
2. 治消渴：蛤蜊肉，炖熟食用，日 3 次（《中国药膳学》）。
3. 治肺结核潮热盗汗：蛤蜊肉、韭菜，作炒菜食用（《中国药膳学》）。
4. 治老癖及妇人血块：蛤蜊肉，煮食之（《嘉祐本草》）。
[成分] 含蛋白质、脂肪、维生素 A、维生素 B_1、维生素 B_2、维生素 C、尼古酸及碘、钙、磷、铁等。

鳖 肉 (《名医别录》)

[异名] 甲鱼、水鱼、团鱼、圆鱼

[基原] 为鳖科动物中华鳖的肉。

[性味与归经] 甘,平。入肝经。

[功效] 滋阴凉血,软坚散结。

[主治] 用于骨蒸劳热、久疟久痢、癥瘕痞块、崩漏带下等。

[用量与用法] 1~2只,煮、炖、煨、炸、炒、蒸。

[宜忌] 脾胃阳虚及孕妇均忌用。

[药膳方选]

1. 治头晕眼花、骨蒸潮热:活甲鱼 1000g,鸡脯肉 60g,鸡腿 240g。将甲鱼治净,切小块,放开水锅里氽一下,去净血沫,捞出再洗 1 次,放碗中;鸡腿斩成两截,在开水锅里氽一下,放甲鱼上,加入葱段、姜片、料酒、盐、胡椒粉、猪骨汤,蒸 2 小时,取出,拣去姜、葱、鸡腿;将鸡脯肉用刀背砸成鸡泥,用 120g 冷的猪骨汤调成鸡泥汁,将蒸甲鱼的汤汁在旺火上烧开,放入 1/3 的鸡泥汁,用筷子朝一个方向搅动;待汤再烧开时,撇去浮油,捞去鸡肉渣和浮沫;这时,把甲鱼放在漏勺内,在汤里涮一下,盛入大碗中;再将余下的鸡泥汁倒入汤中,仍用上法撇净鸡肉渣和浮沫,然后将汤倒入盛甲鱼的碗中,蒸到汤开,放入味精即成(《滋补中药保健菜谱》清蒸甲鱼)。

2. 治骨蒸潮热、心烦失眠:活甲鱼 1 只,熟火腿肉 15g,水发香菇 15g。先将甲鱼治净,下沸水锅中氽透,刮去黑膜,去盖剁块,再水洗净;勺底加油,上火烧热,下葱、姜炸锅,添清汤,放入甲鱼块;再将汤及鱼全部倒入砂锅中,加盐、料酒、味精放火上烧开,炖至七八成熟时加入火腿及香菇,再炖至酥烂,带香菜段上桌(《中国药膳大观》)。

3. 治久疟不愈:甲鱼 1 只,治净,用猪油炖,入盐少许食(《贵州中医验方》)。

4. 治鼓胀:甲鱼 1 只(治净),槟榔 12g,大蒜适量,共煮熟,食肉喝汤,连服数日(《中国药膳学》鳖鱼槟榔汤)。

5. 治慢性肾炎:鳖鱼 500g,大蒜 100g,白糖、白酒适量。水炖熟食(《中国药膳学》鳖鱼炖大蒜)。

[成分] 含蛋白质、脂肪、碳水化合物、维生素 B_1、维生素 B_2、维生素 A、尼克酸及钙、磷、铁等。

龟 肉 (《名医别录》)

[基原] 为龟科动物乌龟的肉。

[性味与归经] 甘、咸,平。入肺、肾经。

[功效] 益阴补血。

[主治] 用于劳瘵骨蒸,久嗽久疟,咯血便血等。

[用量与用法] 1~3只,煮、炖、煨、蒸、炸。

[药膳方选]

1. 治虚劳咯血、咳嗽寒热:龟肉,和葱、椒、酱、油煮熟食之(《便民食疗方》)。

2. 治肺痨吐血:龟肉、沙参、虫草,共炖食之(《四川中药志》)。

3. 治久咳上气：龟 3 只，秫米 400g。先将龟治净，水煮取汁，渍曲，酿米，如常法，熟饮之（《补缺肘后方》）。

4. 治胃下垂或子宫脱垂：鱼肉 250g，炒枳壳 15g。煮熟去药，食肉喝汤（《中国药膳学》）。

5. 治老年肾虚尿多：龟肉 250g，小公鸡肉 250g。共炖熟，加盐调味食用（《中国药膳学》）。

6. 治痢及泻血：龟肉，以砂糖水拌，椒和，炙煮食之（《普济方》）。

7. 治热气湿痹：龟肉，同五味煮食之，微泄为效（《普济方》）。

［成分］含蛋白质、脂肪、糖类、维生素 B_1、维生素 B_2、烟酸。

第十六节　补阳强壮类

紫河车（《本草拾遗》）

［异名］胞衣、混沌皮、混元丹、胎衣

［基原］为健康人的胎盘。

［性味与归经］甘、咸，温。入肺、肝、肾经。

［功效］大补元气，补肾益精。具增强抵抗力、促进创伤愈合、抗感染和激素样作用。

［主治］用于虚损羸瘦、骨蒸劳热、咳喘、阳痿、遗精、不孕或乳少等。

［用量与用法］1 具，煮、炖、煨，为末兑入。

［药膳方选］

1. 治日渐羸瘦：紫河车 1 具（治净），以五味和之，如做饼法，与食之（《本草拾遗》）。

2. 治久癫失志气虚血弱者：紫河车 1 具，治净，煮烂食之（《刘氏经验方》）。

3. 治肺结核咳嗽咯血、潮热盗汗：紫河车 1 具，白及 15g，百部 15g，同炖熟，食盐调味食之（《中国药膳学》）。

［成分］含多种抗体、干扰素、巨球蛋白、纤维蛋白稳定因子、尿激酶抑制物、促性腺激素、催乳素、促甲状腺激素、雌酮、可的松、红细胞生成素、磷脂等。

鹿　茸（《神农本草经》）

［异名］斑龙珠

［基原］为鹿科动物梅花鹿或马鹿的尚未骨化的幼角。

［性味与归经］甘、咸，温。入肝、肾经。

［功效］壮阳益精，补肾壮骨，止崩束带。有提高机体工作能力、降低肌肉疲劳、促进红细胞增生、强心、强壮及促进溃疡、创口、骨折的愈合和性激素样作用。

［主治］用于元阳虚惫之证，如虚劳羸瘦、眩晕、耳聋、腰膝酸软、阳痿滑精、崩漏、带下、形寒肢冷等。

［用量与用法］0.5～1.5g，蒸、煮、炖、煨。

［宜忌］阴虚阳亢者忌用。

［药膳方选］

1. 治眩晕屋转眼花：鹿茸1.5g。酒煎，去滓，入麝香少许服之（《证治要诀》）。

2. 治阳痿尿频：鹿茸15g，山药30g，生薄绢裹，酒蒸七日。饮酒，日3盏为度（《普济方》鹿茸酒）。

3. 治肾虚腰痛、遇劳则甚：鹿茸5g，菟丝子15g，小茴香9g，羊肾1对。共炖，食肉喝汤（《中国药膳学》）。

［成分］含卵胞激素"雌酮"、骨质、胶质及钙、镁、磷等。

鹿 肾 （《神农本草经》）

［异名］鹿鞭

［基原］为鹿科动物梅花鹿或马鹿雄性的外生殖器。

［性味与归经］甘、咸，温。入肝、肾经。

［功效］补肾，壮阳，益精。有兴奋性功能作用。

［主治］用于肾阳虚衰之证，如阳痿、腰酸、耳鸣及女子宫寒不孕等。

［用量与用法］9～15g，煮、炖、煨、熬。

［宜忌］阴虚火旺者忌用。

［药膳方选］

1. 补元阳，益气力：鹿肾1对（去脂膜，细切），肉苁蓉60g（酒浸1宿，刮去皱皮，切），粳米200g。水煮米作粥，欲熟，下鹿茸、苁蓉、葱白、盐、椒，煮熟食之（《圣惠方》鹿肾粥）。

2. 治肾虚耳聋：鹿肾1对（去脂膜，切），粳米200g，于豉汁中相和，煮作粥，入五味，如法调和，空腹食之。作羹及入酒并得，食之（《圣惠方》鹿肾粥）。

3. 治肾阳虚阳痿：鹿肾1具，白酒500g，泡7日后服。每饮1小杯，日2次（《中国药膳学》鹿鞭酒）。

［成分］含雄性激素、蛋白质、脂肪等。

蛤 蚧 （《开宝本草》）

［异名］蛤蟹、仙蟾、大壁虎、蚧蛇

［基原］为壁虎科动物蛤蚧除去内脏的全体。

［性味与归经］咸，平。入肺、肾经。

［功效］补肾益精，纳气定喘。有雄性激素样作用。

［主治］用于阳痿、遗精、劳嗽、虚喘、消渴等。

［用量与用法］3～6g，煮、炖、煨、浸。

［宜忌］外感风寒咳喘者忌用。

［药膳方选］

1. 补肾定喘，益精壮阳：全尾活蛤蚧5只，大米500g。先将蛤蚧治净，酒洗，去头，剁碎，加适量米酒、食油、盐、葱花、胡椒粉拌匀，密闭静置20分钟；倒入已煮烂的沸腾的粥锅里，加盖以旺火熬煮5分钟即成。以蛤蚧干为原料时，去头、足、鳞及竹片，切成小块，洗净后，加水、米酒、盐，用小火煨烂，然后加米熬粥，粥熟后撒入葱花、胡椒粉搅匀即成（《中国药膳大观》）。

2. 治肺痨咳嗽：蛤蚧1对（用醋少许涂，炙令赤色），白羊肺30g，麦冬15g（去心，焙），款冬花、胡黄连各4g。先将羊肺于沙盆内细研如膏，以无灰酒一盏，暖令鱼眼沸，入四药之末9g，搅令匀。令患者仰卧，徐徐食之（《圣惠方》蛤蚧散）。

3. 治肺嗽面浮四肢浮：蛤蚧1对（酒和蜜涂炙熟），人参1株。为末，熔蜡120g，滤去滓，和药末做6个饼子。每服1饼，糯米粥溶化，趁热食之（《圣济总录》独圣饼）。

4. 治肺燥咳嗽咯血：蛤蚧1对，白及末100g，蜂蜜适量。将蛤蚧为末，与白及末拌匀。每日早晚取药末15g，冲开水调蜂蜜食之，连服20日（《中国药膳大观》）。

5. 治肾虚喘证：蛤蚧1对，人参6g，白酒1000g。共浸泡5~7日，每日摇动数次，即可食用（《中华药膳宝典》）。

6. 治肾虚阳痿尿频：蛤蚧1对（去头、足、鳞），黄酒500g。浸泡7日后，每饮1~2匙，日2次（《中国药膳学》蛤蚧酒）。

［成分］含蛋白质、脂肪等。

冬虫夏草（《本草从新》）

［异名］夏草冬虫、虫草、冬虫草

［基原］为麦角菌科植物冬虫夏草菌的子座及寄主蝙蝠蛾科昆虫虫草蝙蝠蛾等的幼虫尸体的复合体。

［性味与归经］甘，温。入肺、肾经。

［功效］补肾助阳，滋肺止咳。有扩张支气管、抑制结核杆菌和镇静、催眠作用。

［主治］用于病后体虚、阳痿遗精、劳嗽咯血、自汗盗汗、腰膝酸痛等。

［用量与用法］3~10g，煮、炖、煨、蒸、浸泡。

［宜忌］外感表证者慎用。

［药膳方选］

1. 治病后虚损：冬虫夏草3~5枚，老雄鸭1只（治净）。将鸭头劈开，纳药于中，以线扎好，入酱、油、酒，如常蒸烂食之（《本草纲目拾遗》）。

2. 治痫证：虫草3g，猪脑髓1个。将猪脑髓挑去红筋，与虫草在砂锅中用文火煨炖，炖熟即成。每日分2次空腹连虫草、猪脑及汤食之（《浙江中医杂志》）。

3. 治病后体虚失眠：虫草15~30g，白酒500g。共泡7日，每食10~20ml，每日2~3次（《中国药膳学》虫草酒）。

4. 治虚喘：冬虫夏草15~30g，配老雄鸭蒸食（《云南中草药》）。

5. 治贫血、阳痿、遗精：冬虫夏草15~30g，炖肉或炖鸡食（《云南中草药》）。

6. 治阳痿早泄、耳鸣腰酸：虫草10g，野鸭2只，猪瘦肉60g，熟火腿15g。先将野鸭治净，火腿切成5粒，猪肉切成6块；将野鸭入沸水锅中汆半分钟，取出用冷水洗净，去掉绒毛等；锅中换沸水，入猪肉汆半分钟，加入火腿粒，稍滚即一并捞出，沥干；锅烧热，下油及葱、姜、鸭爆炒，烹姜汁酒，加沸水煨半分钟，捞起，沥去水，去葱、姜；用炖盅1个，依顺序放入火腿、猪肉、鸭、虫草、姜、葱、盐、料酒、开水，蒸两小时，取出，去葱、姜，把野鸭去掉胸骨、锁喉骨，撇去汤面浮沫，用洁布将原汤过滤；将鸭放回炖盅内，鸭胸向上，鸭头放胸上，倒入原汤（连虫草、猪肉、火腿），并倒入奶汤，再蒸1小时即成（《滋补中药保健菜谱》虫草炖野鸭）。

7. 治咳喘短气、腰膝酸痛：虫草 8g，鹌鹑 8 只。先将鹌鹑治净，放入沸水内余 1 分钟，捞出晾凉；将虫草分 8 份放入鹌鹑腹内，用线缠紧，摆放在缸子内，鸡汤用食盐、胡椒粉调好味，灌入缸子中，用湿棉纸封口，蒸 40 分钟即成（《中国药膳学》）。

[成分] 含脂肪、粗蛋白、粗纤维、碳水化合物、虫草酸、冬虫夏草素、维生素 B_{12} 等。

肉苁蓉（《神农本草经》）

[异名] 肉松蓉、纵蓉、地精、金笋、大芸

[基原] 为列当科植物肉苁蓉或苁蓉、迷肉苁蓉等的肉质茎。

[性味与归经] 甘、酸、咸，温。入肾、大肠经。

[功效] 补肾壮阳，润燥滑肠。有提高免疫力，调整内分泌，促进代谢，抗衰老，降血压及强壮作用。

[主治] 用于阳痿、腰膝冷痛、肠燥便秘及女子不孕、崩漏、带下等。

[用量与用法] 10～18g，煮、炖、浸、煨。

[宜忌] 脾虚泄泻、相火旺盛者均忌用。

[药膳方选]

1. 治劳伤面黑：肉苁蓉 120g（水煮令烂，细研），精羊肉。分 4 次，下五味，以米煮粥。空腹服之（《药性论》）。

2. 治肾劳面气黄黑、鬓发干焦：肉苁蓉（酒洗）45g，羊肾 3 具（去脂膜，细切），羚羊角（屑）60g，磁石（炮赤醋淬捣末）、苡仁各 90g。分 3 次，先煮苁蓉、羚羊角，去滓，下磁石、苡仁、羊肾煮粥，空心任意食之（《圣济总录》苁蓉羊肾粥）。

3. 治阳虚腰脚疼痛无力：肉苁蓉（温水洗，细切）30g，白羊肾 1 对（去脂膜，切），葱白 7 茎，羊肺 60g（切）。入五味汁做羹，空腹食之（《圣济总录》苁蓉羹）。

4. 治肾虚阳痿：肉苁蓉 30g，白酒 500g。共泡 7 天后服，每次 1 小杯，每日 2 次（《中国药膳学》苁蓉酒）。

[成分] 含 6 - 甲基吲哚、十七烷、二甲基甘氨酶甲酯、甜菜碱、胡萝卜苷、咖啡酸糖脂。

锁　阳（《本草衍义补遗》）

[异名] 琐阳、不老药、锈铁棒

[基原] 为锁阳科植物锁阳的全草。

[性味与归经] 甘，温。入肝、肾经。

[功效] 补肾助阳，润燥养筋，润肠通便。

[主治] 用于阳痿遗精、筋骨腰膝痿弱、肠燥便结。

[用量与用法] 10～15g，浸泡、煮、炖、熬、炸。

[宜忌] 泄泻及阳亢热盛者忌用之。

[药膳方选]

1. 治心脏病：锁阳，冬季采集后用猪油（或奶油）炸后，经常冲茶食之（《中国沙漠地区药用植物》）。

2. 治肾虚阳痿、遗精、早泄及大便燥结：锁阳 15~30g，大米适量。共煮粥，调味食之（《中国药膳大观》锁阳粥）。

3. 治肾虚阳痿：锁阳 30g，白酒 500g。泡 7 天后服，每次 1 小盅，每日 2 次（《中国药膳学》锁阳酒）。

[成分] 含花色苷、三萜皂苷。

巴戟天（《神农本草经》）

[异名] 巴吉天

[基原] 为茜草科植物巴戟天的根。

[性味与归经] 辛、甘，温。入肝、肾经。

[功效] 补肾壮阳，强筋壮骨，祛风胜湿。有降压、安定及利尿作用。

[主治] 用于阳痿遗精、少腹冷痛、小便不禁、腰膝酸痛、风寒湿痹等。

[用量与用法] 6~15g，浸泡、煮、炖、炒。

[宜忌] 阴虚火旺者忌用。

[药膳方选]

1. 戒酒：巴戟天 15g，酒制大黄 30g。先将巴戟天切片，用糯米拌炒至米焦，去米；与大黄共为末，用蜜糖水调服，每次 3g，每日 1 次（《中国药膳学》）。

2. 治阳道不举：巴戟天、生牛膝各 30g，酒 500g。共浸 7 日，去滓温服，常令酒气相接，勿至醉吐（《千金要方》）。

[成分] 含维生素及糖类。

胡桃仁（《七卷食经》）

[异名] 虾蟆、胡桃肉、核桃仁

[基原] 为胡桃科植物胡桃的种仁。

[性味与归经] 甘，温。入肾、肺经。

[功效] 补肾固精，温肺定喘。能增加血清白蛋白。

[主治] 用于肾虚喘嗽、阳痿遗精、小便频数、腰脚酸痛及肠燥便结等。

[用量与用法] 10~30g，蒸、煮、炖、生食。

[宜忌] 痰热、虚热者均忌用。

[药膳方选]

1. 健身益寿，并治阳痿、久咳、腰痛：核桃仁 250g，石花菜 15g，糖、桂花少许，菠萝蜜适量，奶油 100g。先将核桃仁水磨成浆；水煮石花菜至溶化，入白糖、核桃浆混合搅匀，再放入奶油，火上加热至沸，倒入铝盒中，待冷后放入冰箱冻结；取出切成块，撒上桂花，淋上菠萝蜜，再浇上冷甜汤或汽水即成（《民间食谱》桂花核桃冻）。

2. 治燥热咳嗽：核桃仁 150g，冰糖 200g，山楂 50g。先将核桃仁水浸磨成浆，再将山楂水熬成汁，去滓，入冰糖及核桃浆同煮熟。随意食之（《中国药膳大观》）。

3. 治虚寒喘嗽、腰脚疼痛：胡桃肉 60g（捣烂），补骨脂 30g（酒蒸），为末，蜜调如饴食之（《续传信方》）。

4. 治肾虚耳鸣遗精：核桃仁 3 个，五味子 7 粒，蜂蜜适量。睡前嚼食之（《贵州草药》）。

5. 治脏躁症：胡桃仁 30g，捣碎，和糖开水冲服，每日 3 次（《卫生杂志》）。

6. 治醋心：烂嚼胡桃，以干姜汤下，或只嚼胡桃（《传信适用方》）。

7. 治胃、十二指肠溃疡疼痛：绿皮核桃 3kg，打碎装入瓶内，加烧酒 5kg，在日光下连晒 20～30 天，待变为黑色为止，纱布过滤，滤液加糖浆 1350ml。每服 10～20ml，每日 1～2 次，或痛时食用（《辽宁中医杂志》核桃糖浆）。

8. 治小便频数：胡桃煨熟，卧时嚼之，温酒下（《本草纲目》）。

9. 治石淋：胡桃肉 100g，细米煮粥，相和顿服（《海上集验方》）。

10. 治尿路结石：胡桃仁 120g，用食油炸酥，加糖适量混合研磨，使成乳剂或膏状。于 1～2 天内分次服完（《中医研究工作资料汇编》）。

11. 治阳痿遗精：胡桃仁 60g，韭菜白 250g，麻油 30g，食盐 1.5g。炒熟食之（《方脉正宗》）。

12. 治冲任虚损之闭经：胡桃仁、黑木耳各 120g，红糖 240g，黄酒适量。将木耳、核桃仁研末，加糖拌匀，瓷罐封装。每服 30g，黄酒调服，1 日 2 次，一直服至月经来潮为止（《湖北验方选集》）。

［成分］含脂肪油、蛋白质、碳水化合物、维生素 A、维生素 B_2、纤维素、戊聚糖及钙、磷、铁等。

菟丝子（《神农本草经》）

［异名］吐丝子、黄藤子、菟丝实

［基原］为旋花科植物菟丝子或大菟丝子的种子。

［性味与归经］辛、甘，平。入肝、肾经。

［功效］补肾益精，养肝明目。能增强心肌收缩力。

［主治］用于阳痿遗精、腰膝酸痛、尿有余沥、目暗昏花等。

［用量与用法］10～15g，煮、炖、煎、浸泡。

［宜忌］阴虚火旺者忌用之。

［药膳方选］

1. 治消渴不止：菟丝子，煎汁，任意饮之（《事林广记》）。

2. 治肾虚腰痛及遗精阳痿、尿有余沥：菟丝子 30～60g，粳米 100g，白糖适量。水煮菟丝子取汁去滓，入米煮粥，粥将成时加入白糖，稍煮即可（《中国药膳大观》）。

3. 治肝肾不足之腰痛、眩晕、遗精：菟丝子、五味子各 30g，白酒 500g，泡 7 日后服。每次 20～30ml，每日 2～3 次（《中国药膳学》菟丝五味酒）。

4. 治肝血不足之视物模糊：酒制菟丝子 10g，为末，调 1 个鸡蛋煎食（《中国药膳学》）。

5. 治身面卒肿：菟丝子 100g，酒 500g，渍 2～3 宿，去滓。每饮适量，日 3 次（《肘后方》）。

[成分] 含树脂苷、糖类、维生素 A、胡萝卜素、蒲公英黄质、叶黄素等。

沙苑子 (《本草图经》)

[异名] 潼蒺藜、沙苑蒺藜

[基原] 为豆科植物扁茎黄芪或华黄芪的种子。

[性味与归经] 甘，温。入肝、肾经。

[功效] 补肾益精，养肝明目。有抗利尿作用。

[主治] 用于遗精早泄、目暗昏花、腰膝酸痛、小便频数、遗尿、带下等。

[用量与用法] 10～15g，煮、炖、煨、泡。

[宜忌] 相火旺盛、阳强易举者忌用。

[药膳方选]

1. 甘美益人：沙苑子，为末，点汤代茶（《本经逢原》）。

2. 治肾虚腰痛：沙苑子30g，猪腰子1个。炖熟饮汤食肉（《中国药膳学》沙苑子炖猪腰）。

3. 治肾虚遗精：沙苑子、莲肉各12g。水煎，食莲肉饮汤（《中国药膳学》沙苑莲子汤）。

[成分] 含脂肪油、维生素 A 样物质、鞣质等。

益智仁 (《得配本草》)

[异名] 益智、益智子

[基原] 为姜科植物益智的果实。

[性味与归经] 辛，温。入脾、肾经。

[功效] 温肾暖脾，固气涩精。

[主治] 用于遗精、尿频、泄泻、多唾涎等。

[用量与用法] 3～10g，为末。

[宜忌] 阴虚火旺及湿热者忌用。

[药膳方选]

1. 治妇人崩中：益智仁，炒研末。米饮入盐，调服3g（《经效产宝》）。

2. 治小儿遗尿及白浊：益智仁、茯苓各等分，为末。每服3g，空心米汤调下（《补要袖珍小儿方论》益智仁散）。

3. 治腹胀泄泻，日夜不止：益智仁60g。浓煎饮之（《世医得效方》）。

[成分] 含萜烯、倍半萜烯、倍半萜醇等。

山茱萸 (《神农本草经》)

[异名] 枣皮

[基原] 为山茱萸科植物山茱萸的果实。

[性味与归经] 酸，微温。入肝、肾经。

[功效] 温补肝肾，涩精固脱。有利尿、降压、升高白细胞及抗菌作用。

[主治] 用于耳鸣眩晕，腰膝酸痛，阳痿遗精，小便频数，虚汗不止，月经量多，带

下等。

[用量与用法] 6～15g，煮、炖、煨。

[宜忌] 相火旺盛、湿热下注者忌用。

[药膳方选]

1. 治眩晕耳鸣、遗精尿频、虚汗不止：山茱萸肉20g，粳米100g。共煮粥，将熟时入白糖，稍煮即可（《中国药膳大观》山茱萸粥）。

2. 治腰痛遗精：山茱萸10g，胡桃肉15g，猪肾2枚。将药填于肾中，扎紧，煮熟食（《中国药膳学》山茱胡桃猪腰）。

[成分] 含山茱萸苷、皂苷、熊果酸、没食子酸、维生素A等。

补骨脂 （《开宝本草》）

[异名] 破故纸

[基原] 为豆科植物补骨脂的果实。

[性味与归经] 辛，温。入肾经。

[功效] 补肾壮阳，温脾止泻。有调节神经和血液系统，促进骨髓造血、增强免疫和内分泌功能，扩张冠脉，抗肿瘤，抗衰老，升高白细胞，抗早孕和雌激素样作用。

[主治] 用于阳痿遗精、小便频数、遗尿、腰膝冷痛、泄泻日久等。

[用量与用法] 3～10g，煮、炖、煨、炒。

[宜忌] 阴虚火盛者忌用。

[药膳方选]

1. 治小便无度：补骨脂300g（酒蒸），茴香300g（盐炒）。为末。掺猪肾内，煨食之（《普济方》）。

2. 治肾虚久泻或腰痛、遗精、耳鸣、耳聋：补骨脂10g，猪腰1个，共炖，食盐调味，食肉饮汤（《中国药膳学》补骨脂炖猪腰）。

3. 治妊娠腰痛不可忍：补骨脂10g，胡桃肉1个，将补骨脂瓦上炒香熟，为末备用。先嚼食胡桃肉，后空心温酒调下补骨脂末10g（《伤寒保命集》通气散）。

[成分] 含补骨脂素、补骨脂定、苯并呋喃香豆素、补骨脂查耳酮、补骨脂甲素、补骨脂酚、脂类、胡萝卜苷、葡萄糖等。

仙 茅 （《海药本草》）

[异名] 独茅根、仙茅参

[基原] 为石蒜科植物仙茅的根茎。

[性味与归经] 辛，温，有毒。入肝、肾经。

[功效] 温肾壮阳，强筋壮骨，祛寒通痹。能振奋精神，促进消化，增进食欲，对性腺机能有强壮作用。

[主治] 用于阳痿遗精、小便失禁、崩漏、腰脚冷痛等。

[用量与用法] 3～10g，煮、炖、煨、焖、泡。

[宜忌] 阴虚火旺者忌用。

[药膳方选]

1. 壮精神，乌须发：仙茅，十蒸九晒，用砂糖藏好。每早晨用茶送服（《生草药性备要》）。

2. 治阳痿耳鸣：仙茅、金樱子根及果实各 15g，炖肉吃（《贵州草药》）。

3. 治老年遗尿：仙茅 30g，泡酒服（《贵州草药》）。

4. 治白浊：仙茅，煲肉食之（《生草药性备要》）。

[成分] 含鞣质、脂肪、树脂、淀粉等。

淫羊藿 (《神农本草经》)

[异名] 刚前、仙灵脾、千两金、汉骨、肺经草

[基原] 为小檗科植物淫羊藿、心叶淫羊藿或箭叶淫羊藿的茎叶。

[性味与归经] 辛、甘，温。入肝、肾经。

[功效] 补肾壮阳，祛风除湿。能明显提高性机能和肾上腺皮质功能，有促进蛋白质合成，调节免疫，抗衰老，抗心肌缺血，抗心律失常，抑制血小板聚集，降血压及抗炎作用。

[主治] 用于阳痿不举、小便淋漓、腰膝无力、风湿痹痛、健忘昏瞀等。

[用量与用法] 10～15g，煮、炖、煨、泡。

[宜忌] 阴虚相火旺盛者忌用。

[药膳方选]

1. 治头晕肢冷低血压：淫羊藿 100g，白酒 500g，浸泡 7 日，每日摇数次。7 日后便可服用（《中华药膳宝典》羊藿酒）。

2. 治半身不遂、皮肤不仁：淫羊藿 500g，为粗末，绢袋盛，用酒浸之，密封，春夏 3 日，秋冬 5 日。每日随性暖饮之，常令醺醺，不得大醉（《圣惠方》）。

3. 治风湿腰腿痛：淫羊藿、巴戟天、鸡血藤各 30g，白酒 1kg，冰糖 60g。共泡 7 日后服（《中国药膳学》羊藿血藤酒）。

[成分] 含淫羊藿苷、槲皮素、木脂素、蜡醇、植物甾醇、油酸、亚油酸、葡萄糖、果糖等。

杜　仲 (《神农本草经》)

[异名] 思仙、木绵、石思仙

[基原] 为杜仲科植物杜仲的树皮。

[性味与归经] 甘、微辛，温。入肝、肾经。

[功效] 温补肝肾，强筋壮骨，安胎止漏。能降低血压、胆固醇，提高血糖，增强免疫功能，抗过敏反应，抗衰老，抗炎，利尿，镇痛，镇静。

[主治] 用于腰脊酸痛、足膝痿软、小便余沥、胎漏欲堕等。

[用量与用法] 10～15g，煮、炖、煨、泡。

[宜忌] 阴虚火旺者忌用。

[药膳方选]

1. 治高血压及腰痛：杜仲 30g，白酒 500g。泡 7 天后服，每次 20ml，日 2～3 次（《中国药膳学》杜仲酒）。

2. 治高血压、肾炎及性功能低下：杜仲12g，猪肾250g。先将杜仲加水熬汁，加淀粉、绍酒、味精、酱油、食盐、砂糖，兑成芡汁，分3份备用；猪腰剖开，去筋膜，切成腰花；炒锅烧热，入混合油烧至八成热，放入花椒，投入腰花、葱节、姜片、蒜，快速炒散，沿锅倾下1份芡汁和醋，翻炒均匀，起锅即成（《中国药膳大观》杜仲腰花）。

3. 治腰痛：杜仲500g，五味子100g。分14剂，每夜取1剂，水煎，去滓取汁，以羊肾3~4枚，切下之，再煮3~5沸，如做羹法。空腹顿食，可用盐、醋和之（《箧中方》）。

4. 治腰痛膝软、足痿无力：杜仲15g，枸杞30g，猪脊髓100g，冰糖适量。将前2药同入砂锅，水煎，去滓取汁；将药液与脊髓及骨同入砂锅中，先武火煮沸，再文火煨至骨肉分离；将骨捞出，加入冰糖，熬煮至糖化成羹；每日早、晚空腹食1小碗，连服10日（《中华药膳宝典》杜杞脊髓羹）。

5. 治小儿麻痹后遗症：杜仲45g，猪脚1只。水煮炖4小时，取药汁分2次服。次日，将药渣另加猪脚1只，再行炖服。隔日1剂（《中药大辞典》）。

6. 治肾虚腰痛、阳痿、小便频数：杜仲30g，猪肚250g。共煮炖熟，去药，饮汤食肉（《中国药膳学》杜仲炖猪肚）。

7. 治坐骨神经痛：杜仲30g，猪腰1对，水煮炖熟去药，饮汤食肉，每日1剂（《蚌埠医学院学报》）。

［成分］含木脂素及其苷、杜仲醇、杜仲苷、有机酸、葡萄糖、果糖、氨基酸及锗、硒等。

狗 脊（《神农本草经》）

［异名］金毛狗脊、金毛狮子

［基原］为蚌壳蕨科植物金毛狗脊的根茎。

［性味与归经］苦、甘，温。入肝、肾经。

［功效］温补肝肾，强筋壮骨，祛风除湿。

［主治］用于遗精尿频、腰脊酸痛、足软无力、风湿痹痛等。

［用量与用法］3~15g，煮、炖、煨、泡。

［宜忌］阴虚火旺、小便不利者慎用。

［药膳方选］

1. 治年老尿多：狗脊、大夜关门、蜂糖罐根、小棕根各15g，炖猪肉吃（《贵州草药》）。

2. 治尿频、遗精、脚软及老人多尿；狗脊、金樱子、枸杞子各15g，瘦狗肉500g，炖熟。食肉喝汤（《中国药膳学》狗脊炖狗肉）。

3. 治风湿骨痛及腰膝无力：狗脊18g，香樟根、马鞭草各12g，杜仲、续断各15g，威灵仙9g，红牛膝6g。共泡酒食之（《贵州草药》）。

［成分］含淀粉、鞣质等。

海　马 (《本草拾遗》)

[异名] 水马、姑、龙落子鱼、马头鱼

[基原] 为海龙科动物克氏海马、刺海马、大海马等除去内脏的全体。

[性味与归经] 甘，温。入肝、肾经。

[功效] 温肾壮阳，调气活血。有雄性激素样作用。

[主治] 用于阳痿、遗尿、癥瘕积聚、跌打损伤等。

[用量与用法] 3~9g，煮、炖、煨、蒸、泡。

[宜忌] 阴虚火旺及孕妇均忌用。

[药膳方选]

1. 治阳痿、早泄及白带清稀：海马10个，净仔公鸡1只，水发香菇30g，火腿20g。将鸡治净，在开水中煮5分钟，取出，除骨取肉，连皮切条，整齐排在蒸碗里，分别放上海马、香菇、火腿及葱段、姜片、盐、料酒、清汤，蒸1~1.5小时；蒸熟后，拣去葱、姜，加少许味精，调好味，即可食 (《中国药膳大观》海马童子鸡)。

2. 治阳痿及跌打损伤：海马30g，白酒500g。浸泡7日后服，每次1小杯，每日2~3次 (《中国药膳学》海马酒)。

海狗肾 (《本草图经》)

[异名] 腽肭脐

[基原] 为海狗科动物海狗或海豹科动物海豹的雄性外生殖器。

[性味与归经] 咸，热。入肝、肾经。

[功效] 温肾壮阳，益精补髓。有兴奋性机能作用。

[主治] 用于阳痿、遗精、腰膝痿弱等。

[用量与用法] 3~10g，煮、炖、煨、泡。

[宜忌] 阴虚火旺、寒湿较盛者均忌用。

[药膳方选]

1. 治诸虚损：海狗肾，同糯米、法曲，酿酒服 (《本草纲目》)。

2. 治阳痿及精神不振：海狗肾1具，人参15g，山药30g，白酒1kg。先将海狗肾酒浸后切片，共浸泡7日后服，每次2匙，日2次 (《中国药膳学》海狗肾人参酒)。

3. 治阳痿不举、精冷无子及晨起泄泻：海狗肾30g，粳米50g。先将海狗肾切碎，与粳米加水煮粥，粥成可加入盐少许。晨起作早餐食之 (《中国药膳大观》腽肭脐粥)。

[成分] 含雄性激素、蛋白质、脂肪等。

牡狗阴茎 (《神农本草经》)

[异名] 狗鞭、黄狗肾

[基原] 为犬科动物狗雄性的外生殖器。

[性味与归经] 咸，温。入肾经。

[功效] 补命门，暖冲任。有兴奋性机能作用。

[主治] 用于阳痿、尿频、带下等。

［用量与用法］1具，煮、炖、煨、焖。

［宜忌］阴虚火旺、阳事易举者忌用之。

［药膳方选］

1. 治阳举不久不坚、精液清稀：狗鞭2具，杜仲25g，棉籽250g，米酒适量。先将棉籽炒熟去壳，马狗鞭、杜仲一起放入米酒中浸泡半个月。每次25g，早晚各服1次（《中国药膳大观》棉籽狗鞭酒）。

2. 治阳痿腰痛：黄狗肾1具，羊肉500g，共炖，食盐调味。食肉喝汤（《中国药膳学》狗肾汤）。

［成分］含雄性激素、蛋白质、脂肪等。

牯牛卵囊（《中国动物药志》）

［异名］牛鞭

［基原］为牛科动物黄牛或水牛的睾丸及阴囊。

［性味与归经］甘，温。入肾经。

［功效］温肾壮阳。有兴奋性机能作用。

［主治］用于阳痿、腰膝酸痛等。

［用量与用法］1具，煮、炖、煨。

［宜忌］阴虚火旺、阳强易举者均忌用。

［药膳方选］

1. 治阳痿腰痛及年老瘦弱：牛鞭1kg，先将牛鞭洗净，剪开外皮，在开水锅中烫一下，捞出，撕去外皮再洗净，锅内放水，加入葱段20g，姜10g，花椒及牛鞭，煮烂；捞出牛鞭一破两开，除去尿道，切段；锅中放入猪油，烧热，投入葱20g，姜10g和蒜瓣，煸炒出香味，烹入料酒、酱油，加入鸡汤、盐、白糖、味精，用糖色把汤调成浅红色，加入牛鞭，用小火煨至汤将干时，拣出葱、姜，用湿淀粉勾芡，淋入花椒肉即成（《中国药膳大观》红烧牛鞭）。

2. 治疝气：牯牛卵囊1具，煮烂，入小茴香、盐少许，拌食（吴球方）。

［成分］含雄性激素睾丸甾酮。

驴 阴 茎

［异名］驴鞭

［基原］为马科动物驴的雄性外生殖器。

［性味与归经］甘、咸，温。入肾、肝经。

［功效］益肾助阳，强筋壮骨。

［主治］用于阳痿不举、筋骨痿软、乳汁不足等。

［用量与用法］1具，煮、炖、煨。

［宜忌］阴虚火旺者慎用。

［药膳方选］

1. 治肾虚体弱：驴阴茎1具，水煮炖熟，分2次食之（《吉林中草药》）。

2. 治妇女乳汁不足：驴阴茎1具，生黄芪30g，王不留行15g。先水煮后2药，去滓取汁，入驴阴茎炖熟，吃肉饮汤（《吉林中草药》）。

3. 治骨结核或骨髓炎：驴阴茎 1 具，水煮炖熟，分 2 次食之（《吉林中草药》）。

雪莲花（《本草纲目拾遗》）

[基原] 为菊科植物绵头雪莲花、大苞雪莲花、水母雪莲花等的带花全株。

[性味与归经] 甘、苦，温。入肝、脾、肾经。

[功效] 补肾壮阳，调经止血。

[主治] 用于阳痿、腰膝酸软、月经不调、崩漏带下、风湿痹痛等。

[用量与用法] 3～9g，煮、炖、煨、泡。

[宜忌] 孕妇慎用。

[药膳方选]

1. 治阳痿：雪莲花、冬虫夏草，泡酒饮（《高原中草药治疗手册》）。

2. 治阳痿及风湿性关节炎：雪莲花 90g，白酒 500g。共泡 7 天后服，每晚临睡前服 15ml 左右（《中华药膳宝典》雪莲花酒）。

3. 治妇女崩带：雪莲花、峨参、党参，炖鸡吃（《高原中草药治疗手册》）。

4. 治不孕、崩漏及月经不调：雪莲花 30g，鸡 1 只。共煮炖熟，吃肉喝汤。或入适量当归、黄芪、党参（《中国药膳学》雪莲炖鸡）。

鸡 肉（《神农本草经》）

[异名] 丹雄鸡、烛夜

[基原] 为雉科动物家鸡的肉。

[性味与归经] 甘，温。入脾、胃经。

[功效] 温中益气，添精补髓。

[主治] 用于虚劳羸瘦、泄泻下痢、小便频数、崩漏带下、产后缺乳、病后体弱等。

[用量与用法] 1 只，煮、炖、煨、蒸、炒。

[宜忌] 实证及邪毒未清者均慎用之。

[药膳方选]

1. 治积劳虚损或大病后不复：乌雌鸡 1 只（治净），生地 1 斤，饴糖 200g，后 2 药纳鸡腹内，急缚，蒸熟取出。不入盐，食肉饮汁（《姚僧坦集验方》）。

2. 治五噎饮食不下：黄雌鸡 1 只（治净，炒作臛），面 250g，桂心末 4g，赤茯苓末 4g。后 3 药溲作素饼，于豉汁中煮，入臛食之（《圣惠方》黄雌鸡素饼）。

3. 治反胃：反毛鸡 1 只，人参、当归、食盐各 15g，先煮鸡至熟烂去骨，入后 3 味共煮，食之至尽（《乾坤生意》）。

4. 治胃痛气少：老肥鸡 1 只，人参 10g，小茴香 15g，川椒 6g，将后 3 味与甜酒、酱油拌，填入鸡腹内，放瓦钵中，蒸至烂熟。空腹食之（《仁寿录》）。

5. 治虚弱劳伤、心腹邪气：乌雄鸡 1 只，陈皮 3g，良姜 3g，胡椒 6g，草果 2 个，以葱、醋、酱相和，入瓶内封口，令煮熟。空腹食（《饮膳正要》）。

6. 治胃、肾下垂及子宫脱垂：子母鸡 1 只，黄芪 60g，共装入气锅内，加姜、葱、盐、料酒、味精、花椒水，蒸 3 小时取出，拣出黄芪。食肉喝汤（《大众药膳》黄芪气锅鸡）。

7. 治慢性肝炎及产后、人工流产术后调养：母鸡 1 只，当归 10g，党参 30g。将后 2 味放入鸡腹内，置砂锅中，加入葱、姜、料酒、盐和水，先武火煮沸，改文火煨炖，至鸡肉扒烂即成。空腹吃肉喝汤（《乾坤生意》）。

8. 治未老先衰、身体羸瘦：黄雌鸡 1 只，肉苁蓉 50g，山药 50g，阿魏少许，粳米 100g。先煮鸡至烂；再煮米成粥，后加入药袋，粥熟后去药袋，与鸡肉连汤搅匀，煮沸即成（《养老奉亲书》）。

9. 治中风湿痹，骨中痛不能踏地：乌雌鸡 1 只，煮熟，以豉汁、姜、椒、葱、酱调作羹，空心食之（《圣惠方》乌雌鸡羹）。

10. 治肾虚耳聋：乌雄鸡 1 只，治净，以无灰酒煮熟，乘热食之（《本草纲目》）。

［成分］含蛋白质、脂肪、维生素 A、维生素 B_1、维生素 B_2、维生素 C、维生素 E、尼克酸及钙、磷、铁、钾、钠、氯、硫等。

雀（《名医别录》）

［异名］家雀、宾雀、麻禾雀

［基原］为文鸟科动物麻雀的肉或全体。

［性味与归经］甘，温。入肾经。

［功效］壮阳益精，暖腰膝，缩小便。

［主治］用于阳虚羸瘦、阳痿、腰痛、小便频数、崩带、眩晕等。

［用量与用法］1 至数只，煮、炖、煨、熬、炸、炒。

［宜忌］阴虚火旺者忌用。

［药膳方选］

1. 治阳虚羸瘦：①雀 5 只（治净），粟米 100g，葱白 3 茎。将雀儿炒熟，次入酒煮，再入水、米煮粥欲熟，入葱白、五味等，候熟空心食之（《养老奉亲书》）。②雀 10 只，治净，用酱油、葱、姜、料酒和精盐腌好；锅中放入植物油烧至八成熟，把雀挂上稠淀粉糊，放入油内炸酥，捞出入盘；花椒盐装入碟，随炸麻雀一同上桌（《中国药膳大观》）。

2. 治肾虚久咳：麻雀 2 只，杜仲 25g，首乌 25g，冰糖 30g，先用水煮杜仲、首乌，去滓取汁，后入麻雀、冰糖煮熟，趁热食之（《中国药膳大观》）。

3. 治百日咳：雀肉 1 只，冰糖 9g，炖熟食之（《古林中草药》）。

4. 治肾冷偏坠、疝气：雀 3 只（治净），舶上茴香 9g，胡椒 3g，砂仁、肉桂各 6g，后 4 味药入雀腹内，湿纸裹，煨熟。空心食之，酒下（《仁斋直指方》）。

5. 治阳痿、早泄、性欲减退：麻雀 15 只，小茴香 10g，大茴香 10g，将雀治净，油锅中炸酥，与药、生姜、大蒜一起入锅内，水煮沸后，文火煨 1 小时左右，取雀食之（《仁寿录》）。

狗　肉（《名医别录》）

［异名］犬肉、黄耳、地羊、家犬

［基原］为犬科动物狗的肉。

［性味与归经］咸，温。入脾、胃、肾经。

[功效] 温肾助阳，补中益气。

[主治] 用于腰膝软弱、胸腹胀满、寒疝疼痛等。

[用量与用法] 250～500g，煮、炖、煨。

[宜忌] 热病之后及相火旺盛者忌用之。

[药膳方选]

1. 治年老体弱、肾精亏损者：狗肉500g，山药、枸杞各60g。先将狗肉刮净皮，切成块，用开水汆透，撇净血沫，洗净；铁锅烧热，倒入猪油、狗肉、姜、葱煸炒，烹入料酒，出锅；将狗肉转入砂锅，放入山药、枸杞、盐、鸡清汤，小火炖烂，拣去姜、葱，放入味精、胡椒面即可（《滋补中药保健菜谱》）。

2. 治脾胃冷弱、胀满刺痛：狗肉500g，以米、盐、豉煮粥，频食之（《食医心镜》）。

3. 治水气鼓胀浮肿：狗肉500g，细切，和米煮粥，空腹食。作羹、臛食亦佳（《食医心镜》）。

4. 治小儿夜间遗尿：狗肉150g，黑豆40g。共炖熟，入油、盐、味精，温热食之，连食数日（《中国药膳大观》）。

5. 治虚寒疟疾：黄狗肉，煮臛，入五味食之（《本草纲目》）。

6. 治痔漏：熟狗肉蘸蓝汁，空心食之（《世医得效方》）。

[成分] 含蛋白质、脂肪、嘌呤类、肌肽、肌酸及钾、钠、氯等。

羊　肉（《本草经集注》）

[基原] 为牛科动物山羊或绵羊的肉。

[性味与归经] 甘，温。入脾、肾经。

[功效] 益气补中，温中暖下。

[主治] 用于虚劳羸瘦，腰膝酸软，寒疝腹痛，产后虚冷疼痛等。

[用量与用法] 100～500g，煮、炖、煨、炒。

[宜忌] 外感时邪及内有蕴热者均忌食之。

[药膳方选]

1. 益肾气，强阳道：羊肉500g，去脂膜，切作片。以蒜齑食之（《食医心镜》）。

2. 治体瘦自汗、容易感冒：羊肉100g，黄芪30g，人参6g，茯苓15g，大枣5枚，粳米100g。先煮4味药，去滓取汁，入粳米、羊肉煮粥。可加调味品食之（《养老奉亲书》）。

3. 治五劳七伤虚冷：羊肉，煮烂，食肉及汤（《本草纲目》）。

4. 治胃反朝食暮吐、暮食朝吐：羊肉，去脂膜，作脯，以好蒜、齑空腹任意食之（《必效方》）。

5. 治虚寒疟疾：羊肉作臛饼，饱食之，更饮酒，暖卧取汗（《姚僧坦集验方》）。

6. 治三阴疟及久疟：羊肉、甲鱼，寒多，倍羊肉；热多，倍甲鱼。加盐、糖炖熟，食1小碗（《浙江中医杂志》）。

7. 治肾虚阳痿：羊肉250g，山药100g，枸杞子25g，桂圆肉15g，红枣10枚，共炖熟。于晚上睡前食肉喝汤（《中国药膳大观》）。

8. 治脾肾阳虚之肢冷尿频及腹痛泄泻：羊肉2kg，菟丝子30g，附片14g。先将羊肉治净，入开水锅内氽透，捞入凉水，洗净沥干，切块；锅置火上，入狗肉、姜片煸炒，烹入绍酒炝锅，倒入砂锅中，入纱袋装好之附子、菟丝子，加清汤、盐、味精、葱，武火烧沸，撇净浮沫，盖好，文火炖 2 小时，挑去姜、葱，调味装碗即成（《中国药膳学》壮阳狗肉汤）。

9. 治产后腹中痛及寒疝腹痛：羊肉 500g，当归 90g，水煮炖熟，去药，食肉及汤（《金匮要略》当归生姜羊肉汤）。

[成分] 含蛋白质、脂肪、维生素 B_1、维生素 B_2、尼克酸、胆甾醇及钙、磷、铁等。

鹿 肉（《名医别录》）

[异名] 斑龙肉

[基原] 为鹿科动物梅花鹿或马鹿的肉。

[性味与归经] 甘，温。入脾、胃、肝经。

[功效] 补五脏，调血脉。

[主治] 用于虚劳羸瘦，产后缺乳，阳痿腰酸等。

[用量与用法] 100～150g，煮、炖、煨。

[药膳方选]

1. 治久病体弱及产后缺乳：带骨梅花鹿硬肋肉 2kg，花椒 10g，绍陈酒 50g。先用水熬花椒、葱、姜水 10 分钟，滤滓，凉透，加入绍陈酒、鹿方肉，腌 4 小时，取出挂风凉处，吹干表面水分；火槽中烧炭，将鹿方肉移至炭火上烘烤，不断翻动，待烤成枣红色，扎刺没有血水，离火，刷上香油；把烤好的鹿肉顺肋骨切开，每块横刀剁成两半，码入盘中。蒜泥放碗内，加入酱油、花椒油、香醋、香油，分两碗盛；花椒盐分两碟装，随烤鹿肉一同上桌（《中国药膳大观》烤鹿方肉）。

2. 治腰酸背冷，阳痿早泄：鹿肉 500g，玉兰片 25g，香菜 10g。在锅内放入菜油，烧热时，下鹿肉块，炸至火红色时捞出；在锅内放菜油，用葱、姜炸锅，下酱油、花椒水、盐、料酒、白糖、味精、鸡汤，再下鹿肉，烧开后，放文火上煨炖，至肉熟烂时，移至武火上烧开，勾芡粉，淋芝麻油，撒上香菜段即成（《吉林菜谱》红烧鹿肉）。

3. 治阳痿畏寒、腰脊酸软：鹿肉、胡桃肉，加入盐调味，水煮炖熟。食肉喝汤（《中华药膳学》）。

4. 治产后无乳：鹿肉 120g。切，水煮炖熟，入五味作臛，任意食之（《寿亲养老新书》鹿肉臛）。

[成分] 含粗蛋白质、粗脂肪等。

虾（《名医别录》）

[异名] 虾米、米虾、糠虾、青虾、白虾、梅虾

[基原] 为长臂虾科动物青虾等多种淡水虾的全体或肉。

[性味与归经] 甘，温。入肝、肾经。

[功效] 补肾壮阳，通乳，托毒。

[主治] 用于阳痿、产后缺乳等。

[用量与用法] 10～200g，煮、炖、煨、炒。

[宜忌] 阴虚火旺及皮肤病患者忌用。

[药膳方选]

1. 补肾兴阳：虾 500g，蛤蚧 2 枚，茴香、川椒各 120g。并以青盐化酒炙炒，以木香粗末 30g 和匀，乘热收新瓶中密封。每服 1 匙，空心盐酒嚼下（《本草纲目》）。

2. 治阳痿：虾 125g，韭菜 200g，共炒熟，入油、盐调味食（《中国药膳大观》）。

3. 治产后缺乳：虾 500g，取净肉捣烂，黄酒热服，少时乳至，再用猪蹄汤饮之，1 日数次（《本草纲目拾遗》虾米酒）。

[成分] 含蛋白质、脂肪、碳水化合物、维生素 A、维生素 B_1、维生素 B_2、尼克酸及钙、磷、铁等。

海 虾 （《本草纲目》）

[异名] 明虾、大虾、海虾

[基原] 为对虾科动物对虾或龙虾科动物龙虾等海产虾的肉或全体。

[性味与归经] 甘、咸，温。入脾、肺、肝、肾经。

[功效] 补肾壮阳，开胃化痰。

[主治] 用于阳痿、食少等。

[用量与用法] 50～200g，煮、炖、炒、泡。

[宜忌] 阴虚火旺及皮肤病患者忌食之。

[药膳方选]

1. 补肾兴阳：对虾，烧酒浸服（《本草纲目拾遗》）。

2. 治腰痛尿频及阳痿遗精：虾仁 30g，韭菜 250g，鸡蛋 1 个。先将虾仁发胀。捞出沥干；鸡蛋打破搅匀，加入淀粉、麻油调成蛋糊，然后加入虾仁拌匀；烧锅热，倒入菜油，待油冒烟时倒入虾仁翻炒，糊凝后放入韭菜同炒，待韭菜熟时放入盐，淋入酱油即成（《中国药膳大观》虾仁韭菜）。

3. 治阳痿：①活海虾若干，浸酒中醉死，炒食（《泉州本草》）。②鲜虾 1 对，浸白酒 1 周，每日随量饮酒（《中国药膳学》对虾酒）。③鲜虾仁 30g，白酒 100g，酱油 9g，白糖 15g，共浸泡 15 分钟，即可食虾仁，或以酒下（《仁寿录》）。

4、治产后乳少：对虾适量，微炒，用黄酒煮食，连食 3 天（《中国药膳学》酒煮对虾）。

[成分] 含蛋白质、脂肪、碳水化合物、维生素 A、维生素 B_1、维生素 B_2、尼克酸、原肌球蛋白及钙、磷、铁等。

韭 菜 （《滇南本草》）

[异名] 起阳草、懒人草、长生韭、壮阳草、扁菜

[基原] 为百合科植物韭的叶。

[性味与归经] 辛，温。入肝、胃、肾经。

[功效] 温中行气，散血解毒。

[主治] 用于胸痹、噎膈、吐血、痢疾、尿血、消渴、痔疮等。

[用量与用法] 30～100g，捣汁，炒。

［宜忌］热盛及疮疡、目疾者均忌食之。

［药膳方选］

1. 治阳痿腰痛、遗精梦泄：韭菜白240g，胡桃肉（去皮）60g，同芝麻油炒熟，日食之，服1月（《方脉正宗》）。

2. 治反胃：韭菜汁60g，牛乳1盏，生姜汁15g，和匀，温服（《丹溪心法》）。

3. 治肠中瘀血：韭汁冷饮（朱丹溪方）。

4. 治水谷痢：韭菜作羹粥，炸炒，任意食之（《食医心镜》）。

5. 治腹痛泄泻或阳痿遗精：新鲜韭菜60g，粳米100g，先煮粳米为粥，粥沸后加入韭菜、盐，同煮成稀粥（《中国药膳大观》）。

6. 治消渴引饮无度：韭菜，日食90～150g，或炒或作羹，不入盐（《政和本草》）。

7. 治荨麻疹：韭菜、甘草各15g。水煎服，或用韭菜炒食（《中国药膳学》）。

8. 治上部跌打损伤：韭汁，饮之，或和粥食（《丹溪心法》）。

［成分］含硫化物、苷类、苦味质等。

韭 子（《本草经集注》）

［异名］韭菜子、韭菜仁

［基原］为百合科植物韭的种子。

［性味与归经］辛，温。入肝、肾经。

［功效］补肾壮阳，益精暖腰。

［主治］用于阳痿遗精，小便频数，腰膝冷痛，淋浊带下等。

［用量与用法］10～15g，煮、炖、煨、研末。

［宜忌］阴虚火旺者忌用。

［药膳方选］

1. 治痢疾：韭子，为末。治白痢，白糖拌；赤痢，黑糖拌，陈米饮下（姚可成《食物本草》）。

2. 治虚劳尿精：韭子200g，稻米300g，水煮粥，过滤取汁，分3次服之（《千金要方》）。

［成分］含生物碱和皂苷等。

第十七节 美容养颜类

桑 椹（《新修本草》）

［异名］椹、桑实、乌椹、黑椹、桑枣

［基原］为桑科植物桑的果穗。

［性味与归经］甘，寒。入肝、肾经。

［功效］滋补肝肾，乌须黑发。

［主治］用于须发早白、耳鸣目暗、腰酸足软等。

［用量与用法］10 ~ 15g，捣汁、煮、熬。

［宜忌］虚寒泄泻者忌食之。

［药膳方选］

1. 治须发早白、眩晕：桑椹熬膏，每次 1 ~ 2 匙，开水调服（《中国药膳学》桑椹膏）。

2. 治下肢浮肿：鲜桑椹150g，米酒500g，浸酒半月，每早晚空腹饮25g（《中国药膳大观》桑椹酒）。

［成分］含糖、鞣酸、苹果酸、胡萝卜素及维生素 B_1、维生素 B_2、维生素 C 等。

女贞子（《神农本草经》）

［异名］女贞实、冬青子、鼠梓子

［基原］为木樨科植物女贞的果实。

［性味与归经］苦、甘，平。入肝、肾经。

［功效］滋补肝肾，乌须黑发。有强心、利尿和强壮作用。

［主治］用于须发早白、头晕眼花、耳鸣耳聋、腰膝酸软等。

［用量与用法］6 ~ 15g，煮、炖、蒸、熬。

［宜忌］虚寒泄泻者忌用。

［药膳方选］

1. 治眩晕及须发早白：女贞子 12g，桑椹 15g，制首乌 12g，旱莲草 10g，水煎服（《中国药膳学》女贞桑椹煎）。

2. 治神经衰弱：女贞子1kg，米酒1kg，共浸食之（《浙江民间常用草药》）。

［成分］含齐墩果酸、甘露醇、葡萄糖、棕榈酸、硬脂酸、油酸、亚油酸等。

墨旱莲（《饮片新参》）

［异名］旱莲草、旱莲子、墨斗草

［基原］为菊科植物鳢肠的全草。

［性味与归经］甘、酸，凉。入肝、肾经。

［功效］补肾益阴，乌须黑发，凉血止血。

［主治］用于须发早白、各种出血、淋浊带下等。

［用量与用法］10 ~ 30g，捣汁、煮、炖、熬。

［宜忌］脾肾虚寒者忌用。

［药膳方选］

1. 治须发早白、头晕腰酸：旱莲草500g，生姜30g，煎水取汁，加蜂蜜熬膏。每次1匙，日3次（《中国药膳学》旱莲生姜膏）。

2. 治咳嗽咯血：鲜旱莲草60g，捣绞汁，开水冲服（《江西民间草药验方》）。

3. 治赤白带下：旱莲草30g，鸡汤或肉汤煎服（《江西民间草药验方》）。

［成分］含鳢肠素、皂苷、烟碱、鞣质、维生素 A 等。

何首乌（《开宝本草》）

[异名] 首乌、地精、何相公

[基原] 为蓼科植物何首乌的块根。

[性味与归经] 苦、甘、涩，微温。入肝、肾经。

[功效] 养血益阴，补肝益肾。有降血糖、降血脂、抗动脉硬化作用。

[主治] 用于发须早白、头晕耳鸣、腰膝软弱等。

[用量与用法] 10～15g，制用，煮、炖、煨。

[宜忌] 痰湿停滞、泄泻者忌用。

[药膳方选]

1. 治须发早白、头晕腰酸：制首乌 10g，水发木耳 75g，青菜 50g，猪肝 250g。先煮首乌取汁，与木耳、青菜、葱丝、蒜片、酱油、料酒、味精、糖、盐、醋、姜、淀粉及汤，兑成芡；另锅内放油，烧七八成热，把在热水中焯一下并控净水分的肝片入油锅内一过，熟透后倒漏勺内；锅留底油，用旺火把猪肝倒回炒锅，倒入芡汁，拌匀，淋入明油即成（《中国药膳大观》首乌肝片）。

2. 治须发早白、眩晕失眠：制首乌 30g，生姜 10g，母鸡 1 只。将首乌为末布包，纳入鸡腹内，煨熟，取出药袋，加盐、生姜、料酒即成（《中国药膳宝典》何首乌煨鸡）。

3. 治高脂血症、冠心病、便秘：制首乌 6g，泡水代茶饮（《中国药膳学》首乌茶）。

[成分] 含大黄酚、大黄素、大黄酸、淀粉、脂肪、卵磷脂等。

芝 麻（《本草纲目》）

[异名] 胡麻、巨胜、乌麻、小胡麻

[基原] 为胡麻科植物脂麻的种子。

[性味与归经] 甘，平。入肝、肾、肺、脾经。

[功效] 滋补肝肾。

[主治] 用于须发早白、眩晕、腰膝酸软、肠燥便秘等。

[用量与用法] 10～30g，煮、蒸、炒。

[宜忌] 泄泻者慎用。

[药膳方选]

1. 治老年慢性气管炎：黑芝麻 250g（炒），生姜 120g，白蜜 120g，冰糖 120g。将芝麻与姜汁拌后，再炒，摊冷，再拌白蜜、冰糖，装瓶即可。早晚各服 1 匙（《河南中医秘方验方汇编》）。

2. 强身益寿：黑芝麻、粳米各适量，煮粥，加糖食（《中国药膳学》芝麻粥）。

[成分] 含脂肪油、蛋白质、芝麻素、卵磷脂等。

猪 肤（《药对》）

[异名] 猪皮

[基原] 为猪科动物猪的皮肤。

[性味与归经] 甘，凉。入肾、肺经。

[功效] 润肺泽肤,养阴利咽。

[主治] 用于肌肤粗糙、下痢咽痛等。

[用量与用法] 30~60g,煮、炖、熬。

[药膳方选]

治皮肤粗糙、头发枯焦、面部皱纹:猪肤 60g,米粉 15g,白蜜 30g。先将猪皮去毛,用文火煨炖成浓汁,入白蜜、米粉、熬成膏状。每于空腹时吃 1 匙,日 3~4 次(《中国药膳宝典》)。

[成分] 含蛋白质、脂肪等。

第十八节　明目聪耳类

谷精草 (《开宝本草》)

[异名] 天星草、灌耳草、珍珠草

[基原] 为谷精草科植物谷精草的带花茎的花序。

[性味与归经] 辛、甘,凉。入肝、胃经。

[功效] 清肝明目,散热退翳。

[主治] 用于雀盲目翳、头痛喉痹等。

[用量与用法] 10~15g,煮、炖、蒸。

[药膳方选]

1. 治夜盲及风热目翳:谷精草 30~60g,鸭肝 1~2 具,开水炖 1 小时,饭后服,日 1 次(《福建民间草药》)。

2. 治夜盲:谷精草 1 撮,羊肝 1 具,瓦罐煮熟食之(《卫生家宝方》)。

3. 治小儿手足掌心热:谷精草、猪肝各 60g,开水炖 1 小时服(《福建民间草药》)。

青葙子 (《神农本草经》)

[异名] 草决明、牛尾花子、狗尾巴子

[基原] 为苋科植物青葙的种子。

[性味与归经] 苦,凉。入肝经。

[功效] 清肝明目,疏风清热。

[主治] 用于目赤肿痛、翳肿赤障、皮肤瘙痒、疥癣等。

[用量与用法] 10~15g,煮、炖。

[药膳方选]

1. 治夜盲、目翳:青葙子 15g,乌枣 30g,开水冲炖,饭前服(《闽东本草》)。

2. 治风热泪眼:青葙子 15g,炖鸡肝食(《泉州本草》)。

[成分] 含脂肪油、硝酸钾、烟酸。

决明子 （《神农本草经》）

[异名] 草决明、还瞳子

[基原] 为豆科植物决明的成熟种子。

[性味与归经] 苦、甘，凉。入肝、肾经。

[功效] 清肝明目，利水通便。有降血压和抗菌作用。

[主治] 用于雀盲青盲、风热赤眼、头痛胁痛、肠燥便结等。

[用量与用法] 3～10g，冲、泡、煮、炖、蒸。

[药膳方选]

1. 治失明：决明子200g，为末。以粥饮送服6g（《僧深集验方》决明散）。

2. 治高血压：决明子15g，海带30g，水煮，吃海带并饮汤（《中国药膳宝典》海带决明汤）。

3. 治小儿疳积：决明子9g（为末），鸡肝1具（捣烂），白酒少许。调和成饼，蒸熟食（《江西草药》）。

[成分] 含大黄酚、维生素A等。

胡萝卜 （《绍兴本草》）

[异名] 黄萝卜、红芦菔、金笋、红萝卜

[基原] 为伞形科植物胡萝卜的根。

[性味与归经] 甘，平。入肺、脾经。

[功效] 明目，健脾，化滞。有降血糖作用。

[主治] 用于夜盲、消化不良、咳嗽等。

[用量与用法] 50～200g，生吃、捣汁、蒸、煮、炖。

[药膳方选]

1. 增强体质、防治高血压：鲜胡萝卜（切丁）、粳米，共煮粥，早晚食用（《中国药膳大观》胡萝卜粥）。

2. 治夜盲：胡萝卜丝，加少许生姜、盐，待炒熟后下猪肝片，炒至刚熟时即可食用（《中国药膳学》胡萝卜炒猪肝）。

3. 治百日咳：胡萝卜120g，红枣12枚，水煮，随意分食（《岭南草药志》）。

[成分] 含胡萝卜素、伞形花内酯、咖啡酸、绿原酸、脂肪油、花色素、糖、维生素 B_1 等。

猪 肝 （《千金·良治》）

[基原] 为猪科动物猪的肝脏。

[性味与归经] 甘、苦，温。入肝经。

[功效] 补肝明目，养血。

[主治] 用于夜盲目赤、血虚萎黄、脚气浮肿等。

[用量与用法] 50～500g，煮、炖、蒸、炒。

[药膳方选]

1. 治肝脏虚弱、远视无力：猪肝 1 具，葱白 1 握，鸡子 3 枚。在豉汁中煮作羹，临熟，打入鸡子，煮熟食之（《圣惠方》猪肝羹）。

2. 治眼干目涩、眩晕腰痛：猪肝 500g，玄参 60g。先煮玄参取汁，入肝文火煨炖，加入盐，炒好后，加少许香油即可（《济急仙方》）。

3. 治老人频频下痢、瘦乏无力：猪肝 1 具，醋 500g，共煮干，空心常食之（《养老奉亲书》猪肝煎）。

4. 治水肿溲涩：猪肝尖 3 块，绿豆 4 撮，陈仓米 20g，水煮粥食之（《本草纲目》）。

［成分］含蛋白质、脂肪、糖类、维生素 A、维生素 B_1、维生素 B_2、维生素 C 及钙、磷、铁等。

羊 肝（《药性论》）

［基原］为牛科动物山羊或绵羊的肝脏。

［性味与归经］甘、苦，凉。入肝经。

［功效］养肝明目，补血。

［主治］用于肝虚目暗昏花、夜盲、障翳、萎黄羸瘦等。

［用量与用法］50～250g，煮、炖、蒸、炒。

［药膳方选］

1. 治目赤热痛、视物不明：青羊肝 1 具，细切，以五味、酱、醋食之（《食医心镜》）。

2. 治目不能远视：羊肝 1 具，葱子 1 勺（炒为末），水煮熟，去滓取汁，入米煮粥食之（《多能鄙事》）。

3. 治夜盲：羊肝 150g，胡萝卜 100g，大米 100g。先将羊肝切丁，用料酒姜汁渍 10 分钟；热油爆香蒜茸后，倒入肝丁，略炒盛起；另用米煮粥，加胡萝卜丁，焖煮 15～20 分钟，再入肝丁并调味（《中国药膳大观》羊肝胡萝卜粥）。

［成分］含蛋白质、脂肪、碳水化合物、磷脂、维生素 A、维生素 B_1、维生素 B_2、维生素 C、尼克酸及钙、磷、铁等。

鸡 肝（《名医别录》）

［基原］为雉科动物家鸡的肝。

［性味与归经］甘，微温。入肝、肾经。

［功效］补肝明目。

［主治］用于目暗昏花、小儿疳积等。

［用量与用法］1～数具，煮、炖、蒸、炒。

［药膳方选］

1. 治老人肝脏风虚、眼暗：乌雄鸡肝 1 具，切，以豉和米作羹粥食之（《寿亲养老新书》乌鸡肝粥）。

2. 治夜盲：鸡肝 15～50g，鸡蛋 1 个，决明子 9g。先煮决明子取汁，入鸡肝、鸡蛋，煮熟食（《中国药膳学》鸡肝草决明蛋汤）。

［成分］含蛋白质、脂肪、碳水化合物、维生素 A、维生素 B_1、维生素 B_2、维生素

C、尼克酸及钙、磷、铁、胆碱等。

石菖蒲 (《本草图经》)

[异名] 鲜菖蒲、九节菖蒲、剑叶菖蒲

[基原] 为天南星科植物石菖蒲的根茎。

[性味与归经] 辛，微温。入心、肝、脾经。

[功效] 开窍聪耳，理气豁痰，散风去湿。有镇静、降温和解痉作用。

[主治] 用于耳聋失聪、癫痫痰厥、神昏、健忘、腹痛湿痹等。

[用量与用法] 3~9g，煮、炖、捣汁。

[宜忌] 阴虚阳亢、滑精、吐血者慎用。

[药膳方选]

1. 治耳聋耳鸣：菖蒲 (焙) 30g，猪肾 1 对，葱白 1 握，米 60g。先煮菖蒲取汁，入猪肾、葱白、米及五味，作羹。空腹食之 (《圣济总录》菖蒲羹)。

2. 治癫痫：菖蒲为末，用猪心煮汤送服，每次 6~9g (《医学正传》)。

[成分] 含细辛醚、石菖醚等。

猪 肾 (《名医别录》)

[异名] 猪腰子

[基原] 为猪科动物猪的肾。

[性味与归经] 咸，平。入肾经。

[功效] 补肾益精复聪。

[主治] 用于肾虚耳聋、腰痛、遗精、盗汗等。

[用量与用法] 1 个，煮、炖、煨。

[药膳方选]

1. 治耳鸣耳聋：猪肾 1 对，陈皮 2g，蜀椒 30 粒，用五味汁作羹，空腹食 (《圣济总录》猪肾羹)。

2. 治老人耳聋：猪肾、党参、防风、葱白、薤白、糯米，共煮粥食 (《四川中药志》)。

3. 治肾虚腰痛：猪肾 1 枚 (切片，以椒、盐腌)，入杜仲末 9g 在内，荷叶包，煨食之。酒下 (《本草权度》)。

4. 治久泄不止：猪肾 1 个，劈开，掺骨碎补末，煨熟食之 (《濒湖集简方》)。

第十九节 调 料 类

食 盐 (《神农本草经》)

[异名] 盐、大盐

[基原] 为海水或盐井、盐池、盐泉中的盐水经煎晒而成的结晶。

［性味与归经］咸，寒。入胃、肾、大小肠经。

［功效］调味，解毒，清热凉血。

［主治］用于调味，及胸脘胀满、齿龈出血、牙痛、消化不良等。

［用量与用法］1～3g，调入食物。

［宜忌］水肿者不宜多用。

［药膳方选］

1. 治血痢不止：白盐纸包烧研，调粥吃（《救急方》）。

2. 治气淋脐下切痛：盐和醋调下（《广利方》）。

3. 治习惯性便秘及咽喉肿痛：食盐 1～2g，温开水 1 杯。共兑，每晨空腹饮服（《中国药膳学》淡盐汤）。

［成分］含氯化钠等。

酱（《名医别录》）

［异名］豉油、酱汁、豆酱汁

［基原］为用面粉或豆类，经蒸罨发酵，加盐、水制成的糊状物。

［性味与归经］咸，寒。入胃、脾、肾经。

［功效］调味，除热解毒。

［主治］用于调味、上色，增加香气，增进食欲，及治烫伤、蜂虫伤等。

［用量与用法］3～10g，调入食物。

［药膳方选］

1. 治卒中烟火毒：黄豆酱 1 块，调温汤 1 碗灌之（《本草汇言》）。

2. 治妊娠尿血：豆酱 1 大盏（焙干），生干地黄 60g。为末。每于食前，以粥饮调下，妇服之（《海上方》）。

3. 中砒毒：豆酱，调水服（《本草纲目》）。

［成分］含蛋白质、多肽、氨基酸、腐胺、腺嘌呤、胆碱、酪醇、糊精、葡萄糖等。

醋（《名医别录》）

［异名］苦酒、醯、淳酢、米醋

［基原］为米、麦、高粱或酒、酒精等酿成的含有乙酸的液体。

［性味与归经］酸，苦，温。入肝、胃经。

［功效］调味，散瘀，杀虫，解毒，止血。有杀菌作用。

［主治］用于消除药、食的腥膻气味，增加酸味香气，及治疗产后血晕、蛔厥、黄疸、吐血、衄血、便血等。

［用量与用法］1～30ml，调入食物。

［宜忌］外感病及筋脉拘挛、痿证、痹证者慎服。

［药膳方选］

1. 治急、慢性传染性肝炎：醋 1kg，鲜猪骨 500g，红、白糖各 120g，共煮（不加水）30 分钟，取汁。饭后喝汤，成人每次 30～40ml，每日 3 次（《中药大辞典》）。

2. 治霍乱吐利：醋、盐。煎食（《如宜方》）。

［成分］含高级醇类、乙酸、琥珀酸、草酸、山梨糖、酮类等。

酒（《名医别录》）

［异名］杜康

［基原］为米、麦、黍、高粱等和曲酿成的一种饮料。

［性味与归经］甘、苦、辛，温，有毒。入心、肝、肺、胃经。

［功效］调味，散寒，通经，推行药势。

［主治］用于增加醇香甜味，消除腥膻气味，增进食欲，及治疗风湿痹痛、胸痹腹痛、跌打损伤等。

［用量与用法］适量，调入肉食。

［宜忌］阴虚、湿热及失血者慎用。

［药膳方选］

1. 治冷气心痛：烧酒，入飞盐饮（《本草纲目》）。

2. 治产后单纯性腹泻：黄酒250g，煮沸后加红糖120g，继续煮2~3分钟，待凉，顿服（《中药大辞典》）。

3. 治遍身风疮作痒：蜂蜜少许，和酒服之（《奇效良方》）。

［成分］含乙醇、脂肪酸等。

白砂糖（《本草纲目》）

［异名］石蜜、白糖、糖霜

［基原］为禾本科植物甘蔗的茎汁，经精制而成的乳白色结晶体。

［性味与归经］甘，平。入脾、肺经。

［功效］调味，润肺，生津。

［主治］用于增加甜味，提高鲜味，降低咸味，增进食欲，及治疗肺燥咳嗽、口干脘痛等。

［用量与用法］9~15g，调入食物。

［宜忌］痰湿盛者慎用。

［药膳方选］

1. 治腹中紧张：白糖，以酒煮服（《子母秘录》）。

2. 治中虚脘痛及食鱼蟹不舒、吃蒜口臭：白砂糖，加水浓煎服（《随息居饮食谱》）。

3. 治夏季汗出烦渴：乌梅煎水，加入白糖调至酸甜适度。代茶饮（《中国药膳学》白糖乌梅饮）。

［成分］含糖类、蛋白质、维生素 B_2 及钙、铁等。

赤砂糖（《随息居饮食谱》）

［异名］红糖、紫砂糖、黑砂糖

［基原］为禾本科植物甘蔗的茎汁，经炼制而成的赤色结晶体。

［性味与归经］甘，温。入肝、脾、胃经。

［功效］调味，补中，活血。

［主治］用于增加甜味，提高鲜味，降低咸味。增进食欲，及治疗产后恶露不行、口干腹痛、血痢等。

［用量与用法］9~15g，调入食物。

［宜忌］痰湿盛者慎用。

［药膳方选］

1. 治下痢噤口：赤砂糖25g，乌梅1个，水煎饮之（《摘元方》）。

2. 治食韭口臭：赤砂糖，饮服之（《摘元方》）。

3. 治慢性气管炎：红糖60g，豆腐250g，生姜6g，共煮食之（《中国药膳学》）。

［成分］含糖类、蛋白质、脂肪、叶绿素、叶黄素、胡萝卜素、维生素 B_2 及铁、钙等。

冰　糖（《本草纲目》）

［基原］为白砂糖煎炼而成的冰块状结晶。

［性味与归经］甘，平。入脾、肺经。

［功效］调味，益气和胃，润肺，生津。

［主治］用于增加甜味，增进食欲，及治疗咽干咳嗽、咽喉疼痛等。

［用量与用法］10~15g，调入食物。

［药膳方选］

1. 治慢性咽炎、喉炎：木蝴蝶3g，冰糖适量，泡水代茶饮（《中国药膳学》）。

2. 治小儿热哮：小冬瓜1个，冰糖适量。将冬瓜剖开，填入冰糖，蒸取冰糖冬瓜水，常饮之（《江苏中医秘方汇编》冰糖冬瓜）。

3. 治噤口痢：冰糖15g，乌梅1个，浓煎频呷（《随息居饮食谱》）。

4. 治小儿未能谷食、久疟不愈：浓煎冰糖汤服（《随息居饮食谱》）。

蜂　蜜（《本草纲目》）

［异名］石蜜、石饴、食蜜、白蜜

［基原］为蜜蜂科昆虫中华蜜蜂等所酿的蜜糖。

［性味与归经］甘，平。入肺、脾、大肠经。

［功效］调味，补中润燥，解毒止痛。

［主治］用于增加甜味，增加色泽和香气，增进食欲，及治疗咳嗽、便秘、脘痛、烫伤、药物中毒等。

［用量与用法］10~30g，调入食物。

［宜忌］痰湿痞满、泄泻者忌用。

［药膳方选］

1. 治胃及十二指肠溃疡：蜂蜜54g，生甘草9g，陈皮6g。先煎陈皮、甘草取汁，入蜜，分3次服（《现代实用中药》）。

2. 治体虚便秘：蜂蜜30g，麻油15g，鸡蛋1个。先水煮沸蜂蜜，下蛋冲成蛋花，放入适量麻油即成（《中国药膳宝典》）。

［成分］含果糖、葡萄糖、蔗糖、麦芽糖、糊精、树胶、胆碱、生物素等。

饴　糖 (《本草经集注》)

[异名] 黏糖、胶饴、软糖

[基原] 为米、大麦、小麦、粟或玉蜀黍等粮食经发酵糖化制成的糖类食品。

[性味与归经] 甘，温。入脾、胃、肺经。

[功效] 调味，缓中止痛，补虚润燥。

[主治] 用于增加甜味与色泽，增进食欲及治体虚羸瘦、腹痛咳嗽、口渴便秘等。

[用量与用法] 30~60g，溶入汤中。

[宜忌] 湿热壅盛、中满呕吐者忌用。

[药膳方选]

1. 治胎坠不安：饴糖15g，以砂仁泡汤化服 (《本草汇言》)。

2. 治妇女久病体瘦：饴糖150g，生地50g，母鸡1只。将饴糖、生地入鸡腹内，加少许调料，文火炖熟食之 (《中国药膳大观》饴糖鸡)。

3. 治大人小儿顿咳不止：白萝卜 (煎汁) 1碗，饴糖15g，蒸服 (《本草汇言》)。

[成分] 含麦芽糖、蛋白质等。

豉　汁 (《本草汇言》)

[异名] 香豉、淡豉

[基原] 为淡豆豉加入椒、姜、盐等的加工制成品。

[性味与归经] 苦，寒。入肺、胃经。

[功效] 调味，清热除烦。

[主治] 用于祛除腥膻气味，增加香气，增进食欲及治烦闷不安等。

[用量与用法] 50~200g，煮。

[药膳方选]

1. 治服药过剂闷乱者：豉汁，饮之 (《千金要方》)。

2. 治中牛马毒：豉汁，和人乳频服之 (《卫生易简方》)。

生　姜 (《名医别录》)

[异名] 姜、鲜姜

[基原] 为姜科植物姜的鲜根茎。

[性味与归经] 辛，温。入肺、胃、脾经。

[功效] 调味，散寒解表，温肺止咳，温胃止咳。有促进消化、增进食欲和止吐作用。

[主治] 用于增加香辣气味，消除腥膻气味，增进食欲，及治疗风寒感冒、咳嗽呕吐、痰饮胀满和解半夏、南星、鱼蟹中毒。

[用量与用法] 10~15g，切丝、丁、片，拌入食物炒、煮、炖、蒸。

[宜忌] 阴虚内热者慎用。

[药膳方选]

1. 治呕吐百药不愈：生姜30g (切丁)，醋浆140g，共煮，空腹和滓食之 (《食医心镜》)。

2. 治冷痰嗽：生姜 60g，饴糖 30g，水煎，温和徐徐饮之（《本草汇言》）。

3. 治中寒呕吐及小儿咳喘：生姜 25g，大米 150g，白糖适量。生姜切丁，与米煮粥，入糖调匀食之（《中国药膳大观》生姜粥）。

4. 治风寒感冒：生姜、荆芥、苏叶各 10g，茶叶 6g，红糖 30g。先用开水泡前 4 味取汁，冲入糖碗，趁热饮下（《惠直堂经验方》五神汤）。

5. 治受寒胃痛、腹痛、痛经：生姜 10g，胡椒 10 粒，红糖适量，水煎服（《中国药膳学》生姜胡椒红糖水）。

［成分］含姜醇、姜烯、水芹烯、莰烯、柠檬烯、姜辣素、天门冬素、谷氨酸、天门冬氨酸、丝氨酸、甘氨酸等。

大 蒜（《本草经集注》）

［异名］胡蒜、独头蒜、小蒜

［基原］为百合科植物大蒜的鳞茎。

［性味与归经］辛，温。入脾、胃、肺经。

［功效］调味，温胃行气，解毒消积。有降血压，抗动脉硬化，增强免疫功能和抗菌作用。

［主治］用于增加香辣气味，消除腥膻味，增进食欲及治疗食滞脘胀、泄泻痢疾、百日咳等。

［用量与用法］5～15g，拌入食物。

［宜忌］阴虚火旺及目疾、口喉疾慎用。

［药膳方选］

1. 治鼓胀：大蒜，入自死黑鱼肚内，湿纸包，火内煨熟，同食之（《食物本草》）。

2. 治心腹冷痛：蒜、醋浸 2～3 年，食至数颗（《濒湖集简方》）。

3. 治慢性气管炎：大蒜头 10 个，猪瘦肉 90g，均切片，按常规炒熟即成。日 1～2 次（《山东省中医验方汇编》）。

［成分］含大蒜素、蒜氨酸等。

辣 椒（《植物名实图考》）

［异名］番椒、辣茄、海椒、辣子、牛角椒

［基原］为茄科植物辣椒的果实。

［性味与归经］辛，热。入心、脾经。

［功效］调味，温中散寒，开胃消食。有健胃，促进食欲，改善消化作用，并能抗菌、解痉。

［主治］用于增加香辣气味，消除腥膻气味，增加色泽，增进食欲，及治疗腹痛、吐泻、冻疮等。

［用量与用法］1～50g，拌入食物。

［宜忌］阴虚火旺及目疾、痔肿者慎食。

［药膳方选］

1. 治秋疟：辣椒，煎粥食（《本草纲目拾遗》）。

2. 治痢疾水泻：辣椒 1 个，早晨用热豆腐皮包裹，吞下（《医宗汇编》）。

3. 治风寒感冒：辣椒 3 个，花椒 10 粒，生姜 1 片，食盐适量，水煎服（《中国药膳学》辣椒汤）。

［成分］含辣椒碱、辣椒红素、胡萝卜素、苹果酸、柠檬酸、维生素 C 等。

胡　椒（《新修本草》）

［异名］浮椒、玉椒

［基原］为胡椒科植物胡椒的果实。

［性味与归经］辛，热。入胃、大肠经。

［功效］调味，温中下气，消痰解毒。有祛风、健胃和升高血压作用。

［主治］用于增加香辣味，消除腥气，增加食欲，及治脘腹冷痛、呕吐清水、泄泻冷痢等。

［用量与用法］1～3g，为末，调入食物。

［宜忌］阴虚火旺者慎用。

［药膳方选］

1. 治胃寒疼痛：胡椒粉 2g，葱白 3 茎，生姜 6g。先煮葱、姜，入胡椒粉，趁热饮下（《经验方》）。

2. 治慢性肾炎：胡椒 7 粒，鸡蛋 1 个。将鸡蛋钻 1 个小孔，填入白胡椒，用面粉封孔，外以湿纸包裹，蒸熟食，日 2 个，连用 10 天（《医疗卫生资料》）。

［成分］含胡椒碱、胡椒脂碱、胡椒新碱等。

花　椒（《日用本草》）

［异名］大椒、秦椒、蜀椒、汉椒、巴椒

［基原］为芸香科植物花椒的果皮。

［性味与归经］辛，温，有毒。入脾、肺、肾经。

［功效］调味，温中散寒，除湿杀虫。有局部麻醉、止痛作用，能驱虫，调节胃肠运动。

［主治］用于增加麻味、香气，消除腥膻气，增进食欲，及治脘腹冷痛、吐泻呃逆、蛔虫病等。

［用量与用法］2～5g，调入食物。

［宜忌］阴虚火旺者慎用。

［药膳方选］

1. 治胆道蛔虫病：花椒 3g，醋 60ml，煎服（《中国药膳学》椒醋汤）。

2. 治蛔虫性肠梗阻：花椒 9～12g，麻油 60～120g，共煎至微焦，去滓，待微温时顿服（《中药大辞典》）。

3. 治胃寒冷痛呕吐：川椒 3～5g，白面粉 150g，生姜 3 片。先将川椒为末，与面糊和匀，入水煮粥，后加生姜稍煮即可（《中国药膳大观》椒面粥）。

4. 治乳胀当回者：花椒 6～15g，水提泡后煎煮浓缩，加入红糖 30～60g，于断奶当天趁热顿服（《中药大辞典》）。

［成分］含柠檬烯、枯醇、甾醇等。

第六章 药膳配方

第一节 解 表 类

凡以解表类药食为主制作而成，具有发汗、解肌、透疹等作用，用以预防或解除外感表证的药膳食品，均属于解表类。主要适用于六淫之邪侵入肌表，症见恶寒发热、头痛、身痛、脉浮等，亦可用于麻疹初起、疮疡初起、浮肿兼见表证者。

表证是指邪气在肌表。一般而言，外感六淫伤人，大多先出现表证。此时病位尚浅，在肌表、在皮毛，故用解表剂可使肌表之邪外散或从汗而解。

外感六淫有寒热之异，人体有虚实之别，故外感表证又有风寒表证、风热表证等不同。因此在治法上有辛温解表与辛凉解表之分，解表类药膳也分为辛温解表类和辛凉解表类。

辛温解表类药膳适用于外感风寒表证，见有恶寒发热，头痛项强，肢体酸痛，口不渴，舌苔薄白，脉浮等。常用的辛温解表药食主要有生姜、葱、荆芥、防风、苏叶，主要代表方有生姜粥、防风粥、五神汤、姜糖苏叶饮等。

辛凉解表类药膳适用于外感风热表证，见有发热，头痛，有汗，口渴，咽痛，脉浮数等。常用于辛凉解表的原料主要有菊花、薄荷、芫荽、荸荠、银花，主要代表方有银花茶、桑菊薄竹饮、豉粥等。

一、辛温解表

生 姜 粥

[来源]《饮食辨录》

[组成] 粳米 50g，生姜 5 片，连须葱数茎，米醋适量。

[制法与用法] 将生姜捣烂，与粳米同煮粥，粥将熟时加入葱、醋，稍煮即成。乘热食，覆被取微汗出。

[功效与应用] 解表散寒，温胃止呕。适用于外感风寒之邪引起的头痛身痛，无汗呕逆等证。

[方解] 本方是以生姜、粳米为主料配制而成的药膳食品，具有解表散寒，温胃止呕之效。

方中生姜辛温发散，可发汗解表，温胃止呕，是治疗外感风寒，恶寒发热、头痛、鼻塞之要品。临床治疗轻微感冒，可以本品单味煎服即效。粳米甘平，为温中益气之佳品。粳米又善助药力。葱为常用的调味品原料，可发汗解表，散寒通阳，是治疗感冒风寒轻证的常用品。且常与生姜配伍，即连须葱白汤。再加食醋调味，并健胃消食。四味相伍，共奏解表散寒，温胃止呕之效。本品食用方便，老幼咸宜，是治疗风寒型感冒初起之良方。

[使用注意] 本品为辛温之剂，素有阴虚内热及热盛之证者忌用；外感表证属风热者忌用。

[附方]

1. 生姜粥（《圣济总录》）由生姜（去皮切细）10g，炙枇杷叶6g（为末），粳米100g组成。先煎生姜、枇杷叶，滤取汁，入粳米煮粥，候熟，少入盐、酱等佐料即成。空腹温服。功在解表散寒，化痰止咳，理气和胃。适用于风寒束表，头身疼痛，咳逆喘呕。

2. 生姜炒米粥（《本草纲目》）由生姜50g，炒米50g，红糖组成。先将生姜洗净，切成薄片，与炒米同煮成粥，再加入红糖搅匀即可。趁热服，感冒愈后即停。功能解表发汗，疏散风寒。适用于外感风寒，鼻塞流涕，咳嗽，食欲不振，或伴有恶心呕吐者。

3. 葱爆肉（《老年人饮食指南》）由猪瘦肉200g，葱100g，豆油24g，酱油、白糖、料酒、味精、香菜段、花椒油等适量组成。先将猪肉切成薄片，葱、香菜各切成段；锅内加油，烧热，下入肉片翻炒，待肉片变色时，加入料酒、葱段、白糖、酱油，继续翻炒。熟时，加入香菜段，淋入香油即可。佐餐食用。功能发汗透表，温中和胃。适用于感受风寒，恶寒发热而汗少，或有慢性胃炎，遇寒则脘腹隐痛，食则腹胀等病证。该品荤而不腻，无留邪之弊。

防 风 粥

[来源]《千金月令》

[组成] 防风10~15g，葱白2根，粳米100g。

[制法与用法] 先将防风、葱白煎煮取汁，去渣；粳米按常法煮粥，待粥将熟时加入药汁，煮成稀粥服食。每日早、晚食用。

[功效与应用] 祛风解表，散寒止痛。适用于外感风寒，发热，畏冷，恶风，自汗，头疼，身痛等症。

[方解] 本方所治之证，为风寒束表所致，故治宜祛风散寒，解表。

方中防风辛温轻散，润泽不燥，主祛风解表，胜湿止痛，能发邪从毛窍而出。《本草经疏》："防风治风通用，生发而能散，故主大风头眩痛，恶风，周身骨节疼痛。"葱白可发汗解表，散寒通阳，主治感冒风寒轻证，与防风相须配伍，以加强其发汗解表之功效。故《药对》说："防风得葱白能行周身。"粳米温中益气，又善助药力，可助防风、葱白以发汗解表。3味相伍，共奏发汗解表之效。

[使用注意] 本品为辛温之剂，素有阴虚内热及热盛之证者忌用；外感表证属风热者忌用。

[附方]

荆芥粥（《养老奉亲书》）由荆芥5~10g，薄荷3~5g，淡豆豉5~10g，粳米50g组成。先将荆芥、薄荷、淡豆豉煮沸5分钟（不宜久煮），去渣取汁；另将粳米洗净煮粥，待粥将熟时，加入药汁，同煮为粥。每日 2 次，温热服。功能疏风解表，利咽，适用于伤风感冒，发热恶寒，头痛，咽痛等。

五 神 汤

［来源］《惠直堂经验方》

［组成］荆芥、苏叶各 10g，茶叶 6g，生姜 10g，红糖 30g。

［制法与用法］红糖加水适量，烧沸，使红糖溶解。荆芥、苏叶、茶叶、生姜用另锅加水文火煎沸，倒入红糖溶解搅匀即成。趁热饮。

［功效与应用］发汗解表。适用于风寒感冒，恶寒，身痛，无汗。

［方解］本方所治之证为风寒感冒之初起，治宜辛温解表。

方中荆芥为轻扬之品，可祛风解表，善治外感风寒引起的头疼、发热、无汗等症；苏叶为辛温发散之品，能解表散寒，开宣肺气，常与生姜相须配伍，以增强发散解表之功；茶叶苦甘而凉，可解百毒，清头目；红糖甘温，既可温中散寒，助诸药发散在表之风寒，又可作为调味品，缓诸药辛辣苦涩之异味。本方作用和缓，为祛风、散寒、解表之轻剂，可作为外感病流行期间的预防药膳，也可用于风寒感冒初起症状较轻者。

［使用注意］阴虚内热及表虚自汗者忌用；外感表证属风热者忌用。

川芎白芷炖鱼头

［来源］《家庭食疗手册》

［组成］川芎、白芷各 3~9g，鳙鱼头 500g，葱、胡椒、生姜、盐各适量。

［制法与用法］将鱼头去鳃洗净，连同川芎、白芷、葱、胡椒、生姜放入砂锅内，加水适量，武火烧沸，再以文火炖半小时，入盐调味即成。分早、晚两次吃鱼喝汤。

［功效与应用］祛风，散寒，活血，止痛。适用于风寒头风；头痛、鼻渊患者前额痛，牙龈肿痛；风湿痹痛，四肢拘挛痹痛、瘀血疼痛。

［方解］本方所治之证，为风寒外袭，瘀阻脉络所致，治宜祛风散寒，活血止痛。方中川芎能祛风止痛，又秉升散之性，能上行头目，为血中之气药，能通达气血，活血散瘀，行气止痛。故治疗外感风寒引起的头痛、男女头风、前额痛、周身疼痛等，常以川芎为主，为治头痛之要药。常配白芷、细辛等，如川芎茶调散等。白芷辛温，芳香上达，能解表散寒，祛风止痛，临床常与川芎配伍，以相互增强作用，因气味芳香，故又能增加菜肴的香味。再配以葱、姜、胡椒，既能调和菜肴之味，又能增强发汗解表之功。鳙鱼头，即花鲢鱼头，甘温无毒，其肉细腻，其味鲜美，可"暖胃，去头眩，益脑髓"（《本草求源》），配合诸药调制，确为一道味道美、效果优的散寒解表药膳佳肴。

［使用注意］素体阴虚或郁热者忌用。

姜糖苏叶饮

［来源］《本草汇言》

［组成］生姜 3g，苏叶 3g，红糖 15g。

［制法与用法］将生姜、苏叶洗净，切成细丝，同置茶杯内，加沸水浸泡 5~10 分钟，放红糖拌匀即成。每日 2 次，趁热服。

[功效与应用] 发汗解表，祛寒健胃。主治风寒感冒，发热、恶寒、头身痛等；对同时患有恶心、呕吐、胃痛、腹胀等症的胃肠型感冒，则更为适宜。

[方解] 本方所治之证，为风寒所致，治宜辛温解表，发散风寒。

方中苏叶辛温，可发表散寒，理气和营，能治疗感冒风寒，恶寒发热，咳嗽气喘等。据《本草正义》记载："紫苏，芳香气烈。外开皮毛，泄肺气而通腠理，上则通闭塞，清头目，为风寒外感灵药。""叶本轻扬，则风寒外感用之，疏散肺闭，宣通肌表，泄风化邪，最为敏捷。"再与生姜相须配伍，可增强发散解表散寒之功。红糖甘温，既可温中散寒，助苏叶、生姜发散在表之寒；又可作为调味品，缓生姜、苏叶辛辣苦涩之味。本方可作为外感病流行期间的预防药膳，也可作为风寒感冒初起阶段的治疗药膳。

[使用注意] 素体阴虚，或湿热内蕴，或外感风热者忌用。

[附方]

1. 姜葱苏叶橄榄汤（《饮食疗法》）由新鲜橄榄（连核）60g，葱头15g，生姜、苏叶各10g组成。将上4味加水2碗半，共煎至1碗，去渣取汁，稍加食盐调味即可。温热服。功能解表散热，健胃和中，适用于风寒感冒，发热头痛，鼻流清涕，脘腹胀满，恶心等。

2. 姜葱梨鸡蛋（《饮食与长寿》）由梨120g，生姜15g，葱白15g，鸡蛋2枚组成。将梨、葱白、姜煎汤；将鸡蛋打入碗中搅匀，用煎好的沸汤冲入即成。乘热顿服，覆被取汗。功能散寒解表，适用于风寒束表型感冒，发热头痛，鼻流清涕，咳嗽等。

发 汗 豉 粥

[来源]《太平圣惠方》

[组成] 豉27g，荆芥1握，麻黄22.5g（去根节），葛根30g（锉），栀子仁22.5g，石膏90g（捣碎绵裹），葱白7茎（切），生姜15g（切），粳米54g。

[制法与用法] 先煎诸药，去渣取汁，后入米煮作稀粥。空腹温服，服后卧床盖被，得微汗出为度。

[功效与应用] 祛风清热。适用于外感风寒，内有蕴热，而见恶寒，壮热，头痛，身痛，无汗，口渴，喜饮，舌红苔黄，脉浮数等证。

[方解] 本方所治之证为外感风寒，内有蕴热。外有风寒束表，毛窍闭塞，卫气郁极，故出现恶寒、壮热、头痛、身痛、无汗等，急需开皮毛以发散风寒之邪；内有蕴热，故出现口渴、喜饮、舌红、苔黄脉数等，急需清泄里热以除蕴积之邪。

本方选豆豉为主料，既能宣散解表以除外感之邪，又能清里除烦以消蕴积之热。再加用麻黄、荆芥、葱、姜，以助发汗解表之力，重用石膏、栀子，以增清泄里热之效。葛根发表解肌、去热生津，为治疗外感发热，头痛，无汗，项背强痛之要药。再配以粳米做粥，既可助药力以解表清里，又能生津液以滋助汗源。诸药相合，发汗解表，兼清里热，是治疗外感风寒，内有蕴热的有效配方。

[使用注意] 本方为治疗外感风寒、内有蕴热的配方，药味多，药量重，病除即止，不宜久服。

[附方]

1. 葱豉茶（《太平圣惠方》）由葱白3g，淡豆豉15g，荆芥3g，薄荷3g，栀子4.5g，生石膏 30g，紫笋茶末 10g 组成。将葱白去须，石膏捣碎，加水同煎，去渣，取汁，下茶末，再煎 5 分钟即可。分 2 次温服，每日 1 剂。功能发散解表，兼清里热，适用于外感风寒，头痛，肢节酸痛，发热，口苦而渴等。

2. 葱豉粥《太平圣惠方》由葱白 50g，淡豆豉 20g，粳米 50g 及食盐、香油、胡椒粉、姜末组成。将葱白切成细末，粳米用水淘洗干净；淡豆豉放入锅中，加入 15 倍的水煎煮 20 分钟，倒出药液，再加同量水煎煮 20 分钟，倒出药液；合并两次药液，并用纱布过滤；粳米放入锅中，加入淡豆豉药液及适量清水，置炉子上用武火烧沸，再改用文火慢慢熬煮；熬煮至粥稠时，加入葱白末，再煮片刻，调入食盐、胡椒粉、姜末各适量，食用时加香油适量。每日 1~2 次，每次 1 碗，趁热食用。功能发汗解表，通阳解毒。适用于伤风感冒，恶寒发热，头痛鼻塞，咽喉肿痛以及二便不利，腹痛等。

3. 葱白粥（《老年人饮食指南》）由新鲜连根葱白 15~20 根，粳米 60g 组成。先将粳米煮粥，煮至半生半熟时，加入葱白煮熟即成。温热服。功能发汗散寒，温中止痛，适用于老年人体弱易伤风感冒，恶寒，发热，头痛，鼻塞流涕或伴有腹痛腹泻等。

二、辛凉解表

银 花 茶

[来源]《疾病的食疗与验方》

[组成] 银花 20g，茶叶 6g，白糖 50g。

[制法与用法] 水煎服。每天 1 次。连服 2~3 天。

[功效与应用] 辛凉解表。适用于风热感冒，发热微恶风寒，咽干口渴等。

[方解] 本方所治之证为风热感冒，治宜宣散风热。

方中银花可轻宣疏散，又能清热解毒，用于外感风热或温病初起，发热而微恶风寒者多具良效。茶叶苦甘而凉，清头目，除烦热，利小便，生津液，解百毒。白糖甘寒，可除烦热，生津液，且能改善银花的苦味。

[使用注意] 素体阳虚或脾虚便溏者忌用。

[附方]

1. 银花饮（《中华食物疗法大全》）由银花 30g，山楂 10g，蜂蜜 250g 组成。将银花、山楂放入锅内，加清水适量，用武火烧沸 3 分钟后，将药汁滤入盆内，再加清水煎熬 3 分钟，滤出药汁。将两次药汁一起放入锅内，烧沸后，加蜂蜜，搅匀即成。代茶饮。功能辛凉解表。适用于风热感冒，头痛发热，口渴等。

2. 菊花汤（《古今长寿妙方》）由甘菊花（干品）、白糖各 40g 组成。将甘菊花放入锅内，加清水 400ml，加热稍煮一二滚即可，保温半小时过滤加白糖，搅拌溶解后，放冰箱 2 小时即可。作冷饮服。功能散风清热，明目醒脑，适用于风热感冒引起的发热，头痛，头晕，目眩，口渴等。

桑菊薄竹饮

[来源]《广东凉茶验方》

[组成] 桑叶、菊花各 5g，苦竹叶、白茅根各 30g，薄荷 3g。

［制法与用法］将洗净的桑叶、菊花、苦竹叶、白茅根、薄荷放入茶壶内，用沸水冲泡温浸10分钟即可。频饮，亦可放冷后作饮料饮用。

［功效与应用］辛凉解表。适用于风热感冒，身热不甚、微恶风寒、咽干口渴、咳嗽等。

［方解］本方所治之证为风热型感冒之初起。外邪袭表，故微恶风寒；受邪轻浅，所以身热不甚；风热伤津，故咽干口渴；肺失清肃，故气逆而咳。宜辛凉之品疏风散热。

方中桑叶甘苦而寒，轻清凉散，能清疏肺经及在表之风热。菊花辛甘苦而微寒，能疏风解表，清散上焦之风热；竹叶甘淡而寒，能清上焦之热而止烦渴，生津液；白茅根味甘性寒，能清泄肺胃之蕴热；薄荷辛凉，轻扬升浮，清利头目，善解风热之邪。诸药相合，能疏风热，生津液，为治疗和预防风热感冒之良方。

［使用注意］素体阳虚或脾虚便溏者忌用。

［附方］

薄荷粥（《医余录》）由干薄荷15g（鲜品30g），粳米50g，冰糖组成。先将薄荷煎汤（不宜久煎，一般煮2~3分钟），去渣取汁。粳米洗净煮粥，待粥将熟时，加入冰糖适量及薄荷汤，再煮1~2沸即可。稍凉后服，每日1~2次。功能疏散风热，清利咽喉，适用于风热感冒，头痛目赤，咽喉肿痛。也可作为夏季防暑解热饮料使用。

芫荽发疹饮

［来源］《岭南草药志》

［组成］芫荽60g，荸荠40g，胡萝卜100g。

［制法与用法］将芫荽、胡萝卜、荸荠洗净，切碎；将胡萝卜、荸荠放入锅内，加水1200ml，煎至600ml，再加芫荽稍煮即可。温热饮用，连服3~5天。

［功效与应用］透疹清热。主要适用于小儿麻疹初起，疹出未畅，症见发热恶风，喷嚏，口渴等。

［方解］本方所治麻疹是由于感受时邪疫毒所致，治宜发汗、透疹、解表。

方中芫荽为发汗透疹之品，"能辟一切不正之气，故痘疮出不爽快者，能发之"（《本草纲目》），主要用于麻疹初期，透疹不畅。凡风寒外束，疹出不快者，以本品内服可见发汗解表与透疹之效。胡萝卜甘平，"凡出麻疹，始终以此煎水饮，能消热解毒，鲜用及晒干用均可"（《岭南采药录》），又可健脾化积，散胃中之邪滞。荸荠甘寒，善消风毒，除胸中之实热，能清热、化痰、消积。3味相合，既能透疹清热，又能健胃消食，且无苦涩难以下咽之弊，确为小儿麻疹初期之良方。

［使用注意］芫荽入锅不可久煎，否则，有效成分易挥发；因热毒壅盛而非风寒外束所致的疹出不透忌服。

［附方］

1. 香菜粥（《食粥养生与治病》）由香菜25g，粳米50g，红糖组成。将新鲜香菜洗净切碎；先将粳米、红糖放入锅中，加水适量，煮粥。粥将熟时，加入香菜，稍煮即可。功能发汗透疹，消食下气。适用于小儿麻疹初期，疹发不畅，腹胀，不思饮食等。

2. 荸荠酒酿（《良方集要》）由鲜荸荠10个，酒酿100g组成。将荸荠洗净切片，与酒酿共放入锅中，加水适量，先用武火烧开，再改用文火煮至熟烂即可。趁温热食用，每日 2 次。功能透疹清热，益气活血。适用于小儿外感风热、麻疹、水痘等。

豉 粥

[来源]《圣济总录》

[组成] 豆豉 15g，葱白 3 茎（切段），薄荷 6g，生姜 6g（切片），羊髓 100g，白米 100g，细盐少许。

[制法与用法] 先煎葱、姜、豆豉，后下薄荷，稍煎后去渣取汁，入米，再煮，候粥熟，下羊髓及盐，搅匀。空腹温服。

[功效主治] 祛风，清热，解毒。适用于疮疡初起，局部红、肿、热、痛，而脓尚未成者。

[方解] 本方所治疮疡多由外感邪毒，侵入机体蕴积化热所致，故治宜发散解表，清热解毒。

方中豆豉苦寒，可解表、宣郁、解毒，为"治天行时疾，疫疠瘟瘴之药"，疮疡初起，用之最宜。配以薄荷疏风散热，辟秽解毒，可治"一切伤寒头痛、霍乱吐泻、痈、疽、疥、癫诸疮"（《滇南本草》）。羊髓甘温，可"却风热，止毒"（《千金要方》），益阴补髓，润肺泽肌，主治痈疽，疮疡，目赤，目翳等。粳米甘平，善助药力，配"薄荷者清热，姜、葱、豉者发汗"（《药性裁成》）。诸味相伍，共奏疏风、清热、解毒之功，对疮疡初起兼见表证者具有较好的辅助治疗作用。

[使用注意] 疮疡已成，或已化脓者忌用。

三、扶正解表

薄 荷 茶

[来源]《普济方》

[组成] 薄荷叶 30 片，生姜 2 片，人参 5g，生石膏 30g，麻黄 2g。

[制法与用法] 上药共为粗末，水煎，滤汁。分数次代茶温饮。

[功效与应用] 益气解表，疏风清热。主治体虚或年老者风热感冒，症见发热头痛，咽喉肿痛，咳嗽不爽等。

[方解] 本方治证为风热外袭所致，治宜益气解表，疏风清热。

方中生石膏辛甘而寒，入肺、胃经，《医学衷中参西录》云其"凉而能散，有透表解肌之力。外感有实热者，放胆用之，直胜金丹"。麻黄辛温，长于发汗解表，可增强石膏发散表邪的作用。两药相制为用，虽一辛寒、一辛温，但辛寒远大于辛温，具有辛凉解表之功，用为主料。配合辛凉之薄荷，以疏风散热，利咽解毒，助主料治风火郁热上扰头面诸症。生姜散风寒，益脾胃，既可助主料疏风解表，又可防石膏过寒伤胃。上四味相合，总以解肌清热，疏风散邪为主。但体虚或年老者风热感冒，若只祛邪不扶正，不仅无力驱邪外出，即使表邪暂解，也易表卫不固而反复感冒，因此配用人参以扶助正气，鼓邪从汗而解，使全方共凑益气解表，疏风清热之功。

[使用注意] 脾胃虚寒及外感无虚者勿用。

淡豉葱白煲豆腐

[来源]《饮食疗法》

[组成] 淡豆豉 12g，葱白 15g，豆腐 200g。

[制法与用法] 豆腐加水 1.5 碗，略煎，加入豆豉，煎取大半碗，再入葱白，滚开即出锅。趁热服食，服后盖被取微汗。

[功效与应用] 益气健脾，疏散表邪。主治年老体虚者之风寒感冒或风温初起，症见头身痛，恶寒微热，咳嗽咽痛，鼻塞流涕等。

[方解] 本方是宗《肘后备急方》中葱豉汤方义，以淡豆豉、葱白为主料，伍用豆腐制作而成的药膳食品。具有益气解表之功。

方中淡豆豉辛甘苦而性寒，入肺经，能升能散，为宣郁之上剂，尤长于宣散解表，凡外受寒热，暑湿交感，饮食不运者皆可应用。葱白辛温，入肺、胃经，专主发散风寒邪气。葱、豉相合，发汗解表之力增强，即《本草纲目》所谓"豉……得葱则发汗"，可用于风寒、风热、暑湿诸外感病证。故《肘后备急方》将葱豉汤视为数种伤寒之"一药兼疗"妙品。配料豆腐能益气和中，与主料共收扶正解表作用。煲汤热服可助药物的发散之力。本方主料、配料，性味平和，全方辛散而不燥烈，无过汗伤津之弊；扶正而不滞邪，无闭门留寇之虑，是临床治疗年老体虚者外感风寒、风热轻证的食疗良方。

生 津 茶

[来源]《慈禧光绪医方选议》

[组成] 青果 5 个（研），金石斛 6g，甘菊 6g，荸荠（去皮）5 个，麦冬 9g，鲜芦根 2 支（切碎），桑叶 9g，竹茹 6g，鲜藕 10 片，黄梨（去皮）2 个。

[制法与用法] 上 10 味水煎取汁，代茶频饮，每日 1 剂。

[功效与应用] 解表清热，生津止渴。主治素体肺胃阴虚，复微受风热外邪之证，见身有微热，头痛鼻塞，口干咽燥，燥咳不爽，手足心热，不思饮食等。

[方解] 本方治证为肺胃津伤，感受风热之邪所致，治宜解表清热，养胃生津。

方中桑叶、甘菊甘凉轻清灵动，桑叶清宣肺气，甘菊疏散风热，两药直走上焦以驱除外邪，共为主料。然素体阴虚之质，汗源不充，单用发散之品邪气不易外解，且有劫液耗阴之弊，必须滋阴养液以治病本，故伍用较多的滋润之品。其中麦冬、石斛、芦根、藕、梨滋阴润燥，清热生津；青果、荸荠、竹茹清热利咽，化痰止咳。两组配料有标本兼顾之功。全方滋阴为主，兼以解表，疗效缓和，对肺胃阴虚之风热轻证最为适宜。因阴虚者外感易于化热化燥，伤肺，故本方也可作为阴虚之人预防感冒的保健饮品。

[使用注意] 外感重证或阴伤不著者不宜，以免留邪。

第二节 清 热 类

凡以清热类药物和食物为主组成，具有清热祛火、凉血解毒等作用，用于治疗里热证的药膳称为清热类药膳。

　　本类药膳适应于各种里热证。里热证的本质是"阳热内盛"与"阴虚内热"，外感六淫可变为里热证，五志过极、实邪郁滞亦可化火，这均为里实热证，即《素问·阴阳应象大论》所说的"阳盛则热"；而劳损淫欲，久病不愈，阴精亏耗，阴不制阳，虚火即可内生，这又属虚热证，即《素问·调经论》所说的"阴虚则内热"。里热证常有发热喜凉，口渴饮冷，面红目赤，烦躁多言，小便短赤，大便干结，舌红苔黄，脉数等症状。根据其病程表现有在气分、血分之异，病位有在脏、在腑之殊，病种亦有温热、暑热、热毒、脏腑热与阴虚内热等病证之分，但就大的方面来说，常可分成"阳盛则热"实热证，"阴虚则内热"虚热证两大类。治疗根据《素问·至真要大论》的"热者寒之"原则立法，选用寒凉清热的食品或药物组成清热解毒类方剂。临床根据治法与方剂作用的不同，清热解毒类药膳又可分为以下5种：

　　清气凉营药膳，适用于温热病热在气分、营分，或热盛阴津损伤，证见高热烦躁、汗出较多、口渴多饮、苔黄、脉洪大滑数，或高热心烦，吐衄发斑，舌绛等。

　　清热祛暑药膳，适用于夏月感受暑热或暑湿引起的暑温、暑湿证，见身热心烦，口渴汗出，身重体倦等。

　　清热解毒药膳，适用于瘟疫、温毒，特别是疮疡疔毒等病证。

　　清脏腑热药膳，适用于热邪偏盛于某一脏腑所产生的火热病证，如心烦失眠，口舌生疮，舌红脉数，或小便热淋涩痛的心与小肠火热证；头痛眩晕，目赤口苦，耳聋耳肿，胸胁疼痛、脉弦数的肝热（火）证等。

　　清退虚热药膳，适用于温热病后期邪热未尽，阴液已伤所致的暮热早凉，舌红少苔，或肝肾、肺肾阴液亏损引起的骨蒸潮热，低热不退，盗汗，脉细数，以及久热不退的虚热证。

　　清热类药膳，以金银花、蒲公英、紫花地丁、竹叶、栀子、石膏、生地、香薷、藿香、佩兰及西瓜、苦瓜、丝瓜、绿豆、扁豆、茶叶、荷叶、荷梗、马齿苋、鱼腥草、大蒜、槟榔等药材、食物最为常用，代表方剂如石膏粳米汤、生地黄粥、二根西瓜盅、蒲金酒、板蓝银花茶、马齿苋绿豆粥、平肝清热茶、竹茹饮、枸杞叶粥、双母蒸甲鱼等。

　　但本类药膳多由寒凉原料组成，阳虚之体、胃弱之人，应慎用本类药膳，以免伤阳损胃。

一、清气凉营

石膏粳米汤

　　[来源]《医学衷中参西录》

　　[组成] 生石膏60g，粳米60g。

　　[制法与用法] 上2味，加水煎煮，至米熟烂，去渣取汁，乘热顿服。1日1~2剂。

　　[功效与应用] 清热泻火，除烦止渴。适用于外感寒邪入里化热，或温热病邪在气分所致壮热头痛、面赤心烦、汗出口渴、脉洪大有力等证。

　　[方解] 本方所治之证为伤寒邪入阳明，由寒化热，或温邪传入气分所致。治宜清泄阳明气分热邪。

　　本方由《伤寒论》"白虎汤"化裁而成。方中石膏味辛甘，性大寒，归肺胃二经，具清热泻火，退热解肌，除烦止渴之功，是清解气分实热的要药。现代研究证实，石膏煎剂对动物实验性发热及人体都有明显的解热作用。因其机制是抑制发热中枢，同时也有抑制发汗中枢的作用，所以解热却不发汗，因此特别适宜于温热病高热患者。粳米甘平，"主益气，除烦渴，调胃……"（《新修本草》）。方中用之，其义有三：一则辅助石膏生津、止渴、除烦；二则顾护胃气，预防大量服用石膏而损伤脾胃；三则利用浓稠的粥液，使石膏细末悬浮其中，防止有效成分沉淀损失。全方药、食虽少，却配伍得当、功效卓著，且祛邪不伤正、清热不伤胃，实为清解阳明气分热邪之优良膳方，所以张锡纯赞其"治愈者不胜计"。

［附方］

石膏茶（《太平圣惠方》）生石膏60g，紫笋茶末（上等绿茶）3g。先用水煎取石膏250ml，再以药汁冲泡茶末，代茶温饮。此方功用同上方，惟顾护胃气之力不足。

［使用注意］

1. 上述二方适用于里热证，故表证未解、里证未成者忌用。

2. 气虚发热者禁用此二方。

竹 叶 粥

［来源］《老老恒言》

［组成］生石膏45g，鲜竹叶10g，粳米100g，白砂糖5g。

［制法与用法］竹叶洗净，同生石膏一起加水煎煮，去渣取汁，放入粳米，煮成稀粥，调入白糖即成。每日分2~3次食用，病愈即止。

［功效与应用］清热泻火，清心利尿。适用于温热病发热口渴，心烦尿赤，口舌生疮等证。

［方解］本方所治之证乃邪入气分，肺、胃、心经热盛所致。治宜解气分邪热，清肺胃心经之火。

方中竹叶为禾本科竹属植物淡竹之叶（其功效及临床应用与淡竹叶类似，一般可以代淡竹叶用），味甘、微苦、性质寒凉，归心、胃、小肠经，既可清解气分、生津止渴，又能清心除热、通利小便，如《药品化义》指出："气清入肺，是以清气分实热，非竹叶不能。"《本草求真》也说："能导心经之火而利小便。"方中用之，一则协同石膏清热泻火，生津止渴；二则清心利尿以除心烦尿赤、口舌生疮等。粳米调养胃气，清热而兼和胃，补虚而不恋邪，使本方"以大寒之剂，易为清补之方"（《医宗金鉴》）。白糖既可调味，又能清热生津。以上四味合而用，共奏清热泻火，清心利尿之功，且解热而不伤胃，除邪而不伤正，对温热病邪在气分、肺胃心经火热亢盛之身热口渴，心烦不宁，口舌生疮，小便短赤涩痛，以及暑热病发热口渴，心烦尿赤与小儿高热惊风等皆有一定的治疗作用。

［使用注意］凡脾胃虚寒或阴虚发热者不宜使用本方。

石膏乌梅饮

［来源］《外台秘要》

［组成］生石膏150g，乌梅20枚，白蜜适量。

[制法与用法] 石膏打碎，纱布包裹，与乌梅同煎，去渣取汁，调入白蜜，代茶频饮。

[功效与应用] 清热泻火，生津止渴。适用于温热病热邪未尽、气热伤津所致壮热不已、汗出口渴、面赤恶热、脉洪大等证。

[方解] 本方所治之证乃邪热未清，津液受伤所致。治宜清热生津。

方中生石膏为主药，擅清肺胃之火，有解热退烧，生津止渴的作用。乌梅又名"青梅"，是蔷薇科樱桃属植物梅的未成熟果实，以个大、核小、肉厚、外皮乌黑、味极酸者最佳，含柠檬酸、苹果酸、琥珀酸等成分，有刺激唾液分泌的作用，在方中一则味酸化阴以养阴生津，二则味酸收涩以敛汗止汗，用为辅药。白蜜即白色至淡黄色的蜂蜜，味甘性平，润肺补虚，用于肺胃津亏燥热与中焦脾胃虚衰的调治，在方中一是与乌梅配伍酸甘化阴以治津伤口渴；二是补中益脾，缓和药性，避免石膏伤中损胃；三是矫正口味，使本方酸甜可口、便于患者食用，在方中为佐使之药。三者合用，全方共奏清热泻火，生津止渴之功，临床可用于气热伤津、热邪未尽之高热不退、大汗不止、口渴不已等证的调治。

五 汁 饮

[来源]《温病条辨》

[组成] 生梨200g，荸荠500g，鲜苇根100g（干品减半），鲜麦冬50g（干品减半），藕500g。

[制法与用法] 梨去皮、核，荸荠去皮，苇根洗净，麦冬切碎，藕去皮、节，然后以洁净纱布绞取汁液和匀。一般宜凉饮，不甚喜凉者可隔水炖温服。如无鲜苇根、鲜麦冬，亦可选用干品另煎和服。

[功效与应用] 清热润燥，养阴生津。适用于温病邪伤津液所致身热不甚、口中燥渴、干咳不已等证。

[方解] 本方所治之证为热邪或燥邪灼伤肺胃津液所致，治宜清热养阴、生津润燥。

方中生梨、荸荠、莲藕均为水果或蔬菜。梨味甘、微酸，性质寒凉，入肺、胃二经，具清热化痰，生津润燥之功，如《新修本草》曰："主热嗽，止渴。"《本草纲目》说："润肺凉心，消痰降火，解酒毒。"荸荠又名"马蹄"，味甘，性平，也入肺、胃二经，有凉润肺胃，清热化痰的作用，可用于温病口渴，肺热咳嗽、消渴的治疗。鲜藕入药、入膳能清热生津，凉血止血，故主热病烦渴与吐血衄血，本方取其清热生津之功，绞汁冲服。苇根即芦根，味甘性寒，长于清泄肺胃气分热邪，生津除烦，解毒止呕，主治温病热伤津液，烦热口渴等证。麦冬甘寒质润，入肺、胃、心经，功能滋肺养胃以润燥生津，清心养阴以除烦宁心，适用于热病伤津，口渴心烦，肺热燥咳等证。

方中五者均属甘寒清润之品，且都为鲜品，富含汁液，共奏清热养阴，生津止渴之功，是退热除烦、止渴疗嗽之佳饮，临床对温邪灼伤肺胃，口渴心烦，干咳不止与温病后期身热不退等证，皆有良效。此外，本方还有解酒清热生津，除烦止渴降逆的作用，亦用于饮酒过多所致头痛烦渴、噫气呕逆等证的调治。

[使用注意] 本方略有滑肠的副作用，故脾虚便溏患者应慎用。

生 地 黄 粥

[来源]《二如亭群芳谱》

[组成] 生地黄汁 50ml，生姜 2 片，粳米 60g。

[制法与用法] 生地黄适量，洗净切段，绞汁备用。先用粳米加水煮粥，煮沸数分钟后加入地黄汁与生姜片，煮成稀粥食用。

[功效与应用] 清热养阴、凉血止血。适用于热入营血引起高热心烦、吐衄发斑或热病后期出现低热不退等证。

[方解] 本方治证由邪入营血或热伤阴液引起，治宜清热凉血或养阴生津。

方中生地味甘，略苦，性质寒凉，富含汁液，味苦性寒故能清热凉血，甘寒养阴，又能养阴生津。所以其主要功效是清热养阴，生津止渴，凉血止血，临床主要适用于血热妄行发斑、吐衄、崩漏及热病伤阴低热、心烦、口渴的治疗。但生地性寒滋腻，极易伤阳碍胃，故粥中又加入温中和胃的生姜，使全方寒而不凝，滋而不滞，可谓画龙点睛之笔。

[使用注意] 热病初起或是湿温病不宜使用，否则容易恋邪碍湿。忌食葱白、韭白与薤白。

[附方]

百合鸡子黄汤（《金匮要略》）百合 50g，鸡子 1 枚。百合洗净，用水 400ml 煮去一半，去渣取汁，煮沸，将蛋黄搅汁调入即成，温服。此方功用基本同上方，但生地黄粥清热之力较强，且有凉血止血的作用；百合鸡子黄汤滋阴润肺作用明显，兼有清心安神的功效，所以生地黄粥主要用于温病热入营血的治疗，百合鸡子黄汤主要用于热病后期阴血损伤、余热扰心的治疗。

二、清热祛暑

二根西瓜盅

[来源]《中国食疗学·养生食疗菜谱》

[组成] 西瓜 1 只（2500g），芦根 50g，白茅根 50g，雪梨 50g，糖荸荠 50g，鲜荔枝 50g，山楂糕条 50g，糖莲子 50g，罐头银耳 100g，石斛 25g，竹茹 25g，白糖 400g。

[制法与用法] 芦根、白茅根、石斛、竹茹洗净，加水煎取药汁 250ml。西瓜洗净，在其纵向 1/6 处横切作盖，将盅口上下刻成锯齿形，挖出瓜瓤。雪梨切成小片，荸荠与山楂糕条切成拇指盖大小的丁块，荔枝去核切成小块，莲子对剖成瓣。铝锅或不锈钢锅洗净，倒入药汁，加入白糖，用小火化开，下雪梨片、荸荠丁、荔枝、莲子煮开，再加入山楂丁即可起锅。瓜瓤去籽，与果料药汁汤羹、银耳一并装入西瓜盅内，加盖放冰箱冷藏 1～2 小时后上桌。佐餐食用。

[功效与应用] 清热解暑，生津止渴，开胃和中。适用于暑热病高热烦渴，咳嗽咽干，气逆呕哕等证。

[方解] 本方所主之证乃暑热邪气引起肺、胃、心经热甚所致，治宜解暑热，清肺胃，降心火。

西瓜汁多甘寒爽口，长于清心除烦，生津止渴，又能利小便而导热外出，故又名

"寒瓜"。李时珍指出，西瓜"消烦解渴，解暑热，疗喉痹，宽中下气，利小水，治血痢，解酒毒"。《本经逢源》谓其："能解阳明中暑及热病大渴，故有天生白虎汤之称。"本方用西瓜即在于清热解暑，生津止渴。二根即芦根、白茅根，前者清解肺胃邪热、生津止渴除烦，后者凉血利尿、导热下行；本方配伍以梨，荸荠清热生津，止渴除烦，化痰止咳；荔枝益心肝、止烦渴；山楂糕生津，开胃消滞；莲子清心除烦、健脾益胃；银耳滋阴润肺，益胃生津；白糖润肺清心、生津止渴；竹茹清热除烦，化痰止呕；石斛养阴清热、益胃生津。全方以上各味，协调配合。

具有清热解暑、生津止渴、益胃润肺、除烦开胃的综合作用，观之形美色鲜，闻之果香怡人，食之甜蜜清凉，既为暑热病发热、烦渴、咳嗽、呕逆等证的治疗药膳，又为夏季解暑防病之美味佳肴。

[使用注意] 脾胃虚寒、素体阳虚寒湿偏盛者禁用。

[附方]

西瓜汁（《本草汇言》）西瓜1~2个，取瓤去子，用洁净纱布绞取汁液，随即饮用。此上功用均同本方，但功力较弱。

清 络 饮

[来源]《温病条辨》

[组成] 西瓜翠衣6g，鲜扁豆花6g，鲜银花6g，丝瓜皮6g，鲜荷叶边6g，鲜竹叶心6g。

[制法与用法] 以水煎汁，频频饮服。每日1~2剂。

[功效与应用] 祛暑清热。适用于暑温证身热口渴、头目不清等证。

[方解] 本方所治之证为暑伤肺络，邪在气分所致，治宜清解肺络之暑邪。

方中主药西瓜翠衣即西瓜的中果皮，又名"西瓜翠"、"西瓜皮"，一般将食后的果皮用刀削去外果皮与残留的果肉，洗净，直接或晒干后用。其味甘淡，性质寒凉，功同西瓜而力稍逊，清热生津、利尿解暑，有止渴涤暑之功效。鲜扁豆花解暑化湿、鲜银花辛凉清暑，共为辅药。丝瓜皮清热通络、利尿解暑；鲜荷叶清暑利湿、升发脾胃清阳；竹叶清心利尿，可使暑湿之邪从下而泄，三者共为佐使之药。以上各味均为暑季常用的清暑泻火的亦食亦药的绝好佳品，共奏祛暑清热，生津止渴，利湿升阳之功。因其特点是芳香轻清，故宜于暑伤肺经气分之轻证及暑温汗后余邪未尽之证。另外，亦可作为暑季伏天预防暑热病之用。

[附方]

绿豆汤（《遵生八笺》）绿豆100~200g。绿豆洗净，加水1000~1500ml，大火煎煮一沸，取汤晾凉饮用。此方作用同上方，而功力稍逊，却兼有清利头目的功效。

解暑酱包兔

[来源] 成都市药材公司药膳研究组方

[组成] 兔肉200g，佩兰叶6g，甜面酱12g，鸡蛋1枚，葱结、姜米、食盐、酱油、白糖、味精、黄酒、生淀粉、白汤适量。

[制法与用法] 兔肉切成长6cm、宽3cm的薄片，佩兰叶加水煎汁，备用。兔肉片放

入碗内，加生淀粉、食盐拌匀，再加药汁，搅拌至兔肉片吸足水分，然后加鸡蛋搅拌，使蛋汁均匀地黏附在兔肉片上。锅烧热，放猪油，烧至五成热时放入挂有全蛋淀粉糊的兔肉片，用筷子迅速搅散，避免相互粘连，至肉片断红时，取出沥去油。锅烧热，用凉油滑锅后放猪油，烧至五成热时，放甜面酱、葱结、姜米，炒至酱细腻无颗粒、起香味时放黄酒、白糖、味精、酱油与白汤炒拌成糊状，然后放肉片拌匀，沿锅边淋上少许猪油，翻炒至面酱包牢兔肉，淋上麻油，出锅装盘即成。佐餐食用。

[功效与应用] 解暑，益气，化湿。适用于暑温、暑湿病烦热口渴，乏力或头重，纳呆胸闷等证。

[方解] 本方主治证乃暑季感受暑热、暑湿病邪，热伤气津，湿阻脾胃所致。治宜清暑解热，益气生津，化湿醒脾。

方中兔肉，《本草纲目》称为"食中上品"，味甘性凉，具有补中益气健脾，养阴生津止渴，清热解毒疗疮的作用，如《千金要方》指出："补中益气止渴。"《随息居饮食谱》说："甘、冷，凉血，祛湿，疗疮解热毒。"现代研究发现：兔肉所含蛋白质高于牛、羊、猪肉，肉质细腻，易于消化，脂肪和胆固醇含量极低，脂肪又多为不饱和脂肪酸，其营养丰富，堪称"保健肉"、"健康食品"，很受现代人的青睐。佩兰辛平，入脾胃二经，能清暑化湿，醒脾开胃，升清降浊，用于夏伤暑湿发热头重，胸闷纳呆等证的治疗。甜面酱甘、咸，性寒，有除热止烦、开胃爽口的作用，是夏季常用的调味品。三者结合，制成酱包兔，共奏清热解暑化湿，益气养阴生津，醒脾开胃降浊作用。临床对暑温、暑湿发热口渴，乏力，头晕或胸闷恶心，纳呆，头重等，类似于流行性感冒、中暑、急性胃肠炎者有一定的疗效，是一道夏季清补的药膳。

新加香薷饮

[来源]《温病条辨》

[组成] 香薷6g，鲜扁豆花10g，厚朴6g，银花10g，连翘10g。

[制法与用法] 水煎取汁，代茶饮服。

[功效与应用] 祛暑解表，清热化湿。适用于夏月感冒，证见发热头痛、恶寒无汗、口渴心烦、胸闷脘痞、苔腻、脉浮而数。

[方解] 本方所主之证为夏季乘凉饮冷，感受寒湿所致的暑温证。治宜清暑热，散风寒，化湿浊。

本方即《太平惠民和剂局方》之"香薷散"去白酒，扁豆易扁豆花，复加银花、连翘而成。主药香薷素有"夏月麻黄"的别称，既可解表散寒，又能祛暑化湿，是治疗暑病兼夹寒湿之要药。扁豆花较扁豆而言，其祛暑化湿作用稍强，健脾和中作用稍弱，且兼具升清的功效，使本方祛暑化湿的功力得到一定程度的提高；银花、连翘清热解毒，轻宣透表，大大强化了本方的清热解毒作用，上3味共为辅药。厚朴味苦辛，性温，行气宽中，温化湿滞。由于本方主治证内热较重，因此弃除升阳助火的白酒。方中祛暑清热之品与解表散寒之品配伍，共济祛暑解表，清热化湿之功，临床可用于暑温兼寒，内热较甚病证的治疗。

[附方]

香薷茶（《太平惠民和剂局方》）香薷10g，厚朴5g，扁豆5g。厚朴剪碎，扁豆炒黄捣碎，3 味一同放入保温杯中，以沸水冲泡，盖盖温浸半小时后，代茶频饮。此方功用均同上方，惟清热之力不足。

荷叶冬瓜汤

[来源]《饮食疗法》

[组成] 鲜荷叶 1 块，鲜冬瓜 500g，食盐适量。

[制法与用法] 荷叶、冬瓜共入锅内，加水煲汤，食盐调味。饮汤食冬瓜。

[功效与应用] 清热祛暑、利尿除湿。适用于暑温、湿温病所致发热烦闷、头晕头痛、口渴尿赤等证。

[方解] 本方所治之证乃感受暑、湿病邪引起的病证，治宜祛暑除湿、清热利尿。

方中荷叶清香微苦，性质平和，具"清凉解暑，止渴生津……解除火热"（《本草再新》）之功，并能升发清阳，清利头目。冬瓜是夏秋冬季的佳蔬，冬瓜皮是利水消肿的良药，其味甘淡，具渗利小便之功效，其性寒凉，有清热消暑的作用却不伤正气，临床可用于暑热烦渴、水肿淋浊等证的治疗。两味合用，汤清爽口，常用于暑温、湿温证发热口渴、头晕头痛、心烦尿赤等症的治疗。此外，荷叶尚有化湿除痰，活血祛瘀的作用，与冬瓜的淡渗利尿作用结合，本方亦可用于痰血阻滞型肥胖症的辅助治疗。

三、清热解毒

银翘二根饮

[来源]《江西草药》

[组成] 银花 10g，连翘 10g，板蓝根 10g，芦根 10g，甘草 10g。

[制法与用法] 水煎代茶饮，1 日 1 剂。连服 3～5 天。

[功效与应用] 清热解毒。适用于流行性感冒、流行性乙型脑炎、流行性脑膜炎等病证的预防。

[方解] 本方所主之病证皆由热毒引起，治宜清热解毒。

方中主药银花、连翘均属寒凉，既可清热，又能解毒，常相须为用，以治热毒诸证。现代研究证明：银花、连翘合用，不仅抗菌作用增强，而且抗菌谱也大大增宽，并有显著的抗病毒和抗炎作用。尤其银花甘寒，清热解毒却不伤胃气，既入肺以宣散风热，又入心以清营凉血，温病卫、气、营、血各个阶段都能适宜，所以是治疗各种热毒证的要药。板蓝根味苦性寒，清热解毒，既走气分，又入血分，对各种热毒证亦有较好的疗效，为辅药。芦根既清热泻火，又生津止渴，甘草清热解毒，调和药味，二者共为佐使之药。诸味合用，共奏清热泻火，凉血解毒，生津止渴之功，临床用于流感、乙脑、流脑等病证的预防，亦用于温热病证的辅助治疗。

[使用注意] 本方性质寒凉，非实热之证禁止使用。

蒲　金　酒

[来源]《药酒验方选》

[组成] 蒲公英 15g，金银花 15g，黄酒 600ml。

［制法与用法］上药以黄酒600ml煎至一半，去渣取汁，分2份早、晚饭后各1次温饮，药渣外敷患处。

［功效与应用］清热、解毒、消肿。适用于乳痈红肿热痛、扪之坚实等证。

［方解］乳痈俗名"奶疮"，即现代医学所说的"乳腺炎"，多因七情所伤，或产后饮食不洁、过食荤腥厚味、胃肠热盛、热毒壅结而成。临床常用疏肝、清胃、解毒、通乳之法内治，也可用药膏外敷，化脓后则宜手术切开排脓。

本方为《本草衍义补遗》"公英忍冬藤酒"的变方。方中蒲公英、金银花均为清热解毒、散结消痈的要药，尤其蒲公英是治疗乳痈的必用之品，如《新修本草》说：公英"主妇人乳痈肿。"《本草求真》更是明确指出："蒲公英能入阳明胃、厥阴肝，凉血解毒，故乳痈为……首重焉。缘乳头属肝，乳房属胃，乳痈……多因热盛血滞，因此直入二经，散肿臻效……"单用煎服有效，并可用鲜品捣烂或干品调研外敷。黄酒辛温散瘀，可助蒲、金二药散结消肿。全方合用即具清热解毒，散结消肿的作用，治疗乳痈疗效肯定。

［附方］

1. 银花地丁茶（《百病中医自我疗养丛书·乳房疾患》）银花30g，紫花地丁30g。紫花地丁制成粗末，与银花一同水煎代茶饮。

2. 野菊花茶（同上）野菊花15g，沸水冲泡代茶饮。此二方功用均同蒲金酒而效力较弱。

板蓝银花茶

［来源］《中国药茶》

［组成］板蓝根30g，银花10g，薄荷5g。

［制法与用法］上3味共制粗末，水煎代茶饮。

［功效与应用］清热解毒，疏风消肿。适用于痄腮，证见腮部肿胀、疼痛，或伴有发热、头痛等。

［方解］痄腮一名"发颐"，即现代医学所说的由病毒引起的"流行性腮腺炎"。因其常因外感风邪温毒壅阻少阳经络致使气滞血瘀而发病，故治疗应以疏风清热，解毒消肿为主。

方中主药板蓝根有抗病毒的作用，临床常与大青叶等合用治疗病毒引起的发热性疾病。银花性寒清热，是清热解毒的要药，可助板蓝根清解之功；薄荷味辛散邪，亦可散结，在本方既疏散风温毒邪，又散解壅结肿胀，二者是辅佐之药。上药合用，共奏清热解毒，疏风消肿之功，可用于痄腮初、中期，表证不重，热毒壅结，局部肿痛，或有发热头痛的治疗。

［附方］

绿豆白菜粥（《中医食疗学》）绿豆60g，白菜心2～3个。绿豆加水煮粥，煮至豆将熟时，入白菜心，再煮20分钟左右即可。取汁顿服。1日1～2次。此方功用与上方基本相同，但无解表作用，宜于热毒壅结证的治疗。

鱼腥草饮

[来源]《本草经疏》

[组成] 鲜鱼腥草 250~1000g（或干品 30~60g）。

[制法与用法] 鲜鱼腥草捣汁饮服。或干品冷水浸泡 2 小时后，煎煮一沸，去渣取汁，频频饮服。

[功效与应用] 清热解毒，消痈排脓，利水通淋。适用于肺痈咳嗽吐痰及痢疾、淋证等。

[方解] 本方所主之肺痈、痢疾等，皆因热毒引起；淋证则由湿热所致。治疗当以清热解毒、消痈排脓，或清热、利湿、通淋为主。

鱼腥草即蕺菜的全草，李时珍谓："其叶腥气，故俗呼为'鱼腥草'。"味辛微苦，性质寒凉，主入肺经，既清热解毒，又消痈排脓，兼以利水通淋。药理研究证实：有抗菌、抗病毒、祛痰、平喘、利尿、止血、镇痛等作用，并可增强白细胞的吞噬作用，提高机体的免疫力。《滇南本草》说："治肺痈咳嗽带脓血，痰有腥臭。"《岭南采药录》说："煎服能去湿热，止痢疾。"所以本方在临床可用于肺脓疡、肺炎、支气管扩张症、支气管炎等病症所致发热、咳嗽、胸痛、咯吐脓血的治疗。此外，对于热毒、湿热引起的痢疾泄泻、水肿淋证也有一定的治疗作用。

[附方]

1. 鱼腥草炖猪肚（《贵州民间方药集》）鲜鱼腥草 60g，猪肚 1 具。将鱼腥草置猪肚内，加水炖熟。切丝或切片食用。

2. 鱼楂饮（《岭南草药志》）鱼腥草 60g，山楂炭 6g。水煎分服。

此二方功用与鱼腥草饮基本相同。但鱼腥草炖猪肚兼有补中和胃之功，对脾胃虚寒体质者亦可使用；鱼楂饮兼健脾、止泻、和血之功，尤其适宜于痢疾泄泻病证。

[使用注意]

1. 鱼腥草含挥发性成分，故不宜久煎。

2.《临床中药辞典》指出："有关鱼腥草，历代皆过分夸大了其副作用，与近代生活及临床研究不符。本品无副作用及毒性。"此与实际情况符合，如西南地区民间即以鱼腥草作为蔬菜来食用，就是证明。

消 炎 茶

[来源]《吉林省中药栽培与技术》

[组成] 蒲公英 400g，金银花 400g，薄荷 200g，胖大海 50g，生甘草 100g。

[制法与用法] 上药共为细粉（蒲公英、金银花只用一半），过筛，候用。再将剩余的公英、银花水煎 2 次，合并药汁，过滤、浓缩至糖浆状，与淀粉浆（取淀粉 50g，加水适量制成）混合，煮沸至糊状，然后与上述备用药粉混合均匀，使成软块，用筛制成颗粒，烘干即成。1 日 3 次，每次取 7~10g，沸水冲泡，代茶频饮。

[功效与应用] 清热解毒，消炎止痛。适用于急性咽喉炎、扁桃体炎，症见咽喉红肿疼痛，干咳无痰或咯吐黄痰，声音嘶哑，伴有恶风，口渴喜饮，大便秘结，舌尖红赤苔薄黄或黄燥，脉数等。

[方解] 本方所治之证为风热毒邪引起，治宜清热解毒，利咽消肿，疏风解表。

方中主药蒲公英、金银花清热解毒，善治热毒炽盛的各种病证。薄荷疏风清热，可治未尽之表热；胖大海有清热解毒、润肺利咽的作用。现代药理研究表明：其所含的胖大海素能改善咽喉等黏膜炎症，可减轻痉挛性疼痛，是老少皆知的治疗咽喉疾病的良药，二者共为辅药。甘草解毒利咽，调和诸药，是佐使之药。上药合用，即具清热解毒，疏风解表，利咽消肿的功效，可治急性咽喉炎、急性扁桃体炎而中医辨证属肺热炽盛或肺热兼表热之病证。由于方中诸多药味都具有抗菌消炎的作用，本方又用于炎症性病症的治疗，因此方名就叫"消炎茶"。

[附方]

胖大海茶（民间验方）胖大海 3 枚，冰糖或蜂蜜适量，放入杯中，沸水冲泡 10 ~ 15 分钟后，代茶频饮。此方功用基本同上方，但无解表作用，却兼养阴润肺之功效，所以既可用于急性咽喉炎、扁桃体炎恢复期的调治，也可用于慢性咽喉炎、扁桃体炎的治疗。

马齿苋绿豆粥

[来源]《饮食疗法》

[组成] 鲜马齿苋 120g，绿豆 60g。

[制法与应用] 上 2 味同煮成粥，分 2 次食用。

[功效与用法] 清热解毒，凉血止痢。主治痢疾。

[方解] 本方所治之证为热毒、疫疠之邪引起，治宜清热凉血，解毒止痢。

方中主药马齿苋原为野菜，现已成为饭桌上人们喜食的家常蔬菜，其性寒凉，有清热解毒，凉血止痢（泻）的作用，可治痢疾与泄泻，如痢疾的下痢脓血，腹痛里急后重等单用或合用均有效，另外也可治单纯腹泻或肠炎腹泻。绿豆是家常食品，既可消暑利尿，又能清热解毒，用于暑热烦渴，疮疡肿毒，痢疾等证的治疗。如《千金要方》就说其"止泻痢卒澼"。绿豆与马齿苋配伍，增强了本方的解毒、止痢作用，所以在方中是辅药。本方虽说仅有 2 味，但因能清热解毒，凉血止痢，故可治细菌性痢疾、慢性非特异性溃疡性结肠炎及肠功能紊乱等病症。

[附方]

马齿苋包子（《中药大辞典》）鲜马齿苋适量，切碎调味作馅，制成包子，尽量食之。此方功用均同上方，惟作用稍弱。

四、清脏腑热

灯芯竹叶汤

[来源] 经验方

[组成] 灯芯 15g，竹叶 10g。

[制法与用法] 水煎取汁，代茶饮用。

[功效与应用] 清心除烦。适用于小儿夜啼、成人心烦等证。

[方解] 本方所主之证为心火亢盛，热扰心神所致，治宜清心降火，除烦宁神。

方中灯芯味甘淡、性寒凉，入心与小肠经，上清心火、下利小肠，能使心火从下而出，故最宜于热扰心神所致小儿夜啼不安，成人心烦失眠而兼见小便赤涩热痛之证的治疗。竹叶甘寒，清热除烦，利尿降火，与灯芯相须为用，强化了本方降火除烦的功力，故在方中是辅药。二药合用，共奏清心除烦之功，治疗心火亢盛之成人心烦躁扰、夜卧不安与小儿啼哭吵闹、易惊易醒等证，疗效确切。

［附方］

灯芯饮（《现代实用中药》）灯芯 15～20g，水煎代茶饮。此方功用均同上方，而药力较弱。

平肝清热茶

［来源］《慈禧光绪医方选议》

［组成］龙胆草 1.8g，醋柴胡 1.8g，甘菊花 3g，生地黄 3g，川芎 1.8g。

［制法与用法］上药共为粗末，加水煎汁，或以沸水冲泡，代茶饮用。1 日 1～2 剂。

［功效与应用］平肝清热。适用于目赤肿痛、眵多黏结，或耳痛耳胀，甚至脓耳等证。

［方解］本方所主之证由肝胆火盛引起，治宜清泄肝胆实火。

方中主药龙胆草味苦性寒，是清泄肝胆实火的首选药物，现代研究有解热、抑菌、降压等诸多作用，被广泛用于肝胆系统炎症、眼结合膜炎、中耳炎及高血压病等病症的治疗。柴胡平肝清热，生地、菊花平肝清肝，3 者共为辅药。川芎属佐使之药，有行气通滞，活血化瘀的作用。诸味合用，有清泄肝胆实火，平肝清热的功效，可用于急性卡他性眼结膜炎、急性化脓性中耳炎、病毒性肝炎、胆囊炎与高血压病伴有头痛头晕、口干口苦、尿赤便秘等，即辨证属肝胆实火、肝火上炎型的治疗或辅助治疗。

［附方］

1. 青葙子炖鸡肝（《泉州本草》）青葙子 15g，鸡肝 1～2 具。青葙子捣碎、纱布包裹，加水，与鸡肝共炖 30 分钟，酌加调味品即成。饮汤、食肝。

2. 决明子饮（《江西草药》）决明子 15g，略微炒黄，捣碎，加水煎煮 15 分钟，代茶饮用。

3. 菊花粥（《慈山粥谱》）菊花 10g，粳米 50g，冰糖少许。先用水煎粳米至米开粥未稠时，加入事先制成的菊花粗末，再用小火稍煮，加入冰糖化开即可。温食，1 日 1 次。

此 3 方功用基本同平肝清热茶，但功力均较弱。相比较而言，青葙子炖鸡肝、决明子饮既可治眼科、耳科炎症，又可治高血压病；菊花粥却不适于耳科炎症，但兼具清解暑热的作用，故亦可防治暑病。

天 花 粉 粥

［来源］《千金要方》

［组成］瓜蒌根 15～20g（鲜品用 30～60g，瓜蒌根粉用 10～15g），粳米 60g。

［制法与用法］瓜蒌根洗净切片煎汁，同粳米煮粥；或以粳米加水煮粥，将熟时加入瓜蒌根粉，再稍煮至粥熟。候温食用。

［功效与应用］清热生津，润燥止咳。适用于热病口渴与肺热咳嗽。

［方解］本方所主之证为热伤肺胃津液所致，治宜清泄肺胃，生津润燥。

天花粉即栝楼之块根，古代以之作粉，故名之。又因其色洁白、粉性足、质细腻，别称"白药"、"瑞雪"。本品味甘酸微苦，性微寒，酸甘可养阴生津，苦寒能清热泻火，《医学衷中参西录》称其："清火生津，为止渴要药。"《千金要方》记载："止大渴：深掘大栝楼根，厚削皮至白处止，以寸切之，水浸 1 日 1 宿，易水经 5 日，取出烂舂碎研之，以绢袋滤之，如出粉法干之。水服方寸匕，日 3、4，亦可作粉粥，乳酪中食之，不限多少，取瘥止。"此外，天花粉还有润肺止咳的作用。粳米益胃生津。本方酸甜适口、清香扑鼻，具清热益胃止渴、生津润燥止咳之功，可用于多种发热疾病口渴、糖尿病、尿崩症口渴与肺热咳嗽、干咳少痰、咽干口渴等的治疗或辅助治疗。

［使用注意］本方性质寒润，故脾胃虚寒、大便溏薄者当忌用。

竹 茹 饮

［来源］《圣济总录》

［组成］竹茹 30g，乌梅 6g，甘草 3g。

［制法与用法］水煎取汁，代茶频饮。

［功效与应用］清胃止呕、生津止渴。适用于胃热呕吐，暑热烦渴等证。

［方解］本方所治之证皆由邪热伤胃引起。治宜清泄胃热，降逆止呕，生津止渴。

方中主药竹茹为植物淡竹的茎干除去外皮后刮下的中间层，又名"淡竹茹"、"竹二青"，味甘微苦、性质寒凉，入胆、胃二经，因其寒凉，故可清热，苦又能降逆，而甘则可益胃安中，所以《本草蒙筌》说："主胃热呃逆，疗噎嗝呕哕"。乌梅味酸，生津止渴，是为辅药。甘草，一则与乌梅合用，甘酸化阴，生津止渴；二则调和药味，使膳方甘酸适口、患者乐意接受，在方中为佐使之药。3 味合用，共奏清胃止呕、生津止渴之功，临床可用于胃热呕哕，如急性胃肠炎、幽门不全梗阻的治疗。此外，亦用于暑病烦渴、热病后期胃阴受损虚呃不止等证的治疗。

牙 痛 茶

［来源］《河南省秘验单方集锦》

［组成］大黄 15g，生石膏 30g。

［制法与用法］上药同放入杯内，用开水冲泡，1 剂可冲泡 2～3 次。代茶饮用。1 日1 剂。

［功效与应用］清热，泻火，止痛。适用于胃火牙痛。

［方解］本方主治证由胃中酿热化火，或五志六淫化火，邪热犯胃所致，治宜清胃泻火，消肿止痛。

方中大黄、生石膏均为清热泻火之峻品，尤其大黄泻火清热之力强而猛、奏效甚快，故有"将军"之称。此外，大黄尚可杀菌，生石膏还有生肌祛腐之功。二者合用，清热泻火、消肿止痛，用于牙宣、牙痛，即现代医学所说的牙周炎、牙龈炎等而辨证属胃火炽盛证型的治疗。

［使用注意］

1. 孕妇与体虚者慎用本方。

2. 服用此茶期间，应忌烟酒及油腻、煎炒食物。

青 头 鸭 羹

［来源］《太平圣惠方》

［组成］青头鸭1只，萝卜250g，冬瓜250g，葱、食盐适量。

［制法与用法］鸭洗净，去肠杂，萝卜、冬瓜切片，葱切细。先在砂锅内盛水适量煮鸭，煮至半熟再放入萝卜、冬瓜，鸭熟后加葱丝、盐少许调味。空腹食肉饮汤或作佐餐之用。

［功效与应用］清热，利湿，通淋。适用于小便涩少疼痛等证。

［方解］本方所主之证为膀胱湿热所致。治宜清热利尿，化湿通淋。

《本草纲目》说："治水利小便，宜用青头雄鸭。"鸭，味甘、咸，性质微寒，有"滋五脏之阴，清虚劳之热……行水，养胃生津"（《随息居饮食谱》）的作用，宜用于阴虚内热之人的补养与水肿、淋病等病证的治疗。萝卜、冬瓜清热利尿，化湿通淋，亦用于水肿、淋症的治疗。全方合用，即具清热化湿、通淋消肿的功效，常用于湿热阻滞膀胱所致小便短少、赤涩疼痛或湿热壅结引起的水肿、小便不利，如急性肾盂肾炎、尿道炎、膀胱炎、肾炎及肝硬化等病证的治疗或辅助治疗。

［使用注意］本方寒凉，凡脾胃虚寒腹痛、腹泻或虚寒痛经、月经不调者禁用。

五、清退虚热

枸 杞 叶 粥

［来源］《太平圣惠方》

［组成］鲜枸杞叶250g（干品减半），淡豆豉60g，粳米250g。

［制法与用法］先用水煎豆豉，去渣取汁，再用豉汁煮米粥，候熟，下枸杞叶，煮熟，以植物油、葱、盐等调味即成。候温食用，1日2次。

［功效与应用］清退虚热、除烦止渴。适用于虚劳发热、心烦口渴等证。

［方解］本方所主之证为阴虚内热所致，治宜养阴清热。

枸杞叶为茄科植物枸杞的嫩叶，俗称"枸杞头"、"枸杞芽"，民间多作野菜食用。其味甘微苦，性凉，功能退虚热，除烦渴，兼以养阴。《药性论》说："作饮代茶，消烦热，止渴，益阳事。"可用于虚热烦渴、虚火牙痛的治疗。方中豆豉，李时珍说："黑豆性平，作豉则温。既经蒸罨，故能升能散。"配以枸杞叶，虽辛温却不燥，虽发展而不烈，且无过汗伤津之弊端，用治虚劳发热最为适宜。粳米补中益气，以资化源。本方甘而不滋腻，寒而不伤胃，养阴清热，标本兼顾，治疗虚劳发热虽药力缓和，若守方食用，能获效。

地 骨 皮 饮

［来源］《千金要方》

［组成］地骨皮15g，麦门冬6g，小麦6g。

［制法与用法］上3味加水煎煮，至麦熟为度，去渣取汁，代茶频饮。

［功效与应用］养阴，清热，止汗。适用于阴虚潮热、盗汗等证。

［方解］本方主治证由阴血亏损、阴不制阳引起，治宜养阴清热。

方中地骨皮即植物枸杞的根皮，味甘性寒，善于清虚热，止盗汗，是治疗阴虚阳亢，潮热低热，骨蒸发热及盗汗的要药；麦门冬养阴生津，清热除烦；小麦益气固表，宁心止汗。3 者合用有养阴清热，宁心止汗的作用，临床可用于素体阴虚，热病后期，肺痨阴虚等低热、盗汗的治疗。

白 薇 饮

[来源]《常用中草药》

[组成] 白薇 10g，葎草花果 10g（或葎草 10g），地骨皮 12g。

[制法与用法] 水煎取汁，代茶频饮。

[功效与应用] 杀痨虫，清虚热。适用于肺痨潮热盗汗，咳嗽或咯血等证。

[方解] 本方所主之证为感染痨虫，内损阴精而成，治宜抑杀痨虫，养阴清热。

方中葎草花果即桑科葎草属植物葎草的果穗，其全草也可入药名葎草，味甘、苦，性寒凉，功能抑杀痨虫、清退虚热。《全国中草药汇编》指出："葎草花果对结核杆菌有显著抑制作用。"《本草推陈》亦云，善治"肺结核潮热、盗汗"。白薇味苦微咸而寒，具清热凉血之功，无论实热、虚热皆可清之，但以清虚热见长，用于温病邪入营血所致的发热不退、阴虚内热等证的治疗。地骨皮养阴退热、清肺止咳。3 药合用，杀痨虫，清虚热，止盗汗，疗咳嗽，对肺结核而属于中医阴虚内热证者有一定的疗效。

双母蒸甲鱼

[来源]《妇人良方》

[组成] 甲鱼 1 只（500～600g），川贝母 6g，知母 6g，杏仁 6g，前胡 6g，银柴胡 6g。葱、姜、花椒、盐、白糖、黄酒、味精适量。

[制法与用法] 甲鱼宰杀，放尽血水，剥去甲壳，弃除内脏，切去脚爪，洗净后切成大块。药材洗净，切成薄片，放入纱布袋内，扎紧袋口。然后把甲鱼块与药袋一起放入蒸碗内，加水适量，再加葱、姜、花椒、盐、白糖、黄酒等调料后入蒸笼内蒸 1 小时，取出加味精调味后即可。分次食用。

[功效与应用] 养阴清热，润肺止渴。适用于低热不退，骨蒸潮热，咳嗽咯痰等证。

[方解] 本方所治之证，乃肝肾阴虚、燥热伤肺所致。治宜滋阴清热、润肺止渴。

甲鱼，又名"鳖"、"团鱼"、"元鼋"，营养丰富，滋味甘美，兼具鸡、鱼、牛、羊、猪、鹿、蛙等 7 种美味，深受人们的青睐。其味咸性寒，味咸故能入肾以"滋肝肾之阴"，性寒则能清热以"退虚劳之热"（《随息居饮食谱》），用治虚性腰痛，阴虚低热，痨瘵骨蒸等证。在本方中甲鱼有标本兼治的效用，所以是主药。银柴胡清退虚热；贝母、知母清肺润燥，止咳化痰；杏仁、前胡宣肺降气，化痰止咳，同为辅药。全方共奏养阴清热，润肺止咳之功，宜于长期低热不退骨蒸潮热，咳嗽咯痰与体虚发热等证的治疗。

第三节　泻　下　类

泻下类药膳是由能润滑大肠，促使排便的药物和食物组成的，具有通利大便，排除积滞作用的药膳。适用于便秘、积滞、水饮及实热内结之证，可作为主要治疗手段，亦可作为辅助疗法。

本类药膳适用于以大便不通为主要表现的里实病证。大便不通除其他疾病引起者外，多半是肠道津液亏损，肠道失润，大便干结而不通，邪气无外出之路，必须借用药食的作用，促使大小便通畅，使邪气随二便排出，达到消除病痛的目的。本类药膳属于下法范畴。

泻下法有攻下、峻下、润下的区别。其中的攻下、峻下类较少在药膳中使用，故本类药膳主要是润下类药食组成的药膳方，适用于年老体弱，肠道干燥，津液缺乏，不能濡润，以致大便坚涩难解之证，需生津养液，润滑大肠，促使排便而不致峻泻。常用药食主要有富含油脂的种子类，如芝麻、柏子仁、李仁、郁李仁、麻子仁、桃仁、杏仁；质地滋腻的药食类，如肉苁蓉、香蕉、蜂蜜等；动物类如大肠等，滋阴生津、养血的生地、芍药、石斛等。根据病情，部分药膳也可配伍适量大黄、番泻叶之类攻下药物。常用药食药膳方如芝麻猪大肠、郁李仁粥等。

本类药膳作用机理是濡润肠道，促进肠道运动，故对实热结聚、寒水癖结的大实大积之证，药力尚嫌不足，须及时采用攻下或峻下类方药以攻逐病邪。若久病正虚，年老体弱，及妇女月经期、胎前产后，仍应慎用本类药膳。

麻子苏子粥

[来源]《普济本事方》

[组成] 紫苏子、大麻子各15g，粳米50g。

[制法与用法] 将苏子、麻子净洗，研为极细末，加水再研，取汁，用药汁煮粥啜之。

[功效与应用] 理气养胃，润肠通便。适用于妇人产后郁冒多汗，大便秘结，以及老人、体虚患者大便秘结。

[方解] 本方所治之证，为老人、产妇、虚人肠道津枯所致的大便秘结，治宜润肠通便。

方中紫苏子气味辛温，入肺、肝两经，功擅降逆下气，宣通肺郁；大麻子气味辛甘平，质润，入大肠、胃、脾三经，是润肠胃通大便的要药。两药同用，上开肺闭，下润肠燥，尽显配伍之妙；以之为粥，更合调治结合的药膳宗旨。因此本方可谓是通便药膳粥食的经典方剂。

[使用注意] 方中大麻子虽为甘平之品，但服用不可过量。

郁 李 仁 粥

[来源]《医方类聚》引《食医心鉴》

[组成] 郁李仁 30g，粳米 100g。

[制法与用法] 将郁李仁研末，加水浸泡淘洗，滤取汁，加入粳米煮粥，空腹食用。

[功效与应用] 润肠通便，利水消肿。适用于大便不通，小便不利，腹部胀满，兼有面目浮肿者。

[方解] 本方所治之证，为大肠燥涩，水气不利所致的便秘，治宜通便利水，俟水去肠宽，津液充沛，气化如常，大小便自然通利。

方中郁李仁辛、苦、甘，性平，归脾、大肠、小肠经。《本草经疏》谓其："性专降下，善导大肠燥结，利周身水气。"故本膳用于痰饮水湿所致的大小便不利最为适宜。

[使用注意]《本草经疏》谓郁李仁"下后多令人津液亏耗，燥结愈甚，乃治标救急之药"。可知郁李仁有伤阴之弊，不宜久服。如内服过量可发生中毒。孕妇慎用。

[附方]

1. 郁李仁粥（《证类本草》）由郁李仁 90g（捣碎，水研取汁），薏苡仁（捣碎如粟米）150g 组成。以郁李仁汁煮薏苡仁作粥，空腹食之。功能润肠通便，利水除湿。适用于心腹胀满，大小便不通，气急喘息。

2. 郁李仁粥（《太平圣惠方》）由郁李仁 30g（微炒），桑白皮 30g，粟米 50g 组成。前两味研为粗末。每服 15g，以水 300ml，煎至 200ml，去滓，下粟米作粥，加生姜汁少许食用。功能润肠通便，利水消肿。适用于小儿腹肚虚胀，头面浮肿，大小便不利。

3. 郁李仁粥（《太平圣惠方》）由郁李仁 15g（研），粳米 100g，蜂蜜 30ml，生姜汁 10ml 组成。先煮粳米为粥，将欲熟，入其余 3 味搅匀，更煮片刻，空腹食用。用于风湿痹痛而大小便秘涩者。

蜂蜜决明茶

[来源]《食物本草》

[组成] 生决明子 10~30g，蜂蜜适量。

[制法与用法] 将决明子捣碎，加水 200~300ml，煎煮 5 分钟，冲入蜂蜜，搅匀后当茶饮用。

[功效与应用] 润肠通便。适用于习惯性便秘。

[方解] 本方所治之证，多为热病伤津，或老人、产妇津液不足，大肠干燥，无以润滑大便所致的便秘，即所谓"无水舟停"，治宜滋润肠燥，通下大便。

本饮出自清代《食物本草》，"决明子可点茶，又堪入蜜煎"，无方名，也无功用主治，方名为本书作者所加。方中决明子富含油脂而质润，上清肝火，下润大肠，其中所含的蒽醌类物质有缓泻作用，故能用于肠燥便秘。蜂蜜功善润肠通便，润肺止咳，滋养和中，久服养颜，是天然的营养性润下剂。二药合用，润燥清热，泄热通便，且作用平和，较少副作用。

本方还有清肝明目，润肺止咳，降血脂，降血压等作用，若肠燥便秘而兼肝火上炎，目赤肿痛，头痛眩晕，或燥热咳嗽者，较为适宜；老人肠燥便秘兼有高血压、高脂血症者，亦有较好疗效。

[使用注意] 决明子通便，宜生用、打碎入药，煎煮时间不宜过久，否则有效成分破坏，作用降低。所含蒽苷有缓泻作用，大剂量可致泻，故应注意用量。

升麻芝麻炖猪大肠

[来源]《家庭食疗手册》

[组成] 黑芝麻100g，升麻15g，猪大肠一段（30cm长），调料适量。

[制法与用法] 将升麻、黑芝麻装入洗净之猪大肠内，两头扎紧，放入砂锅内，加葱、姜、盐、黄酒、清水适量，文火炖3小时，至猪大肠熟透，取出晾凉，切片装盘。佐餐食用。

[功效与应用] 升提中气，补虚润肠。适用于年老津枯，病后肠津未复而见有大便干燥难解者，或肠虚便秘，兼有脱肛、子宫脱垂等证。

[方解] 本方所治之证，为中气下陷，肠道津枯所致的便秘、脱肛等证，治宜升阳举陷，润养肠道。

方中芝麻，又名脂麻，以黑者为佳。《神农本草经》称其："补五内，益气力，长肌肉，填脑髓。"富含油脂，味甘性平，入肺、脾、肝、肾经。能滋养肝肾，乌须黑发，为滋补强壮之品；又能润燥滑肠，治肠燥津枯所致的大便秘结，有润肠通便之效。伍以升麻之清热解毒，升举中气，则有举陷之功，对脾胃虚弱，清气下陷，升降失调之大便秘结，有开上以通下的功效。猪大肠甘寒，入肺、脾经，能以脏补脏，滋润大肠，增强大肠蠕动，润肠通便。3者合用，既有滑肠润燥之功，又有补虚润肠，升清降浊之效，故对于体虚气陷，津亏肠燥之便秘有调治功效。

[使用注意] 芝麻、猪大肠含脂肪成分较多，故脾虚便溏者不宜服用本膳。

牛 髓 膏

[来源]《医方类聚》引《寿域神方》

[组成] 人参、牛髓、桃仁、杏仁、山药各60g，蜂蜜240g，核桃肉90g（去皮，另研）。

[制法与用法] 将人参、桃仁、杏仁、山药、核桃肉研为细末备用。将牛髓放入铁锅内，加热溶化，再加入蜂蜜熬炼，煮沸后滤去滓，加入诸药末，用竹片不断搅拌，至黄色为度，候冷，瓷器盛之。每服5~10g，空腹时细嚼。

[功效与应用] 益气补虚，润肠通便。适用于肠燥津亏，大便秘结，正气虚损，肺虚咳嗽，五劳七伤等。

[方解] 本方所治之证，为精气不足，肠道失濡，津液匮乏所致的各种虚损，见有大便秘结者，治宜扶正补虚，润下通便。

方中用人参大补元气，牛髓养精壮骨，山药健脾滋液；桃仁、杏仁、核桃仁均为植物种仁，脂多而质润，用以润肠通便，加上蜂蜜养正润下，合而成为扶正气，补虚损，润肠枯，通大便之方。

[使用注意] 本膳富含动物脂肪和植物脂肪，肠虚肠滑、脾虚气陷而泄泻者忌用。

[附方]

牛髓膏子（《饮膳正要》）由黄精膏 150g，地黄膏 90g，天门冬膏 30g，牛骨头内油 60g 组成。将黄精膏、地黄膏、天门冬膏与牛骨油充分混合，不断搅拌，使之均匀成膏。每服 10～15ml，开水冲化，空腹食用。功能补髓壮骨，养阴润下，延年益寿。适用于体虚肠燥，大便难下者。

桃 花 粥

［来源］《家塾方》

［组成］桃花 6g，生大黄 3g，粳米 50g。

［制法与用法］以水 200ml，先纳桃花煮取 120ml，再纳入大黄，煮取 60ml，药液备用。将粳米煮粥，待粥将成时加入备用之药汁，略煮片刻即可。服用时可稍加红糖调味。

［功效与应用］泻下通便，清热利水。适用于大便燥结，腹中胀痛，或便溏秽臭者，或肠痈属阳明腑实证者，亦可用于浮肿而大小便不通，腹胀口干，舌苔腻，脉滑实者。

［方解］本膳所治，为水气不化，停积蕴热，充斥于肠胃的内热结实证，治宜通便泻热，使热从便解。

本方出自日本医书《家塾方》，原方为汤剂。方中桃花味苦性平，行气活血，性善走泄下降，功能通利二便，可攻逐结粪，解除胀塞，有通便、利水双重功效。大黄为斩关夺将之猛药。《药品化义》谓其"气味重浊，直降下行，走而不守，有斩关夺门之力，故号为将军。专攻心腹胀满，胸胃蓄热，积聚痰实，便结瘀血，女人经闭。盖热淫内结，用此开导阳邪，宣通涩滞，奏功独胜"。但在本方中用量较小，又制成米粥，攻下之力因此得到缓和。粳米养脾气，厚肠胃，与桃花、大黄合用煮成稀粥，可使攻逐而不伤正。共致通便泻下，导行积滞之功。

［使用注意］中病即止，得大便通利，水肿得消，即停服，无须服至水肿消尽。脾虚水停，肾阳亏虚等所致的水肿虚证禁用本方。本膳对于肠痈、结胸等急腹证患者，只可作为辅助疗法，且不可因依仗本方而贻误病情。体弱年高者慎用。

番 泻 叶 茶

［来源］《中国药学大辞典》

［组成］番泻叶 1.5～10g。

［制法与用法］缓下，每次 1.5～3g；攻下，5～10g。将番泻叶放入茶杯中，一般以沸水泡 5 分钟后饮用。

［功效与应用］泻下导滞。适用于积滞便秘或习惯性便秘，症见大便干结，口干口臭，面赤身热，小便短赤，心烦，腹部胀满或疼痛等证。现代常用本品泡服，于 X 线腹部造影及腹部外科手术前清洁肠道。

［方解］番泻叶具有泻下及抗菌作用。《饮片新参》谓番泻叶性味苦、凉，功能"泻热利肠府，通大便"。《现代实用中药》说它"少用为苦味健胃药，能促进消化；服适量能起缓下作用；欲其大泻则服 40～60ml，作浸剂，约数小时即起效用而泄泻"。番泻叶作用较广泛而强烈，用于急性便秘比慢性便秘更适合。

［使用注意］本品小剂量可得软便或轻度泻下，大剂量则呈水样泄泻，有时会引起恶心、呕吐、腹痛等副作用，故脾胃虚寒，食少便溏者慎用。妇女月经期、孕妇、哺乳期妇

女禁用。

第四节　温里祛寒类

凡以温热药、食为主组成，具有温里散寒作用，能治疗里寒证的药膳，谓之温里祛寒类药膳。此类药膳一般具有温中助阳，散寒止痛，辛温通络等功效，能破阴凝散寒邪，补阳气之不足，温痼冷以通阳运。根据里寒所伤之处的不同，本类药膳又分为温中祛寒，温经散寒两类。

温中散寒药膳适用于素体阳虚，寒自内生；或脏气虚弱，寒邪内侵所致的畏寒肢冷，喜暖嗜卧，得热则舒，腹中冷痛，不思饮食，呕吐便溏，小便清长，舌淡苔白，脉象沉迟等症。温经散寒药膳适用于寒邪凝滞经络，血行不畅所致的肢体冷痛，肤色紫暗，风寒痹痛，腹痛，疝痛，舌有瘀斑，脉细涩等症。

阳气不足，寒邪内生，寒为阴邪，易伤阳气，故里寒证多为虚寒证，治之当以温里散寒为大法，以温补脾肾之阳为基础。常用药食之品有肉桂、附子、丁香、砂仁、黄芪、茴香、胡椒、花椒、姜、狗肉、羊肉、鸡肉等；常用药膳方如干姜粥、附子粥、桂浆粥、良姜炖鸡块、丁香鸭、砂仁肚条、姜附烧狗肉等。

温里祛寒类药膳属温热之品，凡温热实火，阴虚内热，血热妄行，湿热内蕴者均不宜食用，孕妇慎用。应用时当中病即止，不可过服，否则有助热生火，伤阴灼液之弊。

一、温中祛寒

干　姜　粥

[来源] 《寿世青编》

[组成] 干姜 1~3g，高良姜 3~5g，粳米 50~100g。

[制法与用法] 将干姜、高良姜洗净切片，粳米淘净。用水适量，先煮姜片，去渣取汁，再入粳米于药汁中，文火煮烂成粥。调味后早、晚乘温热服，随量食用，尤以秋冬季节服用为佳。

[功效与应用] 温中和胃，祛寒止痛。适用于脾胃虚寒，脘腹冷痛，呕吐呃逆，泛吐清水，肠鸣腹泻等症。

[方解] 本方所治，为脾胃虚寒所致，治宜温中散寒止痛。

方中干姜性味辛热，善入脾胃，既是调味佐餐之品，又是温中祛寒之药，具有能走能守的特点，能温里散寒，助阳通脉，尤长于祛脾胃之寒，专主温中止痛，降逆止泻。《珍珠囊》谓："干姜其用有四：通心助阳，一也；去脏腑沉痛痼冷，二也；发诸经之寒气，三也；治感寒腹痛，四也。"本方专为脾胃虚寒冷痛而设，故用之为主。高良姜大辛大热，为纯阳之品，主入脾胃两经，善于温脾暖胃而祛寒止痛，能除一切沉寒痼冷，疗一切冷物所伤，为中焦寒冷诸证之要药。《本草正义》谓之"辛热纯阳，故专主中宫真寒重症"。《名医别录》称其"主暴冷，胃中冷逆，霍乱腹痛"。其功用与干姜相似，二姜相伍温里散寒，止痛止呕的效用更强。粳米性平味甘，功擅补中益气，健脾益胃。方中两姜配伍，即为《和剂局方》的二姜汤。二姜合用，其温中之功显著增强，专攻腹中寒气。然两姜均为辛热之品，燥热之性较剧，且辛辣之味颇重。今用二姜配伍粳米煮粥，不仅能以助阳温阳之力逐寒，增强温中止痛之功用；又能以益气健脾之功补中，调和燥热辛辣之性味，达到温中祛寒的目的。对于脾胃虚寒所引起的脘腹冷痛，呕吐清水，肠鸣泻痢等证确有良效。

[使用注意] 本方温热性质较强，久病脾胃虚寒之人，宜先从小剂量开始，逐渐增加。凡急性热性病及久病阴虚内热者，不宜食用。

吴茱萸粥

[来源]《食鉴本草》

[组成] 吴茱萸 2g，粳米 50g，生姜 2 片，葱白 2 茎。

[制法与用法] 将吴茱萸碾为细末。粳米洗净先煮粥，待米熟后再下吴茱萸末及生姜、葱白，文火煮至沸腾，数滚后米花粥稠，停火盖紧焖 5 分钟后调味即成。早、晚乘温热服，随量食用，一般以 3~5 天为一疗程。

[功效与应用] 补脾暖胃，温肝散寒，止痛止呕。适用于脘腹冷痛，呕逆吞酸，中寒吐泻，头痛，疝气痛等证。

[方解] 本方所治，为肝胃寒凝所致，治宜补肝胃散寒滞，脾暖胃，温肝散寒。

本方以吴茱萸、粳米为主料。吴茱萸辛苦性热，气味芳香而浓烈，主入肝、脾、胃、肾四经。其辛散苦降，气浮味沉，长于温肝胃、下逆气、解郁滞、散冷积、止疼痛，尤以止痛、止呕的作用最为显著，为治胃寒呕逆之要药。《神农本草经》谓其"主温中下气，止痛"。《本草纲目》则明确指出："茱萸，辛热能散能温，苦热能燥能坚，故所治之证，皆取其散寒温中，燥湿解郁之功也。"本膳用吴茱萸温中降逆，暖肝止痛为主。生姜、葱白皆为温胃散寒止呕之圣药。葱白善通阳气，能上能下，彻内彻外，无处不到，外可解六淫时行之邪，内可通胸腹三焦之气，温中止呕的作用虽不及生姜，但通阳散寒之力较强。该方以吴茱萸为主，但其味苦气烈，燥热而有小毒，配粳米、葱、姜为粥送服，既可缓其燥苦烈性，又能强化温中散寒之功效，心腹冷痛连及胁肋之吐泻者用之最宜，为寒滞吐逆，肝气乘脾之良膳。

[使用注意] 吴茱萸气味浓烈，温中力强，故用量宜小，不宜久服。一切实热证或阴虚火旺者忌服，孕妇慎服。

良姜炖鸡块

[来源]《饮膳正要》

[组成] 高良姜 6g，草果 6g，陈皮 3g，胡椒 3g，公鸡 1 只（约 800g），葱、食盐等调料适量。

[制法与用法] 诸药洗净装入纱布袋内，扎口。将公鸡宰杀去毛及内脏，洗净切块，剁去头爪，与药袋一起放入砂锅内，加水适量，武火煮沸，撇去污沫，加入食盐、葱等调料，文火炖 2 小时，最后将药袋拣出装盆即成。每周 2~3 次，随量饮汤食肉。

[功效与应用] 温中散寒，益气补虚。适用于脾胃虚寒，脘腹冷气串痛，呕吐泄泻，反胃食少，体虚瘦弱等；亦可用于风寒湿痹、寒疝疼痛、宫寒不孕、虚寒痛经等证。

［方解］本方所治之证，为脾胃虚寒所致，治宜温中散寒，益气补虚。

方中高良姜辛热纯阳，功擅温脾暖胃，行气降逆，消除胃肠冷气，止痛止呕，具有健脾胃、止吐泻、散寒力强等特点。《饮膳正要》用其"治心腹冷痛，积聚停饮，食之效验"，故本方以之为主。草果性味辛温，入脾胃经，长于燥湿除寒辟秽，善消宿食化积滞，为治寒湿积滞，腹痛胀满之要药。《本草正义》即谓"草果，辛温燥烈，善除寒湿而温燥中宫，故为脾胃寒湿主药"，是以为辅，既助良姜以增温脾散寒之效，又行消滞泻满止痛之功。陈皮味苦辛而温，气香质燥，功擅理气和中消胀，燥湿健脾化痰，善治脾胃不和，胀满呕吐之证。胡椒性味辛热，气味俱厚，入胃、大肠经，功专温中散寒，除胃肠风冷寒邪，又与陈皮同为居家常用之调味品。二药与良姜、草果相配，本方温中散寒，行气健脾，燥湿和中之力大增，专攻中宫寒冷诸证。公鸡性味甘温，专入脾胃经，能温中益气，补精添髓，为血肉有情之滋补佳品。《神农本草经》即谓"丹雄鸡主女人崩中漏下，赤白沃，补虚温中，止血，杀毒。"方中用之合诸药助阳散寒以止痛，扶正补虚以达邪，还能缓诸药温辣燥口之性味。

全方药食相合，既加强了温脾暖胃，祛寒止痛的功效，又能增香调味，补精添髓滋阳气生化之源，使之补虚不碍散寒除湿，温散而无耗气伤胃之弊，达到补而不滞，滋而不腻的效果。全方共奏温中散寒，益气填髓之功，而且味美可口，实为温中散寒止痛之良膳。

［使用注意］本方专为脾胃虚寒，寒湿在中而设，汤味微辣香浓，肠胃湿热泄泻、外感发热、阴虚火旺者不可服食。

砂仁肚条

［来源］《大众药膳》

［组成］砂仁10g，猪肚1000g，花椒末2g，胡椒末2g，葱、姜、食盐、味精、猪油等调料适量。

［制法与用法］猪肚洗净，入沸水余透捞出，刮去内膜；锅内加骨头汤、葱、姜、花椒各适量，放入猪肚，煮沸后以文火煮至猪肚熟，撇去血泡浮沫，捞出猪肚晾凉切片。再以原汤500g煮沸后，放肚片、砂仁、花椒末、胡椒末，及食盐、猪油、味精等各适量调味，沸后用湿淀粉勾芡即成。早晚佐餐食用。

［功效与应用］补益脾胃，理气和中。适用于脾胃虚弱，食欲不振，食少腹胀，体虚瘦弱及妊娠恶阻等，亦可用于虚劳冷泻，宿食不消，腹中虚痛等证。

［方解］本方所治之证，为脾胃虚弱所致。治宜补益脾胃。

方中砂仁性味甘温，辛香馥郁，擅于辛散、温通、芳化，有行气化湿，温脾止呕，顺气安胎之功，既为温中祛寒，醒脾调胃之良药，又是居家常用调味增香之佳品。《开宝本草》用之"治虚劳冷泻，宿食不消，赤白泻痢，腹中虚痛"，具有温而不燥，利而不破的优点，故本方用以为主。猪肚味甘性温，功能补虚损，健脾胃，专治脾胃亏损，虚劳羸瘦之人，具有"以脏补脏"之妙，历来被公认为调治中焦的食疗佳品。《本草经疏》即称"猪肚，为补脾胃之要品。脾胃得补，则中气益，利自止矣……补益脾胃，则精血自生，虚劳自愈"。本膳猪肚与砂仁合用，意在补脾行气，复中焦之运化，使气血生化有源。花椒、胡椒性能相近，味辛性温，气味俱厚，功专温中散寒，开胃止痛。《本草纲目》即谓"椒，纯阳之物，其味辛而麻，其气温以热。入肺散寒，治咳嗽；入脾除湿，治风寒湿痹，水肿泻痢；入右肾补火，治阳衰溲数，足弱，久泻诸证"。二料与砂仁、猪肚相伍，一则助其温中健脾，二则辛散以行气，亦能调味增香，具相成之妙。砂仁、椒、姜、葱等，合猪肚健脾益胃，寓治疗作用于改变药膳气味之中，食借药力，药助食威，其效专而力宏，齐奏温中健胃，行气止痛，调中导滞之功，使脾胃虚弱，久病虚劳者不期而愈。

[使用注意] 砂仁所含芳香挥发油，容易挥发，故不宜久煮。凡阴虚血燥，火热内炽者不宜食用。

六味牛肉脯

[来源]《饮膳正要》

[组成] 牛肉 2500g，胡椒 15g，荜茇 15g，陈皮 6g，草果 6g，砂仁 6g，良姜 6g，姜汁 100ml，葱汁 20ml，食盐 100g。

[制法与用法] 选黄牛腿云花肉，洗净切成小条；将胡椒、荜茇、陈皮、草果、砂仁、良姜等六味药研成末，加入姜汁、葱汁、食盐与牛肉相合拌匀，放入坛内，封口，腌制两日后取出，再放入烤炉中焙干烤熟为脯，随意食之。

[功效与应用] 健脾补虚，温中止痛。适用于脾胃虚弱，中焦寒盛所致的胃脘冷痛，呕吐溏泄，腹胀痞满，食少纳呆，消化不良，下利完谷，且伴有畏寒肢冷等症者。

[方解] 本方所治之证，为脾胃中焦虚寒所致，治宜健脾补虚，散寒止痛。

方中胡椒、荜茇、良姜、草果、砂仁、陈皮等六味既为辛热温中之药，又是芳香调味之品。胡椒"大辛热，纯阳之物，肠胃寒湿者宜之"（《本草纲目》），其专入胃与大肠经，功擅温中散寒，行气止痛，为散脾胃虚寒之要药。荜茇辛热，善行胃肠，长于除冷积，温中散寒，擅疗胃腑寒痛呕吐，乃"脾肾虚寒之主药"（《本草正义》）。良姜辛热入脾胃，温脾土，散胃寒，为治脾胃虚寒，脘腹冷痛之佳品。草果气浓味厚，善除胃肠冷寒，解大肠寒积。四药均为温里散寒之品，合而用之，同气相求，可除沉寒痼疾，专为脾胃寒湿而配。寒湿中阻，脾胃之气必因之呆滞，而砂仁气香馥郁，辛散温通，降胃阴而下食，达脾阳而化谷，不仅能散寒，且功擅醒脾调胃，快气宽中，于脾胃气滞有良效。陈皮辛温，理气健脾，和中消滞，二药合用，不仅能助以上四药形成群队优势以散寒温中，又能醒脾行气，复中阳之运化。牛肉为本方主料，其性味甘平，专入脾胃经，功擅益气血、强筋骨、理虚弱。《医林纂要》即谓"牛肉味甘，专补脾土"。《韩氏医通》亦言"黄牛肉，补气，与绵黄芪同功"。其与 6 药相配，温补两全，其功颇著。本膳不仅充分体现了集群队辛温香燥之品，以辛温之力助阳气以祛寒，以血肉之味培阳气以御寒，专攻腹中寒湿之气的配伍特点；而且成为五味俱全，味美可口，食用方便，老少咸宜的风味小吃，确实是脾胃虚寒患者不可多得的良膳之剂。

[使用注意] 本方为辛香温热之品，实热证、阴虚证不可食用，以防助热劫阴。

丁 香 鸭

[来源]《大众药膳》

[组成] 丁香 5g，肉桂 5g，草蔻 5g，鸭子 1 只（约 1000g），葱、姜、食盐、卤汁、冰糖、麻油等调料适量。

[制法与用法] 将鸭宰杀后去毛和内脏，洗净；丁香、肉桂、草蔻用水煎两次，每次

煮 20 分钟，共取汁 3000ml。将药汁、净鸭与葱、姜同放锅中，武火烧沸后转用文火煮至六成熟时捞出晾凉。再将鸭子放入卤汁锅内，用文火煮肉熟后捞出。该锅内留卤汁加冰糖，文火烧至糖化，放入鸭子，将鸭子一面滚动，一面用勺浇卤汁至鸭色呈红亮时捞出，再均匀地涂上麻油即成。切块早晚佐餐食用。

[功效与应用] 温中和胃，暖肾助阳。适用于脾胃虚寒所致的胃脘冷痛，反胃呕吐，呃逆嗳气，食少腹泻以及肾阳虚之阳痿，遗精，下半身冷等证。

[方解] 本方所治之证，为脾肾虚寒所致，治宜温补脾肾。

方中丁香性味辛温香烈，入脾、胃、肾经，上达脾胃温中降逆，下及肝肾暖肾助阳，具有暖脾胃、下逆气、益命门、起痿弱之功，既能温中助阳，又善和胃降气。《蜀本草》称其"疗呕逆甚验"。《医林纂要》亦谓其"润命门、暖胃、去中寒"，是为治疗中焦虚寒，呕吐呃逆之要药，故本膳以之为主。肉桂性纯阳，辛甘大热，能走能守，峻补命门，散寒止痛，能益火消阴，为补命火壮元阳，治沉寒痼冷之要药。《本草汇》云："肉桂，散寒邪而利气，下行而补肾，能导火归原以通其气。"不仅能助丁香暖脾肾、散寒邪、止疼痛，而且能除鸭之臊气，增香调味。草蔻辛香走窜，善理中州，辛能破滞，香能悦脾，温能祛寒，窜可行气，功擅燥湿健脾，温胃和中。《名医别录》谓"其主温中，心腹痛，呕吐，去口臭气"。《珍珠囊》亦谓其"益脾胃，去寒，又治客寒心胃痛"。方中 3 药合用，能使中阳健运，寒凝消解，胃气顺降，命火复旺。

鸭，又名鹜。其肉甘咸微寒，入脾、胃、肺、肾经，功擅健脾补虚，滋阴养胃，利水消肿。《名医别录》将其列为上品，《本草汇》谓其"滋阴除蒸，化虚痰"。鸭肉与以上温阳健胃药相伍，可阴阳并调，使阴生阳长，寓"阳得阴生而生化无穷"之义。既补益脾胃，散寒止痛，且无滋补腻滞或温燥伤胃之弊。全方有补有行，补而不壅，行而不耗，不失为脾肾虚寒患者强身助阳之佳膳。

[使用注意] 本方丁香、肉桂等药辛香温阳，力偏温补，作用较强，用量不宜过大。凡阴虚火旺，急性热病者不宜食用。

二、温经散寒

川 乌 粥

[来源]《普济本事方》

[组成] 生川乌头 3～5g，粳米 50g，姜汁约 10 滴，蜂蜜适量。

[制法与用法] 将川乌头捣碎，碾为极细粉末。先煮粳米粥，煮沸后加入川乌末，改用小火慢煎，待熟后加入生姜汁及蜂蜜搅均，再煮一、两沸即可。

[功效与应用] 燥湿祛寒，通利关节，温经止痛。适用于风寒痹痛，历节风痛，四肢及腰膝酸痛，或四肢不遂，痛重难举等证。

[方解] 本方所治之证，为寒湿风痹，治宜逐风寒，除寒湿，止疼痛。

方中川乌头为辛甘大热，有毒之品，通行十二经，是中医治疗风湿痹痛的常用药物。《珍珠囊》谓之"去寒湿风痹，血痹"；李东垣称其"除寒湿，行经，散风邪，破诸积冷毒"。其总以逐风寒、除寒湿见长，具有较强的止痛作用，擅治中风风痹，脚痛，心腹冷痛等证。现代研究证明，乌头所含的乌头碱有毒，但在沸水中很容易分解，煎煮后其毒性大大降低，但疗效并不减弱。本方以川乌头为主，一则在煮粥过程中可降低乌头的毒性，保证用药的安全；二则因粳米善入脾经，补中益气，又能增强乌头的治疗作用。其效果正如制方人许叔微所言："疾在末，谷气引风湿之药，径入脾经，故四肢得安，比阳剂极为有力，予常制此方以授人，服食良验。"加用生姜温胃止呕，蜂蜜补中润燥，两者均能解乌头之毒，调和粥味。

本方药味虽少，但配伍巧妙，既制约了乌头的毒性，又使之香甜可口，还能提高其蠲痹止痛的功用，故为历代常用治疗风湿痹痛的药膳效方。

[使用注意] 本方主药川乌头用量不宜太大，煮粥时间不可太短。凡热证疼痛、发热期间以及孕妇忌服。另外注意不可与半夏、瓜蒌、贝母、白及、白蔹等中药同时服用。

艾叶生姜煮蛋

[来源]《饮食疗法》

[组成] 艾叶10g，老生姜15g，鸡蛋2个，红糖适量。

[制法与用法] 老生姜用湿过水的草纸包裹3层，把水挤干，放入热炭灰中煨10分钟，取出洗净切片备用。将艾叶、鸡蛋洗净，与姜片一同放入锅内，加清水适量，文火煮至蛋熟后，去壳取蛋，再放入药汁内煮10分钟，加入红糖溶化，饮汁吃蛋。

[功效与应用] 温经通脉，散寒止痛，暖宫调经。适用于下焦虚寒所致的腹中冷痛，月经失调，血崩漏下，行经腹痛，胎漏下血，带下清稀，宫寒不孕等证。

[方解] 本方所治之证，为下焦虚寒或宫冷经冷所致，治宜温经通脉，散寒止痛。

方中艾叶辛香而温，味苦，入肝、脾、肾三经。善走三阴而逐寒湿，暖气血而温经脉，温中阳而止冷痛，固阴血而止血溢。尤长于温里和中，祛寒止痛，为妇科经带的常用要药。正如《景岳全书·本草正》所言："艾叶，能通十二经，而尤肝脾肾之要药，善于温中、逐冷、除湿，行血中之气，气中之滞，凡妇人血气寒滞者，最宜用之。"其对下焦虚寒，腹中冷痛，宫冷经寒诸证，疗效甚佳，故本方用以为主药。老生姜性温味辛，功能温肺解表，温中止呕，为温胃散寒止呕之要药。经煨制后，较生姜则不散，比干姜则不燥，辛散之性减而祛寒之效增，善去脏腑之沉寒，发诸经之寒气，专主温里而治胃部冷痛、泄泻及妇人下焦虚寒诸证。与艾叶相伍，温里散寒之功大大增强，即是《世医得效方》之艾姜汤。

鸡蛋性平味甘，具有益气血，安五脏，滋阴液，安胎儿之功，久病大病或产后体虚，或胎动不安者用之最宜。《本草纲目》指出："能补血，治下痢，胎产诸疾。"配伍温阳通脉的艾、姜同煮，可促进气血生化，扶正达邪，加红糖以补血活血又能矫味。全方选料精当，功效专一，不失为温里散寒，养血益气的药膳良方。

[使用注意] 本方艾叶辛香而苦，性质温燥，用量不宜过大。凡属阴虚血热，或湿热内蕴者不宜食用。

当归生姜羊肉汤

[来源]《伤寒论》

[组成] 当归20g，生姜12g，羊肉300g，胡椒粉2g，花椒粉2g，食盐适量。

[制法与用法] 羊肉去骨，剔去筋膜，入沸水锅内焯去血水，捞出晾凉，切成5cm

长，2cm 宽，1cm 厚的条；砂锅内加适量清水，下入羊肉，放当归、生姜，武火烧沸，去浮沫，文火炖 1 个半小时，至羊肉熟烂，加胡椒粉、花椒粉、食盐调味即成。每周 2 ~ 3 次，饮汤食肉。

[功效与应用] 温阳散寒，养血补虚，通经止痛。适用于寒凝气滞引起的脘腹冷痛，寒疝腹中痛，产后腹痛，虚劳不足以及形寒畏冷阳虚等证。

[方解] 本方所治之证，为阳虚血弱，寒凝经脉所致，治宜温阳散寒，养血补虚，通经止痛。方中当归甘辛微苦温，入肝、心、脾经，具补血活血，调经止痛，润肠通便之功。《景岳全书·本草正》谓："当归，其味甘而重，故专能补血，其气轻而辛，故又能行血，补中有动，行中有补，诚血中之气药，亦血中之圣药也。"生姜辛温，为温中散寒止呕之要药。羊肉"补中益气，性甘，大热"（《本草纲目》），历来作为补阳佳品。3 料配伍，当归温阳活血以通经脉之气，生姜辛温发散以逐凝滞之寒，羊肉温阳养血能补虚以御寒，共奏温阳散寒，养血补虚之功。不仅是寒凝气滞、脘腹冷痛之良膳，亦为年老体弱，病后体虚，产后气血不足者之滋补佳品。

[使用注意] 本方为温补散寒之剂，凡阳热证、阴虚证、湿热证的患者不宜服用。

附　子　粥

[来源] 《太平圣惠方》

[组成] 制附子 3 ~ 5g，干姜 1 ~ 3g，粳米 60g，红糖少许。

[制法与用法] 先将制附子、干姜捣碎，研为极细粉末，过筛备用。再下粳米煮粥，待粥煮沸后，加入药末、红糖同煮即成。或用附子、干姜煎汁，去渣后，下米及红糖一并煮粥（以此法煎煮时，药物用量可稍重）。

[功效与应用] 回阳散寒，暖肾止痛。适用于命门火衰，中阳不振，脾肾阳虚所致的畏寒肢冷，阳痿尿频，脘腹冷痛，大便溏泄，小便清长等证。

[方解] 本方所治之证，为阳衰阴盛所致，治宜回阳散寒。

方中附子大辛大热，味甘有小毒，能温行十二经脉，具有回阳救逆，补阳温中，蠲痹止痛之功，可内温脏腑骨髓，外暖筋肉肌肤，上益心脾阳气，下补命门真火，是温补命门，祛寒回阳之要药，凡阳衰阴盛之真寒证，无不以此为主。干姜亦为大辛大热之品，具有温中回阳，散寒通脉之功，与附子配伍，暖中阳助运化，以资命门之源，回阳救逆，既能增强附子温阳之效应，又能制约附子的毒性，和中调味。粳米、红糖甘温入脾，益气健中，助正达邪，亦能解附子之毒。四者合而为粥，补命门益先天真火以壮元阳，暖脾土助五脏阳气以散真寒，脾肾共温相得益彰而生化无穷。适用于脾肾阳虚者。

[使用注意] 本方专为内有真寒者而设，凡里热较重，阴虚火旺，湿温潮热者，均不宜食用，以防两阳相合，转增他病。方中附子温热而有小毒，煎煮的时间不能太短，用量不宜过大，应从小剂量开始为妥。

桂　浆　粥

[来源] 《粥谱》

[组成] 肉桂 3g，粳米 50g，红糖适量。

[制法与用法] 先将肉桂煎取浓汁去渣，再用粳米煮粥，待粥煮沸后，调入肉桂汁及

红糖，同煮为粥。或用肉桂末 1~2g，调入粥内同煮服食。一般以 3~5 天为一疗程，早晚温热服食。

[功效与应用] 补肾阳，暖脾胃，散寒止痛。适用于肾阳不足而致的畏寒肢冷，腰膝酸软，小便频数清长，男子阳痿，女子宫寒不孕；或脾阳不振而致的脘腹冷痛，饮食减少，大便稀薄，呕吐，肠鸣腹胀；以及寒湿腰痛，风寒湿痹，妇人虚寒性痛经等证。

[方解] 本方所治之证，为脾肾阳虚，阴寒内盛所致，治宜温阳散寒。

方中肉桂辛甘大热，香气浓烈，性体纯阳，峻补命门，能益火消阴，行血中之滞而温经散寒，既为温补肾阳之要药，又是调味之佳品。《本草汇言》曰："肉桂，治沉寒痼冷药也。"能壮命门之阳，植心肾之气，宣导百药，无所畏避，使阳长则阴自消，是以一切虚寒冷疾皆可用肉桂治之，故本方用以为主。同粳米、红糖煮粥，扶脾胃实中气，益气血调口味，可用治多种疾病，古代文献多有记载。如《食医心鉴》用于"治胸膈气壅，结饮食不下"；《养老奉亲书》"治老人噎病心痛，闷膈气结"；《太平圣惠方》"治下焦风湿，腰脚疼痛不可忍"。该粥不仅具有补元阳、暖脾胃、止冷痛、通血脉之功效，而且色味俱佳，香甜诱人，不失为温阳祛寒之良膳。

[使用注意] 本方属于温热之剂，凡实证、热证、阴虚火旺的病人均不宜食用。另外，肉桂所含桂皮油易于挥发，故不易久煎久煮。

姜附烧狗肉

[来源]《大众药膳》

[组成] 生姜 150g，熟附片 30g，狗肉 1000g，大蒜、菜油、盐、葱各少许。

[制法与用法] 将狗肉洗净，切成小块，生姜煨熟切片备用。熟附片先置锅中，水煎 2 小时，然后将狗肉、煨姜及大蒜、菜油、葱等放入，加入清水适量，烧至狗肉熟即成。可佐餐食用，每周 1~2 次。

[功效与应用] 温肾壮阳，散寒止痛。适用于肾阳不足所引起的阳痿不举，夜尿频多，头晕耳鸣，精神萎靡，畏寒肢冷，腰膝酸软，女子宫寒不孕等证。

[方解] 本方所治之证为肾阳不足，下焦虚寒所致，治宜温肾壮阳，散寒补虚。

方中生姜煨用，较生姜则不散，比干姜则不燥，温经止血之功与炮姜略同而力较逊，故专主温里而治下焦虚寒。附子为"回阳气，散阴寒，逐冷，通关节之猛药也"（《本草汇言》）。姜附相配，走守结合，既能温肾阳，补真火，振奋生化之机；又能暖脾土，温中阳，以资命门火源，两者同为主药。

狗肉性温味咸，专入脾、胃、肾三经，功擅补中益气，温肾助阳，理气利水。民间谓其有"御寒"作用，为冬令常用之温补食品。《日华子本草》谓之"补胃气，壮阳，暖腰膝，补虚劳，益气力"。《医林纂要》称其"固肾气，壮营卫，强腰膝"。煨姜熟附烧狗肉，不仅使狗肉味道纯正香美，而且大大增强了温中暖下的效用，全方共奏温阳补虚，强身健体之功，对下焦虚寒者尤宜，是温肾壮阳的药膳佳品。

[使用注意] 本膳为温补之剂，素体阴虚火旺、热病后期者以及感冒患者不宜食用，以免燥热伤津。

第五节　祛风湿类

凡以祛风湿药、食为主组成，具有祛除风湿，解除痹痛作用，用以治疗风湿痹证的药膳食品，称为祛风湿类药膳方。

风、寒、湿邪侵袭人体，滞留于肌肉、经络、筋骨等处，阻碍气血，滞塞经络，导致肢体筋骨重着、疼痛、麻木，筋脉拘急，关节伸展不利，日久不治则损及肝肾而腰膝酸痛、下肢痿弱。故祛风湿类药膳除用祛风湿药食以外，常需与补肝肾药食配合。经络滞塞则又多有气血不通，又需配伍活血行气之品。本药膳的组合，多为补肾壮骨、祛风除湿、辛温散寒、活络行血、行痹止痛等类药物相配伍而成。常用药食如当归、川芎、五加皮、海桐皮、木瓜、牛膝、狗肉、羊肉等。药膳方如五加皮酒、巴戟狗肉等。

痹证多为慢性疾患，临证有风邪、寒邪、湿邪偏胜之不同，药膳选用也应根据痹证的具体病情，辨证选用。为服用方便及增强祛风胜湿的疗效，本类药膳常选用酒剂。由于本类药膳用药多为辛香性燥，酒性又温辛走窜，容易耗伤阴血，故血虚阴亏者慎用，必要时应配伍滋阴养血之品。

五 加 皮 酒

[来源]《本草纲目》

[组成] 五加皮60g，糯米1000g，甜酒曲适量（一方加当归、牛膝、地榆）。

[制法与用法] 将五加皮洗净，刮去骨，煎取浓汁，再以药汁、米、曲酿酒。酌量饮之。

[功效与应用] 祛风湿，补肝肾，除痹痛。适用于风湿痹证，腰膝酸痛；或肝肾不足，筋骨痿软。

[方解] 本方所主之证，为肝肾两亏，或风寒湿邪乘虚客于腰膝所致。肝肾两虚，则筋骨痿软无力，风寒湿客于腰膝，则腰膝酸楚疼痛，治宜益肝肾，强筋骨，祛风湿，止痹痛。

方中五加皮性温，味辛、苦微甘，功能补肝肾，强筋骨，祛风湿，止痹痛，为除痹起痿之要药。《本草经疏》云："肝肾居下而主筋骨，故风寒湿之邪多自二经先受，此药辛能散风，温能除寒，苦能燥湿，二脏得其气而诸症悉廖矣。"故五加皮无论对肝肾不足者，或是风寒湿痹者，均可应用，对风湿日久，兼有肝肾两虚者，尤为相宜。煎取药汁酿酒，以增其活血脉，祛风湿之功。

一方辅以当归活血补血，温经止痛；牛膝补益肝肾，强壮筋骨，活血通经。其补肝肾、强筋骨、祛风湿作用更著。故凡风寒湿痹，拘挛疼痛，或肝肾不足，痿软无力者均可饮用。

[使用注意] 方中所用五加皮，宜用五加科植物细柱五加或无梗五加的根皮，即中药南五加；不宜选用北五加，虽能祛风湿，止痹痛，但无补益作用，且有毒性，过量或久服，易引起中毒。本酒性偏温燥，凡湿热痹证或阴虚火旺者不宜多饮或久服。

[附方]

仙茅加皮酒（《万病回春》）由仙茅90g，淫羊藿120g，南五加皮90g，醇酒1小坛组成。上药研碎，用黄绢袋盛，悬于酒坛中。封口，浸 7 日饮。每日早晚各饮 1~2 杯。功效温肾壮阳，祛风散寒。适用于肾阳虚衰，腰膝筋脉拘急，肌肤麻木，关节不利，阳痿，子宫寒冷不孕。

白花蛇酒

[来源]《本草纲目》

[组成] 白花蛇 1 条，羌活 60g，当归身 60g，天麻 60g，秦艽 60g，五加皮 60g，防风 30g，糯米酒 4000ml。

[制法与用法] 白花蛇以酒洗、润透，去骨刺，取肉；各药切碎，以绢袋盛之，放入酒坛内，安酒坛于大锅内，水煮 1 日，埋阴地 7 日取出。每饮 1、2 杯（30~60ml），仍以渣晒干研末，酒糊为丸，如梧桐子大，每服 50 丸（9g），用煮酒送下。

[功效与应用] 祛风胜湿，通络止痛，强筋壮骨。适用于风湿顽痹，骨节疼痛，筋脉拘挛；或中风半身不遂，口眼歪斜，肢体麻木，及年久疥癣、恶疮、风癞诸证。

[方解] 本方所治之证，为风湿入络，痹阻筋脉，气血瘀滞，筋骨肌肤失养所成，治宜祛风湿，通经络，止痹痛，健筋骨。

方中白花蛇，又名蕲蛇或五步蛇，甘咸而温，性善走窜，内走脏腑，外彻皮毛，能透骨搜风，祛风邪，通经络，定惊搐，止瘙痒，既能用治风湿痹痛，筋脉拘挛，又可用于中风后半身不遂，口眼歪斜。故《开宝本草》谓其："主风湿痹不仁，筋脉拘急，口面歪斜，半身不遂，骨节疼痛，脚弱不能久立。""取其内走脏腑，外彻肌肤，无处不到也。"为搜风通络，胜湿除痹之要药。现代研究证明本品有明显的镇痛、强壮作用，还可以增强机体的免疫能力。配以秦艽、羌活、防风、天麻祛风湿，通经络，止痹痛，意在祛邪；又用当归、五加皮补肝肾，强筋骨，旨在扶正。综观全方，标本兼治，且治以酒剂，通经络，止疼痛之功更著，祛风湿、强筋骨之用也更强。既可用治风湿之血痹筋脉骨节疼痛，又可用于中风口眼歪斜，及年久疥癣，恶疮，风癞诸症。临床可适用于风湿性关节炎、类风湿性关节炎及关节疼痛等证。

[使用注意] 治疗期间，切忌见风、犯欲，及鱼、羊、鹅、面发风之物。

[附方]

复方白蛇酒（《本草纲目》）由白花蛇 30g，炙全蝎、当归各 100g，独活、天麻各 60g，赤芍 100g，糯米 2500g，酒曲适量组成。功能祛风湿，通经络，止痹痛。适用于中风偏瘫，口眼歪斜，风湿痹痛等证。

威灵仙酒

[来源]《中药大辞典》

[组成] 威灵仙 500g，白酒 1500ml。

[制法与用法] 威灵仙切碎，加入白酒，锅内隔水炖半小时，过滤后备用。每次 10~20ml，日 3~4 次。

[功效与应用] 祛风除湿，通络止痛。适用于风寒湿痹，肢节走注疼痛，关节拘挛。

[方解] 本方所主之证，为外感风寒湿邪，风邪偏盛所致。治宜祛风，通络，止痛。

方中威灵仙性味辛温，善于行散走窜，既可祛风湿，又可通经络，且兼止痹痛，为风湿疼痛，筋脉拘挛，关节屈伸不利之要药。《本草正义》曰："威灵仙以走窜消克为能事，积湿停痰，血凝气滞，诸实宜之。味有微辛，故亦谓祛风，然惟风寒湿三气之留凝髓络，关节不利诸痛，尚为合宜。"本方制为药酒，其温通走散之力更强。

临床应用，还可随证加减：凡风邪偏胜，疼痛游走者，可配防风祛风除痹；湿邪偏胜，肢体重着者，配苍术燥湿祛邪；寒邪偏胜，得温痛缓者，配桂枝温经散寒；腰膝酸痛痿软，肝肾不足者，配杜仲、狗脊补益肝肾，强壮筋骨。

［使用注意］威灵仙性善走窜，多服易伤正气，体质虚弱者慎用。

［附方］

杜仲酒（《外台秘要》引《集验方》）由杜仲 250g，丹参 250g，川芎 150g，桂心 120g，细辛 60g，酒 8000ml，浸 5 宿。每次 10～30ml，每日 3 次。功能补肾壮骨，活血止痛。主治肾虚腰痛或卒然腰痛。

海桐皮酒

［来源］《普济方》

［组成］海桐皮 30g，薏苡仁 30g，生地黄 150g，牛膝 15g，川芎 15g，羌活 15g，地骨皮 15g，五加皮 15g，甘草 15g，白酒 3000ml（一法加杜仲亦可）。

［制法与用法］以上各药制为粗末，用绢袋或纱布袋盛装，袋口扎紧，置瓶内，注入白酒，将瓶口密封，每日振摇酒瓶 1 次，冬季浸 14 日，夏季浸 7 日即可。每次饮 15～30ml，视酒量而定，佐餐饮，1 日 2～3 次。

［功效与应用］祛风胜湿，行痹止痛，强筋壮骨。适用于风湿滞留经脉，血行不畅所引起的肢体疼痛，腰膝酸软，筋骨痿弱等证。

［方解］本方所治之证，为肝肾不足，风湿滞留经脉，营血不利，不能滋荣经络，故腰府失强，腰膝疼痛。治宜祛风除湿，活血止痛，滋补肝肾，强筋壮骨。

方中海桐皮、羌活、薏苡仁祛风胜湿，宣痹止痛。其中海桐皮性味苦辛而平，善祛风湿。《本草纲目》谓其"能行经络达病所"。羌活善祛风胜湿；薏苡仁善清热利湿，疏筋除痹；五加皮、牛膝补肝肾，强筋骨，祛风湿，止痹痛，若加杜仲，则补肝肾、强筋骨之功更著。又重用生地黄滋补肝肾阴血，川芎活血通风，地骨皮退虚热而能坚阴，甘草和中调药。诸药配合，浸酒而用，能助诸药行药势。一能祛风胜湿，通络止痛；二能补肝肾，强筋骨以固根本；三可滋补阴血，使祛风湿而不伤阴血。若坚持饮服，能达祛风湿、止痹痛的效果，故原书云："长令酒气不绝为佳。"

本方《三因方》引《传信方》方名为"牛膝酒"。治"肾伤风毒攻刺，腰痛不可忍"。

［使用注意］凡血压偏高及妇女在怀孕期间者应慎用。

雪凤鹿筋汤

［来源］《中国药膳学》

［组成］干鹿筋 200g，雪莲花 3g，蘑菇片 50g，鸡脚 200g，火腿 25g，味精 5g，绍酒 10g，生姜、葱白、精盐各适量。

［制法与用法］洗净鹿筋，以开水浸泡，水冷则更换，反复多次，2 天左右，待鹿筋

发胀后剔去筋膜，切成条块待用。蘑菇洗净切片。雪莲花淘净泥渣，用纱布袋松装。鸡脚用开水烫过，去黄衣，剁去爪尖，拆去大骨洗净待用。生姜切片，葱白切节。锅置火上，鹿筋条下入锅中，加入姜、葱、绍酒及适量清水，将鹿筋煨透，去姜、葱，鹿筋条放入瓷缸内，再放入鸡脚、雪莲花包，上面再放火腿片、蘑菇片，加入顶汤、绍酒、生姜、葱白，上笼蒸至鹿筋熟软（约2小时）后取出。滗出原汤，汤中加入味精、精盐，搅拌匀后倒入瓷缸内，再蒸半小时，取出即成。

[功效与应用] 补肝肾，强筋骨，逐寒湿，止痹痛。适用于肝肾不足的风湿关节疼痛、腰膝酸软、体倦乏力等证。

[方解] 本方所治的风湿关节疼痛，腰膝酸软乏力均为肝肾不足，寒湿侵袭关节经络所致。治宜补益肝肾，强壮筋骨，祛逐寒湿为治。

方中重用鹿筋，乃血肉有情之品，其性味咸温，入肝、肾经，功能补劳续绝，强筋壮骨。《本经逢原》曰："大壮筋骨，食之令人不畏寒冷。"民间也用鹿筋治风湿关节痛，手足无力及腿脚转筋。雪莲花处高山冰雪之地，临严寒而尤花，为藏医常用药，味甘，微苦而性温，功能温肾壮阳，通经活血，强筋骨。药理研究证明其有抗炎镇痛作用，为祛寒湿，止痹痛的珍品。鸡脚则以其筋骨健利，用作强筋健骨之需。诸料配伍，以补肝肾，强筋骨，行血脉，驱寒湿为功，系体质虚弱，肝肾不足，寒湿痹痛者之良膳。

[使用注意] 本方适用于肝肾不足，寒湿痹痛者，若湿热痹痛偏于里热实证者不宜使用。方中雪莲花用量不宜过大，孕妇忌用，天山雪莲花有毒，使用时尤须注意。

巴戟狗肉

[来源]《中国饮食疗法》

[组成] 带皮狗肉750g，巴戟天5g，枸杞子10g，绍酒30g，白糖10g，胡椒粉3g，花椒5g，生姜3g，葱3g，精盐5g，味精5g，淀粉5g，香菜10g，香油5g，鸡汤1小碗。

[制法与用法] 巴戟天用温水泡软，去掉木心，洗净，枸杞子用温水泡开备用。狗肉洗净，放水中煮透，捞出沥干。生姜切片，香葱、香菜切段。在狗肉肉面剞上大交叉花刀，皮面朝下放入盆内，加入绍酒、白糖、花椒、巴戟天、姜片、葱段、精盐、鸡汤，上屉蒸至熟烂。取出拣去葱、姜、花椒、巴戟天，把汤汁倒入炒锅内，打去汤面浮油，加入味精、胡椒粉，再把狗肉皮面朝下推入锅内；将淀粉调成芡淋入，再淋入香油，出锅洒上香菜；将枸杞洗净，置放于狗肉周围即成。

[功效与应用] 温肾助阳，散寒祛湿，宣痹止痛。适用于肾阳虚弱，腰膝酸痛，风湿骨弱，行步艰难，肌肉萎缩。对年老体弱，久病体虚失眠，阳痿，遗精，早泄，少腹冷痛者也可应用。

[方解] 本方所主之证，为肾阳不足，筋痿骨弱，感受寒湿或年老体弱所致，治宜温肾阳，强筋骨，散寒湿，通血脉，止痹痛。

方中主料为巴戟天、枸杞子与狗肉。其中巴戟天味辛、甘而性微温，功能补肾助阳，强筋壮骨。《得宜本草》称其"功专温补元阳"，然其气味辛温，又能祛风除湿，故凡肾亏阳虚，风湿痹痛者，服之更为有益。《本草备要》言其"辛温散风湿，治风气、脚气、水肿。"方中取其温肾阳，散寒湿之功。枸杞子味甘，性平，长于滋补肝肾，益精养血，为肝肾亏虚者之要药。《食疗本草》谓其"坚筋耐老，除风，补益筋骨，能益人，去虚劳。"与巴戟天相须为用，阴生阳长，温肾助阳，强筋壮骨之功更著。狗肉咸温，能壮元阳，益精血，暖腰膝，强筋骨，对脾肾阳虚，体弱虚寒，腰痛足冷者尤宜。诚《本草逢原》曰："犬肉，下元虚人，食之最宜。"本方以狗肉合巴戟天，能温阳散寒以祛风湿；以狗肉配枸杞子，则补益精血以壮筋骨。全方药食相合，共奏温肾阳，强筋骨，散寒湿，止痹痛之功。

[使用注意] 本方药性温补，适宜阳虚体质而患风湿痹痛者，故凡阴虚有热，或肝阳偏亢，或热病后期等见烦躁口干，颧红，潮热者不宜食用。

胡椒根煲蛇肉

[来源]《饮食疗法》

[组成] 胡椒根 40～60g，蛇肉 250g，生姜、香葱、黄酒、盐各适量。

[制法与用法] 胡椒根洗净，切成段；蛇肉（切除蛇头）洗净，切段。两者同放锅内，加葱、姜、黄酒、盐、清水各适量，烧沸后用文火炖熬至蛇肉熟透。煲汤服食。

[功效与应用] 祛风胜湿，舒筋活络，适用于风寒湿痹，手足痿弱屈伸不便。

[方解] 本方所治之证，为风寒湿邪侵袭所致，治宜祛风胜湿，舒筋活络。

方中重用蛇肉，白花蛇（蕲蛇）、乌梢蛇皆可。白花蛇甘咸而温，专入肝经，祛风通络，治痹痛之功效较乌梢蛇更著。《开宝本草》谓："主中风湿痹不仁，筋脉拘急，口面歪斜，本身不遂，骨节疼痛。"胡椒根是胡椒科植物胡椒的根，性味辛、热，功能温经通络，祛寒除痹。两者配合煲汤饮用，可增强祛风除湿，舒筋通络之功，民间常用以治疗属风寒型的风湿性关节炎、类风湿关节炎、手足痿弱屈伸不便和中风后遗半身不遂等一类疾患。

[使用注意] 本方功在寒湿，凡湿热痹痛，关节红肿热痛者不宜用。

第六节 利水祛湿类

凡由利水、通淋、渗湿、祛湿类药食组方，具有祛除体内水湿作用的膳方，称利水祛湿药膳。

水与湿异名同类，水化则为湿，湿聚则成水，常以水湿并称。水湿潴留，外可泛溢肌肤而为肿，内可滞留肠胃而为胀，与热相合则可发黄，水潴不化则为淋浊。另外，聚水可成饮，炼饮能成痰，将在化痰方内讨论。水湿潴留体内与肺脾肾三脏功能失调最为密切。肺有宣通水道之责，脾有运化水湿之职，肾有统摄水液之权，一旦三脏主水功能失健，水渗湿潴，即可出现多种病变，最常见的如水肿、黄疸、淋浊、带下、蛊胀、痰饮等。水肿多为水湿泛溢于肌肤，治当以渗湿利水为主，膳方如薏苡仁粥、赤小豆鲤鱼汤等；淋浊多为湿热注于下，治当通淋利水为主，膳方如滑石粥、金钱草粥等；黄疸则为湿热蕴于肝胆，泛于肌肤，治当利湿退黄为主，膳方如茵陈粥、鸡骨草田螺汤等。

湿为阴邪，滋腻难除，当注意温化利小便，若有阴虚之象时，则宜慎用，以防利水而更伤阴液。若湿与热合，则蕴结难解，当注意缓渐调理，勿求急功。水湿为病，药膳当以清淡为宜，避免油腻过重而黏腻滞邪。水肿者宜少食食盐，避免水湿进一步潴留。

一、渗湿利水

薏苡仁粥

[来源]《本草纲目》

[组成] 薏苡仁 60g，粳米 60g，盐 5g，味精 2g，香油 3g。

[制法与用法] 将薏苡仁洗净捣碎，粳米淘洗，同入煲内，加水适量，共煮为粥。粥熟后调入盐、味精、香油，温热食之，日服 2 次。

[功效与应用] 健脾补中，渗湿消肿。适用于水肿、小便不利；脾虚泄泻；湿痹筋脉拘急、四肢屈伸不利；肺痈吐脓痰及扁平疣等。

[方解] 本方所治水肿由脾虚不运，水湿泛溢肌肤所致，治宜健脾祛湿消肿。

方中薏苡仁，性味甘淡能健脾益胃，渗湿利水，其微寒而不伤胃，健脾而不碍湿，渗润而不过利，为一优良的淡渗清补之品。《本草新编》说："薏苡仁最善利水，不至耗损真阴之气，凡湿盛在下身者，最宜用之。"薏苡仁还含有薏苡脂，对小鼠艾氏腹水癌细胞的生长有抑制作用，煎剂对多种癌细胞有阻止成长及杀伤作用。故常服本粥，对胃癌、肠癌、宫颈癌等有一定的防治作用，是癌症病人良好的辅助食品。薏苡仁还含有多种氨基酸、糖类、维生素 B_1、甾醇等。粳米健脾益胃，合用煮粥，共奏健脾渗湿之功。

[使用注意] 本粥为清补健胃之品，功力较缓，食用时间需长，方可奏效。大便秘结及孕妇慎用。

[附方]

茯苓皮饮（《经验良方》）由茯苓皮 10g，花椒目（花椒种子）6g 组成。花椒目捣破，与茯苓同煎，取汁，去渣。代茶饮。每日 1 剂，功能利水退肿。主治水肿小便不利。

冬 瓜 粥

[来源]《粥谱》

[组成] 冬瓜 100g，粳米 100g，味精、盐、香油、嫩姜丝、葱适量。

[制法与用法] 冬瓜洗净毛灰后，削下冬瓜皮（勿丢），把剩下的切成块。粳米洗净放入锅内，加入水适量煮粥。米粥半熟时，将冬瓜、冬瓜皮放入锅内，再加适量水，继续煮至瓜熟米烂汤稠为度，捞出冬瓜皮不食，调好味精、盐、香油、姜、葱，随意服食。

[功效与应用] 利尿消肿，清热止渴。适用于水肿胀满，脚气浮肿，小便不利（包括慢性肾炎水肿、肝硬化腹水等），并可用于痰热喘嗽，暑热烦闷，消渴引饮，痔漏、肥胖症等。

[方解] 本方所治之证为湿热壅盛或脾失健运，水湿内聚所致，治宜健脾利湿，消肿。

方中冬瓜味甘、淡，性微寒，为药食两兼之品，是一种解热利尿较理想的日常食物，其子、皮、肉、囊均可入药。《神农本草经》载，食冬瓜，"令人悦泽好颜色，益气不饥，久服轻身，耐老"。《本草从新》谓其"清心火，泻脾火，利湿祛风，消肿止渴，解暑化热"。冬瓜与粳米煮粥，既可养胃充饥，又可利水消肿。冬瓜粥可作为慢性胃炎、肝硬化腹水等病的常用粥食，可不拘数量，不按次数，随意服食。冬瓜含有蛋白质、糖类、维生素（B$_1$、B$_2$、C）、胡萝卜素、烟酸、矿物质（钙、磷、铁）等。药理试验证实，食用冬瓜粥后，在2小时以内有明显的利尿作用，因此为肾脏病、肥胖病、浮肿的理想食物。

［使用注意］冬瓜以老熟（挂霜）者为佳。在煮粥时不宜放盐，否则会影响其利水消肿效果。食用时可调盐适量。水肿病人宜较长时间服食。

［附方］

冬瓜皮饮（《现代实用中药》）由冬瓜皮、西瓜皮、白茅根各20g，玉米须15g，赤小豆90g组成。水煎取汁，1日分3次饮用。功能利尿消肿，清热止渴。主治水肿胀满，小便不利。

车 前 叶 粥

［来源］《圣济总录》

［组成］鲜车前叶30g，葱白15g，淡豆豉12g，粳米50g，盐、味精、香油、姜末、陈醋各适量。

［制法与用法］车前草及葱白切碎与淡豆豉同入煲中，加入水500ml，煎煮30分钟后倒出药液并用2层纱布滤过，药渣弃去。粳米洗净放入锅中，加入车前草药液及适量水，先武火烧沸，再改用文火慢慢熬煮。粥成后，调入盐、味精、香油、姜末、陈醋，即可食用。

［功效与应用］清热利尿，通淋泄浊。适用于热淋，小便不利，尿色黄赤浑浊，咳嗽痰多、痰黄，小便不利；暑湿泄泻，症见腹痛水泻，小便短少等。

［方解］本方治证为湿热内蕴所致，故上宜清湿热以化痰，下宜利湿热以泄浊。

本粥选车前草鲜品为佳。车前叶性寒味甘，可"利小便，通五淋"，又能"祛痰止咳"，对膀胱湿热，咳嗽痰多等，均有治疗作用。淡豆豉、葱白有宣泄之功，3者合用有宣肺以助膀胱排尿的作用，更以粳米滋养和中，故对体弱及老年人患有膀胱炎、急慢性气管炎又可起辅助治疗作用。

［使用注意］车前属"甘滑通利"之品，患有遗精、遗尿者不宜服。本粥宜空腹食之。

［附方］

拌莴苣丝（《海上方》）由鲜莴苣（莴笋）250～500g组成。莴笋去皮，洗净，切丝，加食盐、黄酒适量调味。佐餐食用。功能清热利尿，主治湿热水肿。

赤小豆鲤鱼汤

［来源］《外台秘要》

［组成］赤小豆100g，鲤鱼1条（250g左右），生姜1片，盐、味精、料酒、食油适量。

［制法与用法］将赤小豆洗净，加水浸泡半小时；生姜洗净；鲤鱼留鳞去腮、肠脏，洗净。起油锅，煎鲤鱼，溅清水中量，放入赤小豆、生姜，洒料酒少许。先武火煮沸，改文火焖至赤小豆熟，调上盐、味精即可随量食用或佐餐。

［功效与应用］利水消肿。适用于水湿泛溢，症见面色㿠白，水肿胀满，小便不利，或气逆而咳等。西医运用本品用治慢性肾炎以消肿，除有显著利尿消肿之效外，对门静脉性肝硬化伴浮肿或腹水者，亦有显著的利尿消肿作用。

[方解] 本方治证由脾虚气弱，水气不化，泛溢肌肤所致，治宜健脾益胃，利尿消肿。

本品出自《外台秘要》，原治因气滞不畅，水气泛逆而成的肾水肿。本品以调畅气血，通利水湿为主，方中赤小豆性平，味甘、酸，功能利水消肿，和血解毒。鲤鱼性平味甘，功能利水，下气。《本草纲目》说，用鲤鱼"煮食，下水气，利小便"。两者合用，可奏理气和血，利尿消肿之功。

[使用注意] 没有特殊禁忌，每周可食服 3 次。

丝瓜花鲫鱼汤

[来源]《中医饮食疗法》

[组成] 鲜丝瓜花 25g，鲫鱼 75g，樱桃 10g，香菜 3g，葱白 3g，姜 2g，盐、味精、料酒、胡椒粉适量，鸡汤 1 大碗。

[制法与用法] 将活鲫鱼刮鳞、去鳃、去内脏，洗净，在鱼身两侧剖花刀，加盐、料酒、胡椒粉、味精腌制片刻。起锅放食油，烧至八成熟时，把鱼下入冲炸，见鱼外皮略硬即捞起沥去油。把炸好的鱼置砂锅内，加上葱白、姜片、料酒、盐、鸡汤，用武火煮沸，改文火慢煨，掠去葱白、姜片，再加入味精、丝瓜花、樱桃、香菜，煮滚 2 分钟，起锅后撒上胡椒粉即成，佐餐食用。

[功效与应用] 健脾渗湿，利尿消肿。适用于因脾气虚弱，水湿内停而致的水肿淋病等，见有食少纳呆，浮肿不消，小便不利，脘腹胀满，心烦口渴等症状即可食用。

[方解] 本方治证由脾虚气弱，水湿内停所致，治宜健脾渗湿，利尿消肿。

方中鲫鱼又名鲋鱼、土鱼，全身均可药用。鲫鱼性平味甘，入脾、胃、大肠经，具有温中下气，补虚羸的作用，能健脾利湿，治疗浮肿、小便不利、腹水等。《医林纂要探源》谓，"鲫鱼性和缓，能行水而不燥，能补脾而不分濡，所以可贵耳"。因此可见鲫鱼很早就用于治疗体弱水肿。丝瓜花能开胃醒脾，利尿解毒，可用于治疗脾虚水停，肢体浮肿。樱桃能调中益脾，《名医别录》载"樱桃味甘，主调中，益脾气，令人好颜色"。香菜能芳香健脾。鲫鱼健脾行水，辅以丝瓜花、樱桃、香菜益胃健脾，共同功用重在恢复脾的运化功能，使脾运复健，能运化水湿，而达湿化肿消之功，故对脾虚气滞者尤宜。

[使用注意] 本品对一般水肿均有效，对脾胃虚弱者效果较好。于肾阳不足而致之水肿，本品温阳之力不足，用之效果难以满意。

金钱草炖猪蹄

[来源]《四季饮食疗法》

[组成] 猪蹄 1 只 500g，鲜金钱草 200g，盐、味精、香油、料酒适量，生姜 2 片。

[制法与用法] 猪蹄去毛及蹄甲，洗刮净斩块，放入瓦煲内拌少许料酒后加水、放姜片，先武火煮沸，改文火炖 2 小时。金钱草洗净，放入瓦煲内与猪蹄同炖半小时，调盐、味精、香油可食用。

[功效与应用] 清热祛湿，利尿通淋。适用于湿热郁结，症见小便不利，或小便涩痛，少腹拘急，或腰腹绞痛，尿中带血等。

[方解] 本品所治乃因湿热阻滞，水道不畅而致，治宜利水湿，通水道。

方中金钱草为唇形科植物活血丹的全草，性寒味苦平，入肝、胆、肾、膀胱经，功能清热利水，祛湿止泻。猪蹄性平味甘、咸，归肾经，能补益气血，通乳，润肤，托疮。《随息居饮食谱》云，猪蹄"填肾精而健腰脚"。《本草图经》谓："行妇人乳脉，滑肌肤，去寒热。"两味共炖可补肾气，祛湿清热，利尿通淋。

［使用注意］本品阴虚火旺者忌食用。

二、利水通淋

滑 石 粥

［来源］《太平圣惠方》

［组成］滑石20g，粳米50g，白糖适量。

［制法与用法］将滑石磨成细粉，用布包扎，放入煲内，加水500ml，中火煎煮30分钟后，弃布包留药液。粳米洗净入煲，注入滑石药液，加水适量，武火煮沸后文火煮成粥。粥成调入白糖，温热食用。每日2次，每次1碗。

［功效与应用］清热利湿，通小便。适用于尿道、膀胱感染而引起的小便不利，淋沥热痛，以及热病烦躁口渴，水肿等证。

［方解］本方证由湿热蕴结下焦所致，治宜清热化湿，利尿通淋。

方中滑石为矿物质，主要成分是硅酸镁以及微量的氧化铝、氧化镍等物质，性平味甘、淡，入胃、膀胱经，功能清热渗湿利窍。《药性论》说滑石"偏主石淋"，尤以湿热瘀阻或结石阻塞泌尿道有显效。粳米味甘性平，入中焦健脾胃，与滑石相伍，能健脾理气以祛湿，亦可制滑石消利太过而损阴伤胃。二味配合得当，可作湿热淋证的日常调理。

［使用注意］滑石粥有通利破血的作用，孕妇应忌服；脾胃虚寒，滑精及小便多者亦不宜服用。

［附方］

滑石粥（《寿亲养老新书》）由滑石30g，瞿麦10g，粳米30~60g等组成。先将滑石用布包扎，再入瞿麦同入水中煎煮，取汁，去渣，加入粳米煮稀粥。空腹食用。功能清热利湿，利水通淋。主治湿热淋证，小便不利，尿频尿急尿痛。

甘蔗白藕汁

［来源］《中华药膳大宝典》

［组成］甘蔗100g，莲藕100g。

［制法与用法］洗净甘蔗，去皮，切碎榨汁。洗净莲藕，去节、切碎、绞汁，每次取甘蔗汁、莲藕汁各一半饮用，1日3次，连服3天。

［功效与应用］清热利湿，凉血润燥。对于口渴心烦，肺燥咳嗽，大便秘结的热病，尿频、尿短、尿痛的急性膀胱炎、尿道炎，有小便不利，腰腹绞痛，尿中带血的尿道结石以及老年人便秘等，均有疗效。

［方解］本方证为湿热久蕴，损伤阴津所致，治宜清热利湿，生津凉血。

方中甘蔗为禾本科植物的茎秆，含蛋白质、脂肪、甲基延胡索酸、琥珀酸、甘醇酸、苹果酸、柠檬酸、乌头酸、维生素B_1、维生素B_2、维生素B_6、维生素C及钙、磷、铁等元素。性味甘寒，入胃、肺经。藕为睡莲科植物的根茎，含淀粉、蛋白质、天门冬素、维生素 C、焦性儿茶酚、新绿原酸、过氧化物酶等，性味甘寒，入心、胃、脾经。二者均取汁用，甘凉清润，清香爽口，既善养阴润燥，其甘寒之性又长于清热利水，对于湿热所致诸证常有较好的疗效。

［使用注意］甘蔗要黑皮蔗，莲藕要白嫩藕。脾胃虚寒者慎用。

金 钱 草 饮

［来源］中国传统医学丛书《中国营养食疗学》

［组成］金钱草 200g，冰糖少许。

［制法与用法］洗净金钱草，切碎，入药煲，加水 300g，煎至 100g，调入冰糖代茶频饮。

［功效与应用］清肝泄热，利湿退黄。适用于胁痛口臭，湿热黄疸型肝胆疾病，以及尿血，尿痛，腰腹绞痛，石淋等证。

［方解］金钱草为报春花科排草属植物过路黄的全草，味淡，性微寒，入胆、肝、肾、膀胱经。有清热、利胆、排石、利尿功效，可用治湿热黄疸、肝胆结石、尿路结石、感染等证。

［使用注意］神疲乏力、便溏者，或面色寒湿阴黄、黯黑，肝功极差者忌食。

荠菜鸡蛋汤

［来源］《本草纲目》

［组成］荠菜 250g，鲜鸡蛋 1 个，食用油、盐、味精适量。

［制法与用法］将荠菜洗净、切段，鸡蛋去壳打匀，用清水煮成汤，温热食服。每天 1 次，连食 30 天。

［功效与应用］清肝泄热，祛湿利尿。适用于老年人的迎风落泪，头晕目眩，五官科的急性结膜炎、腮腺炎、牙肿牙痛等，以及尿频、尿急、尿血、急性膀胱炎、肾结石、肾结核等。

［方解］本方证由肝胆郁热所致，治宜清泄肝胆，利尿祛湿。

方中荠菜又叫菱角菜，为十字花科一年生或越年生草本植物，含芥菜酸、生物碱、多种氨基酸、黄酮类、糖类、蛋白质、胡萝卜素、维生素 B 族、维生素 C，钙、磷、铁等物质，性温味甘，归肝、胃、小肠，膀胱经，有明目清热，祛风利尿，解毒健脾之用。鸡蛋富含蛋白质，营养价值极高，其性味甘平，有除烦安神，补脾和胃作用。以荠菜与鸡蛋作汤，能补益五脏，清热明目，祛湿利尿。

［使用注意］此汤可佐餐。感冒发烧者，不宜食用。

三、利湿退黄

茵 陈 粥

［来源］《粥谱》

［组成］茵陈 30～50g，粳米 100g，白糖或食盐适量。

[制法与用法] 茵陈洗净入瓦煲加水 200ml，煎至 100ml，去渣；入粳米，再加水 600ml，煮至粥熟，调味咸甜均可。每日 2 次微温服。7～10 天为 1 疗程。

[功效与应用] 清热除湿，利胆退黄。适应湿热蕴蒸，胆汁外溢所致之目黄身黄，小便不利，尿黄如浓茶，属于急性黄疸型肝炎者；以及湿疮瘙痒，流黄水者。

[方解] 本方治证由湿热蕴蒸肝胆所致，治宜清肝泄热，利胆退黄。

方中茵陈蒿为菊科植物茵陈蒿的幼嫩茎叶，味苦微寒，主入脾、胃、肝、胆，功专利湿热，退黄疸，为古今治疗黄疸的要药。对于湿热型黄疸，单用本品，效果良好；因此药性寒微而气清香，并非大苦大寒之品，且以利湿退黄见长，兼理肝胆郁滞，故亦为黄疸属于湿邪偏盛者所常用。正如《本草图解》所说："发黄有阴阳二种……总之，茵陈蒿为君，随佐使之寒热而理黄证之阴阳也。"据药理研究，本品有利胆作用，能增进胆汁的分泌；有抑制肝炎病毒和保肝作用；并有解热作用。本品配伍红枣、甘草煎服，对小儿传染性肝炎，亦有较好疗效。

黄疸型肝炎患者，多有胃口不开，食欲不佳的症状，本方以粳米煮粥，不但增加营养，开胃和中，而且又能防茵陈苦寒伤胃，酌加白糖，既能矫味，又可保肝，系肝脾两调之法，配伍甚为巧妙。

[使用注意] 茵陈应取每年 3、4 月份之蒿枝药效尤佳。煮粥时只能用粳米，粥宜稀，不宜稠。

栀 子 仁 粥

[来源]《太平圣惠方》

[组成] 栀子仁 100g，粳米 100g，冰糖少许。

[制作与用法] 将栀子仁洗净晒干，研成细粉备用。粳米放入瓦煲内加水煮粥至八成熟时，取栀子仁粉 10g，调入粥内继续熬煮，待粥熟，调入冰糖，煮至溶化即成。每日 2 次温热服食，3 天为 1 疗程。

[功效与应用] 清热降火，凉血解毒。适用于肝胆湿热郁结阶段之黄疸，发热，小便短赤；热病烦闷不安，目赤肿痛，口渴咽干；血热妄行之衄血、吐血、尿血。

[方解] 本方证为湿热久郁肝胆所致，治宜清热降火，凉血解毒。

方中栀子为茜草科常绿灌木栀子树的干燥成熟果实，主要成分有栀子苷，以及栀子次苷、栀子素、藏红花酸、熊果酸、胆酸、β-谷甾醇、鞣质等，性味苦、寒，入心、肺、胃经。现代研究发现，栀子有解热、镇静、降压等作用，又能促进胆汁分泌，降低血中胆红素，对多种细菌有抑制作用。用栀子与粳米做成药粥，主要用以清热解毒，清热燥湿，利胆退黄，且同时能护胃健脾。

[使用注意] 本粥偏于苦寒，能伤胃气，不宜久服多食。如体虚脾胃虚寒，食少纳呆者不宜服食。

泥鳅炖豆腐

[来源]《泉州本草》

[组成] 活泥鳅 150g，鲜嫩豆腐 100g，生姜 5g，料酒、油、盐、味精适量。

[制法与用法] 将泥鳅去内脏洗净，放入油锅中燥煎，下生姜、料酒调味，再将豆腐

加入锅中，加盐、水，用文火慢炖，至泥鳅炖烂、豆腐成蜂窝状，调入味精，即可食用。

[功效与应用] 清热，利湿，退黄。适用于肝炎属脾虚有湿者，症见面目及全身皮肤微黄，胁肋微胀痛，饮食不振，体倦乏力，小便泛黄不利等。

[方解] 本方治证由脾虚不运，湿热郁结所致，治宜健脾利湿，清热退黄。

方中泥鳅具有补中气，祛湿邪的作用。豆腐具有清热解毒，宽肠降浊，益气和中的作用。2 味同煮为食，以泥鳅的阴凉滑利利湿邪，健中气，辅以豆腐之凉润清热毒，降湿浊，共成清热除湿，利尿退黄之功。

[使用注意] 泥鳅用清水放养 1 天，排清肠内脏物，要活杀。隔天一食，连食 15 天。

白茅根炖猪肉

[来源]《中国传统医学丛书·中医营养食疗学》

[组成] 白茅根 100g，猪肉 150g，食油、味精、盐适量。

[制法与用法] 将白茅根洗净切段；猪肉洗净切薄块。把茅根、猪肉一齐放入锅内，加清水适量，武火煮沸后改文火炖 1 个半小时，调入食油、味精、盐，即可服用。

[功效与应用] 清肝凉血，健中退黄。用于急性黄疸型肝炎属湿热者，证见面目俱黄，色泽鲜明，小便不利，色如浓茶，饮食不振，便溏者。

[方解] 本方证为湿热蕴结中焦，熏蒸肝胆所致，治宜清肝凉血以退黄，益脾和胃以健中。

方中白茅根为禾本科植物白茅的根茎，味甘，性寒，归心、肺、胃、膀胱经，有生津止渴，凉血止血，利尿通淋功效，可用治热病烦热口渴，血热之吐血，鼻出血，尿血，以及小便赤热、水肿、黄疸等证。猪肉味甘，性平，归肺、脾、肝经，能滋阴润燥，益胃补血。2 味同煮为食，白茅根清血热以利肝胆，旨在退黄，猪肉益脾胃，健脾中气，以绝湿热化生之源，共奏清热退黄之效。

[使用注意] 白茅根取新鲜者，猪肉用猪脊肉。脾胃虚寒者不宜。

田基黄鸡蛋汤

[来源]《中华药膳大宝典》

[组成] 新鲜田基黄 60g，溪黄草 30g，鸡蛋 2 个。

[制法与用法] 将田基黄、溪黄草洗净切碎，鸡蛋煮熟去壳，再将 3 味一齐放入瓦煲内，加清水适量，武火煮沸，待蛋熟去壳，再用文火煮 1 小时，调味，食鸡蛋饮汤。1 日 1 次，连食 30~60 天。

[功效与应用] 疏肝利胆，解毒去黄。适用于急性黄疸型肝炎、急性胆囊炎、胆结石、胆道感染属湿热者，可见右胁疼痛，面目俱黄，色泽鲜明，脘腹微胀，胃纳欠佳，小便短黄，大便不畅，舌红苔黄，脉滑数等证。

[方解] 本方治证为湿蕴中焦，热结肝胆所致，治宜疏利肝胆，解毒退黄。

方中田基黄为藤黄科植物地耳草的全草，又称地耳草、雀舌草，性味甘淡微寒，甘淡能渗湿，性寒能清热，故有清热解毒，利湿退黄之功；单用或配伍鸡骨草、溪黄草等同用，可治急性黄疸型肝炎（湿热黄疸）。现代研究证明，田基黄含有黄酮类、内酯、酚类、糖类、蒽醌、鞣质等成分，对金黄色葡萄球菌、链球菌均有不同程度的抑制作用，故能用治急性胆囊炎、胆道感染等病。溪黄草性味甘苦，同属退黄要药，功能清泄肝胆，利湿退黄；与田基黄相配，功效互相促进，解毒去黄效果更佳。汤中鸡蛋，既可益阴护肝，使肝功能早日康复，又可缓和药性，防止寒凉伤胃。

[使用注意] 脾胃虚寒者不宜用。忌烟酒。

第七节　化痰止咳平喘类

凡以具有化痰止咳、降气平喘作用的药食为组合，用于咳嗽吐痰、气逆喘满病证的预防与调治的药膳，称化痰止咳平喘类药膳。

痰浊咳嗽、哮喘，多为肺家病证。由痰浊等邪客于肺，致肺气阻滞，发为咳嗽；肺气壅满不降，发为哮喘。但其所以致病，则与五脏六腑均有关，故《素问·咳论》谓，"五脏六腑皆令人咳，非独肺也"，如土不生金可致咳，肾水上射可致咳，肝火犯肺可致咳，腑气不降可致咳等。喘咳多与痰有关，"脾为生痰之源，肺为贮痰之器"，故痰、咳、喘相互关联，与肺、脾、肾三脏最为密切，治疗常须注意这些关系。

化痰类药膳多以清热消痰，健脾化痰等药食组成。常用原料如半夏、橘红、柚子、山药、贝母等，常用药膳方如半夏山药粥、橘红糕、川贝秋梨膏等。

止咳类药膳多以清肺化痰，降气止咳类药食组成。常用原料如杏仁、百果、猪肺、生姜等，常用药膳方如杏仁猪肺粥、百部生姜汁等。

平喘类药膳多以调补肺肾，降气止逆，止哮平喘类药食组成。常用原料如杏仁、蛤蚧、柿饼等，常用药膳方如杏仁粥、蛤蚧粥等。

一、化痰

橘　红　糕

[来源]《民间食谱》

[组成] 橘红50g，黏米粉500g，白糖200g。

[制法与用法] 将橘红洗净，烘干研为细末，与白糖和匀备用。黏米粉适量，用水和匀，放蒸笼上蒸熟，待冷后，卷入橘红糖粉，切为夹心方块米糕，不拘时进食。

[功效与应用] 燥湿化痰，理气健脾。适用于慢性支气管炎属痰湿所致，症见咳嗽痰多，色白清稀，胸脘痞闷，食欲不振者有疗效。

[方解] 本方所治证为脾虚气弱，痰湿内生，壅聚于肺所致，治宜健脾燥湿，理气化痰。

方中橘红是成熟橘子外层红色果皮，味甘、微苦，性温，气芳香而入脾肺经，功能燥湿化痰，理气健脾，和胃止吐，为脾、肺两经气之药。辅之以黏米、白糖调理中焦脾胃之气，使脾能健运而湿自化。本糕以食代药，不仅化痰止咳，又能理气健脾，且甘美不腻，服食方便，实为痰湿咳嗽，气滞纳呆者之食疗佳品。

[使用注意] 肺阴不足、燥热有痰之咳嗽者不宜食用本品。

[附方]

柚子炖鸡（《家庭食疗手册》）由柚子1个，雄鸡1只，佐料适量组成。柚子去皮留肉，鸡去内脏洗净，将柚子切块放入鸡腹内，隔水炖熟，喝汤吃肉。每周1次，功能理气健脾，燥湿化痰。主治体虚痰湿咳嗽。

瓜 蒌 饼

［来源］《本草思辨录》

［组成］瓜蒌瓤（去子）250g，白糖100g，面粉100g。

［制法与用法］把瓜蒌瓤（去子）与白糖拌匀作馅，面粉发酵分成16份，将瓜蒌白糖馅做成包子，蒸熟或烙熟即可食用。每日早晚空腹各食1个。

［功效与应用］清肺祛痰。适用于肺郁痰咳，伴胸胁痛胀，咳嗽气促，咳痰黏稠或黏黄，咽痛口渴等。

［方解］本方所治证为痰浊郁肺而咳。治宜清肺祛痰止咳。

方中瓜蒌为葫芦科的果实，味甘、苦，性寒，入肺、胃、大肠经，功专清肺化痰，止咳润肠。面粉、白糖健脾益胃，可助瓜蒌化痰，又可矫正瓜蒌瓜瓤之异味，使人食之可口。

［使用注意］脾胃虚寒或外感发热者不宜食用。

柚 子 炖 鸡

［来源］《本草纲目》

［组成］新鲜柚子1个，新鲜鸡肉500g，姜片、葱白、百合、味精、盐等适量。

［制法与用法］将柚剥皮、去筋皮、除核，取肉500g，将鸡肉洗净切块，焯去血水。再将柚肉、鸡肉同放入炖盅内，置姜片、葱白、百合于鸡肉周围，调好盐、味精，加开水适量，炖盅加盖，置于大锅中，用文火炖4小时，取出可食之。1周2次，连服3周。

［功效与应用］健脾消食，化痰止咳。适用于肺部疾病的痰多咳嗽，气郁胸闷，脘腹胀痛，食积停滞等。

［方解］本方治证由脾虚食滞，痰浊聚肺所致。治宜健脾气以消食滞，化痰浊而止咳嗽。

方中柚子是芸香科植物的成熟果实。柚子肉味甘带酸，性凉，归肺、胃经，能生津止渴，开胃下气，止咳化痰。鸡肉味甘性温，归脾、胃经，能温中补脾，益气养血，补肾益精，配以柚子入肺，使膳方能健脾胃而理肺气，达到气顺痰除，脾健痰化的目的。

［使用注意］消化不良者，以饮汤为宜。

半夏山药粥

［来源］《药性论》

［组成］半夏30g，山药60g。

［制法与用法］半夏先煮半小时，去渣取汁一大碗。山药研成粉，放入半夏汁内，煮沸搅成糊状即可食。分3天早晚温服。

［功效与应用］燥湿化痰，降胃止咳。适用于脾虚湿痰蕴肺，咳嗽兼胃气上逆者。

［方解］本方治证为脾虚生痰，胃气上逆，湿痰蕴肺所致，治宜健脾化湿，降气消

痰。

方中半夏为天南星科植物的地下块茎，经姜和明矾浸制后应用，性味辛温，有小毒，功能燥湿化痰，降逆止呕，散结消痞。山药为薯蓣科植物薯蓣的块茎，味甘，性平，入肺、脾、肾经，能健脾益胃润肺。山药与半夏同用，为脾肺两调之法，以半夏化肺家之痰以止咳，又可燥脾以化生痰之湿，山药以健脾运湿，培脾土以复肺金。

[使用注意] 半夏有小毒，宜制成法半夏后使用，且煎煮时间宜长，去其毒性。

石菖蒲拌猪心

[来源]《医学正传》

[组成] 猪心半个，石菖蒲10g，陈皮2g，料酒、盐、味精、姜片等。

[制法与用法] 猪心洗净，去内筋膜，挤净血水，切成小块；石菖蒲、陈皮洗净，同猪心放入炖盅内，加开水适量，调好料酒、盐、味精、姜片等，炖盅加盖，置于大锅中，用文火炖4小时，即可食用。

[功效与应用] 化浊开窍，宁心安神。适用于神经衰弱属痰浊内扰者，症见失眠心悸，头晕头重，胸脘满闷，或呕吐痰沫，甚则突然昏倒，喉有痰声者。

[方解] 本方治证为心之气阴不足，痰浊内扰心神所致，治宜化痰开窍，养心安神。

方中菖蒲辛苦而温，有芳香味，功能温化痰浊，芳香开窍，醒神宁志，本膳以此为主料。辅以苦温燥湿，健脾化痰的陈皮，旨在化痰浊以开心气。猪心善补心养血，得菖蒲、陈皮化痰之力，则补养而不恋邪；菖、陈得猪心之补，则更助心气以开窍。故全方能达到补养心血，化痰开窍，安神定志的作用。

[使用注意] 痰浓色黄、发烧，或火扰心神者不宜食用。

[附方]

石菖蒲猪肾粥（《圣济总录》）由石菖蒲30g，猪肾1枚，葱白30g，粳米60g等组成。先煎菖蒲取汁，去渣；再入其余三味煮粥。空腹食。功能祛痰浊，通耳窍。主治痰湿阻滞，清阳不升，耳鸣不止。

昆布海藻煮黄豆

[来源]《本草纲目》

[组成] 黄豆100g，昆布30g，海藻30g。

[制法与用法] 洗净黄豆，放入瓦煲内，加清水适量，文火煮至半熟；再将洗净切碎的昆布、海藻，与黄豆同煮至黄豆熟烂，调入油、盐、味精后可食用。

[功效与应用] 清热化痰，软坚散结。适用于早期肝硬化属痰湿郁结、咳痰不出者；烦躁咽痛，咳痰黏稠，伴胸闷肋痛者；以及甲状腺肿大，瘿瘤痰结等。

[方解] 本方主治证系痰浊壅聚，而致坚结成块成团，治宜清热消痰，软坚散结。

本方昆布、海藻均为浅海植物，具咸、寒特性，均有消痰泄热，软坚散结的作用，于消痰软坚中且多联合运用，以增强功效。凡痰浊结聚水肿鼓胀等，常配合一起以软之，散之，泄之。黄豆则营养丰富，能入脾胃经而补脾胃，益气血。配昆布、海藻则能健脾益气而助化痰结、消壅聚，使坚结易散，痰浊易化。

[使用注意] 糖尿病、脂肪肝或早期肝硬化属于脾胃阳虚者，不宜服用。

川贝秋梨膏

[来源]《中华临床药膳食疗学》

[组成] 款冬花、百合、麦冬、川贝各30g，秋梨100g，冰糖50g，蜂蜜100g。

[制法与用法] 将款冬花、百合、麦冬、川贝入煲加水煎成浓汁，去渣留汁，再将去皮去核切成块状的秋梨以及冰糖、蜂蜜一同放入药汁内，文火慢煎成膏。冷却取出装瓶备用。每次食膏15g，日服2次，温开水冲服。

[功效与应用] 润肺养阴，止咳化痰。适用于肺热燥咳，肺虚久咳、肺虚劳咳痰不出。

[方解] 本方治证为燥热伤肺，气阴两虚所致，治宜养阴润肺，止咳化痰。

方中川贝味甘、苦，性微寒，归肺、心经，有化痰、止咳、清热之功效。秋梨味甘带酸，性凉，归肺、胃经，能清热生津，润燥化痰。款冬花、百合、麦冬等药，皆有润肺、止咳、化痰之力。本方以群队清凉甘润，滋阴生津原料润肺养阴，使肺阴充而燥咳止。再以蜂蜜养脾胃，和营卫，又具培土生金之力。此膏滋而不腻，补而不燥，为化痰止咳之佳品。

[使用注意] 脾胃虚寒，咳唾清稀者不宜。

二、止咳

真 君 粥

[来源]《山家清供》

[组成] 成熟的杏子5~10枚，粳米50~100g，冰糖适量。

[制法与用法] 洗净杏子，用水煮烂去核，加入洗净之粳米，再加冰糖共煮，粥熟后温食。每日一食，共5天。

[功效与应用] 清润肺胃，止咳平喘。适用于肺、胃阴伤，症见身热烦躁，干咳无痰，咽干口渴等。

[方解] 本方所治之咳嗽证，为燥热灼伤肺胃津液所致。治宜清润肺胃，止咳平喘。

方中杏子为杏或山杏的果实，杏子性温，味酸、甘，入肺经，能润肺定咳，生津止渴，但以止咳为主。故咳逆不已而略兼燥热者，宜用本品。与冰糖、粳米同煮粥，甘寒滋润及清养肺胃的功效更好。

[使用注意] 如有肺热咳嗽，有黄稠痰，尿黄尿涩，大便干燥者不可食用。

[附方]

山药杏仁粥（《家庭食疗手册》）由山药500g，粟米1000g，杏仁1000g等组成。山药煮熟，烘干；粟米、杏肉（去皮尖）炒黄；各为细末，和匀。每次以15g煮粥，酌加酥油或猪油食用，每日2次。功能益气润肺，止咳平喘。主治咳嗽而兼肺气虚或肺燥者。

杏仁猪肺粥

[来源]《食鉴本草》

[组成] 苦杏仁15g，粳米100g，猪肺100g，油、盐、味精适量。

　　[制法与用法] 将苦杏仁去皮尖，放入锅内煮15分钟，再放洗净的粳米共煮粥半熟，再将洗净、挤干血水与气泡、切成小块的猪肺放入锅中，继续文火煮成熟粥，调油、盐、味精，即可食用。每日早、晚1次，温食，1碗为宜。

　　[功效与应用] 润肺止咳。适用于慢性支气管炎属痰盛者，症见咳嗽痰多，呼吸不顺，以致气喘，胸膈痞满，脉滑等证。

　　[方解] 本方治证为气逆不降，痰浊阻肺所致，治宜润肺化痰，降气止咳。

　　本方以苦杏仁为主料。杏仁苦温，入肺与大肠经，功善祛痰止咳平喘，润肠降气。取其润则能润肠润肺，降则能顺气止逆，且能化痰，故用于气逆痰阻所致之咳喘。粳米健脾扶胃，土壮则金生；猪肺补肺润肺，三者合用，则祛痰降气、润肺平喘诸作用同化为一膳，故凡肺虚喘咳，甚或肺燥咳血等均为对证良膳。

　　[使用注意] 食杏仁猪肺粥时，忌辛辣食物，忌油腻肥甘食物，忌烟、酒。饮食不宜过咸，少甜食。

百部生姜汁

　　[来源]《中华临床药膳食疗学》

　　[组成] 百部50g，生姜50g。

　　[制法与用法] 把生姜洗净切块拍扁，与百部同入瓦煲加水煎沸，去渣，改文火煎煮15分钟，待温凉即可饮用。

　　[功效与应用] 散寒和胃，止咳平喘。适用于咳嗽气喘，胸闷口淡，食欲不振，夜咳尤甚，不能入眠，舌苔白，脉弦滑。多见慢性支气管炎反复发作，百日咳属寒痰者，及风寒之邪引起的喘证。

　　[方解] 本方治证多为风寒外袭，肺胃不和所致，治宜和胃散寒，降气平喘，化痰止咳。

　　方中百部甘苦而温，功善润肺下气，止咳平喘。现代研究发现能抑制咳嗽反射，有镇咳祛痰作用；对支气管平滑肌有松弛作用，能治哮喘，近似氨茶碱。用为主料，专为痰咳喘逆而设。生姜辛温，能散寒邪，和胃气，降冲逆，辅百部则能增强其降气平喘之力，并和胃散寒以防胃气之冲逆，故对百日咳、慢性支气管炎、哮喘等病证有良效。

　　[使用注意] 因百部甚苦，可调入蜂蜜，以矫正其苦味，又增加其润肺之力。

三、平喘

杏　仁　饼

　　[来源]《丹溪纂要》

　　[组成] 杏仁（去皮尖）40粒，柿饼10个，青黛10g。

　　[制法与用法] 将杏仁炒黄研为泥状，与青黛搅拌匀，放入掰开柿饼中摊开，用湿黄泥包裹，煨干后取柿饼食用。

　　[功效与应用] 清肝泻火，润肺化痰。可治气逆咳嗽，面红喉干，咳时引胁作痛，舌苔薄黄少津，脉弦数。

　　[方解] 本方治证由肝火犯肺所致，治宜清泻肝火，止咳平喘。

方中杏仁为蔷薇科植物杏树的果实。味辛苦，性微温，归肺、大肠经，能降肺气，性疏散，又善宣肺除痰，痰消气宣，则咳喘自平。青黛为大青叶中叶绿素的制品，性味咸寒，专入肝经血分，功能消热解毒，凉血泻肝，兼能清肺止咳。柿饼为柿科植物果实柿子的制成品，味甘、涩，性寒，入心、肺、大肠经，能润肺化痰，止咳止血。3 者合制成饼，以青黛泻肝火，杏仁降气化痰，柿饼润肺，乃标本兼顾的膳方，为平喘、润肺、止咳之佳品。

[使用注意] 杏仁饼乃治肝火犯肺之咳喘，故虚寒咳嗽者不宜食用。

[附方]

杏仁粥（《圣惠方》）由杏仁 12 粒，大枣 7 枚，桑白皮 60g，生姜 2 片组成。杏仁去皮尖，研泥状，调入牛奶 30ml，绞取汁液；大枣去核；桑皮、生姜、大枣共同水煎取汁；以药汁入粳米煮粥，临熟时入杏仁汁，再稍煮即成。一日分数次食。功能止咳平喘。主治咳嗽、喘息、痰多。

杏 仁 粥

[来源]《食医心镜》

[组成] 杏仁（不论苦甜）20g，粳米 100g，食盐或冰糖适量。

[制法与用法] 将杏仁去皮尖，放入锅中加水煮汁至杏仁软烂，去渣留汁，用药汁煮粳米成粥，调入盐或冰糖温热食，每日 2 次。

[功效与应用] 止咳平喘。适用于咳嗽气喘，久咳不止，咳痰多及肠燥津枯，大便秘结等证。

[方解] 本方治证多为体弱气虚，痰气上逆，津亏肠燥所致，治宜润肠下气，止咳平喘。

方中杏仁为蔷薇科植物杏树的成熟种子。在应用上有苦、甜杏仁之分，其性味和功用均有区别。苦杏仁味苦性微温，有小毒，归肺、大肠经。其苦泄降气，能平喘，润肠通便。与粳米同煮为粥，既能止咳平喘，润肠通便，又能健脾养胃；既可借米之力增强药力，又可缓其毒性。甜杏仁味甘，性平，无毒，归肺、大肠经，也可止咳平喘，润肠通便，其滋润之性较佳，最宜于治疗虚劳咳嗽气喘，久喘无痰，短气乏力等。粳米甘平养胃，与甜杏仁合煮成粥，可增强润肺补肺之功，以助降气平喘。对年老体弱、虚劳咳嗽气喘而又见肠燥便秘者尤为适宜。

[使用注意] 按病情辨证使用苦或甜杏仁。

蛤 蚧 粥

[来源]《四季饮食疗法》

[组成] 生蛤蚧 1 只，全党参 30g，糯米 50g，酒、蜂蜜适量。

[制法与用法] 生蛤蚧用刀背砸头至死，开膛去内脏，冲洗干净，用酒、蜂蜜涂抹全身，注意保护尾巴不可折断，再置瓦片上炙熟。全党参洗净，炙干，与蛤蚧共研末，调匀成饼。煮糯米稀粥八成熟，加入蛤蚧党参饼搅化，继续煮粥熟即可食。分 2~3 次食服，每日或隔日一料，5~6 料一疗程，可间断再服。

[功效与应用] 补益肺肾，纳气定喘。适用于日久咳喘不愈，面浮肢肿，动则出汗，腰腿冷痛，阳痿等证。

［方解］本方治证为肺虚失于肃降，肾虚不司摄纳，兼中焦气弱所致，治宜补益肺肾，扶胃健脾，纳气定喘。

方中蛤蚧又名角蟾，产于云桂石山地区，其肉可食，亦可入药，药力在尾。蛤蚧性平，味咸，有小毒，入肺、肾经，有益肾补肺，纳气定喘的作用。党参性微温，味甘，入脾、肺经，有补中益气，健脾胃之功。与糯米合用，全膳可健脾胃以补中土，益肾气以司摄纳，补肺气以助肃降，适量多食，可望咳止喘平。

［使用注意］外感、咳喘痰黄者不宜服用。

腐皮白果粥

［来源］《家庭食疗手册》

［组成］白果10g，豆腐皮30g，粳米50g，调味品适量。

［制法与用法］将白果去壳、去皮、去心洗净；豆腐皮洗净切碎。粳米洗净，与白果、豆腐皮一齐放入煲内，加水适量，文火煮成粥，调味即可食用。每日一料，分2次食用，连用两周。

［功效与应用］益气养胃，敛肺平喘。适用于慢性支气管炎，哮喘属肺虚者，症见咳嗽气喘日久不愈，动则尤甚，体倦气短，饮食不佳等。

［方解］本方治证属久咳伤肺，肺气不敛所致，治宜补气敛肺，平喘止咳。

方中白果又称银杏、公孙果，性味涩甘、微苦，功能敛肺气，止咳喘，具有除湿以减少痰液化生的作用。《本草便读》述为"上敛肺金除咳逆，下行湿浊化痰涎"。豆腐皮为黄豆浆凝结成的薄膜，含有丰富的优质蛋白质、维生素B族、钙、磷、钾、铁等矿物质，是豆制品中的精品。黄豆性平味甘，能益肺气，养胃阴，清痰涎而止咳喘。与粳米共煮粥，不但补益肺胃而不腻滞，而且可降低白果之毒，矫正其苦涩之味，是用治虚喘痰咳的理想药膳佳品。

［使用注意］白果有毒，生食尤剧，故使用时要注意不宜过量，食前要熟煮去毒。外感咳嗽者不宜食用本品。

［附方］

白果蒸鸡蛋（《家庭食疗手册》）由鲜鸡蛋1个，白果2枚组成。将鸡蛋一端开一小孔；白果去壳，放入鸡蛋内，用纸粘封小孔，口朝上固定于碗中，隔水蒸熟。每日食1次，功能益气养胃，消痰止咳。主治肺虚咳喘痰多。

第八节 消食解酒类

凡以消食解酒类药物和食物为主组成，具有消食化脂或解酒醒醉等作用，用于治疗伤食、食积或饮酒酒醉病证的药膳，称为消食解酒类药膳。

本类药膳主要适用于伤食、食积内停之证。伤食、食积证多因饮食不节，或过食肥甘厚味、生冷壅滞之品，致使脾之运化功能受阻，脾胃不能腐熟、运化水谷，引起食积中焦；或是由于脾胃虚弱，受纳、运化失职，引起饮食停滞而为食积。由于本类药膳方剂的治疗目的在于消除留滞胃脘的有形食积，以期恢复脾胃的生理功能，因此消食健脾类药膳即是根据《素问·至真要大论》的"留者攻之"、"结者散之"等原则立法，属于中医治病"八法"中的"消法"。本类药膳一方面能增强脾胃功能，即加强胃肠运动，促进消化腺体分泌；另一方面又通过药材、食品所含消化酶直接帮助食物分解，以利消化。所以可消除或改善伤食、食积证所致的胸脘痞闷、腹胀腹痛、嗳腐吞酸、食欲不振、恶心呕吐、大便不调等症状。

此外，本类作用的药膳也适用于饮酒酒醉的病证。由于酒等水饮由口入胃后，其最终是通过皮毛、汗孔的宣散和尿道的排泄而排出的，而酒性温燥、升散，因此饮酒后一般有3种反应：一是以上升为主，表现为恶心呕吐、头晕头痛；二是以外散为主，表现为全身燥热、出汗较多；三是以下降为主，表现为小腹胀满、小便较多。上述饮酒反应，第一种较重，易于伤胃伤脑，对人体不利；第2、3种较轻，不仅不容易损害人体，而且还有利于酒毒的排出。所以对酒醉病证就宜选择宣散排汗或利尿排尿的食品或药材组成药膳，以减轻或消除酒醉反应。

消食解酒类药膳临床可分成以下3种：

消食化滞药膳适用于伤食、食积内停之证。症见胸脘痞闷、嗳腐吞酸、厌食呕逆、腹痛泄泻等。

健脾消食药膳适用于脾胃虚弱、食积内停之证，症见脘腹痞满、不思饮食、面黄肌瘦、大便稀溏等。以上两种药膳以麦芽、山楂、神曲、萝卜等最为常用，并常配伍米、面等营养丰富的食品，或猪肚、羊肚、鸡肫、鸭肫等，以收健脾益胃或以脏补脏之效。代表药膳如山楂麦芽茶、健脾消食蛋羹、六和茶等。

解酒醒醉药膳适用于饮酒酒醉的病证，症见头晕头痛、恶心呕吐、身体燥热、口干口渴等。临床以橘皮、葛根、葛花、枳椇子、赤小豆、猪苓、茯苓等药材或食品最为常用，代表药膳如二葛枳椇子汤、神仙醒酒丹、橘味醒酒羹等。

本类膳方使用时应注意，用于治疗伤食、食积的药膳方剂，应因证配伍，如食滞而气滞不行，宜配伍橘皮、金橘等理气之品；兼痰挟湿者，宜配伍陈皮、半夏等化痰祛湿之品。解酒醒醉药膳作用多缓和，宜于轻证、缓证的治疗或酒后的保健，对酒醉重或有其他变证者，应以药剂为主，否则难以及病，甚至有可能耽误病情，危及生命。

一、消食化滞

山楂麦芽茶

[来源]《中国药膳》

[组成] 山楂 10g，生麦芽 10g。

[制法与用法] 山楂洗净、切片，与麦芽同置杯中，倒入开水，加盖泡 30 分钟，代茶饮用。

[功效与应用] 消食化滞。适用于伤食、食积证，或大病初愈，胃弱纳差的病证。

[方解] 本方治证为食积内停所致。治宜消食、化积、导滞。

方中山楂、生麦芽及其神曲合称"三仙"，均属消食化滞的常用药物，既是食品、又是药材，但山楂因含解脂酶，口服可促进胃酸的分泌，故以消乳食、肉食最为适宜；生麦芽含淀粉、蛋白水解酶及 B 族维生素，故多用于消米面、薯类食积、食滞。本方由山楂、生麦芽两味冲泡、代茶饮服，功能健胃消食、化积导滞，临床尤其适用于肉食、乳食积滞所致纳呆纳差、脘腹胀闷、厌食恶心，或吐或泻等症的治疗，味道酸甜可口，老人、儿童都易于接受。

[附方]

1. 山楂粥（《粥谱》）山楂30g（鲜品加倍），粳米100g，红糖10g。先用水煎取山楂汁，然后加入粳米煮粥。分次食用。

2. 山楂肉干（《大众药膳》）山楂100g，猪瘦肉1000g，葱、姜、花椒、料酒、白糖、味精、豆油、香油适量。先将一半山楂放入锅内，加水约2000ml，烧沸后，放入猪肉，共煮至六成熟，捞出猪肉稍晾后，切成长6cm、宽1.5cm的粗条，用葱、姜、花椒、料酒及豆油拌匀，1小时后沥去水分。取菜油250g倒入铁锅中，至六成热时，放入肉条，炸干水分，至色微黄，即用漏勺捞出，沥去油。最后将锅中余油倒出，锅复置火上，放入另一半山楂，略炸后，再放入肉干煸炒，小火焙干，起锅后，拌入香油、白糖、味精上桌。佐餐或随时食用。

此二方功用均同山楂麦芽茶，唯功力较弱。

甘 露 茶

[来源]《古今医方集成》

[组成] 炒山楂24g，生谷芽30g，麸炒神曲45g，炒枳壳24g，姜川朴24g，乌药24g，橘皮120g，陈茶叶90g。

[制法与用法] 上药干燥，共制粗末，和匀过筛，分袋包装，每袋9g。1日1~2次，每次1袋，开水冲泡，代茶温饮。

[功效与应用] 消食开胃，行气导滞。适用于伤食、食积气滞证。

[方解] 本方所主之证乃饮食停积、气机阻止所致，治宜消食开胃，理气导滞。

方中山楂、谷芽、神曲即"三仙"，开胃消食，谷芽与麦芽皆为消米面、薯类食积之有效药、食，二者常相须为用以增强疗效。枳壳、厚朴、乌药辛散温通，消胀止痛，橘皮既行气健胃、又降气理气，如《名医别录》记载："主脾不消谷，气冲胸中，吐逆霍乱……"临床单用橘皮一味即可治伤食、食积气滞证，食后嗳气矢气频作、上下通气、胃脘饱胀即刻减轻或缓解，疗效肯定。陈茶叶既消食，又降气，亦能清火。以上各味共奏消食开胃，行气导滞，消胀止痛之功，适用于脘腹饱胀疼痛，嗳气矢气后胀痛减轻或缓解，纳呆厌食等即伤食、食积气滞证的治疗。

[附方]

1. 青皮麦芽饮（民间验方）青皮10g，生麦芽30g。上2味水煎取汁，代茶饮用。

2. 山楂橘皮茶（民间验方）山楂20g，橘皮5g。山楂炒黄，橘皮切丝，2味共置茶杯内，沸水冲泡，代茶饮服。

此二方功用均同甘露茶，但效力较弱，相比较而言，方一主消面食，方二主消肉食。

3. 五香槟榔（《六科准绳》）槟榔500g，陈皮50g，丁香、白豆蔻、砂仁各25g，食盐50g。上述各味及食盐放入砂锅或不锈钢锅内，加水约1000ml，武火烧沸，改用文火煮至水干，停火，取出槟榔放冷切成黄豆大小之颗粒，晾干即可。必要时饭后嚼食1g。

此方功同甘露茶，但消食开胃之力稍显不足，行气除胀作用较为突出。

神仙药酒丸

[来源]《清太医院配方》

[组成] 檀香6g，木香9g，丁香6g，砂仁15g，茜草60g，红曲30g。

[制法与用法] 上药共为细末，炼蜜为丸，每丸10g左右，可泡白酒500ml。适量饮用。

[功效与应用] 开胃消食，顺气导滞，快膈宽胸。适用于食积气滞证。

[方解] 本方所治之证属饮食积滞，食停气滞，治宜开胃消食，行气导滞。

方中檀香、木香顺气导滞，丁香温中散寒，砂仁开胃健脾，茜草、红曲通经活血，有"气病治血"之义，而茜草性寒，又可防诸药温燥太过伤阴损液，红曲既是着色剂，又有"消食"（《饮膳正要》）、"健脾温中"（《本草衍义补遗》）的作用（如西北地区蒸花卷、千层饼、作礼馍常把红曲粉撒在面饼、蒸馍上或揉入面中使用，除着色、染色使之形态美观外，也有预防食积的保健作用）。诸药炼蜜为丸，用时以酒泡之，方便快捷，开胃消食，顺气导滞，对各种食积气滞证均有效。该药酒制成后，气味芬芳，酒色由白转红，饮后胸膈脘腹饱胀即刻消失，其乐融融，优哉游哉，故有"神仙"之美誉。

荸荠内金饼

[来源]《中国食疗学·养生食疗菜谱》

[组成] 荸荠600g，鸡内金25g，天花粉20g，玫瑰20g，白糖150g，菜油、面粉、糯米粉适量。

[制法与用法] 将鸡内金制成粉末，加入天花粉、玫瑰、白糖与熟猪油60g，面粉10g拌匀做成饼馅。荸荠去皮洗净，用刀拍烂、剁成细泥，加入糯米100g拌匀上笼蒸熟。趁热把刚蒸熟的荸荠糯米泥分成汤圆大小，逐个包入饼馅，压成扁圆形，撒上细干淀粉备用。炒锅置旺火上，倒入菜油烧至八成热时把包入饼馅的荸荠饼下入油锅内炸至金黄色，用漏勺捞起入盘，撒上白糖即可上桌。当点心直接食用。

[功效与应用] 功能开胃消食，清热止渴。主治胸中烦热口渴、脘腹痞闷、恶心厌食、苔黄腻、脉滑数等证。

[方解] 本方治证为饮食积滞，郁久化热而成。治宜消食导滞，清化郁热。

方中鸡内金即家鸡的砂囊内壁，又名"鸡嗉子"、"鸡肫皮"、"鸡肫里黄皮"等，味甘性平，入脾胃二经，有健脾胃、消食积的功能，为有力的消食化积药，适用于饮食停滞所致的各种病证。现代药理研究证实：鸡内金能增强胃运化功能、消化能力，加快胃排空，增加胃液分泌量及其酸度。临床观察发现：鸡内金对于各种消化不良病症都有比较满意的疗效。荸荠、天花粉、白糖均有清热止渴的作用，尤其荸荠兼能开胃消食，用治饮食停滞，壅久化热最为适宜。

米、面温中健脾，猪油益胃生津，皆为顾护胃气之品。玫瑰气味芳香，性质温热，具"健脾……疏肝……和血"（《本草从新》）之功，"治消化不良，恶心呕吐，肝胃气痛"（《山东中草药》）。方中用之，取行气开胃之效用，可预防米面、猪油等"膏粱"之味壅中呆胃。全方合用，即具开胃消食除积，清热生津止渴的功效，所以可治饮食停滞，壅久化热伤津之病证。

［使用注意］荸荠性寒，猪油滑肠，脾胃虚寒及血寒者不可大量食用。

神曲丁香茶

［来源］《简易中医疗法》

［组成］神曲15g，丁香1.5g。

［制法与用法］上两药放入茶杯中，沸水冲泡，代茶饮用。

［功效与应用］温中健胃，消食导滞。适用于胃寒食滞而纳差纳呆、胃脘饱胀、呕吐呃逆等证。

［方解］本方所治之证为胃寒而纳运功能减退，饮食停滞引起。治宜温中散寒，消食开胃，行气导滞。

方中神曲为辣蓼、苍耳、杏仁、青蒿、赤小豆等药、食加入面粉或麸皮共6味混合后，经发酵而成的曲剂，又名"六神曲"。其味甘辛而性温，入脾胃二经，具健脾和胃、消食调中之功，正如《本草经疏》所言："其气味甘温，性专消导，行脾胃滞气，散脏腑寒冷"，因此神曲尤其适用于胃寒食滞的治疗。丁香"暖胃，去中寒"（《医林篡要》）。现代研究也证实，神曲能排除肠内积气，促进胃肠蠕动与胃液分泌，从而有健胃开胃，消胀止痛的作用，所以可缓解脘腹胀痛，增强消化功能，减轻恶心呕吐症状。二者合用，共奏温中散寒，健胃消食的作用，主治胃寒食滞证。

［附方］

焦饭茶（《食疗药物》）焦饭（即锅巴）适量。日常煮饭时，将饭多焖一些时间，即可制成厚而焦黄的锅巴。用时取锅巴适量，洒一些盐水，放适量生菜油，加上香菜、葱姜丝，把锅巴再煸炒一下，然后注入开水、沸腾10分钟即成。1日1剂，候温食用。此方功用与上方基本相同，清香可口，老少咸宜。

二、健脾消食

健脾消食蛋羹

［来源］《临床验方集锦》

［组成］山药15g，茯苓15g，莲子15g，山楂20g，麦芽15g，鸡内金30g，槟榔15g，鸡蛋若干枚，食盐、酱油适量。

［制法与用法］上述药、食除鸡蛋外共研细末，每次5g，加鸡蛋1枚调匀蒸熟，加适量食盐或酱油调味后直接食用。1日1~2次。

［功效与应用］补脾益气，消食开胃。适用于脾胃虚弱，食积内停之证，症见纳食减少，脘腹饱胀，嗳腐吞酸，大便溏泻，脉象虚弱等。

［方解］本方所主之证为脾胃虚弱，饮食积滞而成。治宜消补兼施，使脾胃得健，食滞得消，则气机调畅，诸症自会痊愈。

方中山药、茯苓、莲子与鸡蛋益气补中，以治病本，前3者味甘性平，既补益脾胃，又除湿止泻，临床常用于脾胃虚弱之不思饮食、泄泻久痢等类似于消化不良、胃肠炎等的治疗；鸡蛋乃血肉有情之物，也属味甘性平之品，具补脾和胃，养血安神，滋阴润燥之功，主治脾胃虚弱食滞纳呆、腹泻便溏、阴血不足眩晕乏力、鸡盲夜盲及阴津亏损失眠烦躁、咽干口渴等证。山楂、麦芽与鸡内金消食导滞，以治病标，山楂主消乳食、肉食积滞；麦芽主消米面、薯类积滞；鸡内金健脾胃，消食积，是强而有力的消食化积药，适用于各种饮食停滞病证的治疗。槟榔苦温，苦能降气，温能散气，临床既可治疗饮食积滞证，又可预防食积食滞证。饮食停滞易于导致气机阻滞，故本方槟榔的作用即是消积导滞，行气除胀。全方合用，补脾益气，消食开胃，补消兼施，用于脾胃虚弱所致饮食积滞，特别是小儿疳积，疗效确切。

[附方]

健脾莲花蛋糕（《中华食物疗法大全》）党参15g，白术15g，山楂10g，生麦芽15g，神曲15g，陈皮12g，枳壳20，面粉350g，鸡蛋500g，白糖450g。前7味制成细粉，鸡蛋去壳，打入容器内，加糖后用斑竹扫帚顺一个方向搅约30分钟，至鸡蛋呈乳白色时倒入面粉、药粉，再加食用红色素2g搅匀至淡红色。将模型莲花蛋糕盒洗净，每个盒内抹上熟猪油，舀入糕浆，上笼蒸熟，趁热撒上少许熟芝麻，取出蛋糕盒，翻入盘内即可。随意食用。此方功用与上方基本相同。

白术猪肚粥

[来源]《圣济总录》

[组成] 白术30g，槟榔10g，生姜10g，猪肚1付，粳米100g，葱白3茎（切细），食盐适量。

[制法与用法] 前3味装入纱布袋内，扎口，猪肚洗净去涎滑，将药袋纳入猪肚中缝口，用水适量煮猪肚令熟、取汁。以猪肚煮汁煮米粥，将熟时入葱白及食盐调味。空腹食用。

[功效与应用] 健脾消食，理气导滞。适用于脾虚气滞脘腹胀满、纳差纳呆。

[方解] 本方治证属脾胃虚弱，纳运失调，气机阻滞。治宜健脾益气，消食开胃，理气导滞。

方中主药白术苦甘性温，具补脾益气之功，用治脾胃虚弱所致脘腹胀满，食欲不振，泄泻便溏等证，如《医学启源》说："和中益气，温中……（主）四肢困倦、目不欲开、懈怠嗜卧、不思饮食……"猪肚味甘性温，补中益气，擅治虚劳羸弱，配伍白术、粳米尤使本方健脾益胃功能大大增强。此外，中医还习惯用动物的脏器来补益人体脏腑的虚损，以收"以脏补脏"之效。槟榔味苦辛，性温燥，入胃与大肠经，功能消积行气，常用于食积不消、脘腹胀满疼痛等类似于胃肠功能紊乱、消化不良及慢性结肠炎等的治疗，在方中为辅药。生姜、葱白皆为辛温之品，辛可行气，温能暖中，因此在方中二者与槟榔相须为用，强化了本方行气散郁导滞的作用。本方用粳米及其白术、猪肚配合槟榔煮粥，既可消食行气导滞，又能益气补中扶正，消补兼施，相辅相成。

全方合用即具健脾益气、消食开胃、理气导滞的功效，用于治疗脾虚气滞脘腹胀满疼痛、纳差纳呆等证，疗效肯定。

[使用注意] 白术猪肚粥不宜长久食用，一般以3~5天为一疗程。气虚下陷者忌用。

[附方]

云豆橘红卷（《中国食疗学·养生食疗菜谱》）云豆500g，红枣300g，橘红15g，蜜桂花5g，红糖150g。云豆温水发胀，入锅，加水煮熟烂，制成泥状待用。红枣洗净，温水泡胀去核、煮熟，趁热加红糖、剁细的橘红与蜜桂花，混合均匀做成枣泥待用。将云豆泥滩在案板上，用菜刀平抹成1cm厚的长片状，抹上一层拌好馅的枣泥，向上卷起360度的一个圆圈，再用刀在豆卷垂直方向切成小卷块，置于盘中即可上桌。当点心食用。此方与上方功用基本相同，而功力稍逊。

小儿七星茶

[来源]《家庭医生》

[组成] 薏苡仁15g，甘草4g，山楂10g，生麦芽15g，淡竹叶10g，钩藤10g，蝉蜕4g（一方无甘草而为灯芯3~5g）。

[制法与用法] 上药共为粗末，水煎。代茶饮用。

[功效与应用] 健脾益胃，消食导滞，安神定志。适用于小儿脾虚伤食证或疳积证，症见纳差腹胀，吐奶或呕吐，大便稀溏，或面黄肌瘦，厌食恶食，大便时干时稀，多汗易惊，睡卧不安，手足心热等。

[方解] 小儿脏腑娇嫩、脾常不足，加之乳食不知自节，故极易发生乳食积滞，日久又可导致营养不良而发生疳积。伤食或疳积往往易于化生食火，食火形成后又易于扰动心神。因此，本方主治证既有伤食、疳积，脾升胃降、气机逆乱的表现，又有化热与心神被扰的症状。治宜健脾益气，消食化滞，安神定志。

方中薏苡仁、甘草健脾益气补中，山楂、麦芽消食导滞开胃，竹叶、钩藤、蝉蜕宁神镇惊定志，如《本草正义》说："钩藤……气本轻清而味甘性寒，最合于幼儿稚阴未充、稚阳易旺之体质……能泄火而能定风"，《药性论》也说："主小儿惊啼，瘛疭从热壅"，张守颐则谓："蝉蜕，主小儿惊痫。盖幼科惊痫，内热为多……治以寒凉，降其气火，使不上冲……"灯芯清心火、利小便，治心烦不寐、小儿夜啼。诸药合用，共奏健脾益气、消食导滞、安神定志之功。因本方由七味药物组成，主要用治小儿疾病，同时剂型为代茶饮，故方名即为"小儿七星茶"。该方原为广东、特别是广州地区家喻户晓的婴幼儿医疗保健药茶，由于疗效确实、群众乐意接受，因此目前已有冲剂问世。广东梁剑波教授认为："七星茶具备补脾、平肝、泻心的立法处方（原则）。它对于解决小儿的风、火、热、滞，配合严谨……对治疗小儿因肠胃消化不良、食滞吐奶、烦躁磨牙、易啼易怒、小便短赤，以及不明原因的发热等证，煎服一二剂，无副作用而效果优良，诚为良方……家有小孩，每星期煎服一次，还可有预防之效。"

益 脾 饼

[来源]《医学衷中参西录》

[组成] 白术30g，红枣250g，鸡内金15g，干姜6g，面粉500g，食盐适量。

[制法与用法] 白术、干姜入纱布袋内，扎紧袋口，入锅，下红枣，加水1000ml，武火煮沸，改用文火熬1小时，去药袋，红枣去核，枣肉捣泥。鸡内金研成细粉，与面粉混匀，倒入枣泥，加面粉与少量食盐，和成面团，将面团再分成若干个小面儿，制成薄饼。平底锅内倒少量菜油，放入面饼烙熟即可。空腹食用。

[功效与应用] 健脾益气，温中散寒，开胃消食。主治脾胃寒湿所致纳食减少，大便溏泄等病证。

[方解] 本方主治证属脾胃寒湿，饮食停滞所致。治宜健脾益气，温中散寒，消食导滞。

方中白术苦甘性温，入脾胃二经，甘以补脾益胃，温能散寒除湿，苦以燥湿止泻，用治脾胃虚弱，寒湿内生所致纳差纳呆，脘腹饱胀，大便溏泄等证，《本草通玄》赞誉道："补脾胃之药，更无出其右也。"红枣味甘性温，入脾胃二经，与白术相须为用，健脾益气功力更强。鸡内金运脾磨谷，有较强的消食化积作用。干姜温中散寒，健胃运脾，主治脾胃虚寒脘腹冷痛，纳食不消，恶心呕吐，泄泻下痢等证。本方配伍得当，具有较好的健脾益气，温中散寒，消食健胃的作用，主治"脾胃寒湿，饮食减少，常作泄泻，完谷不化"（张锡纯语）等证。

[使用注意] 本品偏温，故中焦有热者不宜食用。

[附方]

期颐饼（《医学衷中参西录》）芡实、鸡内金、面粉、白糖适量。芡实、鸡内金分别粉碎，过筛，制成细粉，先用开水适量浸泡鸡内金粉半日，滗出浸液另存待用，再入芡实粉与面粉、白糖，混合均匀，用鸡内金浸液和面，做成极薄小饼，放入锅内烙成焦黄色即可。随意食用。此方功用基本同上方，而益脾饼温中散寒作用较强，期颐饼健脾止泻功能较强。

锅 焦 糕

[来源] 《周益生家宝方》

[组成] 锅焦1500g，神曲（炒）125g，砂仁62g，山楂（炒）125g，莲子肉300g，粳米（炒）1500g，鸡内金（炒）30g，白糖1500g。

[制法与用法] 将诸药研为细末，加白糖调匀，做成糕，早晚随食。

[功效与应用] 补中，健脾，消食，适用于脾胃虚弱之饮食难消、脘腹胀满、便溏泄泻诸证。

[方解] 本方所治之证，为脾虚少食，消化不良所致。治宜益气健脾，消食和中。

方中锅焦（即锅巴），又名黄金粉，为烧干饭时所起的焦锅巴，《本草纲目拾遗》谓其有"补气、运脾、消食、止泄泻"之功效。可用于治疗消化不良，脾虚泄泻。粳米，性味甘平，炒至焦香后又能助脾之健运，且较一般米粉容易消化。莲肉具有补脾止泻之功，常用于脾虚所致的便溏泄泻。

神曲具有消食健胃，和中止泻之功，常用于食滞脘腹胀满，便溏泄泻等症。《药品化义》称其："平胃气，理中焦，用治脾虚难运。"山楂味酸而甘，性温，善治各种食积停滞之证，尤为消油腻肉积之要药。鸡内金性味甘平，消化食积的作用较强，可用于各种食积停滞及小儿脾虚疳积证。神曲、山楂、鸡内金3药皆炒香用，意在增强其健脾消食之力。砂仁性味辛温，气味芳香，善于化湿行气，为醒脾和胃之良药，常用于湿阻脾胃引起的食欲不振及呕吐泄泻等证。

诸药配合，酸甜适口，消补结合，实乃老幼皆宜之良方。

[使用注意] 此方性质平和，补消配伍得当，但总以脾胃虚弱之健运失常、饮食积滞者服用为宜。若无饮食积滞，不宜服用。

[附方]

猪脾粥（《圣济总录》）由猪脾、猪胃各1具，粳米100g组成。将猪脾、猪胃洗净细切，与米同煮为粥，空腹食之。功能健脾益气，适用于脾胃气虚之不下食、米谷不化等证。

六 和 茶

[来源]《全国中成药处方集》

[组成] 党参30g，苍术45g，甘草15g，白扁豆60g，砂仁15g，藿香45g，厚朴30g，木瓜45g，半夏60g，赤茯苓60g，杏仁45g，茶叶120g。

[制法与用法] 以上各味共为粗末，每次9g，沸水冲泡，或加生姜3片，大枣5枚煎汤，代茶饮用。

[功效与应用] 健脾益胃，理气开郁，消食化痰。适用于脾胃虚弱，饮食痰湿积滞的病证，症见脘腹胀满，食欲不振，恶心呕吐，大便溏泄，面色无华，形体消瘦，倦怠乏力，舌淡胖嫩苔白腻或水滑，脉缓弱或滑。

[方解] 本方主治证为脾虚食滞痰积引起。治宜健脾益气，理气开郁，消食化痰。

方中参、术、草及扁豆健脾益胃补中，扁豆尚能和中化湿，可治脾虚食少，呕吐泄泻。砂仁、藿香、厚朴、木瓜理气开郁醒脾，砂仁行气和胃，能缓解胃肠胀气，减轻脘腹疼痛，调中醒脾，可健胃开胃，增进食欲；藿香行气和中，藿香挥发油能促进胃液分泌，抑制胃肠过激蠕动，故有健胃止吐、解痉、防腐之功。半夏、赤茯苓、杏仁、茶叶利湿化痰祛邪，赤茯苓多用于利湿泄热剂中；茶叶味苦甘，性质寒凉，功能消食化痰，除湿清热。另外，因本方治证为饮食、痰湿实邪积滞，而实邪郁阻，易致气机阻滞，气滞日久又易化热，故本方除有祛邪、理气的药、食之外，同时还有赤茯苓、茶叶等清解邪热之品。诸味合用即奏健脾、益胃、理气、开郁、消食、化痰6效于1方，对上述诸证均有良效，故名"六和茶"。临床可用于脾胃虚弱、饮食痰湿积滞证的治疗。

三、解酒醒醉

葛根枳椇子饮

[来源]《防醉解酒方》

[组成] 葛根20g，葛花10g，枳椇子15g。

[制法与用法] 水煎2次，取汁600~800ml，于2小时内分3~5次饮服。

[功效与应用] 发表散邪，清热除烦。适用于急性酒精中毒头痛头晕，燥热口渴等证。

[方解] 本方所主之证为酒毒冲逆，热灼津伤引起。治宜解散酒毒，清热利湿，生津止渴。

方中葛根、葛花、枳椇子，尤其是后2味是最为常用的解酒药。葛花有解酒毒的作用，常用于饮酒中毒头痛头晕，或长期饮酒，胃肠积热以致恶心呕吐，小便短涩的治疗。枳椇子为植物拐枣的果实或种子，具解毒利尿，清热除烦的作用，如《滇南本草》说："能解酒毒"，《本草拾遗》说："利小便，功用如蜜"，"止渴除烦，去膈上热"，可用于饮酒中毒，热病烦热，小便不利的治疗。

本方以葛花为主，葛根为辅发表解肌以解酒毒，葛根尚有清热生津的作用，可治饮酒过度、湿热灼津所致口干口渴。枳椇子利小便解酒毒，兼以清热除烦，生津止渴。3 味合用，共奏解肌发表，利尿除湿，清热生津之功，所以可用于饮酒过多或不善饮酒引起的急性酒精中毒的治疗。

[附方]

豆豉葱白饮（《太平圣惠方》）豆豉 60g，葱白 30g。葱白洗净、切碎，与豆豉加水 2 碗，煎至 1 碗，去渣取汁，代茶饮服。此方功效与上方基本相同却无利尿作用，宜于酒醉轻症的治疗。

神仙醒酒丹

[来源]《寿世保元》

[组成] 葛花 15g，葛根粉 240g，赤小豆花 60g，绿豆花 60g，白豆蔻 15g，柿霜 120g。

[制法与用法] 以上各味共为细末，用生藕汁捣和做丸，如弹子大。每用 1 丸，嚼碎吞服，立醒。

[功效与应用] 宣散排毒，利尿祛湿，醒脾清胃。适用于饮酒酒醉所致头痛头晕，小便短涩，嗳气吞酸，纳差纳呆，苔腻脉滑等证。

[方解] 本方所治之证为饮酒过度，湿热阻滞，升降失职所致。治宜解表渗湿，升清降浊，清热生津。

方中葛花、葛根解肌发表，使酒湿之邪从肌表而出；赤小豆花、绿豆花使酒湿从小便而出；白豆蔻调气化湿、醒脾开胃；柿霜、藕汁清热生津。全方合用，即具解肌发表，利尿渗湿，升清降浊，清热生津的作用，所以可用于酒醉的病证，尤以长期酗酒头痛头晕，小便短涩，纳差纳呆等证最为适宜。

橘味醒酒羹

[来源]《滋补保健药膳食谱》

[组成] 糖水橘子 250g，糖水莲子 250g，青梅 25g，红枣 50g，白糖 300g，白醋 30ml，桂花少许。

[制法与用法] 青梅切丁；红枣洗净去核，置小碗中加水蒸熟；糖水橘子、莲子倒入铝锅或不锈钢锅中，再加入青梅、红枣、白糖、白醋、桂花、清水，煮开，晾凉后频频食用。

[功效与应用] 解酒和中除噫，清热生津止渴。适用于饮酒酒醉所致噫气呕逆，吞酸嘈杂，不思饮食等证。

[方解] 本方所主之证为饮酒酒醉，湿热积聚，胃气上逆所致。治宜清热利湿，和降胃气。

方中橘子化湿行气，顺气和胃，莲子、红枣健脾祛湿；桂花香味浓烈，有行气散郁的作用；青梅即乌梅，生津止渴；白糖、白醋皆为民间常用的解酒用品，《本草纲目》就说："润心肺燥热……消痰，解酒和中。"《医海拾零》也说："饮酒过多，酌饮醋有解酒作用。"

方中橘子、莲子、青梅、红枣均为日常果品，且用糖、醋、桂花调味，甜酸可口，清香怡人，共奏清湿热，解酒毒，降胃气之功，是解酒和胃之优良膳方，临床对饮酒过多所致噫气呕逆，胃脘嘈杂，烦渴燥热等证确有良效。

第九节 理 气 类

凡以理气类药物和食物为主组成，具有行气或降气等作用，用于治疗气滞或气逆病证的药膳，称为理气类药膳。

气病的范围非常广泛，如《素问·举痛论》就说："百病生于气也。"但归纳起来，不外乎气虚、气滞与气逆3个方面。气虚的治法与方剂将在"补益类"药膳中详细介绍，此处主要介绍气滞与气逆证的行气和降气治法及方剂。气滞与气逆的成因很多，大体来说多由气机郁滞，脏腑功能失调引起，具体来说气滞则以脾胃气滞与肝气郁滞为主，气逆又以肺气上逆和胃气上逆最多；前者治宜行气解郁，后者治宜降气下气，但气滞与气逆有时可同时并见，故行气与降气也可联合运用。因此，《素问·至真要大论》的"逸者行之"、"结者散之"、"下之"及"开之"等，便成为本类药膳的立法依据。理气类药膳以木香、砂仁、乌药、川楝子、郁金、柿蒂、竹茹及橘皮、玫瑰花、月季花、生姜等药材或食品最为常用，代表方剂如姜橘饮、柚皮醪糟、五香酒料、薯蓣半夏粥等。

本类药膳使用时应注意：气滞与气逆证有虚实之分，本类方剂主治实证，不宜于虚证，勿犯虚虚实实之戒。若气滞、气逆兼见气虚，可于行气、降气药膳中加入补气的药材与食品。本类药膳多辛温香燥，易于伤津耗气，应适可而止，勿使过剂；同时，对气滞兼阴液亏损者以及孕妇均应慎用。

姜 橘 饮

[来源]《家庭食疗手册》

[组成] 生姜60g，橘皮30g。

[制法与用法] 水煎取汁，代茶饭前温饮。

[功效与应用] 理气健中，除满消胀。适用于脾胃气滞引起的脘腹胀满。

[方解] 本方治证为痰湿阻滞或脾胃虚弱，致使中焦脾胃气滞，症见胸部满闷，脘腹胀满，不思饮食或食后腹胀，或口淡无味，苔薄或稍腻等。治宜理气健中，燥湿化痰，除满消胀。

方中生姜味辛、性温，入肺、脾、胃经，除有发汗解表，散寒止咳的作用外，还有健胃理气，降逆止呕的功效。现代研究发现：生姜煎液能引起消化液的分泌增加，并能抑制异常发酵，使肠张力、节律及蠕动增加，可用于积气的排出与肠胀气引起的疼痛；生姜浸液及从生姜中分离出的成分的混合物都有比较明显的止呕作用。橘皮苦、平，入肺、脾二经，有较好的行气健胃作用，《本草拾遗》载陈皮"去气，调中"，《名医别录》也说，"主脾不消谷，气冲胸中，吐逆霍乱，止泻"；因其味苦，故也有燥湿化痰之功。两者合用即有健中理气，燥湿化痰，消胀止呕的作用，临床适用于痰湿滞中，中虚气滞之脘腹胀满或胃寒型呕吐，类似于消化不良，胃肠功能紊乱，或急性胃肠炎，神经性呕吐等症的调治。

［附方］

1. 陈皮肉丁（《中国食疗学·养生食疗菜谱》）陈皮 25g，猪瘦肉 750g，葱节 25g，姜片 40g，花椒 7g，干辣椒段 50g，食盐、酱油、绍酒、白糖、鲜汤、醪糟汁、麻油适量。陈皮切成小长方块，猪肉切成 $1.5cm^2$ 的丁，与盐、酱油、酒各适量及其葱、姜各 10g 拌匀，20 分钟后拣去葱、姜。炒锅置旺火上，下菜油适量烧至七成热，放入肉丁炸干水气，待变成金黄色时捞出，去炸油，另加菜油 100g 烧至五成热，下花椒、辣椒、陈皮，炸出香味，加葱、姜、肉丁煸炒，烹入酒、酱油、白糖、醪糟汁、鲜汤炒匀，待汁收干后淋上麻油起锅即成。佐餐食用。

2. 生姜粥（《饮食疗法》）橘皮（切块）10g，生姜 20g（绞汁），粳米 30g。橘皮煎汁，以橘皮汁煮粥，粥成加入姜汁，一沸后即可。空腹食用。

此二方功用均同姜橘饮。

良姜鸡肉炒饭

［来源］《中国食疗大全》

［组成］高良姜 6g，草果 6g，陈皮 3g，鸡肉 150g，粳米饭 150g，葱花、食盐、料酒、味精各适量。

［制法与用法］前 3 味洗净、加水煎取浓汁 50ml，鸡肉切片。起油锅，放入鸡肉片，加料酒、葱花煸炒片刻，倒入米饭，加食盐、味精及药汁再炒片刻即成。

［功效与应用］温胃散寒除湿，行气止痛降逆。适用于脾胃中寒、湿阻中焦之脘腹冷痛胀满、嗳气吐逆反胃等证。

［方解］本方所治之证为寒湿中阻，脾胃气机阻滞或逆乱引起。治宜温中散寒，行气止痛，除湿降逆。

方中主药高良姜辛热，"除一切沉寒痼冷"（《本草汇言》），"治……腹冷气痛"（《药性论》）。因其专入脾胃，故温散之力尤强，临床主要用治胃寒脘腹冷痛。草果辛温，也入脾胃二经，既可行气解郁，又能散寒除湿，用治寒湿阻滞中焦，脾胃气机逆乱所致脘痛腹胀，恶心嗳气，呕吐反胃等病证。陈皮行气健胃，燥湿化痰。鸡肉甘平微温，补益五脏，温中益气。粳米健脾益胃。诸品配合，既散寒行气，除湿降逆，又补虚温中，健脾益胃，对体质虚弱，寒湿阻滞，脾胃气机郁阻或逆乱的病证尤为适宜。

［使用注意］上方性偏温燥，宜于寒湿之证，故胃热或阴虚所致者不宜使用。

［附方］

1. 良附蛋糕（《中国食疗学·养生食疗菜谱》）高良姜 6g，香附 6g，鸡蛋 5 枚，葱白 50g，熟猪油 130g，食盐 2g，味精 1g，湿淀粉 15g。良姜、香附研细粉，葱白头洗净切碎，鸡蛋打入大碗内，用竹筷搅打 1 分钟，加入药粉、食盐、味精、湿淀粉、清水继续搅拌均匀。炒锅置中火上，下熟猪油烧至六成热时，移至小火上，用汤瓢舀出油约 30g，随即将糕浆倒入锅中，再将舀出的油倒入糕浆内，用锅盖盖好，约烘 10 分钟，翻面再烘 2～3 分钟，用刀划成三角形入盘。直接食用。

2. 豆蔻馒头（《大众药膳》）白豆蔻 15g，面粉 100g，酵面 50g。豆蔻研为细末，待面粉发酵后，与食用碱面或苏打粉一起加入，制成馒头食用。

此二方功用与良姜鸡肉炒饭基本相同，而良附蛋糕因有疏肝行气止痛的香附，故也用于肝郁气滞、肝胃不和所致脘胁疼痛的治疗。

柚皮醪糟

[来源]《重庆草药》

[组成] 柚子皮(去白)、青木香、川芎各等分,醪糟、红糖各适量。

[制法与用法] 前3味制成细末,每煮红糖醪糟1小碗,兑入药末3~6g,趁热食用,1日2次。

[功效与应用] 理气解郁,和胃止痛。适用于肝胃不和所致的脘胁疼痛,症见脘胁胀闷疼痛,嗳气呃逆,不思饮食,精神郁闷或烦躁、脉弦等。

[方解] 本方所治属于肝郁气滞、肝胃不和、气滞而略兼寒凝所致。治宜疏肝和胃,温散寒邪,理气止痛。

柚子一名"文旦",品种有"沙田柚"、"文旦柚"与"大红袍"等,皮厚,较耐贮存,是常年清口爽神的水果。柚子皮又名"气柑皮"、"橙子皮",辛苦而性温,功能宽中理气,消食化痰,温中止痛,主治寒湿、痰食阻滞中焦所致脘腹满闷冷痛、纳差纳呆等症。

青木香亦称"云木香"、"南木香"、"广木香"等,其正名为"木香",味辛苦,性温,入肝、胆、脾、胃及大肠经,行气止痛,温中和胃,常用于肝郁气滞、肝胃不和等所致脘腹胀满疼痛、食不消化,或呕吐泄泻等的治疗。川芎为血中气药,不但长于活血,还能行气散郁止痛。醪糟、红糖既温经散寒和血,又健脾益胃和中。全方合用,共奏疏肝理气,温中散寒,行气止痛,对肝胃气滞而略兼寒湿的病证,颇为有效。

[附方]

木香饮(《简便单方》)云木香2g。温开水磨浓汁,入热酒调服。此方功用同上方。

五香酒料

[来源]《清太医院配方》

[组成] 砂仁、丁香、檀香、青皮、薄荷、藿香、甘松、三奈、官桂、大茴香、白芷、甘草、菊花各12g,红曲、木香、细辛各1.8g,干姜1.2g,小茴香1.5g,烧酒1kg。

[制法与用法] 上药以绢袋盛好,入烧酒中浸泡,10日后可用。每日早晚各饮1次,一次饮20~30ml,忌食生冷、油腻等物。

[功效与应用] 醒脾健胃,散寒止痛,芳香化湿,发表散邪。适用于脾胃气滞脘腹胀痛、食欲不振等证,也可用于寒凝肝郁疝气疼痛,及阴暑证头身疼痛、呕恶厌食等病证的治疗或辅助治疗。

[方解] 本方主治证有三:一是寒邪凝结、痰饮阻滞、饮食积滞等所致的脾胃气滞证;二是寒湿凝滞、肝气郁结引起的疝气疼痛;三是暑季内有暑湿,兼又贪凉感寒,由此形成的内有湿阻症状、外有风寒表现的证候,即阴暑证。

方中砂仁辛、温,归脾、胃经,具行气调中、醒脾和胃之功,是治疗脾虚湿困、气机阻滞所致脘腹胀痛、食欲不振的佳品。红曲即真菌紫色红曲霉寄生在粳米上而成的红曲米,味甘性温,入肝、脾、胃经,有健脾消食、活血化瘀的作用。砂仁、红曲醒脾健胃,合木香、丁香、檀香及青皮理气导滞、消胀止痛。薄荷、藿香、甘松、三奈芳香化湿、避除秽浊。干姜、官桂、大小茴香暖肝、散寒、止痛，木香、青皮除行脾胃气滞，治脘腹胀痛外，也具疏肝破气之功，可治疝气疼痛。细辛、白芷并藿香发散风寒。甘草调和诸药，菊花性凉，能缓解上药辛温伤阴耗液之弊。酒为辛温之品，既可助细辛、白芷、藿香等解散表邪，又与红曲一起温通血脉，取"气病治血"之义。以上各味合用，全方即具调中理气导滞、疏肝散寒止痛与散风寒化暑湿的综合作用，所以可用于脾胃气滞证、寒凝肝郁疝气疼痛和阴暑证的治疗。

［附方］

1. 茴香粥（《寿世青编》）小茴香 10～15g，粳米 30～60g。小茴香煎汁，入粳米煮粥；或小茴香细末 3g 调入粳米粥中。空腹食用。此方功用与上方基本相同，惟效力稍逊，且不适宜阴暑证。

2. 香楝酒（《万病回春》）南木香 9g，大茴香 9g，小茴香 9g，川楝肉 9g，连须葱白 5根，白酒 100g，食盐适量。前四味入锅内炒香，加入葱白，再加水 1 碗，盖盖煎至半碗，去渣取汁，药汁中加白酒，调入食盐即可。空腹 1 次趁热饮完，饮后取双膝屈曲位仰卧。若 40 分钟未效，可再用 1 剂。

香楝酒具疏肝理气，散寒止痛之功，主要用于寒疝腹痛的治疗。

［使用注意］由于以上各方辛温香燥的药、食居多，因此阴虚火旺者不宜使用。

二花调经茶

［来源］民间验方

［组成］月季花 9g（鲜品加倍），玫瑰花 9g（鲜品加倍），红茶 3g。

［制法与用法］上 3 味制末，用沸水冲泡 10 分钟，不拘时温饮，1 日 1 剂。连服数日，在经行前几天服用。

［功效与应用］理气活血，调经止痛。适用于气滞血瘀型月经不调或痛经。

［方解］本方治证为气滞血瘀，经脉不畅痛经等。治宜行气活血，调经止痛。

方中月季花、玫瑰花均为血中气药，二者功用相当，有理气活血，调经止痛的作用，是治疗气滞血瘀型月经病的佳品。如《本草正义》指出："玫瑰花，香气最浓，清而不浊，和而不猛，柔肝醒胃，流气活血，宣通窒滞而绝无辛温刚燥之弊，断推气分药之中，最有捷效而最为驯良者，芳香诸品，殆无其匹。"红茶乃全发酵茶，因色泽乌黑油润，沏出的茶色红鲜亮而得名，其性温，散寒除湿，且含有咖啡因，能兴奋高级神经中枢，使精神兴奋、思想活跃、体力恢复，有利于行气解郁；与茶碱对血管运动中枢也有兴奋作用，有改善血液循环的功能，又可认为与行血活血有关。上 3 味共奏理气活血，调经止痛之功，用于月经后期，经色暗红、量少、有块，小腹疼痛，伴精神抑郁或烦躁不安，胸胁乳房胀痛，纳食减少等证，即气滞血瘀型月经不调或痛经的治疗。

［附方］

1. 月季花茶（《泉州本草》）鲜月季花 15～20g（干品减半），开水冲泡，代茶饮用。

2. 玫瑰花茶（《山东中医杂志》）玫瑰花 15g，沸水冲泡，代茶频饮。

3. 川芎调经茶（《简便单方》）川芎 3g，红茶 6g。上两味加水 300～400ml 煎至 100～200ml，茶饭前温饮，1 日 2 剂。此 3 方功用基本同二花调经茶，惟方一、方二效力稍逊。

薯蓣半夏粥

[来源]《医学衷中参西录》

[组成] 山药 30g，半夏 30g，白糖适量。

[制法与用法] 山药制成细末。半夏用温水浸泡，淘洗数次以去矾味，加水煎煮 5 分钟，取汁 250ml。将半夏汁倒入山药末中拌匀，加清水适量煮 3~5 分钟，入白糖调味。1 日 3 餐食用。

[功效与应用] 健脾益胃，燥湿化痰，降逆止呕。适用于中焦气弱，痰湿壅盛，胃气上逆所致之恶心呕吐等病证。

[方解] 本方所治之证为脾胃虚弱，痰湿壅盛，胃气失于和降而上逆呕恶。治宜益气补中，燥湿化痰，降逆止呕。

薯蓣又名山药，味甘微酸，性温，主入脾、肺经，有健脾补肺的作用，既是一味补药，又是日常佳蔬，用治脾胃虚弱、肺脾两虚诸证。半夏辛温降逆、和胃止呕之功颇为显著，可用于多种呕吐哕逆证候，由于性质温燥，因此对脾虚、痰饮犯胃所致之呕吐尤为适宜。现代研究发现：半夏 3g 即可对抗最小有效量的阿朴吗啡及硫酸铜引起的犬的致呕作用，其机理主要是抑制呕吐中枢的结果。白糖甘寒，清热生津，既可牵制半夏之温燥，免伤阴液，又能矫味，与山药配合，使本方酸甜适口。三者合用，共奏健脾益胃，燥湿化痰，降逆止呕之功，适用于中虚痰盛、胃气上逆而恶心呕吐、脘痞纳呆、口淡不渴、舌淡苔腻、脉沉缓或滑等证。

[附方]

生姜和胃茶（民间验方）生姜 3 片，红茶 1 撮。生姜切丝与红茶共置茶杯中，开水冲泡，温饮。1 日 1~2 剂。此方无补益作用，而温中功力稍强，主要用于胃寒呕吐呃逆、感寒停食等证的治疗。

竹茹芦根茶

[来源]《千金要方》

[组成] 竹茹 30g，芦根 30g，生姜 3 片。

[制法与用法] 上药水煎，代茶饮用。

[功效与应用] 清热益胃，降逆止呃。适用于胃热呃逆与热病后期哕逆不止。

[方解] 本方治证为胃热逆气冲上或中虚胃气失于和降引起的呃逆证。治宜清热益胃，降逆止呃。

方中竹茹、芦根与生姜均有和胃降逆的作用，都可用于呕吐呃逆的治疗，特别是竹茹、芦根为治疗胃热呃逆的常用药对。竹茹甘苦性凉，入胆、胃二经，因其寒凉故可清热，苦又能降下，而甘则可益胃安中，所以《本草蒙筌》说，"主胃热呃逆，疗噎膈呕哕"，《本经逢源》指出，"为虚烦烦渴、胃虚呕逆之要药"。芦根甘寒，既可清热生津，以治热病津伤，又能清热降逆，以治胃热呕哕。生姜辛温，主治胃寒呕哕，有"呕家圣药"之称，配寒凉之芦根、竹茹，则功在温散，而专其和胃降逆之功。以上配伍，有清热益胃止呃的作用，临床既用于胃热呕哕，如急性胃肠炎、幽门不全梗阻等症的治疗，也用于热病后期胃阴损伤所致虚呃不止，如感染性、传染性病症恢复期的调治。

［附方］

橘茹饮（《医宗金鉴》）橘皮 30g，竹茹 30g，柿饼 30g，生姜 3g，白糖适量。橘皮、柿饼及生姜切碎，与竹茹水煎取汁，再加入白糖，代茶频饮。此方功能基本同上方，但上方益胃作用稍强，此方行气作用较优，主治胃热呕哕、妊娠呕吐及术后呃逆等病证。

橘 朴 茶

［来源］《江西中医药》

［组成］橘络 3g，厚朴 3g，红茶 3g，党参 6g。

［制法与用法］上四味共制粗末，放入茶杯中用沸水冲泡 10 分钟即可。不拘时随饮随冲，至味淡为止，1 日 1 剂。

［功效与应用］理气开郁，化痰散结。适用于梅核气。

［方解］梅核气相当于现代医学所说的"咽部神经官能症"或"癔病球"，临床以咽部自我感觉异常为主，并随精神情绪的变化而变化，客观检查无异常发现，全身症状多为精神抑郁、多疑善虑、胸胁胀满，若肝郁日久横逆犯脾又见纳呆腹胀、大便溏泄，妇女还可见月经不调。其病机主要在于肝郁气滞或痰气互结，治宜疏肝理气，健脾和胃，化痰散结。

方中橘络味淡微苦，性平微温，入肝、脾经。《本草纲目拾遗》说："橘络专能宣通经络滞气，驱皮里膜外积痰。"即具理气、通络、化痰之功，故为主药。厚朴苦辛，性温，入脾、胃、肺经，既可温中行气降逆，又能健脾燥湿化痰，是为辅药。红茶温中暖胃、散寒除湿；党参健脾益胃，取"见肝之病，则知肝当传之于脾，故先实其脾气"（《难经》）之义，上两药是佐使之药。以上组方合理、严谨，所以可用于梅核气的治疗。

［使用注意］服用本方，同时也应注意精神治疗，即要细心开导病人，使其消除顾虑，并避免各种不良刺激，使其精神愉快，以期获得更加满意的疗效。

第十节 理 血 类

凡以活血、止血等理血类药食为主制作而成，具有活血化瘀、和血止血作用，以预防和治疗瘀血、出血等病证的药膳食品，均属于理血类。

血是营养人体的重要物质，在正常情况下，周流不息地循行于脉中，灌溉五脏六腑，濡养四肢百骸。病理情况下，由于致病因素的影响，使血行障碍，造成血行不畅、瘀血内停，或离经妄行之各种血证，可用理血类药膳防治。主要分为活血化瘀和止血两类。

活血化瘀类药膳主要适用于瘀血类病证。

瘀血类病证主要见于痛经、闭经、瘀积包块、外伤瘀肿疼痛、痹证血行不畅、瘀阻经脉之半身不遂、瘀血内停之胸胁疼痛、痈肿初起，以及产后血瘀腹痛、恶露不行等。调疗瘀血类病证应以活血化瘀类药食为主，可适当配以理气之品。瘀久伤正者则与补养气血之药食同用。常用药食有益母草、红花、玫瑰花、当归、丹参、桃花、桃仁等；药膳方有益母草煮鸡蛋、桃花白芷酒、桃仁粥、丹参烤里脊、三七蒸鸡等。

止血类药膳主要适用于出血类病证。

出血类病证根据其病变部位主要有吐血、衄血、咳血、尿血、便血、崩漏、紫癜及跌打损伤出血等。其中血热妄行者，宜凉血止血；瘀滞出血者，宜化瘀止血，并与理气之品配伍；气虚不摄、脾不统血者，应益气健脾摄血；阳虚气弱、摄血无力者，宜温经止血；病久兼有血虚者，应益气养血止血。上述各种出血，均可酌情配合收敛止血类药食。常用药食有藕汁、阿胶、艾叶、白茅根、花生衣、黑木耳、苎麻根等；药膳方有还童茶、白茅根饮、白及肺、苎麻根粥、花生衣红枣汁、艾叶炖母鸡等。由于药膳作用和缓，对慢性病证尤为适合。

瘀血重证或大量出血者，药膳也可作为辅助治疗或善后调理措施。

一、活血化瘀

益母草煮鸡蛋

[来源]《食疗药膳》

[组成] 益母草 30~60g，鸡蛋 2 个。

[制法与用法] 鸡蛋洗净，与益母草加水同煮，熟后剥去蛋壳，入药液中复煮片刻。吃蛋饮汤。每天 1 剂，连用 5~7 天。

[功效与应用] 活血调经，利水消肿，养血益气。适用于气血瘀滞之月经不调，崩漏，产后恶露不止或不下等。

[方解] 本方所治月经不调，为气血瘀滞所致，治宜活血养血调经。

方中益母草辛苦而凉，入心包、肝经，功能活血，祛瘀，调经，消水，是治疗血热、血滞及胎产艰涩之要药，《本草汇言》云其"行血养血，行血而不伤新血，养血而不滞瘀血，诚为血家之圣药也"，故益母草为本方之主料；鸡蛋甘、平，入心、肾经，滋阴润燥，养心安神。两者相伍，化瘀与扶正并举，可活血补血，利水消肿。主要用于预防和治疗崩漏、痛经、闭经、产后恶露不下等；也可用于折伤内损有瘀血者，或尿血、肾炎水肿等。疼痛明显者可加入黄酒适量，血虚者加入红糖适量。

由于本方药性平和，无峻攻蛮补之弊，故亦可作为妇人产后调补之方，以助子宫整复。

[使用注意] 脾胃虚弱者不宜多食，多食令人闷满。

[附方]

益母草汁粥（《太平圣惠方》）由鲜益母草汁 10ml，鲜生地汁 40ml，鲜藕汁 40ml，生姜汁 2ml，蜂蜜 10ml，粳米 100g 组成。将粳米淘洗干净，放砂锅内，加水适量，文火煮至米烂时加入四种药汁及蜂蜜，搅匀后，再以文火煮沸即可。每日 1 剂，分 2 次温服。功能散瘀调经，滋阴养血。适用于阴虚血热、冲任失调所致的月经不调，崩中漏下。病愈即止，不宜久服。

红花当归酒

[来源]《中药制剂汇编》

[组成] 红花 100g，当归 50g，赤芍 50g，桂皮 50g，40% 食用酒精适量。

[制法与用法] 将上药干燥，粉成粗末，40% 食用酒精 1000ml 浸渍 10~15 天，过滤，

补充一些溶剂续浸药渣 3 ~ 5 天，滤过，添加酒至 10000ml，即得。每日 3 ~ 4 次，每服 10 ~ 20ml，亦可外用涂擦跌打扭伤未破之患处。

[功效与应用] 活血祛瘀，温经通络。适用于跌打扭伤，瘀血经闭腹痛等。

[方解] 本方所治之证，为瘀血阻滞脉络所致，治宜活血化瘀，通络止痛。

方中红花辛、温，入心、肝经。《本草汇言》有："红花，破血行血、和血、调血之药也。"故能活血通经，祛瘀止痛，为血中之气药。当归味甘辛，性温，入心、肝、脾经，能补血和血，调经止痛。《日华子本草》云，当归"破恶血，养新血"。两者配合，红花偏于活血止痛，当归偏于养血调经，主治经闭、癥瘕、产后恶露不下、瘀血作痛、跌扑损伤等，共为主料。赤芍酸苦性凉，入肝、脾经，功能化瘀止痛，凉血消肿，与红花均善治外伤瘀血肿痛；桂皮辛甘而热，可补元阳，通血脉，止疼痛。赤芍、桂皮与主料相伍，助其活血止痛之效。酒为百药之长，方用酒剂，取其辛温行散，以通血脉，行药势，增强药力。且本方可内服、外用并行，使药力迅速布达血脉以化瘀止痛，故以方便实用、效专力宏为特点。用治跌打扭伤，经闭腹痛诸证，可收捷效。

[使用注意] 本品性偏温热，阴虚火妄者不宜，孕妇慎服。不胜酒力者可将药料加适量黄酒，水煎内服；外用也可水煎熏洗。

[附方]

红花山楂酒（《百病饮食自疗》）由红花 15g，山楂片 30g，白酒 250ml 组成。将红花、山楂洗净，泡入装酒的容器中，封口，每天摇动 3 ~ 5 次，1 周后滤取药酒汁即可。每日 2 次，每次 15 ~ 20ml。功能活血行瘀。适用于瘀血阻滞之经来量少，色紫黑，有血块，少腹痛而拒按，血块排出后痛减等证。

桃花白芷酒

[来源]《家庭药酒》

[组成] 桃花 250g，白芷 30g，白酒 1000g。

[制法与用法] 农历 3 月 3 日或清明节前后采摘桃花，特别是生长于东南方向枝条上的花苞及初放不久的花更佳。将采得的桃花与白芷、白酒同置入容器内，密封浸泡 30 日即可。每日早晚各 1 次，每次饮服 15 ~ 30ml，同时倒少许酒于掌心中，两手掌对擦，待手掌热后涂擦按摩面部患处。

[功效与应用] 活血通络，润肤祛斑。主治瘀血所致的面部晦暗、黑斑、黄褐斑等。

[方解] 本方所治之证，为瘀滞血热所致，治宜活血通络，润肤祛斑。

方中桃花味苦性平，入足阳明、手少阴、足厥阴经。功能活血利水，凉血解毒，为中医美容之要品。白芷辛温无毒，善治阳明一切头面诸疾。《本草经百种录》言："白芷极香，能祛风燥湿，其质又极滑润，能和利血脉，而不枯耗。"桃花与白芷相伍，可活血祛风，解毒消斑。酒剂可助药力，并适于久服，以缓缓图功。本品性质平和，制作方便，主要用于防治面部晦暗、黑斑、黄褐斑等。也可作为伤风头痛、眩晕等病的辅助治疗。外用可美颜色、润肌肤，防治皮肤燥痒诸证。

[使用注意] 妊娠期、哺乳期妇女及阴虚血热者忌服。

[附方]

桃花酿（《备急千金要方》）由桃花 1000g，井华水 3000ml，曲 500g，米 6000g 组成。

将上4味，炊之一时，酿熟，去糟。每次服30ml，日3服。功能活血利水。适用于血水不利之腰脊苦痛不遂。

丹参烤里脊

[来源]《中国药膳大全》

[组成] 丹参9g（煎水），猪里脊肉300g，番茄酱25g，葱、姜各2.5g（切末），水发兰片、熟胡萝卜各5g（切粒），白糖50g，醋25g，精盐1.5g，花椒10g，绍酒10g，酱油25g，豆油70g。

[制法与用法] 将猪里脊肉切块（如鸭蛋大），用酱油拌一下，用热油炸成金黄色，放入小盆内。加酱油、丹参水、姜、葱、花椒水、绍酒、清汤，拌匀，上烤炉，烤熟取出，顶刀切成木梳片，摆于盘内。勺内放油，入兰片、胡萝卜煸炒一下，加清汤、番茄酱、白糖、精盐、绍酒、花椒水。开锅后，加明油，浇在里脊片上即成。日常佐餐随量食用，每周3~5次。

[功效与应用] 活血祛瘀，安神除烦。适用于瘀血所致的月经不调，癥瘕积聚，胸腹刺痛，关节肿痛，心烦不眠等。

[方解] 本方所治之证，为瘀血所致，治宜活血凉血祛瘀，安神除烦。

主料丹参，味苦而微温，入心、肝经，专走血分，功能活血祛瘀，养血安神，排脓止痛，主治胸痹心痛，月经不调，痛经，闭经，癥瘕积聚，瘀血腹痛，骨节疼痛，惊悸不眠，恶疮肿毒等多种病证。配料猪肉甘咸性平，功善滋阴、润燥、益气，能"补肾液，充胃汁，滋肝阴，润肌肤"（《随息居饮食谱》）。番茄甘酸，微寒，可生津止渴，健胃消食。主料与配料相伍，性味平和，化瘀不伤正，扶正不留邪，可用于多种瘀血病证的治疗和日常调理，以防治月经不调，经闭痛经，崩漏带下，产后瘀血腹痛，乳痈肿痛，心烦不眠，疮疡肿毒等。特别是瘀血日久，兼有气血精津亏损不足者尤为适宜。

前人有"一味丹参饮，功同四物汤"的经验，本方有祛瘀生新之效，也可作为女性、中老年人的养生保健食品，可辅助治疗面部色素沉着、高脂血症、动脉硬化、肝脾肿大、冠心病、心绞痛、中风半身不遂、神经衰弱等病症。

[使用注意] 本方药性平和，去配料中的白糖亦可作为糖尿病患者的保健食品。孕妇慎用。

[附方]

丹参蜜膏（《中华养生药膳大典》）由丹参200g，白蜜1200ml，水适量组成。将丹参放入锅中，加水适量，煎取浓汁350ml，再将药汁与白蜜混合匀，倒锅内，以文火慢慢收膏即成。每日2次，每次30ml，10天为1疗程，可连用2~3疗程，疗程间隔5天。若用于痛经，可于经前服。功能理气活血，调经止痛。适用于气滞血瘀、冲任不调引起的月经后期痛经，月经量少，经闭等。

桃 仁 粥

[来源]《太平圣惠方》

[组成] 桃仁21枚（去皮尖），生地黄30g，桂心3g（研末），粳米100g（细研），生姜3g。

［制法与用法］地黄、桃仁、生姜3味加米酒180ml共研，绞取汁备用。另以粳米煮粥，再下桃仁等汁，更煮令熟，调入桂心末。每日1剂，空腹热食。

［功效与应用］祛寒化瘀止痛。适用于寒凝血瘀之攻心腹痛、痛经、产后腹痛、关节痹痛等。

［方解］本方所治诸痛，为寒凝血瘀，不通则痛，治宜化瘀通经，散寒止痛。

方中桃仁苦甘性平，入心、肝、大肠经，《药品化义》认为"桃仁，味苦能泻血热，体润能滋肠燥"，功善破血行瘀，润燥滑肠，是治疗血瘀血闭引起的经闭、癥瘕、产后腹痛、胸腹刺痛之专药。生地黄甘苦性凉，《神农本草经》载其能"逐血痹"，《本草经疏》言其善"益阴血"，唐宋之前多用地黄活血通经，治疗寒热积聚、痹阻疼痛诸证。桂心辛热，助阳散寒、通脉止痛。生姜辛温，温散和中。4味配合，重在祛邪，可收化瘀、散寒、止痛之捷效，主要用于瘀血寒凝所致的心腹疼痛、痛经、产后腹痛、关节痹痛等证。以粳米煮粥，取其补中益气、健脾和胃之功，意在资生化源，祛邪不损正。临床也可作为冠心病、心绞痛、风湿、类风湿性关节炎、行经腹痛等病的辅助治疗。

［使用注意］本方总以祛邪为主，不宜长时间服用。血热明显者可去桂心。平素大便稀溏者慎用。

［附方］

桃仁酒（《太平圣惠方》）由桃仁500g，清酒5000ml组成。先捣桃仁令碎，纳砂盆中细研，以少量酒绞取汁，再研再绞，使桃仁尽即止。都纳入瓷器中，隔水煮至色黄如稀饧即可。每服10ml，每日2次。功能活血通脉，益颜色，令人面色光悦。适用于瘀血面色晦暗不泽，或作为美容保健之品适量服用。

三 七 蒸 鸡

［来源］《延年益寿妙方》

［组成］母鸡1只（约1500g），三七20g，姜、葱、料酒、盐各适量。

［制法与用法］将母鸡宰杀退去毛，剁去头、爪，剖腹去肠杂，冲洗干净；三七一半上笼蒸软，切成薄片；一半磨粉。姜切片，葱切成大段。将鸡剁成长方形小块装盆，放入三七片，葱、姜摆于鸡块上，加适量料酒、盐、清水，上笼蒸2小时左右，出笼后拣去葱姜，调入味精，拌入三七粉即成。吃肉喝汤，佐餐随量食用。

［功效与应用］散瘀止血定痛，益气养血和营。主治产后、经期、跌打、胸痹、出血等一切瘀血之证。

［方解］本方所治之证，为瘀血所致，治宜化瘀止血，消肿定痛。

方中三七甘苦而温，功能"和营止血，通脉行瘀，行瘀血而敛新血"（《玉楸药解》），为治疗瘀血出血之要药。鸡肉甘温，入脾、胃经，可温中益气，补精填髓，主治虚劳瘦弱诸证。两者配伍，一通一补，作用平和，善于理血补虚，无峻攻蛮补之弊，凡瘀血、出血、血虚诸血分之证均可酌情选用。临床多用于胸痹心痛、跌打损伤、崩漏带下、遗精泄泻、消渴、咯血等病证，兼能益气养血，和营养颜；血虚面色萎黄，年老久病体弱者也可作为强壮之品。

［使用注意］孕妇忌服。

［附方］

三七酒（《中国中医独特疗法大全》）由三七、海桐皮、薏苡仁、生地、牛膝、川芎、羌活、地骨皮、五加皮各 15g，白酒 2500g 组成。将上药研细末，入白酒中浸渍，密封。夏日浸 7 日，冬日浸 10 日，过滤即成。每日 2 次，每次饮服 15ml。功能活血止痛，祛瘀通络。适用于跌打损伤，瘀血肿痛，关节痹痛等。

玫瑰露酒

[来源]《全国中药成药处方集》

[组成] 鲜玫瑰花 3500g，白酒 15000g，冰糖 2000g。

[制法与用法] 当玫瑰花花蕾将开放时采摘，将花与冰糖浸入酒中，用瓷坛或玻璃瓶储存，不可加热，密封月余即得。每日 2 次，每次饮服 10～30ml。

[功效与应用] 和血散瘀，理气解郁。适用于血瘀气滞之月经不调、肝胃气痛、新久风痹、乳痈肿毒等。

[方解] 本方所治之证，为瘀血气滞所致，治宜和血散瘀，理气解郁，疏肝和胃。

方中玫瑰花甘辛而温，气味芳香，功能"和血、行血、理气"（《本草纲目拾遗》），"调中活血"（《随息居饮食谱》），浸酒可增加行散活血之功，主要用于气郁血瘀之月经不调，赤白带下，胸痛头痛，胃脘疼痛，肢体痹痛，损伤瘀痛，乳痈肿毒等证。

女子以肝为先天，多有气血郁滞，本方以玫瑰花为主，行气散血，芳香浓郁，色味俱佳，兼能美容养颜，也可作为女性日常美容保健饮品，能和气血，美颜色。

[使用注意] 阴亏燥热者勿用。女性或不胜酒力者可改为玫瑰花 10g，黄酒 50ml，加水适量煮沸服用。

[附方]

1. 玫瑰茶（《本草纲目拾遗》）由玫瑰花适量组成。阴干，冲汤代茶服。功能理气活血，舒肝和胃。适用于肝胃气痛。

2. 玫瑰炖冰糖（《泉州本草》）由鲜玫瑰花、冰糖各适量组成。将鲜玫瑰花捣汁炖冰糖服。功能理气，和血，止血。主治肺病咳嗽吐血。

3. 三花减肥茶（《中成药研究》）由玫瑰花、茉莉花、代代花、川芎、荷叶各等分组成。上药混匀，共为粗末，分袋装，每袋 10g。每日 1 袋，开水冲泡代茶饮。功能活血理气，化湿消脂，有健美、保健、强身之效。适用于血瘀湿滞之肥胖症。

坤 草 童 鸡

[来源]《华夏药膳保健顾问》

[组成] 坤草（益母草）15g，童子鸡 500g，鲜月季花 10 瓣，冬菇 15g，火腿 5g，香菜叶 2g，绍酒 30g，白糖 10g，精盐 5g，味精 1g，香油 3g。

[制法与用法] 将益母草洗净，放碗内，加入绍酒、白糖上屉，用足气蒸 1 小时后取出，用纱布过滤，留汁备用。童子鸡宰杀去净毛，洗净，从背部剖开，除去内脏，剁去头、爪，入沸水中烫透。捞出放砂锅内，加入鲜汤、绍酒、冬菇、火腿、葱、姜，煮开后，加入精盐，盖上盖，用小火煨至熟烂。然后拣去葱、姜，加入味精、益母草汁、香油、香菜叶和鲜月季花瓣即成。食肉喝汤，随量食用。

[功效与应用] 活血化瘀，调经止痛。适用于瘀血滞留的多种病证，妇女经脉阻滞引

起的月经不调、痛经、经闭、产后瘀血腹痛、恶露不尽、产后血晕、崩漏下血，及跌打瘀痛等。

［方解］本方所治之证，为瘀血阻滞所致，治宜活血化瘀，调经止痛。

方中益母草，有活血化瘀、调经、消水等功效，为血瘀诸证，特别是妇科瘀血病证的常用要药，《本草纲目》谓其能"活血破血，调经解毒，治胎漏产难，胎衣不下，血晕、血风血痛，崩中漏下，尿血泻血，扑打内损瘀血，大小便不通"，故益母草功擅行血化瘀，本方用以为主。月季花功擅活血调经，以之配伍益母草，使该方活血化瘀之效偏重妇人经水。但均为草木枝叶，通疏有效，而补养乏力，于妇人血不足之体，以童子鸡配伍，能生精血，养五脏，一可补气血之虚，一可因滋补而补益母草、月季花之不及。故全方配伍，药虽少，而配合得当，活血无伤血之虞，补血无瘀阻之患，是一首好的祛瘀药膳。对气血不足的经闭、经期错后、久不受孕也可应用。

［使用注意］血热之月经病证，或痰湿内盛者不宜服食。

牛膝复方酒

［来源］《太平圣惠方》

［组成］牛膝120g，丹参、杜仲、生地、石斛各60g，好白酒1500g。

［制法与用法］将5味药料共捣碎，放入瓷罐中，加入白酒浸泡，密封口，7天即成，去渣留酒备用。每服30ml，每日1～2次。

［功效与应用］活血通络，补肾壮骨。主治关节不利，筋骨疼痛，肌肉酸痛，肾虚腰痛等。

［方解］本方所治之证，为血脉瘀滞，肝肾不足所致，治宜活血化瘀，滋补肝肾，强筋壮骨。

方中牛膝甘苦酸，性平，入肝、肾经，生用主活血化瘀，通络止痛，且性善下行，筋骨痛风在下者最宜。丹参苦而微寒，入心、肝经，功能活血通脉止痛，《大明本草》以其主治"骨节疼痛，四肢不遂"。两味合用，可化瘀和络止痛，主治跌扑损伤等所致的瘀血凝滞之筋骨疼痛，尤长于治疗腰膝关节疼痛，屈伸不利。杜仲甘微辛，性温，入肝、肾经，可补肝肾，益精气，坚筋骨，主治腰脊酸痛，脚膝行痛，《药品化义》云："牛膝主下部血分，杜仲主下部气分，相须而用。"生地为滋阴养血之上品，《神农本草经》则谓其"主折跌，绝筋，伤中，逐血痹，填骨髓，长肌肉"，是古方治疗筋骨痹痛常备之品。石斛既可生津养胃，亦能益精补虚除痹，疗脚膝痛冷痹弱。酒为辛热之品，能御寒气，散湿气，通血脉，行药势。诸味共用，可化瘀血，除寒湿，通经络，补肝肾，益精气，壮筋骨。治疗血脉失和、肝肾不足所致的各种关节不利，筋骨疼痛，肌肉酸痛，肾虚腰痛等。

［使用注意］牛膝为下行滑利之品，孕妇及梦遗、滑精、腹泻者忌服。

［附方］

1. 牛膝叶粥（《太平圣惠方》）由牛膝叶30g，粳米100g，豉汁适量组成。将牛膝叶切碎，与粳米、豉汁共煮为粥，加盐、酱调味，空腹食之。功能活血除痹。适用于风湿痹，腰膝疼痛。

2. 牛膝煮鹿蹄方（《太平圣惠方》）鹿蹄1具，牛膝200g组成。上两味以豉汁同煮令烂熟，葱椒调和。空腹食之。功能活血祛风除湿，坚筋骨。适用于痹证日久，四肢挛急疼痛。

牛筋祛瘀汤

[来源]《百病中医药膳疗法》

[组成]牛蹄筋100g，当归尾15g，紫丹参20g，雪莲花10g，鸡冠花10g，香菇10g，火腿15g，生姜、葱白、绍酒、味精、盐各适量。

[制法与用法]将牛蹄筋温水洗净，将5000ml清水煮沸后，放入食用碱15g，倒入牛蹄筋，盖上锅盖焖两分钟，捞出用热水洗去油污，反复多次，待牛蹄筋发胀后才能进行加工。发胀后的牛蹄筋切成段状，放入蒸碗中；将当归、丹参入纱布袋放于周边，将雪莲，鸡冠花点缀四周，香菇、火腿摆其上面，放入生姜、葱白及调料，上笼蒸3小时左右，待牛蹄筋熟烂后即可出笼，挑出药袋、葱、姜即可。日常佐餐食用。

[功效与应用]活血化瘀通脉。主治瘀血痹阻、筋脉不通之肢体疼痛，筋脉拘急或驰纵。

[方解]本方所治之证，为瘀阻筋脉所致，治宜活血止痛，化瘀通脉。

方中当归甘辛性温，入心、肝、脾经，能活血养血，导血归源，主血分之病，"归身主守，补固有功，归尾主通，逐瘀自验"（《本草正义》）。丹参，味苦微温，入心、肝经，功能活瘀血，生新血，凉血安神，长于破血通经止痛，主治月经不调癥瘕积聚，瘀血腹痛，骨节疼痛，恶疮肿毒等多种病证。两味主料相合，以化瘀通脉止痛为主。配料中雪莲花甘苦性温，能散寒，活血，通经；鸡冠花凉血止血，敛营。4味相合，有明显的活血止痛作用。配合牛蹄筋补肝强筋，扶助正气，使全方兼具化瘀血，通血脉，止疼痛，补筋脉之功。主治瘀血痹阻、筋脉不通之肢体疼痛，关节屈伸不利，筋脉拘急或驰纵等。也可辅助治疗瘀血阻滞型脉管炎。

地龙桃花饼

[来源]《常见病的饮食疗法》

[组成]干地龙30g，红花20g，赤芍20g，当归50g，川芎10g，黄芪100g，玉米面400g，小麦面100g，桃仁、白糖各适量。

[制法与用法]将干地龙以酒浸泡去其气味，然后烘干研为细面；红花、赤芍、当归、川芎、黄芪等入砂锅加水煎成浓汁，再把地龙粉、玉米面、小麦面、白糖倒入药汁中调匀，做圆饼20个，将桃仁去皮尖略炒，均布饼上，入烤炉烤熟即可。每次食用1~2个，每日2次。

[功效与应用]益气，活血，通络。适用于中风后遗症之半身不遂，口眼歪斜，语言蹇涩，口角流涎，肢体痿废等属气虚血瘀者。也可用于小儿麻痹后遗症，以及其他原因引起的半身瘫痪，截瘫，或肢体痿软等。

本方所主之证，为气虚血瘀所致，治宜益气活血，疏通经络。

[方解]本方仿王清任《医林改错》之补阳还五汤方义，是以补气类药食与活血化瘀类药食配伍制作而成的。

方中重用黄芪，黄芪甘温，善于大补元气，以推动血行。川芎、桃仁均为破血祛瘀之品，川芎之性善散，上行头目，下达血海，中开郁结，为血中之气药。桃仁"性善破血，散而不收，泻而无补"（《本草经疏》）。红花、当归均能活血行血，和血养血，其中红花偏于化瘀，当归偏于养血。4 者配合，活血兼以养血，无破血伤血之弊。赤芍酸苦性凉，能清热凉血化瘀；地龙咸寒，可清热熄风通络。两者合用，化瘀通经，以活血生血；玉米面、小麦面主健脾补虚，调中和胃。全方相合，共收补气活血，养血通络之功效。加工成饼剂，可以减少药物对胃肠道的刺激，且易于制作，食用方便，适合慢性病患者长期坚持服用。是治疗气虚血瘀，中风后遗症，半身瘫痪的药膳佳品。

二、止血类

还 童 茶

[来源]《中成药研究》

[组成] 槐角 1kg。

[制法与用法] 秋季采摘饱满壮实之荚果为原料，洗净，常温晾干，烘烤至深黄色，上笼蒸，出锅后再烘干至棕红色，除尽水分，最后将槐角轧破，将其内黑色种子脱去，取干燥之果皮轧碎，过筛，分袋装，每袋 10g。用白开水冲泡饮用，每次 1 袋，每日 2 次。本品可连泡 2 次，颜色以棕红色至浅黄色为宜。

[功效与应用] 清热，凉血，止血。适用于血热肠风泻血，痔疮出血，崩漏，血淋，血痢等证。

[方解] 本方所治的出血病证，为血热所致，治宜清热润燥，凉血止血。

方中独用槐角，"苦寒纯阴之药，为凉血要品，故能除一切热，散一切结，清一切火"（《本草经疏》）。又因其入肝、大肠经，是润肝明目，清肠止血之要药。本方在加工过程中除去种子，故以凉血止血，治疗五痔肠风下血，赤白热泻痢疾见长。也可用于崩血，血淋等。临床将还童茶用于治疗和预防动脉硬化、冠心病、高血压、神经衰弱、肝炎、肠炎等疾病，均获得满意疗效。

[使用注意]《本草经疏》云："病人虚寒，脾胃作泄及阴虚血热而非实热者，外证似同，内因实异，即不宜服。"孕妇也当忌服。

[附方]

1. 槐叶茶（《食医心鉴》）由嫩槐叶 500g 组成。一如制茶法，为末。如茶煎啜之。功能明目益气，止血。适用于肠热便血，痔疮下血。

2. 槐花散（《滇南本草》）由槐花、酒各适量组成。槐花烧过，去火毒，杵为末。每服一钱，水酒送下。功能清热凉血，止血通淋。适用于血淋。

茅根车前饮

[来源]《中草药新医疗法资料选编》

[组成] 白茅根、车前子（布包）各 50g，白糖 25g。

[制法与用法] 将白茅根、车前子和适量水放入砂锅中，水煎 20 分钟，放入白糖即可。代茶频饮。

[功效与应用] 凉血止血，利尿通淋。适用于下焦热盛，灼伤脉络，症见血尿色鲜红、小便不利、热涩疼痛者；也可用于水肿、黄疸等。

[方解] 本方所治之证，为热伤血络所致，治宜清热凉血止血，利水消肿。

方中白茅根性味甘寒，入肺、胃、小肠经，功善"清脾胃伏热，生肺津以凉血，为热血妄行上下诸失血之要药"（《本草求原》）。车前子甘寒滑利，有通利水道，渗泄湿热之功，能使湿热从小便而解。配料白糖甘平，可润心肺之燥热，以助白茅根清热凉血之功；又能利尿，助车前子导热下行。3味相合，具有清热不伤胃，利尿不伤阴，凉血行血而不留瘀的特点。本方具有廉、便、效、验的特点，对湿热下注膀胱之尿血、血淋、尿道灼热疼痛、小便淋漓不畅者最宜。现亦用于辅助治疗急性传染性肝炎、急性肾炎水肿、乳糜尿、高血压病以及麻疹火盛等病。

［使用注意］本方虚寒者不宜用。白茅根鲜者效著，远胜干者。

［附方］

白茅根茶（《家庭保健饮料》）由白茅根250g（或鲜品500g），白糖适量组成。白茅根除去根须，洗净切碎，放入锅内，加水4碗，煎至2碗，去渣取汁，调入适量白糖。每服1碗，每日2～3次，以汤代茶，10～15天为1疗程。功能凉血止血，清热利尿。适用于发热口干烦渴，鼻流鲜血，小便出血或淋痛。

白 及 肺

［来源］《喉科心法》

［组成］白及片30～45g，猪肺1具，黄酒50g，细盐适量。

［制法与用法］先将猪肺挑去血筋血膜，剖开洗净，切成小块，把猪肺小块同白及片一同放入砂锅内，加水煮沸，改用文火炖烂，最后加入黄酒、细盐，煎取浓汤。每日早、晚各炖热一小碗，空腹时喝汤吃肺。5～7天为1疗程。

［功效与应用］补肺止血。适用于肺痨咳嗽、咯血、吐血等。

［方解］本方所治之证，为肺虚咳血所致，治宜补肺敛肺，止血生肌。

方中白及苦甘性凉，专入肺经，功能补肺，止血，消肿，生肌，敛疮。由于白及"质极黏腻，性极收涩，味苦气寒，善入肺经"，"能坚敛肺脏，封填破损"（《本草汇言》），故能入肺止血，为治疗肺虚咳血之要药。白及涩中有散，补中有破，虽禀收敛之性，但有苦泄辛散之力，兼具止血与补肺之功效，虚而有热者尤宜，故为主料。但白及一味，补虚之力尚嫌不足，配伍猪肺，以脏补脏，可增强其补肺功能，以猪肺"疗肺虚咳嗽，嗽血"（《本草纲目》）。两者合用，扶正兼以祛邪，功效专于补肺虚，止嗽血，止咳嗽，是治疗肺痨咳嗽、咯血、吐血的重要药膳方剂。临床常用于肺结核、支气管扩张出血、矽肺、百日咳等疾病的日常调理。

［使用注意］外感咳血、肺痈初起及肺胃有实热者忌服。

［附方］

1. 白及冰糖燕窝（《家庭食疗手册》）由白及15g，燕窝15g，冰糖少许组成。将燕窝镊去毛渣，白及洗净，切薄片，同装入瓦锅内，加水适量，隔水蒸炖至熟。滤去渣，加入冰糖再炖片刻即成。每日1剂，1～2次服下。功能补肺养阴，止嗽止血。适用于阴虚火旺之肺结核咯血、老年性慢性气管炎、肺气肿、哮喘等。

2. 白及猪脬汤（《梅氏验方新编》）由白及、凤凰衣、桑螵蛸各适量，猪脬1具组成。将白及、凤凰衣、桑螵蛸各等分，入猪脬内，煮烂食之。功能补虚生肌，止血通淋。适用于产后伤脬，小便淋漓不止。

苎 麻 根 粥

[来源]《经验方》

[组成] 苎麻根 10g，淮山药 5g，莲子肉 5g，糯米 50g。

[制法与用法] 将以上 3 味药适当切碎，与糯米共煮为粥。空腹食用，日 2 次。

[功效与应用] 补脾益肾，止血安胎。适用于妊娠下血。也可用于血热崩漏下血，赤白带下，血淋，肠风下血。

[方解] 本方是以苎麻根为主料，配合淮山药、莲子肉、糯米等配制而成的药膳粥品。具有益肾气，健脾胃，止血安胎之效。

方中苎麻根甘寒无毒，入足厥阴经血分及手足太阴经，功能清热，止血散瘀，解毒安胎，可用于多种血热出血证，是治疗胎漏下血之主药。配料中淮山药、莲子肉均性味甘平，入脾、肾经，长于健脾益肾，与苎麻根配伍能补主料未备之功，增强其补益安胎功能；且山药益精补虚羸，莲子性涩固下焦，使苎麻根凉血止血之功专于治疗胎漏、胎动不安之下血。全方以糯米煮粥，取其补中益气，顾护脾胃之义，扶正而不滞邪，祛邪而不伤正。

依据本方的配伍特点，临床凡血分有热所致的月经过多崩漏下血，赤白带下，血淋，肠风下血，功能性子宫出血，习惯性流产等病证均可酌情选择食用。

[附方]

1. 砂糖煮苎麻根（《医学正传》）由苎麻根、砂糖各适量组成。苎麻根与砂糖加水共煮至熟烂。时时嚼咽下。功能泄热凉血，解毒通利。适用于肺热哮喘。

2. 苎麻根酒（《百草镜》）由苎麻根 30g，酒适量组成。将苎麻跟捣碎，加酒共煎，饮酒至微醉。功能清热凉血，止血散瘀。适用于跌扑损伤。

3. 安胎鲤鱼粥（《太平圣惠方》）由活鲤鱼 1 条（约 500g），苎麻根 20～30g，糯米 50g，葱、姜、油、盐各适量组成。鲤鱼去鳞及肠杂，洗净切片煎汤。再取苎麻根加水 200g，煎至 100g，去渣留汁，加入鲤鱼汤中，并加糯米、葱、姜、油、盐等，共煮成稀粥。每日早晚趁热食，3～5 天为 1 疗程。功能止血，安胎，消肿。适用于胎动不安，胎漏下血，妊娠浮肿。

花生衣红枣汁

[来源]《家庭食疗手册》

[组成] 花生衣 60g，干红枣 30g，红糖适量。

[制法与用法] 花生米在温水中泡半小时，取皮。干红枣洗净后温水泡发，与花生衣同放铝锅内，倒入泡花生米的水，再酌加清水，小火煎半小时，捞出花生衣，加入红糖。日 1 剂，分 3 次，饮汁并吃枣。

[功效与应用] 补气养血，收敛止血。适用于产后、病后血虚，各种出血证。

[方解] 本方所主之证，为虚证出血，治宜补中益气，养血止血。

方中花生衣，古方中极少与花生分用，但在民间常作为止血之品。现代研究证明，花生衣甘涩性平，归肺、脾、肝经，功善收敛止血，用于内外各种出血证。且止血不留瘀，兼具化瘀、生血之效，对血小板减少性紫癜，再生障碍性贫血的出血、血友病、类血友病、先天性遗传性毛细血管扩张出血症、血小板无力出血症等，不但有止血作用，而且有一定的对因治疗作用。干红枣甘温，入脾、胃经，功能健脾益气，调和营卫；红糖甘温，入脾、胃、肝经，功能补中，养血化瘀。两味与花生衣相合，益气以生血，养血兼和血，止血又散瘀，并能缓和花生衣的涩味，是治疗各种血虚和出血性病证的常用药膳。

［使用注意］内热、痰湿者不宜久服。

藕汁鸡冠花糖饮

［来源］《药膳食谱集锦》

［组成］新鲜鸡冠花 500g，鲜藕汁 500ml，白糖 500g。

［制法与用法］将鸡冠花除去杂质，洗净，入锅中水煎两次，滤去药渣，取汁，再以文火煎，浓缩，将成膏时加入鲜藕汁，继续文火炖至膏状，离火，拌入白糖，吸收煎液中水分使之混合均匀，放阴凉干燥通风处阴干，再把药糖粉碎成颗粒状，装瓶备用。每次取冲剂 10g，以温水融化，频频饮之，或每日 3 次顿服。

［功效与应用］清热凉血，止血行瘀。适用于血热妄行引起的各种出血；或湿热下注，冲任失调所致的赤白带下、外阴瘙痒等。

［方解］本方所主之证，为血热妄行所致，治宜清热止血，凉血行瘀。

方中鸡冠花性味甘涩而凉，入肝、肾经，功能凉血止血，收敛止带，用于各种血热出血，如痔漏下血，赤白下痢，吐血，咳血，血淋，妇女崩中，赤白带下等证，尤以治疗下焦出血见长。藕汁性味甘寒，入心、肺、脾、胃经，善于清热润肺，凉血散瘀，《日华子本草》谓其能"清热除烦，凡呕血、吐血、瘀血、败血，一切血症宜食之。"两味主料相伍，可通入上、中、下三焦，清热邪，生津液，凉血止血，行散瘀血，主治血热妄行引起的各种出血，有标本兼顾之功。加入白糖制成饮品，可增强润肺和中之力，频频饮服，能通利小便，引热下行，使邪有出路，因此也可用于湿热下注所致的下痢、赤白带下、外阴瘙痒等。

［附方］

1. 鸡冠花炖猪肺（《泉州本草》）由鲜白鸡冠花 15g（干者 6g），猪肺 1 具组成。白鸡冠花和猪肺共入水中约炖 1 小时许，饭后分 2、3 次服。功能凉血止血。适用于血热咳血、吐血。

2. 藕地葡萄汁（《本草纲目》）由生藕、鲜地黄、葡萄各适量组成。3 味分别榨汁，等分混匀，每服 100ml，日 2 次，入蜜温服。功能凉血止血，利尿通淋。适用于小便热淋。

糯米阿胶粥

［来源］《食医心鉴》

［组成］阿胶 30g，糯米 100g，红糖适量。

［制法与用法］糯米淘洗净，入锅加清水煮至粥将熟时，放入捣碎的阿胶，边煮边搅，稍煮 2~3 沸，加入红糖搅匀即可。每日分两次趁热空腹食下，3 日为 1 疗程，间断服用。

［功效与应用］滋阴润燥，补血止血。适用于阴血不足，虚劳咳嗽，吐血、衄血、便

血、妇女月经不调、崩中、胎漏。

[方解] 本方所主之证，为阴血不足所致，治宜滋阴润燥，补血止血。

方中阿胶甘平无毒，入肺、肝、肾经，功效总以补血滋阴为主，可治疗血虚燥热之一切出血，故为本方主料。辅以糯米补中气，健脾胃；红糖补中缓肝，养血活血。3 味相伍，共收滋阴润燥益肺，养血止血安胎之功，主治血虚萎黄，眩晕心悸，及阴血不足之虚劳嗽血，肺燥久咳，吐血衄血，便血，妇女月经不调，崩漏，孕妇胎动不安，胎漏等。临床也用于营养不良性贫血，恶性贫血，血小板减少性紫癜，再生障碍性贫血等疾病的辅助治疗。

[使用注意] 阿胶性黏腻，连续服用可有胸满气闷之感觉，故宜间断服食。脾胃虚弱者不宜多用。

莲 花 茶

[来源]《云林堂饮食制度集》

[组成] 莲花 6g，绿茶 3g。

[制法与用法] 取 7 月含苞未放的莲花大花蕾或初开之花朵，阴干和茶叶共为细末，用滤泡纸包装成袋泡茶，或取莲花与茶一起用开水冲泡。每日 1 剂，代茶饮。

[功效与应用] 清心凉血，止血活血。适用于血热心烦，舌红，咯血，衄血，尿赤等。

[方解] 本方所主之证，为血热所致，治宜清心凉血，止血活血。

方中莲花苦甘性温，入心、肝二经，有清心凉血，止血活血，去湿消风作用。配料绿茶苦甘性凉，可清心提神，生津止渴，清热解毒，利尿祛湿。两者共奏清心凉血，止血活血，利尿解毒之功，主治血热心烦，舌红，衄血，尿赤；也可治疗跌损呕血，月经过多，瘀血腹痛，湿疹疮疡等。本方药性平和，服用方便，无副作用，亦是夏令祛暑生津，女性益色驻颜之日常保健饮品。

[附方]

仙莲丸（《援生四书》）莲花 210g，藕 240g，莲子 270g，蜂蜜适量组成。将 3 味洗净，放砂锅内蒸熟，晒干，研细末，炼蜜为丸，如梧桐子大，贮瓶备用。每次服 10g，每日 3次，温开水送下。功能健脾补肾，活血驻颜。适用于面色萎黄，皮肤粗糙。

双 耳 海 螺

[来源]《中国药膳大全》

[组成] 黑木耳 10g，白木耳 6g，净海螺肉 30g，黄瓜 50g，香菜、绍酒、姜、葱各10g，素油 50g，盐、上汤各适量。

[制法与用法] 将黑、白木耳发好，去蒂及泥沙，撕成瓣。海螺肉洗净，切成片。黄瓜洗净，切片。香菜洗净，切段。葱切花，姜切粒。将炒锅置中火上，放入素油，将海螺入锅，炒至变色，放入双耳、姜、葱、绍酒、盐、上汤，翻炒至熟，放入香菜即成。随量佐餐食用，连用 3~5 天。

[功效与应用] 清热，止血，明目。适用于血热吐血、衄血、咯血、痰中带血、尿血、痔疮便血，以及肝经热盛之目赤肿痛等。

[方解] 本方所治之证，为血热所致，宜滋阴清热，凉血止血，益肝明目。

方中黑木耳甘平，主入阳明经，能凉血止血，润燥利肠，主治肠风，血痢，血淋，崩漏，痔疮等。白木耳甘淡性平，长于滋阴润肺，养胃生津；海螺肉味甘性冷，专于清热明目；黄瓜清热解毒。相合而用，功善滋阴清热，凉血止血，解毒明目。既可用于血分热盛之吐血、咯血、衄血、尿血、痔疮便血等各种出血证，也可治疗肝经热盛之目赤肿痛。亦可作为肺胃燥热之干咳痰嗽，胃痛泛酸，以及血管硬化、高血压、眼底出血等疾病的日常保健食品。

[使用注意] 平素大便稀溏者不宜久服。

[附方]

木耳花生猪肺汤（《常见慢性病食物疗养法》）由黑木耳 30g，花生连衣 100g，猪肺 1 具，精盐、黄酒适量组成。先将木耳泡涨、去蒂洗净，花生洗净，猪肺切片，继将花生、猪肺倒入大砂锅内，加冷水浸没。用旺火烧开后除去浮沫，加黄酒 2 匙，再改用小火慢炖 1 小时后，倒入木耳，加精盐 1 匙，继续慢火炖 1 小时离火即可。经常食用。功能补肺止血。适用于肺痨咯血。

艾叶炖母鸡

[来源] 《中华养生药膳大典》

[组成] 艾叶 15g，老母鸡 1 只，米酒 60ml，葱白 2 段，精盐适量。

[制法与用法] 将老母鸡宰杀，去净毛及内脏，洗净，去头、爪，剁块，入沸水中烫透。捞出放砂锅内，加入艾叶、米酒和适量清水，煮沸。加精盐、葱白，用小火煨至熟烂，然后拣去艾叶和葱白即成。食肉喝汤，佐餐食用，连用 5~7 天。

[功效与应用] 益气扶阳散寒，温经止血安胎。适用于虚寒性月经过多、崩漏、妊娠下血、便血等。

[方解] 本方所治之证，为气血虚寒所致，治宜益气扶阳，温经散寒，止血安胎。

方中艾叶苦辛性温，入脾、肝、肾经，功能温经止血，散寒除湿，安胎。《景岳全书·本草正》认为"艾叶，能通十二经，而尤为肝脾肾之药，善于温中，逐冷，除湿，行血中之气，气中之滞，凡妇人血气寒滞者，最宜用之"，故本方用以治中气虚寒，下焦无权摄纳，使血失其道之妇人下血诸证。葱白辛温，能发散通阳，安胎止血；米酒温通血脉。两者共助艾叶温中止血之力。母鸡甘温，入脾胃经，以温中益气，补精填髓，助后天生化之源，补精血之亏损，使标病除而根本固。诸药合用，可益气扶阳，温经散寒，止血安胎，是治疗虚寒性出血，特别月经过多、崩漏、妊娠下血的常用药膳方剂；也可用于虚寒性脘腹疼痛、少腹冷痛、腰痛、痛经、带下、久痢、滑胎等病证的辅助治疗。

[使用注意] 阴虚血热者慎用。

[附方]

艾叶苡仁粥（《百病中医药膳疗法》）由苡仁 50g，艾叶 6g，鸡蛋 1 个组成。先将苡仁煮稠粥。艾叶与鸡蛋同煮至鸡蛋熟后，取汤兑入苡仁粥内，鸡蛋去壳，蘸椒盐，与粥同食。每日两次。功能温经止血。适用于脾虚有寒之月经过多、崩漏、带下、便血等。也可辅助治疗功能性子宫出血、痛经等。

旱莲草粳米粥

[来源]《中华养生药膳大典》

[组成] 旱莲草 10g，白茅根 15g，粳米 60g。

[制法与用法] 将旱莲草、白茅根加水适量，煎取药汁约 400ml，放碗中沉淀，备用。再将粳米淘洗干净，放入锅中，倒入药汁中的上清液和适量清水，置武火上煮沸，改用文火煮至米烂粥成即可。

[功效与应用] 凉血止血，滋阴益肾。适用于阴虚血热引起的各种出血，如吐血、咳血、衄血、尿血、便血及崩漏下血等。

[方解] 本方所治之证，为阴虚血热所致，治宜凉血止血，滋阴益肾。

方中旱莲草甘酸性凉，入肝、肾经，功能滋阴清热，凉血止血，养血补肾，《本草正义》云其"入肾补阴而生长毛发，又能入血，为凉血止血之品"，故可治疗阴虚血热所致的各种出血证。白茅根性味甘寒，入肺、胃、小肠经，功善清胃热，生肺津，凉血止血。两者相伍，对肺胃伏热，肾虚有热引起的血热出血皆可应用。上两者皆禀阴寒之质，虽善凉血，不益脾胃，故以粳米煮粥，可健脾和中安胃。

由于旱莲草和白茅根均能凉血，利尿，通小肠，且粥剂食用方便，对血热所致的须发早白、疮疡、淋浊、带下、阴部湿痒等也有辅助治疗作用。

[使用注意] 脾胃虚寒者不宜久服。

[附方]

1. 旱莲猪肝汤（《中华养生药膳大典》）由旱莲草 60g，猪肝 250g，精盐、味精各适量组成。将旱莲草放入锅中，加水适量，煎汤去渣取汁，然后与猪肝同煮，待猪肝熟时放入精盐、味精调味即可。每日 1 剂，分 2 次服食，连用 5～7 天。功能滋阴养血止血。适用于肾虚血热所致的鼻衄、齿衄。

2. 菊花旱莲草藕粉粥（《中华养生药膳大典》）由菊花 15g，旱莲草 15g，藕粉 30g，白糖适量组成。将菊花、旱莲草 2 味放入锅中，加水适量，煎约 15 分钟，去渣取汁，趁热冲熟藕粉，放入白糖调味即可。每日 1 剂，连用 4 天。功能滋阴平肝，凉血止血。适用于肝火上扰所致的鼻衄。

第十一节 安 神 类

凡以滋养安神，或重镇安神药食为主制作而成，具有安神作用，以预防和治疗神志不安的药膳，均属于安神类药膳方。

神志不安有多种类型，大体而言，可分为虚实两类。安神类药膳方也分为养心安神类和重镇安神类。养心安神类药膳适用于偏于虚证的心神不安病证。这类病证多为忧思太过，耗伤心肝之阴血，心神失养或虚火内扰神明所致，其发病较缓，常表现为心悸心烦，健忘失眠等证，治疗多以宁心安神为主，并常配以养血、滋阴之品。常用原料有龙眼肉、大枣、猪心、酸枣仁、柏子仁、百合等，代表方如百合粥、酸枣仁粥、玉竹卤猪心等。此类药膳食品作用缓和，无毒副作用，易于久服。重镇安神类药膳适用于实证为主的心神不安病证。这类病证多由痰热扰心，或外受惊恐，或肝郁化火，内扰心神所致，其发病急，变化快，常表现为惊恐不已，喜怒无常，烦躁不宁等症，治疗多以重镇安神为主，并常配以清热、化痰之品，常用原料有龙骨、磁石、朱砂、石菖蒲等，代表方如朱砂煮猪心、磁石粥等。此类多由金石药物组成，具有一定的毒副作用，不宜久服。

一、养心安神

百 合 粥

[来源]《本草纲目》

[组成] 百合30g（或干百合粉20g），糯米50g，冰糖适量。

[制法与用法] 将百合剥皮、去须、切碎（或干百合粉20g），与洗净的糯米同入砂锅中，加水适量，煮至米烂汤稠，加入冰糖即成。温热服。

[功效与应用] 宁心安神，润肺止咳。适用于热病后期余热未清引起的精神恍惚，心神不安，以及妇女更年期综合征等；亦可用于肺燥引起的咳嗽、痰中带血等。

[方解] 本方所治之证，为余热扰心，或肺燥所致，治宜宁心安神，润肺止咳。

方中百合甘平质润，入心肺二经，具有养心安神，滋阴清热，润肺止咳之效，为治疗虚烦不眠，心神不宁，低热不退，久咳久喘之要药。据《日华子本草》记载，本品可"安心、定胆、益智、养五脏"，故为本方之主料。糯米甘平，可益气解毒，定心神，除烦渴，适用于各种慢性虚证及热病伤津、心悸、烦热等症。二者相伍，共奏养心润肺之功效。最适宜于热病后期余热未清所致的精神恍惚，心神不安，以及妇女更年期综合征等的治疗和调养，亦可用于中老年人的滋养保健。

酸 枣 仁 粥

[来源]《太平圣惠方》

[组成] 酸枣仁10g，熟地10g，粳米100g。

[制法与用法] 将酸枣仁置炒锅内，用文火炒至外皮鼓起并呈微黄色，取出，放凉，捣碎，与熟地共煎，去渣，取汁待用；将粳米淘洗干净，加水适量，煮至粥稠时，加入药汁，再煮3~5分钟即可食用。温热服。

[功效与应用] 养心安神。适应于心肝血虚引起的心悸、心烦、失眠、多梦等证。

[方解] 本方所治之证，为心肝血虚所致，治宜宁心安神，养肝补血。

方中酸枣仁味甘性平，入心、肝二经，是治疗心肝血虚引起的虚烦不眠，惊悸怔忡，体虚汗出之要药，"久服安五脏，轻身，延年"（《神农本草经》），为本方之主料；熟地甘温，可益气养血；粳米甘平，补中益气，健脾和胃，利小便，除烦渴，适用于各种慢性虚证及热病伤津导致的心悸、烦热等证。3味相伍，质柔性平，作用和缓，且制作工艺简单，食用方便，适宜于心肝血虚引起的心神不安、惊悸怔忡、失眠多梦等证的治疗和调养，亦可用于中老年人的养生保健，久服可益寿延年。

柏子仁粥

[来源]《粥谱》

[组成] 柏子仁15g，粳米100g，蜂蜜适量。

[制法与用法] 将柏子仁去净皮、壳、杂质，捣烂，同粳米一起放入锅内，加水适量，用慢火煮至粥稠时，加入蜂蜜，搅拌均匀即可食用。温热服。

[功效与应用] 养心安神，润肠通便。适用于心血不足引起的虚烦不眠、惊悸怔忡、健忘，以及习惯性便秘、老年性便秘等。另外，对血虚脱发亦有一定的治疗效果。

[方解] 本方所治之证，为心血不足所致，治宜养心安神，润肠通便。

方中柏子仁味甘性平，入心、肾、大肠经，是治疗心血不足引起的虚烦不眠、惊悸怔忡、多梦健忘等证的常用药，《本草纲目》载柏子仁"安魂定魄，益智宁神"。配用粳米可补中益气，健脾和胃；蜂蜜"养脾气，除心烦"，润肠通便。3味相合，性平无毒，作用和缓，以养心安神为主，兼具润肠通便之效。最适宜于年高心血不足引起的心神不安、惊悸怔忡、失眠多梦以及津亏便秘等证的治疗和调养。

[使用注意] 本方有润下、缓泻作用，故便溏或泄泻者忌服。

[附方]

1. 二仁粥（《食疗百味》）由酸枣仁、柏仁各10g，红枣5枚，糖适量，粳米100g组成。先煎酸枣仁、柏子仁、红枣，去渣取汁，同粳米煮粥，粥熟调入红糖稍煮即可。空腹温热服，每日1~2次。功能补血养心，健脾益气，适用于心悸，面色无华，头晕，倦怠等。

2. 心粥（《食疗百味》）由人参10g（或党参30g），红枣10枚，麦冬、茯神各10g，糯米100g，红糖组成。先将人参、麦冬、红枣、茯神共煎，去渣，取汁，再与洗净的糯米同煮为粥，调入红糖即可。功能益气养血安神，适应于心气血两虚引起的心悸，健忘，失眠，多梦，面色无华，舌质淡，脉细或结代等。

3. 龙眼肉粥（《慈山参入》）由龙眼肉100g，粳米100g组成。将上2味同煮做粥，任意服用。功能安心神，益心脾。适应于心悸，失眠，健忘，贫血等；健康人服用能提高记忆力，增强体质。

甘麦大枣汤

[来源]《金匮要略》

[组成] 甘草20g，小麦100g，大枣10枚。

[制法与用法] 将甘草放入砂锅内，加入清水500g，大火烧开，小火煎至剩200g，去渣，取汁，备用；将大枣洗净，去杂质，同小麦一起放入锅内，加水适量，用慢火煮至麦熟时，加入甘草汁，再煮沸后即可食用。空腹温热服。

[功效与应用] 养心安神，和中缓急。适应于心虚、肝郁引起的心神不宁、精神恍惚、失眠等。

[方解] 本方所治之证，为心失所养，神不守舍所致，治宜养心安神。

方中首选甘草，甘缓养心以缓急迫；辅以小麦，微寒以养心宁神；大枣甘温，可养血安神，补益脾气，缓肝急并治心虚。3味相伍，具有甘缓滋补，宁心安神，柔肝缓急之效。

[使用注意] 本品略有助湿生热之弊，故伴有湿盛脘腹胀满，以及痰热咳嗽者忌服。

[附方]

小麦红枣粥（《本草纲目》）由小麦 50g，粳米 100g，红枣 5 枚，桂圆肉 15g，白糖 20g 组成。将小麦淘洗干净，加热水浸胀；粳米、红枣洗净；桂圆肉切成细丁。然后，将小麦、粳米、红枣、桂圆放入砂锅中，共煮成粥。起锅时加入白糖。每日 2～3 次，趁温热服。功在养心安神，补中益气，适用于心气不足、怔忡不安、烦热失眠、妇女脏躁、自汗盗汗、脾虚泄泻等。

玉竹卤猪心

[来源]《中国中医药学报》

[组成] 玉竹 50g，猪心 1 个，葱、姜、盐、花椒、白糖、味精、麻油、卤汁各适量。

[制法与用法] 先煎玉竹 2 次，合并滤液，猪心剖开洗净血水后，与葱、姜、花椒等共入药汁中，置砂锅内，武火煮开后，文火煮至猪心六成熟，捞出晾干。再将猪心置卤汁锅中，文火煮熟，捞出切片，稍加调料即成。佐餐食用。

[功效与应用] 补心宁神，养阴生津。适用于心阴不足引起的心悸、心烦、心神不宁、多梦失眠等。

[方解] 本方所治之证是由阴液不足，心神失养所致，治宜以养阴生津，补心安神。

方中玉竹为甘平滋润之品，其性缓，其质柔，能养心肺之阴而除烦热，又无滋腻敛邪之弊。据《日华子本草》记载，玉竹可"除烦闷，止渴，润心肺，补五劳七伤"。配猪心养心补血，安神定惊。本方质柔性平，作用和缓，无大寒大热之弊，无毒。虽不能救一时之急，但长期食用，对于心阴虚损所致证候确有良效。

[附方]

参归炖猪心（《家庭药膳》）由党参 50g，当归 10g，猪心 1 个，食盐组成。将猪心去油脂，洗净，与党参、当归共放入砂锅内，加水适量，用文火炖至猪心熟烂即成。食用时，加食盐少许。功能补心血，益心气，适用于心血虚、心气不足所出现的心悸怔忡、失眠多梦等。

龙眼纸包鸡

[来源]《中国药膳》

[组成] 龙眼肉 20g，胡桃肉 100g，嫩鸡肉 400g，鸡蛋 2 个，胡荽 100g，火腿 20g，食盐 6g，砂糖 6g，味精 2g，淀粉 25g，麻油 5g，花生油 1500g（实耗 100g），生姜 5g，葱 20g，胡椒粉 3g。

[制法与用法] 胡桃肉去皮后入油锅炸熟，切成细粒；龙眼肉切成粒，待用。鸡肉切成片，用盐、味精、胡椒粉调拌腌渍，再用淀粉加清水调湿后与蛋清调成糊。取玻璃纸摊平，鸡肉片上浆后摆在纸上，加上少许胡荽、姜、葱片、火腿、胡桃仁、龙眼肉，然后折成长方形纸包；炒锅置火上，入花生油，加热至六成熟时，把包好的鸡肉下锅炸熟，捞出装盘即成。作菜肴食用。

[功效与应用] 养心安神，健脾益气。适用于气血两虚引起的心悸、失眠、健忘、病后体虚、食少乏力、眩晕、面色无华等证。

［方解］本方所治心悸、失眠、健忘等证，是心脾两虚所致。思虑过度，劳伤心脾，心血暗耗，心失所养，故见惊悸怔忡、健忘不寐等证。治宜养心安神，益气补血。

方中龙眼肉甘温，归心脾经，可"益血安神"（《滇南本草》），补心脾而不滋腻，益气血而不壅滞，是治疗心脾两虚引起的心悸、失眠、健忘之良药，《本经》称"主安志，厌食，久服强魂魄，聪明"。胡桃肉味甘性温，可益血补髓，强筋壮骨；鸡肉、鸡蛋甘温，可补中益气，为补气养血之佳品。为防峻补之壅滞，再配以芫荽，既能调菜肴之味，又能消食以行郁滞之气。本方配料合理，甘温峻补而不滞，既为养心健脾，补益气血之良药，又是餐桌上的佳肴。

［使用注意］本品肥甘，故素体肥满，有湿热内蕴者慎用。

人参炖乌骨鸡

［来源］《中国食疗大典》

［组成］乌骨鸡2只，人参100g，母鸡1只，猪肘500g，精盐、料酒、味精、葱、姜及胡椒粉各适量。

［制法与用法］将乌骨鸡宰杀，去毛，斩爪，去头，去内脏；将腿别在肚子里，出水。将人参用温水洗净；并将猪肘用力刮洗干净，出水；把葱切成段，姜切成片备用。将大砂锅置旺火上，加足清水，放入母鸡、猪肘、葱段、姜片，沸后撇去浮沫，移小火上慢炖，炖至母鸡和猪肘五成烂时，将乌骨鸡和人参加入同炖，用精盐、料酒、味精、胡椒粉调好味，炖至鸡酥烂即可。作菜肴食用。

［功效与应用］养阴安神，清热除烦。适用于阴虚内热引起的虚烦少寐，心悸神疲，五心烦热等证。

［方解］本方所治之证为阴虚内热所致，治宜养阴清热安神。

方中人参味甘微苦，性微温，可大补元气，养阴安神，《本经》记载，人参能"补五脏，安精神，止惊悸，除邪气，明目，开心益智"。凡元气不足，阴液亏损，虚火内扰而致的心神不宁、五心烦热等用之最宜。

乌骨鸡味甘性平，具有养阴退热安神之功效。猪肉味甘性平，具有滋阴润燥之功效。3味相伍，可补肝肾，降阴火，除烦热，安神益智。故凡热病伤津，久病耗阴，肝肾阴亏，虚火上炎所致的神志不宁，心悸神疲，五心烦热，失眠多梦等，本方均可奏效。

［使用注意］本方略有滋腻，故凡素有湿热内蕴，或阳气不足者慎用。

二、重镇安神

磁 石 粥

［来源］《寿亲养老新书》

［组成］磁石30g，粳米100g，生姜、大葱各适量（或加猪腰子，去内膜，洗净切细）

［制法与用法］先将磁石捣碎，于砂锅内煎煮1小时，滤汁去渣，再加入粳米（或加少量猪腰子）、生姜、大葱，同煮为粥。供晚餐，温热服。

［功效与应用］重镇安神。适用于心神不安引起的心烦失眠、心慌、惊悸、神志不

宁、头晕头痛等证。

[方解] 本方所治之证，为心神不安所致，治宜镇惊安神。

方中磁石潜阳纳气，镇惊安神，是治疗各种心神不宁、心悸、失眠之要药。糯米甘平，可益心气，定心神、除烦热，适用于各种慢性虚证心悸、心烦、多梦、失眠等证。二者相伍，共奏镇惊安神之功效。

[使用注意] 磁石为磁铁矿的矿石，内服后不易消化，故不可多服。脾胃虚弱者慎用。

[附方]

安神茶（《慈禧光绪医方选议》）由龙齿9g，石菖蒲3g组成。将龙齿煅过，并研碎；石菖蒲切碎，水煎，代茶饮用，每日1剂。功能镇静安神，适用于睡卧不宁、心悸怔忡、失眠多梦、头昏目眩等证。

第十二节 平肝潜阳类

凡以平肝潜阳或熄风药食为主组成，具有平肝潜阳或平肝熄风作用，用于治疗肝阳上亢或肝风内动病证的药膳，谓之平肝潜阳类药膳。

本类药膳具有滋阴潜阳，祛风止痉，平肝疏郁，通络安神等功效。能抑亢盛之阳，降有余之火，滋肝肾不足之阴。适用于因忧思恼怒过极，或过食肥甘醇酒，或房室劳倦过度，以至于肝肾之阴亏于下，肝阳肝火逆于上，甚则内风旋动，气血逆乱上涌于头所致的虚风内动之证。临床常表现为头痛头晕，目胀耳鸣，面红目赤，急躁易怒，失眠多梦，腰膝酸软，心悸健忘，肢体震颤，步履不稳，抽搐痉挛等。

肝为刚脏，体阴而用阳，藏血而主疏泄，其阴易虚而阳易亢，极易形成肝阳上亢、肝火上冲、肝风内动之势。治之当以平肝潜阳熄风为大法，以滋养肝肾之阴为基础。常用药食有天麻、菊花、罗布麻、槐花、芹菜、绿茶、鱼头、猪瘦肉等。常用药膳方如天麻鱼头、芹菜肉丝、罗布麻茶、菊花绿茶饮等。

平肝潜阳类药膳大多属寒凉之性，只宜于肝火上炎、肝阳上亢之患者，若因血虚、气虚、痰湿所致的头痛头晕或脾胃虚寒、大便溏泻者则不宜食用。

天 麻 鱼 头

[来源]《中国药膳学》

[组成] 天麻25g，川芎10g，茯苓10g，鲜鲤鱼2条（每条重600g以上），酱油25g，绍酒45g，食盐15g，白糖5g，味精1g，胡椒粉3g，麻油25g，葱10g，生姜15g，湿淀粉50g。

[制法与用法] 将鲜鲤鱼去鳞，剖开腹，挖去内脏，洗净。再从鱼背部剖开，每半边剁为3～4节，每节剞3～5刀（不要剞透），将其分为8等份，用8个蒸碗分盛。另把川芎、茯苓切成大片，放入第二次米二泔水中，再加入天麻同泡，共浸泡4～6小时，捞出天麻置米饭上蒸软蒸透，趁热切成薄片，与川芎、茯苓同分为8等份，分别夹入各份鱼块中，然后放入绍酒、姜、葱，兑上适量清汤，上笼蒸约30分钟后取出，拣去姜、葱，翻

扣碗中，再将原汤倒入火勺内，调入酱油、食盐、白糖、味精、胡椒粉、麻油、湿淀粉、清汤等，烧沸，打去浮末，浇在各份鱼的面上即成。每周 2～3 次，佐餐食用。

［功效与应用］平肝熄风，滋养安神，活血止痛。适用于肝阳、肝风所引起的眩晕头痛、肢体麻木、手足震颤等症；对顽固性偏正头痛、体虚烦躁失眠等亦有良好的疗效。

［方解］本方所治之证，为肝风上扰所致。治宜平肝熄风。

方中天麻古有定风草之名，又因其性平味甘，专入肝经，走肝经气分，故凡肝阳上亢，肝火上炎，肝风内动之证，不论寒热虚实，均可选用，为虚风内动，痉挛风痫最为多用的药物。《本草汇言》即谓其"主头风，头痛，头晕虚旋，癫痫强痉，四肢挛急，语言不顺，一切中风、风痰。"《本草纲目》誉之为"治风之神药"，故前人有"眼黑头眩，虚风内作，非天麻不能治"之说。

川芎辛散温通，入肝行血，为血中气药。功擅通血脉、祛风气、解头风，"上行头目，下调经水，中开郁结"（《本草汇言》），长于活血定痛，既具辛散之力又能调达肝气，抑其上逆之阳。故有川芎"虽入血分，又能去一切风、调一切气"（《本草汇言》）之言，为临床各科瘀血诸痛常用之要药。茯苓甘淡，其性平和，善益脾气，具下行之性，能渗水湿以开泻州都，开心智而宁心安神，为利水补中安神之要药。二药活血定痛，利水安神，与天麻相伍，平肝熄风，止痛定志之功更强。

鲤鱼甘平，功擅利水、下气、镇惊。与上药配伍后，既能滋精血益肝肾而涵阳熄风，又能利小便下逆气而降上亢之阳，两相促进，对于肝阳肝风之头痛、眩晕、失眠卓有成效。

［使用注意］本方性味平和，肝肾阴虚、肝阳上亢者可用作日常膳食经常食用，无特别禁忌。

夏枯草煲猪肉

［来源］《食物疗法》

［组成］夏枯草 20g，猪瘦肉 50g，食盐、味精各适量。

［制法与用法］将猪肉切薄片，夏枯草装纱布袋中、扎口，同放入砂锅内，加水适量，文火炖至肉熟烂，弃药袋，加食盐、味精调味即成。每日 1 剂，佐餐食肉饮汤。

［功效与应用］平肝清热，疏肝解郁。适用于头痛、眩晕、目疼、耳鸣、烦躁、瘰疬、痰核等证。

［方解］本方所治之证，为肝火上炎所致，治宜清泄肝火。

方中夏枯草味苦气寒，泄肝火，散郁结。《本草逢经》谓，夏枯草"辛能散结，苦能除热……性寒味苦，专清肝火"。故肝阳上亢或肝火上炎头晕目眩者，单用即可收效卓著，如《摄生众妙方》中的夏枯草汤，故本方以之为主。猪瘦肉为甘平滋补之品，《随息居饮食谱》谓之"补肾液，充胃汁，滋肝阴，润肌肤，利二便，止消渴，起尪羸"。两料相合，以夏枯草清肝泄火，开郁散结之效，辅以猪瘦肉补肾养血，滋阴润燥之功，使肝火肝阳得清则阴血不致妄耗；肝肾阴血得补则虚风自灭，具相辅相成之妙。为治疗肝阳上亢，肝火上炎之良膳。

［使用注意］本方性偏寒凉，脾胃虚寒，大便溏薄者慎用。

罗 布 麻 茶

[来源]《新疆中草药手册》

[组成] 罗布麻 3～10g。

[制法与用法] 将罗布麻放入瓷杯中，以沸水冲泡，密闭浸泡 5～10 分钟，不拘时间，代茶频饮，每日数次。

[功效与应用] 平肝清热，利尿安神。适用于肝阳上亢所致的头痛眩晕、脑胀烦躁、失眠、肢体麻木、小便不利等证。

[方解] 本方主治之证，为肝阳上亢所致，治宜平降肝阳。

方中罗布麻性微寒，味甘苦，专入肝、肾两经，气味俱薄，味苦性降。既能清肝热，泄肝火，育肾阴，潜肝阳，有降而不伤正，泻而不伤阴之特点；又能清湿热，消壅滞，行气化，利小便，有清热祛湿，利尿消肿之功用。《中国药植物图鉴》载"罗布麻嫩叶蒸炒揉制后代茶，有清凉去火，防治头晕和强心的功用"。本品对于肝阳上亢、肝火上炎之头痛、头胀、眩晕、心悸、失眠等证有良好的疗效。

[使用注意] 本方作用缓和，服用时间愈久，疗效愈高，超过半年者，其效尤显著。但脾胃虚寒者，不宜长期服用。罗布麻以泡服为宜，不宜煎煮，以免降低疗效。

菊花绿茶饮

[来源]《药膳食谱集锦》

[组成] 菊花 3g，槐花 3g，绿茶 3g。

[制法与用法] 将以上 3 者放入瓷杯中，用沸水冲泡，密闭浸泡 5～10 分钟，频频饮用，每日数次。

[功效与应用] 平肝清热，明目止痛。适用于肝阳上亢所致的头痛目胀、眩晕耳鸣、心中烦热、口苦易怒、小便短黄等证；对温病初起或疔痈火毒亦有良好作用。

[方解] 本方所治之证，为肝阳、肝火所致。治宜平肝清热。

方中菊花性味辛甘微苦，入肺、肝、胃经，甘而不腻，苦而不燥，可升可降，升则宣扬疏泄而达于巅顶，清头目，止疼痛，降则收摄虚阳而归于肝肾，抑木气，潜肝阳，故具清肝火，熄内风之能。《药性本草》称其"治头目风热，风旋倒地，脑骨疼痛"，《本草正义》则指出菊花的独到之处："凡花皆主宣扬疏泄，独菊花则摄纳下降，能平肝火，熄内风，抑木气之横逆。"为历代治疗肝阳上亢、肝火上炎之要药，故本膳用之为主。槐花味苦微寒，入肝、大肠经，其体轻气薄，性主下行，善清上泄下，以清泻肝经实火，凉血坚阴见长，为泻火凉血之佳品，《本草求真》称其"为凉血要药"。槐花与清肝熄风明目的菊花配伍，特别适宜于肝火、肝阳上逆的头晕头痛患者。绿茶性凉味甘苦，上可清头目，中能消食滞，下则利二便。方中 3 味皆为平肝、清肝、清利头目之佳品，合而用之，既保持茶之风味，且平肝潜阳之力亦强，又便于长期服用，确为平肝、清肝之药膳良方。

[使用注意] 本方味苦性偏寒，脾胃虚寒，食少腹胀，大便溏烂者慎用。

芹菜肉丝

[来源]《中医饮食疗法》

[组成] 芹菜 500g，瘦猪肉 100g，食盐 5g，酱油 5g，味精 5g，芝麻油 30g，葱丝 5g，姜丝 3g，湿淀粉适量。

[制法与用法] 将芹菜剔去叶，削去老根，洗净，切成寸许长的段，放沸水中略焯，捞出用凉水过凉，沥干备用。瘦猪肉洗净切为细丝加入少许湿淀粉、酱油、芝麻油拌匀腌制备用。炒锅置旺火上，注入芝麻油，烧热后放入葱丝、姜丝、肉丝煸炒。待肉丝炒熟，加入芹菜、食盐、味精，翻炒均匀，出锅即成。

[功效与应用] 清热平肝，利湿降火，芳香健胃。适用于肝阳上亢、肝火上炎所致的头晕头痛，目眩耳鸣，心悸失眠，口苦目赤，心烦欲饮，肢体麻木，痉挛抽搐，小便不利等证。亦可用于病后体弱，食欲减退，形体消瘦者。

[方解] 本方所治之证，为阳亢火盛所致，治宜清热平肝。

方中芹菜有水、旱两种，旱芹香气浓烈，平肝清热作用远胜于水芹，故入药多用，又称药芹、香芹。其性凉味甘苦，入肝、胃经，功擅养阴平肝，清利头目，芳香健胃。《本草推陈》谓之"治肝阳头痛，面红目赤，头重脚轻，步行飘摇等证"，故用为主料。

瘦猪肉为滋补营养之佳品，入脾、胃、肾经，《本草逢源》即有"精者补肝益血"之语，故猪肉以瘦者为佳。芹菜、瘦猪肉二者配伍，荤素结合，功用相辅，补而不腻，既能入肝清热熄风治证之标，又能滋阴润燥养血治证之本。而且气香味美，清淡不浓，既是营养丰富的可口食物，又有平肝健胃的药用价值，是肝阳上亢、肝火上炎患者的合适膳食。

[使用注意] 芹菜性凉，脾胃虚寒、大便溏薄者则不宜常食。

芹菜红枣汤

[来源]《家庭食疗手册》

[组成] 芹菜 200～500g，红枣 60～120g。

[制法与用法] 将芹菜全株洗净（不去根叶），切成寸许长的段，与洗净的红枣一同放入锅中，加水适量煮汤，分次饮用。

[功效与应用] 平肝清肝，养血宁心。适用于肝阳上亢，心血不足所致的头痛头晕，失眠烦躁，惊悸怔忡，食少等证。

[方解] 本方所治之证，为阳亢有余，心血不足所致。治宜平肝阳之有余，补心血之不足。芹菜药用始自《神农本草经》，因其性味甘苦而凉，气浓芳香，后世多用以平肝热，清头目，利小便，是肝阳头痛患者理想的保健食品，故本方用之为主料。红枣功善补脾益气，养血安神，《素问》即称"枣为脾之果，为脾经血分药也"。红枣与芹菜配伍，温凉相配，甘苦相合，性味平和，对肝阳上亢头痛头晕而兼气血不足，心神不宁者，最为适宜。不仅能抑上亢之肝阳，清利头目；而且能健脾补心生血，宁心安神；同时增强和中健胃的效果，缓和芹菜的凉性，以免损伤脾胃。故两者相配，既可治病，亦可强身，不仅为治疗阳亢血虚的有效佳配，更具有健身益寿的作用。

第十三节 固 涩 类

凡以固涩药食为主组成，具有收敛固涩作用，用以治疗气、血、精、液耗散或滑脱之证的药膳称为固涩类药膳。此类药膳具有补益肝肾，敛肺健脾，固表敛汗，涩精缩尿，祛湿止带，涩肠固脱等作用。适用于因肺、脾、肾亏虚所致的自汗盗汗，喘咳不宁，泻痢脱肛，遗精遗尿，胎动滑胎，失血崩带等滑脱之证。因此，本类药膳根据其不同作用，分为固表止汗，固肠止泻，涩精止遗，固崩止带四类。

固表止汗类药膳适用于卫表不固之自汗，或阴虚有热之盗汗。常用固表止汗药食如黄芪、浮小麦、牡蛎、五味子、红枣等。药膳方如浮小麦饮、麻鸡敛汗汤等。

固肠止泻类药膳适用于脾肾虚弱之泻痢日久、滑脱不禁等病证。常用固肠止泻的药食如乌梅、芡实、山药、莲子肉等，药膳方如乌梅粥、八珍糕等。

涩精止遗类药膳适用于肾虚失藏，精关不固之遗精滑泄；或肾虚不摄，膀胱失约之遗尿尿频。常用涩精止遗类药食如金樱子、芡实、菟丝子、猪小肚、山茱萸、莲子等。药膳方如金樱子炖猪小肚、芡实煮老鸭等。

固崩止带类药膳适用于妇女肝肾不足，冲任失固所致的带下淋漓不止或带下过多。常用固崩止带类药食如菟丝子、白果、乌鸡、山药、芡实、莲子肉等。药膳方如白果乌鸡汤、山药芡实粥等。

固涩类药膳多由固涩药及补虚药共同组成，法在补虚固涩，标本兼治，然其作用较为缓和，只宜于气、血、精、液耗散或滑脱的一般患者，虚脱重证则多作辅助治疗。若表证未解，热病多汗，泻痢初起，火扰精泄，湿热溺带等均当忌用，否则将有"敛邪难出，闭门留寇"之弊。

一、固表止汗

浮 小 麦 饮

［来源］《卫生宝鉴》

［组成］浮小麦 15～30g，红枣 10g。

［制法与用法］将浮小麦、红枣洗净放入砂锅内，加水适量，煎汤频饮。亦可将浮小麦炒香，研为细末，每次 2～3g，枣汤或米饮送服，每日 2～3 次。

［功效与应用］固表止汗，养血安神。对于卫气不足，肌表不固，或心阴亏损，心液外泄所致的自汗、盗汗之证有良好的疗效。

［方解］本方主治证，为卫气不足，心阴亏损所致，治宜益气敛阴止汗。

方中浮小麦味甘性凉，主入心经，气味俱薄，轻浮善敛，益心气，敛心液，善敛虚汗。气虚自汗者，用之可益气固表，卫气充则肌表固密，自汗可止；阴虚盗汗者，用之能除热敛阴，心液内守，盗汗自除。故凡属虚汗之证，不论气虚自汗、阴虚盗汗均甚相宜，为本膳主药。与补脾益气，养血安神之红枣相伍，更增浮小麦益气固表之效，而且能补脾生血助已耗之阴，对虚汗证达到标本兼治的目的。本方清甜可口，适于长期饮用，对于气虚、阴虚或气阴两虚所致的一切虚汗证，鲜有不效者。

[使用注意] 本方益气滋阴，善敛虚汗，但作用较为缓和，故虚脱重证不宜使用，否则病重药轻，无济于事。

麻鸡敛汗汤

[来源]《圣惠方》

[组成] 麻黄根 30g，牡蛎 30g，肉苁蓉 30g，母鸡 1 只（约重 1000g），食盐、味精各适量。

[制法与用法] 先将鸡宰杀后去毛、内脏、头、足，洗净与麻黄根同放入砂锅中，加水适量，文火煮至鸡烂后，去鸡骨及药渣，加入洗净后的肉苁蓉、牡蛎再煮至熟，入食盐、味精调味即成。每周 2~3 次，食肉喝汤，早晚佐餐服食。

[功效与应用] 补气固表，敛阴止汗。适用于气阴不足，卫阳不固所致的自汗、盗汗，或病后动辄汗出不止，且易复感及畏风、短气乏力者。

[方解] 本方主治之证，为阳虚气弱，卫表不固所致，治宜补虚敛汗。

方中麻黄根味涩性平，善收敛浮越之阳，还归于里，为固表止汗之要药，无论自汗、盗汗皆宜。《本草纲目》亦言，"麻黄发汗之气，骏不能御，而根节止汗，效如影响，物理之妙，不可测度如此"，故用之为本方之主药。牡蛎味咸性寒，质重沉降，平肝益阴，收敛固涩，与麻黄根相伍，涩腠理、敛毛孔、止汗出之功效大大增强。肉苁蓉甘咸温润，为滋肾壮阳，补精益血之要药。《神农本草经》谓："主五劳七伤，补中……养五脏，强阴，益精气。"母鸡为众所周知的滋补营养食品，其性味甘平，功擅温中益气，补精添髓。与麻黄根、牡蛎相伍，既能固表止汗治其标，又可益气养阴固其本，收中寓补，补中有收，为气阴不足，自汗盗汗之良方佳膳。

生 脉 饮

[来源]《备急千金要方》

[组成] 人参 10g，麦冬 15g，五味子 10g。

[制法与用法] 将 3 药洗净，人参切成小块，放入砂锅中，加水适量，文火煎煮约 1 小时后取汁，不拘时温服。

[功效与应用] 大补元气，益气生津，敛阴止汗。适用于热病或大病后，口渴多汗，体倦气短，心悸，脉虚数或结代；以及久咳伤肺，干咳无痰，动则汗出，口干舌红，气促声怯，脉虚者。

[方解] 本方所治之证，为气阴两虚所致。治宜益气养阴，敛汗复脉。

方中人参不仅能大补元气，而且具有补益脾肺，生津止渴，宁神益智之功，是一味强身健体，补虚扶正，抗老防衰的要药。麦冬体润而滋，具清热养心，滋阴润肺之功，为退热养心，益气补阴之良品。与人参同用则益气敛阴固脱之功愈显。"五味子，敛气生津之药也"（《本草汇言》)，其味酸性温质润，补中寓涩，功擅敛肺补肾，益气固表，止汗生津，涩精止泻，是一味滋补、收涩作用均佳的良药。

本方 3 药合用，一补、一清、一敛，使气复津回，汗止而阴存。正如《医方集解》所言："人参甘温，大补肺气为君；麦冬止汗，润肺滋水清心泻热为臣；五味酸温敛肺，生津收耗散之气为佐。盖心主脉，肺朝百脉。补肺清心，则气充而脉复，故曰生脉也。"
是热伤气阴患者的可口饮料。

[使用注意] 本方对热伤气阴汗出不止之证，效果颇佳。若属热邪伤阴之证，可以西洋参易人参。但对暑病热炽，气阴未伤者，以及表邪未解而咳者，禁用本方，误用有"闭门留寇"之患。

二、固肠止泻

乌 梅 粥

[来源]《圣济总录》

[组成] 乌梅 10~15g，粳米 60g，冰糖适量。

[制法与用法] 先将乌梅洗净，逐个拍破，入锅煎取浓汁去渣，再入粳米煮粥，粥熟后加冰糖少许，稍煮即可。趁温热空腹服之，早晚各 1 次。

[功效与应用] 涩肠止泄，收敛止血，敛肺止咳，生津止渴。适用于脾虚久泻久痢、肺虚久咳不止、消渴或暑热汗出、口渴多饮等证。

[方解] 本方所治之证，为脾虚固摄无权所致。治宜涩肠止泻。

方中乌梅为主药，味酸涩偏温，其性善敛，"入肺则收，入肠则涩"（《本草求真》），具有敛肺生津，涩肠止痢，止血等多种功效。《本草经疏》谓"乌梅味酸，能敛浮热，能吸气归元，故主下气，除烦热烦满及安心也。下痢者，大肠虚脱也；好唾口干者，虚火上炎，津液不足也"。粳米甘平，"补脾，益五脏，壮气力，止泄痢"（《食鉴本草》）。冰糖平和，最为滋补，与乌梅同用，乃涩而兼补，不仅可以增强乌梅敛肺、涩肠、止血等作用，而且具有"酸甘化阴"，生津止渴之妙。合而用之，能敛久咳而补脾益肺，止泄痢而开胃消滞，治消渴而生津止渴，疗血证而收敛止血，而且制作简单，酸甜可口，效高价廉，为久咳、久泻、久痢等证极便宜、有效的膳方之一。《圣济总录》以乌梅粥治"肠风下血"，《粥谱》用治"久咳不止"。

[使用注意] 本方以慢性久病之咳嗽、消渴、泄痢、便血等为宜，凡外感咳嗽，泄痢初起及内有实邪者均不宜食用。

八 珍 糕

[来源]《外科正宗》

[组成] 人参 15g，山药 180g，芡实 180g，茯苓 180g，莲子肉 180g，糯米 1000g，粳米 1000g，白糖 500g，蜂蜜 200g。

[制法与用法] 将人参等各药分研为末，糯米、粳米如常法磨制为粉，各粉放入盆内，与蜂蜜、白糖相合均匀，入水适量煨化，同粉料相拌和匀，摊铺蒸笼内压紧蒸糕，糕熟切块，火上烘干，放入瓷器收贮。每日早晚空腹食 30g。

[功效与应用] 补中益气，收涩止泻，安神益智。适用于病后及年老、小儿体虚脾胃虚弱，神疲体倦，饮食无味，便溏腹泻者。

[方解] 本方所治之证，为脾胃虚弱，不能固摄所致。治宜补中涩肠止泻。

方中人参味甘微温，补后天，益五脏，资化源，生气血，固真元，为大补元气之要药。山药甘平和缓，为补脾养胃，益肺固肾，强身健体之佳品。芡实味甘平而涩，功善健脾固肾，渗淡除湿，补而不燥，利不伤阴，其"功与山药相似，然山药之补，本有过于芡实，而芡实之涩，更有胜于山药"（《本草求真》），与山药合用，则补中有涩，相辅相成。茯苓味甘而淡，功能利水渗湿，补中安神，与芡实、山药相伍，既能杜绝生湿之源，又能祛已成之湿。莲子肉味甘善补，涩敛精气，"主补中养神，益气力，除百疾"（《神农本草经》），与上药合用具养心益肾，补脾涩肠之功。再与健脾和胃之糯米、粳米相合为糕，全方标本同治，补中有行，行中有止，温而不燥热，滋补而不呆滞，除湿而不伤于燥，具相得益彰之妙。作为糕点，亦食亦药，香甜可口，不仅是补肾固精，健脾除湿，涩肠止泻之药膳，更是强身健体，延年益寿之佳品。故原方后云："服至百日，轻身耐老，壮助元阳，培养脾胃，妙难尽述。"

本方配伍得当，作用全面，益气补虚，健脾止泻，性味平和，香甜可口，特别适合小儿、老人及素体虚弱者。坚持食用，还可收到强身健体的功效。

薯蓣鸡子黄粥

[来源]《医学衷中参西录》

[组成] 薯蓣（山药）50g，熟鸡蛋黄2枚，食盐少许。

[制法与用法] 先将薯蓣捣碎研末，放入盛有凉开水的大碗内调成薯蓣浆。把薯蓣浆倒入小锅内，用文火一边煮，一边不断用筷子搅拌，煮熟后，再将熟鸡子黄捏碎，调入其中，稍煮1、2沸，加食盐少许调味即成。1日内分3次空腹食用。

[功效与应用] 补益脾胃，固肠止泄，养血安神。适用于脾虚日久，食欲不振，肠滑不固，久泻不止者。

[方解] 本方所治之证，为脾虚肠滑不固所致。治宜健脾固肠止泻。

方中薯蓣在《神农本草经》中被列为上品，《本草正》谓其"能健脾补虚，滋精固肾，治诸虚百损，疗五劳七伤"。鸡子黄其味甘性平，入心肾经，长于补益气血，安养五脏，健脾止泻。原书用"薯蓣鸡子黄粥，治泄泻很久，而肠滑不固者"，《本草纲目》谓"薯蓣粥，补肾精，固肠胃"。山药与鸡子黄配伍，药力平缓，不温不燥，既有补养作用，又具治疗功效。不仅增强了补气血、安五脏、止泻痢的作用，而且营养丰富，易于消化，是脾虚久泻之人及体虚患者的良好调补之品，可以久服。

[使用注意] 本方质润而收涩，凡湿盛、胸腹满闷者，不宜食用。血胆固醇水平高者，应慎用。

三、涩精止遗

金 樱 子 粥

[来源]《饮食辨录》

[组成] 金樱子30g，粳米50g，食盐少许。

[制法与用法] 金樱子洗净，放入锅内，加清水适量，用武火烧沸后，转用文火煮10分钟，滤去渣，药汁与粳米同煮为粥，再加食盐少许拌匀调味即成。每日1次，晚上睡前温服。

［功效与应用］收涩固精，止遗固泄。适用于脾肾不足，下元不固所致的神疲乏力，腰膝酸软，滑精遗精，尿频遗尿，女子带下、阴挺，以及久泻脱肛等证。

［方解］本方所治之证，为肾虚失藏，下元不固所致。治宜收敛固涩。

方中金樱子性平味酸涩，特别善入肾、脾、膀胱、大肠经而收敛虚脱之气，以固涩见长，自南北朝陶弘景谓其"止遗泄"以来，被历代医药学家视为收涩良药。《蜀本草》用"治脾泄下痢，止小便利，涩精气"；《滇南本草》用"治日久下痢，血崩带下，涩精遗泄"；《本草正》用以"止吐血，衄血，收虚汗，敛虚火"。临床用金樱子治子宫脱垂，与补中益气的粳米相合煮粥，脾胃之气壮，则收涩之力愈强，于滑脱遗泄诸证有良效。但金樱子以收涩为主，滋补力不强，煮粥时适当加入芡实、山药之类，疗效将更为理想。

［使用注意］本方收涩作用显著，非属滋补之品，不可无故服之。凡实证及兼外感者，不宜服食。

金樱子炖猪小肚

［来源］《泉州本草》

［组成］金樱子30g，猪小肚1个，食盐、味精各适量。

［制法与用法］先将猪小肚去净肥脂，切开，用盐、生粉拌擦，用水冲洗干净，放入锅内用开水煮15分钟，取出在冷水中冲洗。金樱子去净外刺和内瓤，一同放入砂锅内，加清水适量，武火煮沸后，文火炖3小时，再加食盐、味精调味即成。

［功效与应用］缩尿涩肠，固精止带，益肾固脱。适用于肾气不足而致的腰膝酸软，小便频数，遗尿，遗精，滑精，带下等证。

［方解］本方所治之证，为肾虚不固所致。治宜益肾固精。

方中金樱子味酸而涩，功专固敛，善敛虚散之气，固滑脱之关，能止遗滑，缩小便，治遗溺，固精关，敛肾气，为固涩药之首选，故为本方主药。猪小肚，为猪膀胱的俗称，其性味甘咸而平，专入膀胱经，功能固涩补肾，温固膀胱，善治小儿遗尿。二者相伍，以金樱子固肾收涩之功，得膀胱补肾固涩之力，直入前阴膀胱，为精气遗泄、小便失控诸病证的良膳。

［使用注意］本方具有补肾固涩之功用，感冒期间，以及发热的病人不宜食用。另外，食用时要特别注意将猪小肚漂洗干净，否则会有臊味。

芡实煮老鸭

［来源］《大众药膳》

［组成］芡实200g，老鸭1只（约1000g），葱、姜、食盐、黄酒、味精等各适量。

［制法与用法］将鸭宰杀后，除去毛及内脏，洗净鸭腹内的血水。芡实洗净，放入鸭腹。将鸭子放入砂锅内，加葱、姜、食盐、黄酒、清水适量，用武火烧沸后，转用文火煮2小时，至鸭酥烂，再加味精搅匀即成。每周1~2次，佐餐食用。

［功效与应用］补益脾胃，除湿止泻，固肾涩精。适用于脾肾亏虚，下元不固而致的腰膝酸软，脘闷纳少，肠鸣便溏，久泻久痢以及遗精，带下等证。

［方解］本方所治之证，为脾肾亏虚不固所致。治宜补脾益肾，敛精固涩。

方中芡实为健脾除湿、涩肠止泻之佳品，固肾涩精、缩尿止带之要药，正如《本草求真》所言："惟其味甘补脾，故能利湿，而泄泻腹痛可治；惟其味涩固肾，故能闭气，而使遗带小便不禁皆愈。"若多用久服，还能"补中，益精气，强志，令耳目聪明，久服轻身不饥，耐老神仙"（《神农本草经》），可见，芡实是传统的药食两用，益肾强身之品，故为本方主药。老鸭性味甘咸微寒，功能滋阴养胃，益肾行水，健脾补虚，为滋阴而不滞腻的滋补食品。《食物本草备考》称其"补虚乏，除客热，和脏腑，利水道"。二料配伍，更少佐葱、姜等，一则益胃通阳，散寒除湿，二则调味增香，滋补可口。全方既能益脾气祛湿邪以止泻痢，又能益精补肾而固下元，而且补中寓敛，涩而不滞，药简效宏，堪称药膳之良方。

[使用注意] 本方为补涩之剂，凡湿热为患之遗精白浊、尿频带下、泻痢诸证，则不宜食用。

山茱萸粥

[来源]《粥谱》

[组成] 山茱萸15g，粳米60g，白糖适量。

[制法与用法] 将山茱萸洗净去核，与粳米同入砂锅煮粥，待粥将成时，加入白糖稍煮即成。1日分2次食用。3~5天为一疗程，病愈即可停服。

[功效与应用] 补益肝肾，涩精止遗，敛汗固脱。适用于肝肾不足所致的腰膝酸软，头晕耳鸣，阳痿遗精，遗尿尿频以及冲任损伤所致的崩漏、月经过多、虚汗不止、带下量多等证。

[方解] 本方所治之证，为肝肾不固所致，治宜补益肝肾，涩精止遗。

方中山茱萸酸涩，专入肝肾，"大能收敛元气，振作精神，固涩滑脱"（《医学衷中参西录》），为补益肝肾，收敛固涩最常用的药物之一。粳米和中健脾，与山茱萸相伍，可使后天得补，先天生化有源。再入白糖调配，一则酸甘化阴，更增山茱萸滋补肝肾之效；二则酸甜可口，宜于服用。故《粥谱》谓："山萸肉粥，温肝，益气，秘精。"肝肾得补，闭藏有司，精血秘而不泄，是以遗精、尿频、崩带可止；精血上奉，骨骼得养，是以眩晕、耳鸣、腰酸可除，确实是一首药膳良方。

[使用注意] 本方以补涩见长，邪气未尽者忌用。此外，因山茱萸果核可以导致遗精，故煮粥时宜先将果核去除干净。

四、固崩止带

菟丝子粥

[来源]《粥谱》

[组成] 菟丝子30g，粳米60g，白糖适量。

[制法与用法] 将菟丝子洗净后捣碎，加水煎煮去渣取汁，再用药汁煮粥，待粥将成时，加入白糖稍煮即成。1日分2次食用。

[功效与应用] 补肾益精，养肝明目，益脾止泄，安胎止带。适用于肝肾亏虚所致的腰膝酸软，头晕目眩，视物不清，目昏目暗，耳鸣耳聋；妇人带下过多，胎动不安，滑胎不孕以及男子阳痿遗精，早泄不育，膏淋白浊，尿频遗尿，久泻不止等证。

[方解] 本方所治之证，为肝肾亏虚所致，治宜补肾益肝，固精止带。

方中菟丝子性平味甘微辛，入肝肾两经，功擅补肾精，益肝血，健脾气，平补阴阳。是一味阴中有阳，守而能走的平补良药。因此在临床治疗中，无论属肝肾阴虚抑或阳虚之证，均可用之，历来被视为补肝肾之要药。与粳米相合做粥，能增强调补脾胃及充养先天之效，不仅对于肝肾不足，脾胃虚弱所致的上述诸症起到治疗作用，坚持服用对于中老年人还具有强身健体、延年益寿的效果。

[使用注意] 本方作用比较和缓，必须坚持服用，方可达到预期的目的。以 7~10 天为 1 疗程，然后每隔 3~5 天再续服。

白果乌鸡汤

[来源]《经验方》

[组成] 白果 15g，莲子肉 15g，薏苡仁 15g，白扁豆 15g，怀山药 15g，胡椒末 3g，乌骨鸡 1 只（约 1000g），食盐、绍酒各适量。

[制法与用法] 先将乌骨鸡宰杀，去毛及内脏洗净后，剁去鸡爪不用。然后将水发各药一并装入鸡腹内，用麻线缝合剖口，将鸡置于砂锅内，加入食盐、绍酒、胡椒末及适量清水，武火烧沸后，转用文火炖 2 小时熟烂即成。每周 1~2 次，空腹食。

[功效与应用] 补益脾肾，固精止遗，除湿止带，涩肠止泻，止咳平喘。适用于脾肾两虚或脾虚有湿所致的白带清稀量多，遗精滑泄，腰膝酸软，小便白浊，尿频遗尿，纳少便溏，倦怠乏力等证。

[方解] 本方所治之证，为脾肾两虚，不能固摄所致的带下，或遗精滑泄。治宜补益脾肾，固精止带。

方中白果性平味甘苦涩，有小毒，入肺、肾两经，《本草纲目》谓"其气薄味厚，性涩而收，益肺气，定喘嗽，缩小便"，《本草便读》称其"上敛肺金除咳，下行湿浊化痰涎"。可见白果善主收涩，为平痰喘、止带浊之要药，于脾肾两虚，不能固摄之证，白果独有专功。

莲子味甘善补，味涩善固，《玉楸药解》谓"莲子甘平，甚益脾胃，而固涩之性，最宜滑泄之家，遗精便溏，极有良效"。生用养胃清心，熟食则固肾厚肠，与白果同用则大增其益肾气，固精关，敛肺金，降痰涎之效。

薏苡仁甘淡渗利，为脾虚湿困，食少泄泻之要药。白扁豆甘香气平，功擅疏脾开胃，化清降浊，又可渗湿止泻。二药与白果、莲子协同配合，使补脾渗湿，收敛固涩两相促进。"山药，能健脾补虚，滋精固肾，治诸虚百损，疗五劳之伤"（《景岳全书·本草正》），为健脾益肺，填精固肾之佳品，与上述 4 药配伍则益脾气以生津液，补肾涩精以强阴，共奏补中益气，滋肺补肾，固涩下元之功。对于脾肾亏虚或脾虚有湿之遗精、白浊，遗尿，带下、便溏，以及肺肾两虚之哮喘痰多者，配伍已堪称周密，更加药食两用之滋补佳品乌骨鸡健脾益气，补精填髓以补虚劳羸弱，使之温补而不骤，固涩而不燥，用治"遗精白浊及赤白带下"、"脾虚滑泻"（《本草纲目》）等证卓有成效，可起到治疗和预防的双重作用。

[使用注意] 本方有良好的调补作用，以补虚固涩为著，凡属带下色黄而臭，湿热带下者；或外邪未清，实邪内停者，均不宜服用。

山药芡实粥

［来源］《寿世保元》

［组成］山药50g，芡实50g，粳米50g，香油、食盐各适量。

［制法与用法］山药去皮切块，芡实打碎。二者同入锅中，加水适量煮粥，待粥熟后加香油、食盐调味即成。每晚温热服食。

［功效与应用］补益脾肾，除湿止带，固精止遗。适用于脾肾两虚或脾虚有湿所致的女子带下清稀，男子遗精滑泄，以及健忘失眠，纳少便溏，倦怠乏力，形体羸瘦等证。

［方解］本方所治之证，为脾肾虚弱所致。治宜健脾固肾，收涩止带。

方中山药甘平质润，健脾益肾，涩精止遗，为药食两用之佳品，《神农本草经》谓之"补中益气力，长肌肉，久服耳目聪明"。芡实为涩精、止带、缩尿之要药，"治小便不利，遗精，白浊，带下"（《本草纲目》）。山药与之相伍，再与健脾益气，强身健体的粳米合而为粥，齐奏健脾固肾，收敛固涩之功，是以下元闭藏有司，精气秘而不泄，带下、遗精可止。而且味美可口，服食方便，宜于久服。

［使用注意］本方补涩力较强，凡湿热为患所致之带下尿频，遗精白浊诸症，不宜服用。

第十四节 补 益 类

凡以补益药、食为主组成，具有补益人体气血阴阳等作用，用以治疗虚证的药膳，称为补益药膳。

由于先天禀赋薄弱，或后天失调，以致气血阴阳不足而引起的病证，称为"虚证"。《素问·三部九候论》提出的"虚则补之，"《素问·阴阳应象大论》提出的"形不足者，温之以气；精不足者，补之以味"便为本类药膳的立法依据。

虚证有气虚、血虚、气血两虚和阴虚、阳虚等不同的病理变化与临床表现，补益类药膳也相应分为补气、补血、气血双补和补阴、补阳五类。

益气类药膳适用于气虚病证。气虚表现为脏腑功能不足，生命活动减弱，如倦怠无力，少气懒言、面色㿠白、食欲不振等。补气重在补脾、肺之气，常用益气类的药食有人参、黄芪、怀山药、莲子、大枣、茯苓、大米、小麦、鸡内金、动物胃肠、禽畜类肉等，药膳方如黄芪蒸鸡、人参猪肚。

补血类药膳适用于血虚病证。血虚不足则主要表现为心肝血虚，见面色萎黄、口唇爪甲苍白、头晕目眩、心悸失眠，以及妇女月经不调等。另外，肝肾同源，肾精充盛，亦能化生营血。故补血法在人体主要侧重于心肝脾肾的调理摄养。常用的补血药食有当归、地黄、首乌、龙眼肉、枸杞、红枣、阿胶、各种动物类肉、肝脏等，药膳方如枸杞田七鸡、阿胶羊肝等。

气血双补类药膳适用于气血两虚病证。气血俱虚的患者，除运用具有补气补血作用的膳食外，尚须注意调理脾肾功能，这样才能收到事半功倍的效果。常用补气血类药食如人参、黄芪、白术、当归、熟地、首乌、大枣、山药、阿胶、龙眼肉，及多种动物肉类等。

药膳方如十全大补汤、归芪蒸鸡等。

补阴类药膳适用于阴虚病证。阴虚主要表现为精津阴液不足而致的枯燥、虚热之证，如形体羸瘦，口燥咽干，心烦少眠，骨蒸盗汗，两颧潮红，五心烦热等。常用药食如生地、沙参、麦冬、枸杞、龟板、鳖甲、龟肉、海参、鸭肉等，药膳方如清蒸人参甲鱼、生地黄鸡等。

补阳类药膳适用于阳虚病证。阳气虚不能温煦机体，则畏寒肢冷；不能温运气血，则气虚血滞；不能温运脏腑，则脏腑功能减退。常见有腰膝酸痛，四肢不温，痿软无力，阳痿早泄，小便不利或频数，脉沉迟。治当温补肾阳。补阳药食主要有鹿茸、附子、肉桂、杜仲、枸杞、猪腰子、狗鞭、鹿鞭、狗肉、羊肉等。常用药膳如鹿鞭壮阳汤、壮阳狗肉汤等。

补益类药膳要注意体质特点。一般温热辛香药食，多可助火散气；寒凉滋腻药食，每易助湿生痰，阳热之体，生姜、大蒜、胡荽、胡椒、荔枝、羊肉、狗肉、黄鳝等温热之品，不宜过食；阴寒之体者西瓜、黄瓜、菱角、笋、荸荠、梨、柿子等寒凉之品，不可久服。进补药膳还要注意适应时令、环境。春夏之时，不宜大进温补，只宜缓补、清补；冬主闭藏，更适宜进补。

一、补气类

黄芪蒸鸡

［来源］《随园食单》

［组成］嫩母鸡1只（1000g左右），黄芪30g，精盐1.5g，绍酒15g，葱、生姜各10g，清汤500g，胡椒粉2g。

［制法与用法］母鸡宰杀后去毛，剖开去内脏，剁去爪，洗净。先入沸水锅内焯至鸡皮伸展，再捞出用清水冲洗，沥干水待用。黄芪用清水冲洗干净，趁湿润斜切成2mm厚的长片，塞入鸡腹内。葱洗净后切成段，生姜洗净去皮，切成片。把鸡放入砂锅内，加入葱、姜、绍酒、清汤、精盐，用湿棉纸封口。上蒸笼用武火蒸，水沸后蒸1.5～2小时，至鸡肉熟烂。出笼后去黄芪，再加入胡椒粉调味，空腹食之。

［功效与应用］益气升阳，养血补虚。适用于脾虚食少，倦怠乏力，气虚自汗，易患感冒，血虚眩晕、肢体麻木及中气下陷所引起的久泻、脱肛、子宫下垂等。

［方解］本方所治之证，为脾胃气虚，清阳下陷所致。脾胃气虚，受纳与运化不及，故见食少倦怠、气虚自汗、易患感冒；生化之源不足，故见血虚眩晕、肢体麻木；清阳不升，则见久泻、脱肛、子宫下垂等。

方中黄芪性味甘温，功能补气升阳，益卫固表，利水消肿，既善于补气，又长于升阳，无论是脾虚食少、倦怠乏力，还是中气下陷之脱肛、子宫下垂等内脏下垂诸症，黄芪皆为必用之品。其益卫固表力佳，故又常用于虚人感冒等，《本草求真》谓其："能入肺补气，入表实卫，为补气诸药之最。"

鸡肉为填髓补精之佳品，以营养丰富，滋味鲜美著称。二者配伍，黄芪得鸡肉之助，则气化于精血，补气之力更强；鸡肉得黄芪以健脾，则运化力旺，化血生精之功更著，具有相得益彰之妙。本药膳制作简便，疗效确实，为多种虚弱性疾病的佳膳。对于病后体虚，营养不良，贫血，肾炎水肿，内脏下垂等患者，经常食用本膳，具有养生保健，增强体质，预防感冒等作用。

［使用注意］表虚邪盛，气滞湿阻，食积停滞，以及阴虚阳亢者，均不宜用。

四君蒸鸭

［来源］《百病饮食自疗》

［组成］嫩鸭1只，党参30g，白术15g，茯苓20g，调料适量。

［制法与用法］活鸭宰杀，洗净，去除嘴、足，入沸水中滚一遍捞起，把鸭翅盘向背部；党参、白术、茯苓切片，装入双层纱布袋内，放入鸭腹；将鸭子置蒸碗内，加入姜、葱、绍酒、鲜汤各适量，用湿绵纸封住碗口，上屉武火蒸约3小时，去纸并取出鸭腹内药包、葱、姜。加精盐、味精，饮汤食肉。

［功效与应用］益气健脾。适用于脾胃气虚，食少便溏，面色萎黄，语声低微，四肢无力，舌质淡，脉细弱等。

［方解］本方所治之证，为脾胃气虚，运化无力，生化之源不足所致。治宜益气健脾。

方中党参味甘平，功能补中益气，生津养血，为常用的益气健脾药，如《本草正义》所说："力能补脾养胃，润肺生津，健运中气，本与人参不甚相远，尤其可贵者，则健脾运而不燥，滋胃阴而不湿。"现代研究证明，本品具有调节胃肠运动，抗溃疡，增强免疫功能及机体抗病能力等多种作用。白术味甘苦而性温，功能健脾燥湿，对脾虚气弱，运化无力所致的食少腹胀、大便溏泄、倦怠乏力等证，既能补脾益气，又能燥湿健脾，历代医家将其视为补脾脏第一要药。《本草汇言》记载："白术，乃扶植脾胃，散湿除痹，消食除痞之要药也。脾虚不健，术能补之；胃虚不纳，术能助之。"茯苓性味甘、淡性，平，既能利水渗湿，又能健脾止泻，能补能泻，常与党参、白术等补脾药配合同用，使健脾渗湿之功更为增强，以治脾虚体倦，食少便溏诸证。

鸭子功能健脾补虚，滋阴养胃，利水消肿。中医认为鸭是水禽类，其性寒凉，适用于内热较重的人食用。特别是对于身体羸瘦，阴虚内热，或低热不退，大便干燥及水肿等证，尤为适宜。民间历来视其为滋补妙品。

诸料合用，药借食味，食助药性，能补能利，补虚而不滋腻，滋阴而不恋邪。实为年老体弱，脾胃气虚之人的滋补良方。

［使用注意］脾胃虚寒所致的食少便溏、脘腹疼痛不宜用。

乌鸡豆蔻

［来源］《本草纲目》

［组成］乌骨母鸡1只（2斤以上），草豆蔻30g，草果2枚。

［制法与用法］乌骨母鸡，宰杀后，去杂毛及肠杂，洗净。将豆蔻、草果烧存性，放入鸡腹内扎定，煮熟，空腹食之。

［功效与应用］益气补虚，健脾止泻。适用于体虚气弱，寒湿阻滞脾胃之脘腹胀满冷痛、大便溏泻等。

［方解］本方所治之证，为脾虚气弱，寒湿滞于脾胃，脾失健运所致。治宜补虚益

气，燥湿温中，健脾止泻。

方中乌骨鸡又有"药鸡"，"竹丝鸡"之称，自古以来，民间一直将其视为滋补佳品，尤其为妇科所常用。本品性味甘平，具有养阴退热，补虚劳羸弱的作用，对虚劳骨蒸羸瘦，消渴，脾虚滑泻，及妇人崩中带下虚损诸病，皆可随证配伍应用。《本草经疏》言其："补血益阴，则虚劳羸弱可除；阴回热去，则津液自生，渴自止矣。阴平阳秘，表里固密，邪恶之气不得入，心腹和而痛自止。益阴，则冲、任、带三脉俱旺，故能除崩中带下一切虚损诸疾也。"

草豆蔻、草果性味辛温，皆属芳香化湿药，均能燥湿温中，以治寒湿阻滞脾胃，脘腹胀满疼痛，呕吐泄泻之证。朱丹溪云："草豆蔻，性温，能散滞气，消膈上痰。若明知身受寒邪，日食寒物，方可温散，用之如鼓应桴。"方中将草豆蔻、草果烧存性用者，是减其辛热，以免浮散，而专力于温行脾胃之寒湿郁滞。

本方既可治体虚气弱，寒湿郁滞脾胃之脘腹冷痛、大便滑泻，又可治呕恶不欲食，属于脾胃虚弱，寒湿郁滞所致之证。

[使用注意] 伤食消化不良及胃肠湿热而致的泄泻，不宜使用本方。

[附方]

1. 乌鸡煎（《普济方》）由乌骨鸡1只，小茴香、高良姜、红豆蔻、陈皮、白姜、花椒各适量组成。先将乌骨鸡宰杀后去毛、肠，洗净，再投入各药，加盐适量，同煮熟烂，空腹食用。功能补虚，健脾，开胃，止泻。适用于噤口痢因涩药太过伤胃，闻食口闭，四肢逆冷。亦可治久痢。

2. 陈皮椒姜鸡（《饮膳正要》）由乌骨雄鸡1只，陈皮（去白），高良姜各3g，胡椒6g，草果2个组成。先将乌雄鸡宰杀，如常洗净，切作块，投入各药，再以葱、醋、酱调和，放入砂锅内封口，将其煮熟，空腹食用。功能补虚温中，健脾开胃。适用于脾胃虚冷，腹胀腹泻。

黄 精 烧 鸡

[来源]《家庭药膳》

[组成] 黄精50g，党参25g，怀山药25g，鸡1只（约2000g），生姜、葱各15g，胡椒粉3g，料酒50g，味精2g，猪油70g，肉汤1500ml。

[制法与用法] 将鸡宰杀后，去杂毛和内脏，剁去脚爪，入沸水锅中氽透，捞出砍成块；将党参洗净切5厘米长段，山药洗净切片，生姜洗净拍破，葱洗净切长段。锅置火上，注入猪油，下姜、葱煸出香味，放入鸡块、黄精、党参、怀山药、胡椒粉，注入肉汤、料酒，用大火烧开，打去浮沫，改用小火慢烧3小时，待鸡肉熟时，拣去姜、葱不用，收汁后入味精调味即成。空腹食之。

[功效与应用] 补脾胃，安五脏。适用于脾胃虚弱、便溏、消瘦、纳少、带下等证。

[方解] 本方所治之证，为脾胃虚弱，健运失常所致的便溏、消瘦、纳少等症。治宜益气补脾。

方中黄精味甘性平，是一味补脾气、益脾阴，而又兼能润肺燥、益肾精的药物，因补性缓和，滋味甘甜，自古以来，人们一直将其作为滋补佳品，并认为能够延缓衰老。《别录》称其："久服轻身延年不饥。"《本草纲目》谓其："补诸虚……填精髓。"现代研究证明，黄精有改善冠脉循环，降血脂，降血糖的功能，有利于心血管疾病、糖尿病的防治。临床观察，用于病后体虚或慢性病消耗性营养不良，有较好疗效。

山药功效与黄精相近，亦有补气益阴的作用，但兼具涩性，微有收敛作用，山药在历代本草中皆被视为补虚佳品。临床实践证明其有增加食欲，增强体质等多种作用。党参功能补益中气，善治脾胃气虚的食少便溏、体倦乏力等证。

鸡肉性味甘温，具有温中补脾，益气养血，补肾益精等作用。与黄精、山药、党参配合蒸服，益气补虚之力更强。亦为年老体弱或病后体虚，形体消瘦，须发早白兼脾胃气虚之人的美味佳肴。

[使用注意] 本品性质滋腻，故脾虚湿困、痰湿咳嗽及舌苔厚腻者不宜服用。

[附方]

黄精粥（《饮食辨录》）由黄精15g，粳米100g组成。先煎黄精，去渣取汁，后入粳米煮粥，候熟，加入适量白糖调匀。空腹食之。功能补中益气，润心肺，强筋骨。适用于脾肺气虚、倦怠乏力、饮食减少、咳嗽气短、干咳无痰，或肺痨咳血。

黄芪猴头汤

[来源]《中国药膳学》

[组成] 猴头菌150g，黄芪30g，嫩母鸡250g，生姜15g，葱白20g，食盐5g，胡椒面3g，绍酒10g，小白菜心100g，清汤750g。

[制法与用法] 猴头菌经冲洗后放入盆内，用温水泡发，约30分钟后捞出，削去底部的木质部分，再洗净切成约2毫米厚的大片。发菌用的水用纱布过滤后留存待用。嫩母鸡宰杀后洗净，切成条块。黄芪用热湿毛巾揩抹净，切成马耳形薄片。葱白切为细节，生姜切为丝，小白菜心用清水洗净待用。锅烧热下入猪油，投进黄芪、生姜、葱白、鸡块，共煸炒后放入食盐、绍酒及发猴头菌的水、少量清汤，用武火烧沸后，改用文火再煮约1小时，然后下猴头菌再煮半小时，撒入胡椒面和匀。先捞出鸡块放置碗底，再捞出猴头菌盖于鸡肉上；汤中下入小白菜心，略煮片刻，将菜心舀出置碗内，即成。

[功效与应用] 益气健脾，补益虚损。适用于脾胃虚弱、食少乏力、气虚自汗、易患感冒者，或由于气血两虚所致眩晕心悸、健忘、面色无华等证。

[方解] 本方所治之证，为脾胃虚弱或气血两虚所致。治宜益气健脾，补益虚损。

方中黄芪性味甘温，功善补气升阳，固表止汗，是最常用的补气药之一。《日华子本草》称其"助气壮筋骨，长肉，补血"，《本草求真》谓其："补气诸药之最。"现代研究证明，本品能增强和调节机体免疫功能，提高机体的抗病能力，并有抗衰老、抗疲劳等作用。猴头菌有很高的营养价值，其人口清香，风味独特，被誉为"山珍之珍"，味甘性平，有利五脏，助消化，补虚损的功效，可用于治疗消化不良、胃溃疡、十二指肠溃疡、慢性胃炎、神经衰弱等症。鸡肉则能温中益气，填精补髓，为滋补强壮的常用食物。黄芪补气健脾，得猴头菌之和胃健脾，鸡肉之补养气血，小白菜之通利胃肠，则荤素结合，补虚而不滋腻，祛邪而不伤正，是味美效佳的益脾良方。亦可作为病后体虚易感风寒，或年老体弱、营养不良、贫血、神经衰弱、慢性胃炎、糖尿病等证之调补佳膳。

[使用注意] 胃热气滞而见胃脘胀痛、灼热泛酸者，不宜用本膳。

人参猪肚

[来源]《良药佳馐》

[组成] 人参 10g，甜杏仁 10g，茯苓 15g，红枣 12g，陈皮 1 片，糯米 100g，猪肚 1 具，花椒 7 粒，姜 1 块，独头蒜 4 个，葱 1 根，调料适量。

[制法与用法] 人参洗净，置旺火上煨 30 分钟，切片留汤。红枣酒喷后去核；茯苓洗净；杏仁先用开水浸泡，用冷水搓去皮晾干；陈皮洗净，破两半；猪肚两面冲洗干净，刮去白膜，用开水稍稍烫一下。姜、蒜拍破，葱切段，糯米淘洗干净。

把诸药与糯米、花椒、白胡椒同装纱布袋内，扎口，放入猪肚内。把猪肚放置在一个大盘内，加适量奶油、料酒、盐、姜、葱、蒜，上屉用旺火蒸 2 小时，至猪肚烂熟时取出。待稍凉后，取出纱布袋，解开，取出人参、杏仁、红枣，余物取出弃去不用，只剩糯米饭。把红枣放入小碗内，并将猪肚切成薄片放在红枣上，然后人参再放置在猪肚上。把盘内原汤与人参汤倒入锅内，待沸，调入味精。饮汤吃猪肚、糯米饭。每周服 1~2 次，长期服食效佳。

[功效与应用] 益气健脾，滋养补虚。适用于脾胃虚弱之食欲不振、便溏、气短乏力、头晕眼花及浮肿诸证。

[方解] 本方所治之证，为脾胃气虚所致。治宜益气健脾，滋养补虚。

方中人参味甘、微苦，性微温，有大补元气，补脾益肺等功效，为脾气不足，肺气亏虚等气虚之证的要药，《本草纲目》谓其"治男妇一切虚证"。茯苓功能利水渗湿，健脾，安神，药性平和，能补能利，尤其是对于脾虚水肿，用之有标本兼顾之效。红枣功能补中益气，养血安神，为调补脾胃之常用药。3 者合用，为益气健脾的常用配伍。猪肚味甘，性温，功能补虚损，健脾胃，与人参合用，益气健脾作用进一步加强，又配以杏仁降气宽肠，陈皮、花椒、胡椒等辛香之品理气和胃，可使全方补中有行，补而不壅，实为脾胃虚弱之佳膳，也可用于大病、手术后等各种虚弱病证。

[使用注意] 本方适用于慢性疾病的恢复与调养，尤其对脾胃虚弱者的调补最为适宜，但各种急性病发作期均不宜应用。

山药鸡脤

[来源]《家庭药膳》

[组成] 鸡脤 250g，鲜山药 100g，青豆 30g，生姜、葱各 10g，料酒 15g，精盐 2g，酱油 5g，白糖 3g，胡椒粉、味精各 1g，湿淀粉 50g，香油 3g，鸡汤 50g，菜油 500g。

[制法与用法] 取新鲜鸡脤洗净，切成薄片；生姜洗净，不去皮，切成姜末；葱洗净，切成葱花；鲜山药洗净，煮熟，切成片。鸡脤片放碗内，加精盐、料酒、胡椒粉拌匀上味。再用 1 碗放入酱油、白糖、味精、鸡汤、湿淀粉，兑勾滋汁。锅烧热，加菜油，待烧至六七成热时，下入脤片划散，再捞出用漏勺沥去油。锅内留底油约 50ml，下姜末，煸香后入青豆、山药片，翻炒数下，倒入兑好的滋汁勾芡翻匀，撒上葱花，淋上香油，起锅装盘即成。

[功效与应用] 健脾和胃，消食化积。适用于脾虚食少、食后腹胀或满胀不食、呕吐泄泻、小儿疳积等。

［方解］本方所治之证，为脾胃虚弱，消化不良所致。治宜健脾和胃，消食化积。方中山药味甘性平，既能补气，又能养阴，具有补气而不滞，养阴而不滋腻之特点，因药性平和，故尤适用于小儿脾虚消化不良诸证。正如《本草崇原》所言："山药气味甘平，乃补太阴脾土之药，故主治之功皆在中土。"鸡肫善消食积，具有健脾消食的作用，对于脾胃虚弱之运化失常、水谷不化、食少纳呆者有良效。本膳以消食之品鸡肫与滋补佳品山药相配伍，有相辅相成的作用，使健脾消食之力进一步加强。脾复健运，胃善消谷，对于素体虚弱，病后体虚未复，小儿营养不良等患者兼有脾胃虚弱，消化不良者均可运用。

人参莲肉汤

［来源］《经验良方》

［组成］白人参 10g，莲子 15 枚，冰糖 30g。

［制法与用法］将白人参与去心莲子肉放碗内，加水适量浸泡至透，再加入冰糖，置蒸锅内隔水蒸炖 1 小时左右，人参可连用 3 次，第 3 次可连同人参一起吃完。早晚餐服食。

［功效与应用］补气益脾，养心固肾。适用于体虚气弱，神疲乏力，自汗脉虚；脾虚食少，大便泄泻；心悸失眠，或夜寐多梦；肾虚遗精、滑精及妇女崩漏，白带过多等。

［方解］本方所治之证，为气虚脾弱所致。脾虚气弱，则见神疲乏力，大便泄泻；气血生化不足，心失所养，则见心神不安，健忘失眠；肾气不固，则遗精，滑精。治宜补气健脾，养心安神，益肾固精。

方中人参功能大补元气，补脾益肺，安神增智，生津止渴。《药性论》云："主五脏气不足，五劳七伤，虚损痿弱。"《本草经疏》载："人参能回阳气于垂绝，却虚邪于俄顷，功魁群草，力等丸丹矣。"莲子肉性味甘、涩，性平，具有补脾止泻，益肾固精和养心安神的作用，为治疗脾虚久泻，食欲不振，肾虚不固的常用药。《神农本草经》谓其"主补中，养神，益气力"，《本草纲目》称其"交心肾，厚肠胃，固精气，强筋骨，补虚损"。冰糖功能补中益气，又具有调味作用。

人参、莲子肉、冰糖相配，则甘甜清香，补而不滞，尤宜于年老体虚者。

［使用注意］脾虚气滞或湿阻、食积所致的胸闷腹胀、食欲不振、舌苔厚腻的病人，不宜服用；不可同时服食萝卜及茶叶；大便燥结者不宜用服。

生 脉 饮

［来源］《千金方》

［组成］人参 10g，麦冬 15g，五味子 10g。

［制法与用法］水煎，取汁，不拘时温服。

［功效与应用］益气生津，敛阴止汗。适用于体倦乏力，气短懒言，汗多神疲，咽干口渴，舌干红少苔，脉虚数；或久咳气弱，口渴自汗等。

［方解］本方所治之证，为气阴两伤所致。治宜益气养阴生津。

方中人参性味甘温，益气生津，为大补人身元气的第一要药。麦门冬味甘性寒，具有养阴清热，润肺生津之功。两药相配，则益气养阴之功益彰。五味子性味酸温，功能敛肺止汗，生津止渴。3 药合用，一补一清一敛，共奏益气养阴，生津止渴，敛阴止汗之功。

使气复津生，汗止阴存，脉得气充，则可复生，故名"生脉"。《医方集解》说："人有将死脉绝者，服此能复生之，其功甚大。"至于久咳肺虚，气阴两伤证，取其益气养阴，润肺止咳，以求本图治，使气阴恢复，肺润津生，诸证悉除。

[使用注意] 外邪未解，或暑病热盛，气阴未伤者，不宜用本方。

人　参　粥

[来源]《食鉴本草》

[组成] 人参 3g，粳米 100g，冰糖适量。

[制法与用法] 将粳米淘净，与人参（切片或打粉）一起放入砂锅内，加水适量，煮至粥熟，再将化好的冰糖汁加入，拌匀，即可食用。

[功效与应用] 补元气，益脾肺，生津安神。适用于脾肺气虚所致的短气懒言，神疲乏力，动则气喘，易出虚汗及食欲不振，大便溏薄等；亦可用于年老体弱，不思饮食，全身无力，倦怠欲睡而又久不能入寐，或津伤口渴等。

[方解] 本方所治之证为元气及脾肺之气虚弱所致。元气不足，则体弱多病；脾肺气虚则短气懒言，神疲乏力，食欲不振，大便溏薄。治宜大补元气，补益脾肺。

方中人参性味甘、微苦，其性微温，既能大补元气，又有补脾益肺之效，我国现存最早的药学专著《神农本草经》载："人参主补五脏，安精神，定魂魄，止惊悸，除邪气，明目，开心益智，久服轻身延年。"本品无论对气虚欲脱、短气神疲、脉微欲绝的重危证候，还是脾气虚弱的不思饮食、食少便溏，以及肺气虚弱的少气懒言、动则喘乏、易出虚汗，或消渴少津、心神不安等一切气虚之证，皆有良好的补气作用。粳米性味甘平，功能补中益气，健脾和胃。冰糖味甘性平，功能补中益气，和胃润肺，又能调味。

人参、冰糖相配煮粥食用甘甜不腻，补气而不温燥，制作方便，长期食用，具有养生保健之功，诚为家庭食疗良方。

[使用注意]

1. 本方作用平和，坚持数日，方可见效。一般以生晒参、红参最为常用。习惯认为：生晒参常用于气阴两亏的病人；红参常用于阳气虚弱的病人。

2. 人参一般只适用于虚证，实证、热证而正气不虚者忌用。否则，"滥用"、"蛮补"，可形成"人参滥用综合征"，出现血压升高、失眠、兴奋、食欲减退等副作用。

银　鱼　粥

[来源]《草木便方》

[组成] 银鱼干 30g，糯米 100g，生姜、猪油、食盐各适量。

[制法与用法] 先将银鱼干、糯米、老生姜分别洗干净，合煮成粥，然后再加入少量猪油、食盐，趁热空腹食之。每日可服 2 次。

[功效与应用] 健脾，益肺，补虚。适用于脾肺虚弱，羸瘦乏力，或虚劳咳嗽等。

[方解] 本方所治之证，为脾肺气虚所致。脾虚气弱则食少乏力，消瘦；肺气虚弱则虚劳咳嗽。治宜健脾益肺，补益虚损。

方中银鱼味甘性平，肉质细腻，无骨刺，无腥味，经干制后的银鱼所含营养素更高，其中尤以钙的含量最高，功能补虚健脾、益肺，为补益虚损之要药。《医林纂要》谓其

"补肺清金，滋阴，补虚劳"。《日用本草》云："宽中健胃，合生姜作羹佳。"糯米甘平而质柔黏，既可养脾胃，亦能润肺。

糯米与银鱼干合煮成粥，共奏补虚健脾、益肺之功，以治脾肺虚弱，虚劳咳嗽之证。加老生姜以健胃，可更好地促进消化和吸收。本膳清淡可口，营养丰富，制作简便，无论男女老少，皆可服食。

[使用注意] 脾虚湿盛，中满气滞者不宜服。

健胃益气糕

[来源]《华夏药膳保健顾问》

[组成] 山药200g，莲子肉200g，茯苓200g，芡实200g，陈仓米粉250g，糯米粉250g，白砂糖750g。

[制法与用法] 将上述诸药磨成细末，与米粉及白砂糖混合均匀，加入少量清水和成粉散颗粒，压入模型内，脱块成糕，上笼蒸熟，空腹酌食。

[功效与应用] 健脾止泻。适用于脾胃虚弱之食少便溏、神疲倦怠及妇女脾虚带下等证。

[方解] 本方所治之证，为脾胃虚弱而挟湿所致。脾虚湿困，脾失健运则见食少倦怠、便溏泄泻诸证。治宜益气健脾，渗湿止泻。

方中山药性味甘平，上能养肺，中能补脾，下能益肾。既能补气，又能养阴，补气而不滞，养阴而不腻，为培补中气最平和之品，无论对脾虚泄泻，还是肺虚咳嗽等，皆有较好疗效。莲子肉味甘、涩，性平，功能补脾止泻，益肾固精，养心安神，尤为补脾止泻之佳品。

茯苓性味甘平，既能健脾渗湿，治疗脾虚湿困所致的泄泻、痰饮，还可补心气，安神志，治心神失养的惊悸失眠。芡实味甘、涩，性平，既能健脾止泻，又能除湿止带，还能益肾固精。因其健脾除湿而又性涩，故对脾虚湿盛的带下疗效尤佳。白糖、陈仓米、糯米合用，功能补中益气。合而为糕，不仅健脾止泻之功较好，而且性质平和，香甜味美，老少咸宜。

[使用注意] 本方药性平和，少量或短暂服用，不易见效，应坚持常服，方可获良效。

[附方]

1. 莲肉糕（《士材三书》）由莲肉125g，粳米125g，茯苓60g组成。将莲肉、粳米炒香熟，与茯苓共磨为细粉，再加适量砂糖调和做糕。空腹食之，每服两杵。功能补中健脾、除湿。适用于脾胃虚弱之消化不良、便溏泄泻等。

2. 荔枝干粥（《泉州本草》）由荔枝干15g，粳米30g组成。煮粥，空腹食之，日服3次。功能益气补中，温阳止泻。适用于脾虚食少、消化不良的慢性腹泻、老人五更泻等。

二、补血

归参炖母鸡

[来源]《乾坤生意》

[组成] 当归身15g，党参15g，母鸡1500g，生姜、葱、料酒、食盐各适量。

[制法与用法] 将母鸡宰杀后，去掉杂毛与内脏，洗净；再将洗净切片的当归、党参放入鸡腹内，置砂锅中，加入葱、姜、料酒等，掺入适量的清水，武火煮至沸后，改用文火炖至鸡肉熟透即成。可分餐食肉及汤。

[功效与应用] 补血益气，健脾温中。适用于血虚气弱而见面色萎黄、头晕、心悸、肢体倦乏等。

[方解] 本方所治之证，为血虚气弱所致。血虚则见面色萎黄、头晕、心悸；气虚则见肢体倦乏。

方中鸡肉味甘性温，功能益气养血，温中补脾，补肾益精，为滋补佳品，尤宜于妇女产后或年老体弱者。党参既善于补脾益气，又能养血生津，故常用于脾虚气弱、倦怠乏力及血虚萎黄、头晕、心悸等证。现代研究证明，党参能增加红细胞和血红蛋白，增强免疫功能和增强机体抵抗力等。当归功能补血活血，调经止痛，为妇科调经要药，无论血虚或血瘀而致的月经不调、痛经等症，皆为必用之品。

鸡肉与诸药合用，共奏补血益气，健脾温中，调经止痛之功。本膳不但气血双补，而且汤鲜味美，为四季进补之佳品。无论对于缺铁性、营养不良性贫血，还是脾胃虚弱，消化吸收功能障碍所致的贫血萎黄，以及血虚气弱之月经愆期、量少色淡等症，均可应用。

[使用注意] 外邪未净及热性病患者不宜食用。

参芪炖鲜胎盘

[来源]《实用食疗方精选》

[组成] 鲜胎盘1个，黄芪60g，潞党参60g，当归身20g，生姜15g。

[制法与用法] 将鲜胎盘割开血管，用清水洗漂干净，置沸水中煮2~3分钟，及时捞出，放入锅内，再将洗净的党参、黄芪、当归身一并放入，加水适量，置武火上烧至欲沸时，除去浮沫；然后加入洗净拍破的生姜，改用文火，炖至胎盘熟透，趁热食用胎盘及汤。可分次服完，日服2~3次。

[功效与应用] 补益气血。适用于气血不足，虚赢消瘦，劳热骨蒸，妇人不孕及产妇乳汁不足等症。

[方解] 方中所治之证，为气血不足所致。治宜补益气血。

方中胎盘又名紫河车，味甘、咸，性温，有益气养血，补肾益精之效，为滋补名品，临床常用于气血亏虚，形体消瘦，肺肾两虚之喘咳及产后缺乳等证。《本草蒙筌》称其："疗诸虚百损……煮食滋补尤佳，又益妇人，俾育胎孕。"现代研究证明，本品含多种抗体，多种激素，还能直接作用于内分泌系统，促进生长发育。黄芪、当归相配，能益气生血，以治劳倦内伤，气弱血虚所致诸证。由于有形之血生于无形之气，故更用党参协同黄芪，大补脾肺之气，以资气血生化之源，使气旺血生，诸证自除。生姜辛微温，有健胃作用，配入方中既能增进食欲，促进消化吸收功能，又可使汤味更为鲜美。

方中诸品同用，具有气血双补，扶正固本之特点。凡年老体弱，形体消瘦，贫血，再生障碍性贫血，肺结核等症属气血两虚者，亦可应用。

[使用注意] 血虚有热之证不宜服用。

红杞田七鸡

[来源]《中国药膳学》

[组成] 枸杞子125g，三七10g，肥母鸡1只，猪瘦肉100g，小白菜心250g，面粉150g，绍酒30g，味精0.5g，胡椒粉5g，生姜10g，葱白30g，精盐10g。

[制法与用法] 肥母鸡宰杀后去毛，剖腹去内脏，剁去爪，冲洗干净；枸杞子拣去杂质，洗净；田七用4g研末备用，6g润软后切成薄片；猪肉洗净剁细；小白菜心清水洗净，用开水烫过，切碎；面粉用水和成包饺子面团；葱洗净，少许切葱花，其余切为段；生姜洗净，切成大片，碎块捣姜汁备用。整鸡入沸水中略焯片刻，捞出用凉水冲洗后，沥干水。将枸杞子、田七片、姜片、葱段塞于鸡腹内。鸡置锅内，注入清汤，入胡椒粉、绍酒，田七粉撒于鸡脯肉上。用湿棉纸封紧锅子口，上笼旺火蒸约2小时。另将猪肉泥加精盐、胡椒粉、绍酒、姜汁和成饺子馅，再加小白菜拌匀。面团作20份擀成饺子皮，包20个饺子蒸熟。吃饺子与鸡肉。

[功效与应用] 补肝肾，益气血。适用于年老体虚，病后未复，产后血虚，贫血及其他营血虚损证，症见面色萎黄，心悸心慌，头晕眼花，经血量少及腰膝酸软等。

[方解] 本方所治之证，为肝肾不足，气血两亏所致。肝肾不足，则见腰膝酸软；气血两亏，则见面色萎黄，头晕眼花等。治宜补益肝肾，益气养血。

方中枸杞性味甘平，能补益肝肾，明目，润肺，为肝肾亏虚之要药。田七性味甘温，功能化瘀止血，活血定痛，与人参属同一科属，均为五加科多年生草本植物，亦有较好的滋补强壮作用，《本草新编》称其："止血而兼补。"枸杞、田七相配，枸杞补肝血，因田七之活血则补而不滞，不犯呆补之弊；田七之活血行血，则使瘀血去而新血易生。

方中鸡肉、猪瘦肉相配，以滋补气血，使营血不乏生化之源。与田七、枸杞子相伍，以达补肝肾、益精血的之功。本方以血肉有情之品益精血而滋化源，以草木有专功者为向导直达病所，相辅相成，共奏补益气血的功效。且性较平和，一般体虚不足、营血亏损者均可以之作为补益良膳。

[使用注意] 凡外感表证未愈，身患湿热病证，或其他急性病罹患期间则不宜食用。

群鸽戏蛋

[来源]《养生食疗菜谱》

[组成] 白鸽肉3只，鸽蛋12个，人参粉10g，干淀粉30g，清汤130g，湿淀粉15g，熟猪油500g（实耗100g），绍酒15g，精盐7g，葱15g，酱油15g，味精1g，姜块10g，胡椒面0.8g，花椒12粒。

[制法与用法] 新鲜白鸽去毛及内脏，洗净。精盐、绍酒、酱油兑成汁，抹于鸽肉内外，将鸽子两腿翻向鸽背盘好。炒锅置旺火上，下熟猪油烧至七成熟，放入鸽肉，炸约6分钟，捞出沥去油，放入蒸碗内，加姜葱、人参粉、清汤等，用湿棉纸封住碗口，置火上蒸至鸽肉骨松翅裂为度。将鸽蛋蒸熟，用冷水略浸，剥去蛋壳，入干淀粉中滚动，裹上淀粉后入油中炸至色黄起锅。将蒸好的鸽肉起出摆盘中，下放2只，上放1只，炸鸽蛋镶于周围。再将蒸鸽原汤入锅加胡椒、味精、湿淀粉勾成芡汁入汤，将汤淋于鸽肉及蛋上即成。

［功效与应用］益气养血，补益肝肾，适用于气虚血亏肝肾不足之腰膝酸软，脾胃虚弱之食欲不振，气短乏力等。

［方解］本方所治之证，为肝肾不足，脾胃虚弱所致，治宜补益肝肾，益气养血。

人参得鸽肉、鸽蛋血肉有情之品，补气生血之力更强；而鸽肉、鸽蛋得人参补元气之功，化生精血之力更速，确为一首益气补血的良方。对于年老体弱，病后耗损营血未复，慢性消耗性疾病等，症见体虚乏力、食欲不振、形体消瘦、面色萎黄、眩晕耳鸣、失眠健忘等均可应用。

［使用注意］本膳药食均较平稳，一般虚弱病证均可食用，但阴虚甚者不宜用。

阿 胶 羊 肝

［来源］《中医饮食疗法》

［组成］阿胶15g，鲜羊肝500g，水发银耳3g，青椒片3g，白糖5g，胡椒粉3g，绍酒10g，酱油3g，精盐2g，味精5g，香油5g，淀粉10g，蒜末3g，姜3g，葱5g。

［制法与用法］将阿胶放于碗内，加入白糖和适量清水，上屉蒸化。羊肝切薄片，放入碗内，加入干淀粉搅拌均匀备用。另用1小碗，加入精盐、酱油、味精、胡椒粉、淀粉勾兑成汁。炒锅内放入500g油，烧五成热时，将肝片下入油中，滑开滑透，倒入漏勺内沥去油。炒锅内留少许底油，放入姜葱炸锅，加入青椒、银耳，烹入绍酒，倒入滑好的肝片、阿胶汁，翻炒几下，再把兑好的芡汁泼入锅内，翻炒均匀，加香油即成。

［功效与应用］补血养肝。适用于肝血不足所致面色萎黄、头晕耳鸣、目暗昏花、两眼干涩、雀目夜盲等证。

［方解］本方所治之证，为肝血不足，失于濡养所致，治宜补血养肝。

方中阿胶又称驴皮胶，味甘性平，具有补血止血，滋阴润肺的作用，为补血之要药，善治血虚诸证。《药品化义》谓其："力补血液，能令脉络调和，血气无阻。"《本草思辨录》称其："为补血圣药，不论何经，悉听所任。"药理研究证明，阿胶具有提高红细胞数和血红蛋白，促进造血功能的作用。羊肝味甘苦，性凉，功能益血补肝，明目。《唐本草》云："疗肝风虚热，目赤暗无所见。"

阿胶、羊肝均为血肉有情之品，善补精血以治血虚诸疾，二者合用，功能补养肝血。肝主藏血，肝得血养，则能濡养脏腑机体。本膳亦可作为年老体弱、血虚萎黄、形体消瘦及小儿体弱多病之贫血与妇人血虚出血、崩漏、月经不调等证的常用膳食。

［使用注意］阿胶性质滋腻，有碍消化。故脾胃虚弱之食欲不振、大便溏薄者忌服。如有外感表证未愈者，亦不宜用。

菠菜猪肝汤

［来源］《中国药膳学》

［组成］菠菜30g，猪肝100g，调料适量。

［制法与用法］将菠菜洗净，在沸水中烫片刻，去掉涩味，切段，将鲜猪肝切成薄片，与食盐、味精、水豆粉拌匀；将清汤（肉汤、鸡汤亦可）烧沸，加入洗净拍破的生姜、切成短节的葱白、熟猪油等，煮几分钟后，放入拌好的猪肝片及菠菜，至肝片、菠菜煮熟即可。佐餐常服。

［功效与应用］补血养肝，润燥滑肠。适用于血虚萎黄、视力减退、大便涩滞等证。

［方解］本方所治之证，为血不养肝的视力减弱，血虚肠燥的大便涩滞。治宜补血养肝，润燥滑肠。

菠菜味甘性凉而质滑，有养血润燥，滑肠通便之功，可用于血虚及血虚肠燥的大便涩滞。正如《本草求真》所言"凡人久病大便不通，及痔漏关塞之人，咸宜用之"。近年来有人报道，菠菜能刺激胰腺分泌，故对糖尿病亦有一定治疗作用。猪肝既可养血补肝，以治血虚萎黄，又可补肝明目，治肝血不足的视力减退、雀目夜盲等证。现代用于预防维生素 A 缺乏所致的眼疾，如眼干燥、角膜软化等，确有相当疗效，可作为辅助治疗。两物合用，对血虚萎黄，肝虚视弱及肠燥大便涩滞之证有治疗效果。

［使用注意］①菠菜质滑而利，善能润燥滑肠，故脾胃虚寒泄泻者不宜用；②肾炎及肾结石患者不宜食用。

［附方］

菠菜粥（《本草纲目》）由菠菜 250g，粳米 250g，食盐、味精各适量组成。先将菠菜洗净，煮去涩味，切段；再将粳米淘净，置锅内，加水适量，熬至米熟汤稠，将菠菜放入粥内，继续熬至粥成。放入食盐、味精即成。空腹食用，1 日可食 1～2 餐。常服有效。功能养血润燥，适用于血虚肠燥之大便涩滞等。

当归苁蓉猪血羹

［来源］《实用食疗方精选》

［组成］当归身 15g，冬葵菜 250g，肉苁蓉 15gg，猪血 125g，香油、熟猪油、葱白、食盐、味精各适量。

［制法与用法］将当归身、肉苁蓉洗净，加水适量，煮取药液待用；将冬葵菜（如无，以落葵叶代之亦可）撕去筋膜，洗净，放入锅内，将待用的药液加入，煮至冬葵菜熟时，将煮熟的猪血切成片或条，同熟猪油、葱白、食盐、味精、香油一并加入，混合均匀，趁热空腹食之。亦可于进餐时服食。

［功效与应用］补血活血，润肠通便。适用于血虚肠燥的大便秘结。

［方解］本方所治之证，为年老体弱，阴虚血少，津枯肠燥所致，治宜养血润肠通便。

方中当归为补血活血，润肠通便的要药，当归身补血作用较好，对于血虚萎黄，肠燥便秘之证用之甚为适宜。肉苁蓉补肾助阳，润肠通便，对年老体弱或病后肠燥便秘而精亏血虚，肾阳不足者尤为适宜。苁蓉虽性温助阳，但温而质润，补阳不燥，药力和缓。《本草汇言》称其："此乃平补之剂，温而不热，补而不峻，暖而不燥，滑而不泄，故有从容之名。"冬葵菜味甘性寒而质滑利，能清热滑肠。故用治肠燥便秘的疗效颇好。《儒门事亲》说："老人久病，大便涩滞不通者，时复服葵菜、菠菜、猪羊血，自然通利。"猪血性味咸平，《医林纂要》谓其能"利大肠"。药食相配，相辅相成，能充分发挥补血养血与润燥通便之功，再加以适量的香油、熟猪油，助其润滑之力，故对于年老体弱，精血亏虚之肠燥便秘，甚有效验。

［使用注意］湿盛中满及胃肠虚冷泄泻者不宜使用。

猪心枣仁汤

[来源]《四川中药志》

[组成] 猪心 1 具，茯神 15g，酸枣仁 15g，远志 6g。

[制法与用法] 将猪心剖开，洗净，置砂锅内，再将洗净打破的枣仁及洗净的茯神、远志一起放入锅内，加清水适量，先用武火烧沸，打去浮沫后，改用文火，炖至猪心熟透即成。只食猪心及汤。服食时可加精盐少许调味。

[功效与应用] 补血养心，益肝宁神。适用于心肝血虚引起的心悸、怔忡、失眠等证。

[方解] 本方所治之证，为血虚而致心肝失养所致，治宜补养阴血以宁心安神。

方中猪心性味甘咸而平，功能补虚养心，安神定惊，为治心血不足之心悸、怔忡、自汗、不眠等证的食疗佳品。《千金·食治》谓其："主虚悸气逆。"《本草图经》称其："主血不足，补虚劣。"

酸枣仁性味甘平，功能养心阴，益肝血而宁心安神，为滋养性安神药，主要用于心肝血虚引起的失眠、惊悸怔忡等证。《本草纲目》称其："疗胆虚不得眠。"现代研究证明，酸枣仁有镇静、催眠作用。茯神比茯苓更长于安神，善治心悸、失眠等神志病证。远志具有宁心安神之功，兼能开心窍，尤其适用于心神不宁、失眠心悸而有健忘者。《本草纲目》述其："其功专于强志益精，治善忘。"

诸药与猪心配伍炖汤服食，使养心阴、益肝血、宁心神的作用进一步加强，确为一首滋养安神作用较好的食疗方剂。

[使用注意] 高血压、冠心病、高脂血症等患者应慎用。

[附方]

猪心参归汤（《证治要诀》）由猪心 1 具，人参（或党参）、当归各 30g 组成。猪心剖开洗净，加清水适量，炖至猪心熟透，食猪心及汤。功能补血益气，养心宁神，敛汗。适用于心虚多汗不眠之证。

参归猪肝汤

[来源]《四川中药志》

[组成] 猪肝 250g，党参 15g，当归身 15g，枣仁 10g，生姜、葱白、料酒、食盐、味精适量。

[制法与用法] 将党参、当归身洗净，切薄片，枣仁洗净打碎，加清水适量煮后取汤；将猪肝切片，与料酒、食盐、味精、水发豆粉拌匀，放入汤内煮至肝片散开，加入拍破的生姜、切段的葱白，盛入盆内蒸 15～20 分钟。食肝片与汤。

[功效与应用] 养血补肝，宁心安神。适用于心肝血虚的心悸、失眠、面色萎黄等证。

[方解] 本方所治之证，为心肝血虚所致。肝主藏血，心主神志，心肝血虚则见心悸、失眠、面色萎黄等证，治宜养血补肝，宁心安神。

方中党参性味甘平，具有益气生血之功。若疗气血两虚所致心悸失眠、多梦易惊，常与酸枣仁、龙眼肉等配伍。《得配本草》称其："君当归活血，佐枣仁补心。"当归具有补血活血之功，亦常用于血虚引起的面色萎黄、头晕、目眩、心悸、健忘等证。《外台秘要》云："其用有三：心经药一也，和血二也，治诸病夜甚三也。"酸枣仁功能宁心安神，养肝敛汗，常用于心肝血虚所致的虚烦不眠，多梦易醒，心悸怔忡，为滋养性安神药。尤宜于虚汗而兼有心烦失眠者。《本草切要》云："酸枣仁佐归、参可以敛心。"猪肝能养血补肝，为治血虚萎黄等证的常用食品。药食合用，共奏养血补肝，养心宁神之效。

[使用注意] 高血压、冠心病、高脂血症等患者应慎用。

龙眼酒

[来源]《万氏家抄方》

[组成] 龙眼肉60g，上好烧酒500g。

[制法与用法] 龙眼肉酒浸百日，随个人酒量适量饮用。

[功效与应用] 补心脾，益气血。适用于心脾两虚之食少纳差、心神不宁、精神不集中、睡眠不实等证。

[方解] 本方所治之证，为心脾两虚所致。心神失养，则见心神不宁，睡眠不实；脾失健运，则见食少纳差，治宜补心脾，益气血。

方中龙眼又称桂圆，具有补心脾，益气血之功。为滋补心脾之要药，凡思虑过度，劳伤心脾而见心悸失眠者，用之尤为适宜。《本经》谓其："久服强魂魄，聪明，轻身不老，通神明。"《本草药性大全》称其："养肌肉，美颜色，除健忘，却怔忡。"浸酒内服，其味醇香甘甜，益气血之功更捷。

[使用注意] 湿阻中满或有停饮、痰、火者不宜服用。不善饮酒者，也可煎汤内服。孕妇不宜服用，以免生热助火。

三、气血双补

十全大补汤

[来源]《良药佳馔》

[组成] 人参、黄芪、白术、茯苓、熟地、白芍各10g，当归、肉桂各5g，川芎、甘草各3g，大枣12枚，生姜20g，墨鱼、肥母鸡、老鸭、净肚、肘子各250g，排骨500g，冬笋、蘑菇、花生米、葱各50g，调料适量。

[制法与用法] 将诸药装纱布袋内，扎紧袋口。鸭肉、鸡肉、猪肚清水洗净；排骨洗净，剁成小块；姜洗净拍破；冬笋洗净切块；蘑菇洗净去杂质及木质部分。各配料备好后同放锅中，加水适量。先用武火煮开后改用文火慢煨炖，再加入黄酒、花椒、精盐等调味。待各种肉均熟烂后捞出，切成细条，再放入汤中，捞出药袋。煮开后，调入味精即成。食肉饮汤，每次1小碗，早晚各服1次。全料服完后，间隔5日后另做再服。

[功效与应用] 温补气血。适用于气血两虚之面色萎黄、头晕目眩、四肢倦怠、气短懒言、心悸怔忡、饮食减少等证。

[方解] 本方所治之证，为久病失治或病后失调，或失血过多，以致气血两虚所致，治宜温补气血。

方中用人参甘温益气，健脾养胃；白术苦温健脾燥湿，以助脾运；茯苓甘淡健脾祛湿，炙甘草甘温益气和中，调和诸药；四药配伍，即为补脾益气的基础方四君子汤。熟地甘温味厚，质地柔润，长于滋阴养血；当归补血养肝，和血调经；芍药养血柔肝和营；川芎活血行气，调畅气血，此即为中医补血名方四物汤；两方合用，则为气血双补的八珍汤。再加黄芪益气，肉桂鼓舞气血生长，便为十全大补汤。墨鱼养血滋阴；肥鸡益气养血，温中补脾；老鸭滋阴养胃，利水消肿；肘子、排骨滋阴润燥；冬笋、蘑菇等皆为植物膳料之上品，滋味鲜美，以上诸物均营养价值高，富含各种营养成分，具有滋补精血，强壮身体的作用。

本方荤素相合，气血双补，阴阳并调，滋补力强，故对于各种慢性虚损性疾病，有较好的滋补作用。适用于体虚贫血、发枯易脱、虚劳咳嗽、遗精阳痿、血压偏低、营养不良、血小板减少性紫癜、胃下垂、脱肛、子宫下垂、白带过多、月经不调等属气血两虚者。手术后及病后服用，有明显的调养作用。无病服用，亦能防病健身，增强抵抗力。

[使用注意] 本膳味厚偏于滋腻，故外感未愈，阴虚火旺，湿热偏盛之人不宜服用。

归 芪 蒸 鸡

[来源]《中国药膳学》

[组成] 炙黄芪100g，当归20g，嫩母鸡1只（1500g），绍酒30g，味精3g，胡椒粉3g，精盐3g，葱、姜各适量。

[制法与用法] 鸡宰杀后去净毛，剖腹去内脏洗净，剁去爪不用，用开水焯去血水，再于清水中冲洗干净，沥干水待用。当归洗净，块大者顺切几刀；葱洗净剖开，切成寸许长段；姜洗净去皮，切成大片。把当归、黄芪装于鸡腹内，将鸡置锅子内，腹部朝上，闭合剖口；姜、葱布于鸡腹上，注入适量清水，加入食盐、绍酒、胡椒粉，用湿棉纸将锅口封严。上笼蒸约2小时后，取出去封口纸，去姜、葱，加适量味精调味，装盘即成。

[功效与应用] 补气生血。适用于气血两虚之面色萎黄、神疲乏力、消瘦倦怠、心悸头晕、脉象虚大无力，或妇人产后大失血、崩漏、月经过多。

[方解] 本方所治之证，为劳倦内伤，血虚气弱所致。治宜补气生血。

方中黄芪与当归相配，为《内外伤辨惑论》中之当归补血汤。补气之黄芪为补血之当归的5倍，气旺则能生血，乃遵"有形之血生于无形之气"之说，方中重用黄芪大补脾肺之气，以资气血生化之源，通过补气使气能旺于内，则脏腑气机活动增强，化生血液即速，少用当归以养血和营。如此则阳生阴长，气旺血生，诸证悉除。方中再配以滋养补虚，益精补血的母鸡肉，进一步增强了全方益气生血的作用。

本膳滋味鲜美，疗效确实，实为家庭滋补之佳品。对于各种贫血、过敏性紫癜等属血虚气弱者，既有补养作用，又有治疗效果。

[使用注意] 湿热内阻，或急性病期间不宜服用。

乌鸡白凤汤

[来源]《中国药膳大全》

[组成] 鹿角胶25g，鳖甲12g，牡蛎12g，桑螵蛸10g，人参25g，黄芪10g，当归30g，白芍25g，香附25g，天门冬12g，甘草6g，生地黄50g，熟地黄50g，川芎12g，银柴胡5g，丹参25g，山药25g，芡实12g，鹿角霜10g，生姜30g，墨鱼1000g，乌鸡肉8000g，调料适量。

[制法与用法] 将人参润软，切片，烘脆，碾成细末备用。墨鱼用温水洗净，去骨。乌鸡宰后去内脏，洗净，剁下鸡爪、鸡翅膀。中药除人参外，各药用纱布袋装好，扎紧袋口，与墨鱼、鸡爪、鸡翅一同下锅，注入清水，烧沸后再熬 1 小时，备用。鸡肉洗净后，以沸水焯去血水，洗净，切成条方块，摆在 100 个碗内，加上葱段、姜块、食盐、绍酒的一半，加上备用药汁适量，上笼蒸烂。鸡蒸烂后出笼，择去姜、葱，原汤倒入勺内，再和上原药汁调余下的绍酒、食盐、味精，烧开，去上沫，收浓汁，浇于鸡肉上即成。

[功效与应用] 补气养血，调经止带。适用于妇女体虚、神疲体倦、腰膝酸软、月经不调、白带量多、虚热、惊悸怔忡、睡卧不宁等证。

[方解] 本方所治之证，为血虚气弱，冲任虚损所致，治宜补气养血，调经止带。

本方为治妇科虚弱病证的名方。方中以四物熟地、当归、白芍、川芎补血，加人参、黄芪以补气摄血，是治疗失血过多，气血两虚的圣愈汤。加天冬、生地、鳖甲、银柴胡等，具有养阴退热之功，与牡蛎、芡实、桑螵蛸、鹿角霜等同用，既能敛阴而固肝肾，又能收敛而止带下。山药健脾补虚，滋肾固精，为治诸虚百损，疗五劳七伤之食疗佳品；香附、丹参则活血行气而调经止痛；鹿角胶、墨鱼、乌鸡，皆为血肉有情之品，滋补力强，善调虚损诸证。

本品药食相配，既能补气养血，调经止痛，又集补益、固涩于一方，是一首配伍严格，选药精当，疗效显著的补虚调理之佳肴。对气血两虚及由此而致的诸多病证均有良好疗效。凡年老体虚，妇人经带病证，属气血虚者均可食用。亦可用治再生障碍性贫血、血小板减少症、青春期无排卵性子宫功能性出血等。

[使用注意] 外感未愈及湿热、痰湿较重者，不宜服用。

参 枣 米 饭

[来源]《醒园录》

[组成] 党参 15g，糯米 250g，大枣 30g，白糖 50g。

[制法与用法] 先将党参、大枣煎取药汁备用，再将糯米淘净，置瓷碗中加水适量，煮熟，扣于盘中，然后将煮好的党参、大枣摆在饭上，最后加白糖于药汁内，煎成浓汁，浇在枣饭上即成。空腹食用。

[功效与应用] 补中益气，养血宁神。适用于脾虚气弱之倦怠乏力、食少便溏，以及血虚的面色萎黄、头晕、心悸、失眠、浮肿等证。

[方解] 本方所治之证，为脾气虚弱，气血生化不足所致。治宜补益脾气，养血宁神。

方中党参性味甘平，入脾肺经，为补中益气，养血生津之佳品，尤为补中益气之要药，诚如《本草从新》所云："主补中益气，和脾胃，除烦渴，中气微弱，用以调补，甚为平妥。"大枣补中益气，养血安神，缓和药性。《吴普本草》中记载："主调中益脾气，令人好颜色。"《本草汇言》称其："补中益气，壮心神，助脾胃，养肝血，保肺气，调营卫，生津之药也。"党参与大枣合用，功能补中益气，并有养血的作用，用治脾气虚弱和气虚血弱等证。糯米具有补脾益气之功，其质黏柔，富于滋养，并可治脾虚泄泻。《本经逢原》谓："糯米，益气补脾肺。"白糖性味甘平，入脾经，具有润肺生津，补益中气之功。

党参、大枣、糯米、白糖合用，共奏益气补脾、养血安神之效。本方香甜可口，为家庭良膳。

[使用注意] 本方甘温壅中，且糯米黏滞难化，故脾为湿困，中气壅滞，脾失健运者不宜服。

[附方]

大枣粥（《圣济总录》）由大枣30g，粳米100g，冰糖适量组成。将大枣、粳米淘净后放入锅内，加水适量，煮至熟烂成粥，加入冰糖，搅拌均匀，空腹食用。功能补中益气、养血安神。适用于脾胃虚弱，中气不足的倦怠无力、食少、泄泻及妇人脏躁等证。又可用于贫血、血小板减少、慢性肝炎、过敏性紫癜等病证。

四、补阳

鹿 角 粥

[来源]《臞仙活人方》

[组成] 鹿角粉10g，粳米60g。

[制法与用法] 先以米煮粥，米汤数沸后调入鹿角粉，另加食盐少许，同煮为稀粥，1日分2次服。

[功效与应用] 补肾阳，益精血，强筋骨。适用于肾阳不足，精血亏虚之畏寒身冷，腰膝酸痛，阳痿早泄，不育不孕，精神疲乏；小儿发育不良之骨软行迟，囟门不合；妇女崩漏、带下；阴疽内陷，疮疡久溃不敛等。

[方解] 本方所治之证，为元阳虚衰，精血不足所致。治宜温肾壮阳，补益精血。

方中鹿角粉为鹿科动物梅花鹿或马鹿已骨化之鹿角，经加工而成，味咸，性温，能补肾阳，益精血，强筋骨，调冲任，固带脉。其温肾助阳而不燥烈，补益精血而不滋腻，温补之功虽不及鹿茸之峻，但其性缓和，无动火升阳之弊，为慢性虚损长期服食的佳品。李时珍在《本草纲目》中认为，鹿角生用散热行血，消肿辟邪，熟用则益肾补虚、强精活血，故本粥用治阳虚精亏，鹿角粉宜早下久煮；用治疮痈溃疡，宜后下微煮。

[使用注意] 本方温热，夏季不宜选用，适合在冬天服食。因其作用比较缓慢，应当小量久服，一般以10天为1疗程。凡素体有热，阴虚阳亢，或阳虚而外感发热者，均当忌用。

[附方]

韭菜子粥（《千金方》）由韭菜子5~10g，粳米60g，盐适量组成。功能补益肝肾，壮阳固精。适用于肾阳虚衰，肝肾不足的阳痿、遗精、尿频、带下。

枸杞羊肾粥

[来源]《饮膳正要》

[组成] 枸杞叶250g（或枸杞子30g），羊肉60g，羊肾1个，粳米60g，葱白2茎，盐适量。

[制法与用法] 将新鲜羊肾剖开，去内筋膜，洗净，细切；羊肉洗净切碎；煮枸杞叶取汁，去渣。也可用枸杞叶切碎，同羊肾、羊肉、粳米、葱白一起煮粥。待粥成后，入盐

少许，稍煮即可。每日早晚服用。

［功效与应用］温肾阳，益精血，补气血。适用于肾虚劳损，阳气衰败，腰脊冷痛、脚膝软弱、头晕耳鸣、视物昏花、听力减退、夜尿频多、阳痿等。

［方解］本方所治之证，为肾阳虚弱，肾精亏耗，气血不足而成。治宜补肾益精，温养气血。

方中羊肾，性味甘温，《名医别录》谓其"补肾气，益精髓"。常用于肾虚劳损之腰脊疼痛、足膝痿弱、耳聋、消渴、阳痿、尿频、遗尿等证。羊肉性味甘温，历代被视为益肾气，强阳道之佳品。功能益肾补虚，温养气血，温中暖下。《千金要方》云："主丈夫五劳七伤。"民间历来有冬令炖服之习俗，以治虚劳畏冷，腰膝酸软，产后虚弱，形羸消瘦，脾胃虚寒等证。枸杞叶是枸杞之嫩茎叶，可蔬可药，气味清香，养肝明目，《食疗本草》谓其"坚筋耐老，除风，补益筋骨，能益人，去虚劳"。《药性论》也曰："能补益诸精不足，和羊肉做羹，益人。"

3味同时入米熬粥，甘美可口，补虚之功可靠。温而不热，为肾虚食养之要方。如无枸杞叶，可用枸杞子代入。亦可去粳米，炖汤食用。

［使用注意］外感发热或阴虚内热及痰火壅盛者忌食。

［附方］

苁蓉羊肉粥（《药性论》）由肉苁蓉30g，精羊肉250g，粳米100g，葱白2茎，生姜3片，精盐少许组成。肉苁蓉水煎取汁，羊肉洗净细切，精米淘净，与羊肉同入药汁共煮，烧沸后入盐、生姜、葱花煮为稀粥食用。功效温肾补虚，壮阳暖脾，适用于脾肾阳虚面色黧黑、肢冷畏凉等。

［使用注意］夏季不宜服用；大便溏薄，性机能亢进者不宜服用。

白羊肾羹

［来源］《饮膳正要》

［组成］白羊肾（切作片）2具，肉苁蓉（酒浸，切）30g，羊脂（切作片）120g，胡椒6g，陈皮（去白）3g，荜茇6g，草果6g，面粉150g，食盐、生姜、葱各适量。

［制法与用法］面粉制成面片；羊肾洗净，去臊腺脂膜；羊脂洗净；余药相合，同入纱布袋；入锅内，加清水适量，沸后，文火炖熬至羊肾熟透，放入面片及调味品，煮熟，如常作羹食之。

［功效与应用］温肾阳，健筋骨，祛风湿。适用于肾阳虚弱之阳痿不举、腰膝冷痛或风湿日久，累及肝肾，筋骨痿弱。

［方解］本方所治之证，为肾阳不足，精血亏虚或脾肾虚寒所致。治宜补益精血，温补脾肾。

方中白羊肾性味甘温，《名医别录》曰"补肾气，益精髓"。肉苁蓉，性味甘温，功能补肾阳，益精血，为"养命门，滋肾气，补精血之要药也"（《本草汇言》）。研究发现其有调整内分泌，促进代谢及强壮作用，并能提高或调节机体的免疫功能。将白羊肾、羊脂配合肉苁蓉同用，其温肾益精作用更佳。胡椒、陈皮、荜茇、草果味辛性热，不但气味辛香，可除羊肾、羊脂油腻膻气，而且功能温中散寒，行气止痛，对脾肾虚寒，食少腹痛者也颇有效。《圣济总录》载"白羊肾羹"方中无荜茇、草果、陈皮、羊脂，适用于肾阳不足而无脾胃虚寒者。

[使用注意] 本方偏于温燥，凡热盛阳亢者忌用，对脾虚便溏者，肉苁蓉用量不宜过大。

羊 脊 骨 粥

[来源]《太平圣惠方》

[组成] 羊连尾脊骨1条，肉苁蓉30g，菟丝子3g，粳米60g，葱、姜、盐、料酒适量。

[制法与用法] 肉苁蓉酒浸1宿，刮去粗皮；菟丝子酒浸3日，晒干，捣末。将羊脊骨砸碎，用水2500ml，煎取汁液1000ml，入粳米，肉苁蓉煮粥；粥欲熟时，加入葱末等调料，粥熟，加入菟丝子末、料酒20ml，搅匀，空腹食之。

[功效与应用] 补肾阳，益精血，强筋骨，适用于虚劳羸瘦、腰膝无力、头目昏暗。

[方解] 本方所主之证，为脾肾阳虚，肝肾亏损所致。治宜温肾阳，益肝肾，健筋骨。

方中羊脊骨性味甘温，功能温肾补虚，强健筋骨，可用于肾阳虚冷、腰膝酸软、体衰羸瘦等证，故《饮膳正要》说："（羊）尾骨，益肾明目，补下焦虚冷。"《本草纲目》谓其"补肾虚，通督脉，治腰痛"。肉苁蓉性味甘温，功能补肾助阳，暖腰膝，健筋骨，滋肝肾精血，润肠胃燥结，实为补阳之佳品。如《本草汇言》所说，"温而不热，补而不峻，暖而不燥，滑而不泄"。菟丝子辛甘而平，功能补肝肾，益精髓，既补肾阳，又益肾阴，补而不峻，温而不燥，性平质润，为滋补肝肾之良药。尤以肝肾不足而兼精气不固者，更为多用。

全方羊脊骨、肉苁蓉、菟丝子同用，入米为粥，甘美养胃，既温阳，又益精，凡虚劳羸瘵诸证皆宜。若做汤佐餐服用也可。

[使用注意] 脾胃虚寒久泻者，应减肉苁蓉；大便燥结者，宜去菟丝子。

巴戟牛膝酒

[来源]《千金方》

[组成] 巴戟天100g，怀牛膝100g，白酒1500g。

[制法与用法] 将以上2物同浸于白酒中，每日早晚服15～30ml。

[功效与应用] 温肾阳，健筋骨，祛风湿。适用于肾阳虚弱之阳痿不举、腰膝冷痛或风湿日久，累及肝肾，筋骨痿弱。

[方解] 本方所治之证，为肾阳不足，下元亏虚所致。治宜温补肾阳。

方中巴戟天，性味辛甘微温，功能补肾阳，强筋骨，祛风湿。其体润而不燥烈，故既能祛风除湿，又能补肾强骨，用于虚羸阳道不举、肾虚精滑、腰痛、脚膝痿软、小便不禁、女子宫冷不孕及风湿痹痛等。淮牛膝功能补肝肾，强筋骨，长于治疗腰膝疼痛、脚膝痿弱，与巴戟天配合，意在增强补肾阳，健筋骨，祛风湿，除痹痛之功。二药浸于酒中，行气血，增药效，温补之力更著。对于不善饮酒者，也可将二物与羊骨、羊肉等炖服，其温补肝肾之功不减。腰膝冷痛者，可加肉桂、干姜；阳虚痿弱者，宜加苁蓉、五加皮。

[使用注意] 本方温热，凡热盛阳亢者不宜饮用，夏天勿服或少饮。

补骨脂胡桃煎

［来源］《类证本草》

［组成］补骨脂100g，胡桃肉200g，蜂蜜100g。

［制法与用法］将补骨脂酒拌，蒸熟，晒干，研末；胡桃肉捣为泥状。蜂蜜熔化煮沸，加入胡桃泥、补骨脂粉，和匀。收贮瓶内，每服10g，黄酒调服，不善饮者开水调服。每日2次。

［功效与应用］温肾阳，强筋骨，定喘嗽。适用于肾阳不足之阳痿早泄、滑精尿频、腰膝冷痛、久咳虚喘等。

［方解］本方所治之证，乃肾阳不足，肾气不固；或肾不纳气，肺气虚寒所致。治宜温肾阳，强筋骨，定喘嗽。

方中补骨脂性温味辛，善能补肾助阳，为壮火益土之要药。凡肾虚阳痿、遗精、滑精、腰膝冷痛、虚寒喘嗽等属肾阳不足，下元虚寒者皆宜。胡桃肉性味甘涩而温，既能补肾助阳以益精，又能温肺纳气以定喘；既可用于肾气亏虚之腰痛脚软、尿频遗精等证，又可用于肺肾两虚之久虚嗽喘。方中以补骨脂配胡桃肉同用，既是肺肾同治，又温肾助阳，相须为用。《本草图经》谓"二物合服弥久，则延年益气，悦心明目，补添筋骨"。

本方原名"补骨脂煎"，有改作丸剂者，名补骨脂丸。也有称之为"膏剂"者。方中胡桃仁原方去皮为用，若用于肺肾虚喘，也可连皮应用。《医林纂要》曰"胡桃仁连皮则能固能补，去皮则止于能行能润耳。"

［使用注意］痰火咳喘及肺肾阴虚之喘嗽忌用。

雀儿药粥

［来源］《太平圣惠方》

［组成］雀儿十枚（剥去皮毛，剁碎），菟丝子30g（酒浸3日，晒干，捣为末），覆盆子30g，五味子30g，枸杞子30g，粳米60g，酒60g。

［制法与用法］上为末。将雀肉先以酒炒，入水3大盏，次入米煮粥，欲熟，下药末10g，搅转，入五味调令匀，更煮熟，空心食之。

［功效与应用］补肝肾，益精血，壮阳气，暖腰膝。适用于肝肾虚损，阳气衰弱之阳痿、遗精早泄、腰膝酸软、头晕眼花、耳鸣耳聋、尿频遗尿、妇女带下。

［方解］本方所主之证，为肝肾虚损，阳气衰弱，筋骨不健所致。治宜补肝肾，益精血，壮阳气，健腰膝。

方中雀儿乃麻雀，性味甘温，有壮阳益精，暖腰膝，缩小便之功。《养老奉亲书》用治"老人脏腑虚损羸瘦，阳气乏弱"，乃补肝肾，益精血之良药，对老年阳虚羸弱者，尤为适宜。枸杞子、菟丝子性味甘平，柔润而多液，既能补肾以益精，又可养肝以明目。覆盆子、五味子性味酸温，益肾涩精，固摄肾气，尤宜于肾阳不足，肾气不固，肾精亏损者。本药粥集5味滋补肝肾之品于一方，对阳气不足的老年人，有祛病延年之功。

麻雀滋味鲜美，因其来源所限，方中之雀肉，可以鹌鹑肉、鸽子肉或鸡肉等代之。本方也可去粳米，炖汤食用，其功效主治相似。

［使用注意］本方功能壮阳，凡阴虚火旺，性机能亢进者不宜服用。

鹿鞭壮阳汤

[来源]《中国药膳学》

[组成] 鹿鞭 2 条, 枸杞子 15g, 菟丝子 30g, 狗肾 100g, 山药 50g, 巴戟天 9g, 猪肘肉 800g, 肥母鸡 800g, 绍酒 50g, 胡椒粉、花椒、盐、生姜、葱白各适量。

[制法与用法]

鹿鞭发透后刮去粗皮杂质, 剖开, 再刮净内面的粗皮, 洗净, 切段; 狗肾用油砂炒烫, 用温水浸泡, 洗净; 猪肘肉、鸡肉洗净, 切条块; 山药润软, 切块; 枸杞子、菟丝子、巴戟天用纱布袋装扎紧; 葱洗净扎结, 姜洗净拍破。锅内放入鹿鞭、姜、葱、绍酒, 加清水约 1500ml, 用武火煮沸 15 分钟, 捞出鹿鞭, 原汤不用, 如此反复煮 2 次。另砂锅, 放入猪肘、鸡块、鹿鞭、狗肾, 加清水适量, 烧沸后, 撇去浮沫, 加入绍酒、姜、葱、花椒, 移于文火炖 90 分钟左右, 取出姜、葱、猪肘, 再将山药片、药袋、盐、胡椒粉、味精放入锅内。用武火炖至山药熟烂, 汤汁浓稠。取汤碗 1 个, 先捞出山药铺于碗底, 再盛上鸡肉块, 最后摆上鹿鞭, 倒入汤汁即成, 佐餐食用。

[功效与应用] 温肾壮阳, 补血益精。适用于肾阳衰惫, 精血不足之阳痿遗精、早泄、腰酸膝软、畏寒肢冷、小便清长。

[方解] 本方所治之证, 为肾阳虚弱, 精血不足所致, 治宜温肾壮阳, 补益精血。

方中鹿鞭为雄性梅花鹿或马鹿的阴茎及睾丸, 性味甘、咸而温, 功能补肾阳, 益精血。本方乃取其壮阳强身之功, 用以峻补肾阳。狗肾即狗鞭, 为犬科动物雄性家狗带睾丸的阴茎。功能温肾壮阳, 补益精髓。《本草从新》"补虚寒, 助阳事", 于方中助鹿鞭以补阳气, 益精髓。

善补阳者, 必于阴中求阳, 养阴能滋阳气之化源, 故配以猪肘肉、肥母鸡等血肉有情之品以益精补血, 滋补肝肾。又唯恐力有不专, 故伍以温肾阳、强筋骨的巴戟天, 补肝肾、益精血之菟丝子、枸杞子, 直入肝、肾之经以益阴助阳。

本药膳以温肾壮阳, 益精补血, 强身健体的药食合用, 配伍严谨, 营养丰富, 为健身壮阳, 益阴助阳之重剂, 对于肾阳虚弱, 精血不足所致的各种病证, 鲜有不效者。

[使用注意] 本膳功偏温补, 凡阴虚火旺, 虚热虚烦, 潮热盗汗, 心烦口干者, 不宜服用。

壮阳狗肉汤

[来源]《华夏药膳保健顾问》

[组成] 狗肉 200g, 菟丝子 5g, 附片 3g, 葱、姜各 5g, 食盐、味精、绍酒各适量。

[制法与用法] 狗肉洗净, 投入锅内焯透, 捞出, 洗净血沫, 沥干, 切块; 菟丝子、附片用纱布合包; 姜葱洗净, 姜切片、葱切断备用。锅内投入狗肉、姜片煸炒, 烹入绍酒炝锅, 倒入砂锅内, 并将菟丝子、附片放入, 加入清汤、食盐、味精、葱, 以武火烧沸, 撇净浮沫, 用文火炖 2 小时, 待狗肉熟烂, 除去姜、葱, 装入汤碗内即成。佐餐食用。

[功效与应用] 温脾暖肾, 益精祛寒。适用于脾肾阳虚之畏寒肢冷、小便清长、脘腹冷痛、大便溏泻、腰膝酸痛。

[方解] 本方所治之证, 为脾肾虚寒所致, 治宜温脾暖肾, 益精祛寒。

方中狗肉功能温肾助阳，补中益气，适用于脾胃虚寒，胀满少食或肾气不足，腰膝酸软者。本方取其温暖脾肾之力，脾得温，则后天气血生化有源；肾得暖，其先天真阳不至亏乏。而附子辛热，能入心、脾、肾经，功专回阳温中，散寒补火，为温阳要药，配伍狗肉，使温阳之功力专于脾肾，有相成之妙。

菟丝子入肝肾，功能益阴而固阳，为补肝肾要药。3 味相伍，一以助附子、狗肉温阳而调脾肾之阳虚，一以益阴而滋阳气生化之源泉，配伍精当，是脾肾阳虚患者用以强身助阳的佳膳。

[使用注意] 本膳力偏温补，凡阴虚火旺，夜热盗汗，五心烦热者，不可服食。也不宜于春、夏季食用。

杜 仲 腰 花

[来源]《华夏药膳保健顾问》

[组成] 杜仲12g，猪肾250g，绍酒25g，葱50g，味精1g，酱油40g，醋2g，干淀粉20g，大蒜10g，生姜10g，精盐5g，白砂糖3g，花椒1g，混合油100g。

[制法与用法] 杜仲以水 300ml 熬成浓汁，去杜仲，再加淀粉、绍酒、味精、酱油、白砂糖拌兑成芡糊，分成 3 份待用。猪腰子剖为两片，刮去筋膜，切成腰花，生姜去皮，切片。葱洗净切成节，待用。炒锅烧熟，入油，烧至八成热，放入花椒烧香，再投入腰花、葱、姜、蒜，快速炒散，沿锅倾入芡汁与醋，翻炒均匀，起锅装盘即成，佐餐食用。

[功效与应用] 补肾益精，健骨强体。适用于肾虚腰痛膝软、阳痿遗精、耳鸣眩晕、夜尿频多。

[方解] 本方所治之证，为肾虚所致，治宜补肾精，强筋骨。

本方以杜仲、猪肾为主。猪肾具有补肾气、助膀胱等功能，常用于治疗肾虚腰痛、骨软脚弱、遗精盗汗等证。《名医别录》称其"和理肾气，通利膀胱"。杜仲甘温，入肝肾经，能补肝肾、壮筋骨。《本草从新》认为杜仲"充筋力，强阳道"。用猪肾益精滋血助阳，杜仲入肾经壮阳气，二者相伍，可阴阳并调，而以滋化阳气偏重，故全方为助阳健身为主之药膳方，也可作为肾炎、高血压、性功能低下者的膳食。无病常食，具有强身健骨的滋养作用。

[使用注意] 本膳作为佐餐，对于肾阳虽虚，而尚不甚严重者具有调养作用。阳虚较重者，则本方力有未逮，但若长服则可缓以收功，仍具有较好功效。阴虚火旺者非本方所宜。

虫草炖老鸭

[来源]《本草纲目拾遗》

[组成] 冬虫夏草5枚，老雄鸭1只，香葱、黄酒、生姜、胡椒、精盐各适量。

[制法与用法] 鸭子去肚杂洗净，将鸭头劈开，纳冬虫夏草于中，仍以线扎好，加酱油、酒等调味品如常煮烂食之。

[功效与应用] 补虚损，益肺肾，止咳喘。适用于病后虚损、身体羸弱、腰膝酸痛、阳痿遗精以及久咳虚喘、劳嗽痰血等。

[方解] 本方所治之证，乃久病精血亏虚，或肾阳不足，肺阴耗损所致。治宜补肾助阳，补肺益精。

方中冬虫夏草是一味名贵的滋补药品，性味甘温，秘精益气，专补命门。用治肾虚阳痿、腰膝酸痛等证，《本草纲目拾遗》谓其"入房中药用"，功能保肺气，补肾精，且可化痰止血，如《本草从新》曰："保肺益肾，止血化痰，已劳嗽"，故为治肺肾阴虚，久咳虚喘，劳嗽痰血的要药。

老雄鸭温阳补虚，《本经逢原》曰："男子阳气不振者，食之最宜。"与冬虫夏草炖服，味道鲜美，补肾助阳，养肺益精功能加强，对肺肾不足虚喘劳嗽者宜。若肺肾阴虚者，宜用性味甘平，有滋阴作用的白鸭肉。

[使用注意] 外感表邪咳喘不宜使用。

虫草炖鲜胎盘

[来源]《实用食疗方精选》

[组成] 鲜胎盘1具，白果仁45g，虫草10g，麻黄9g，生姜9g。

[制法与用法] 新鲜胎盘割开血管，洗净；虫草洗净；银杏去壳，放入锅内，沸水煮熟，捞出，去皮膜，切两头，去心，焯去苦水；麻黄洗净，切碎，纱囊装好；生姜洗净，去皮，拍破，同放入砂锅内，加水适量，炖至胎盘熟烂，取出盛麻黄的纱袋，加入适量的食盐即可。每日早晨食用，5~7天1疗程。

[功效与应用] 补益肺肾，定喘消痰，兼可散寒宣肺。适用于咳喘日久，痰多胸闷，呼多吸少，动则气喘尤甚，汗出，腰酸肢冷，小便频多等证。

[方解] 本方所主之证，为肺气虚，肾阳衰，兼有寒邪所致。治宜补益肺肾，定喘消痰，散寒宣肺。

方中胎盘，又名紫河车，为补精血、益阳气之上品，有良好的益气养血、温肾补精之效。凡身体虚弱，羸瘦乏力，肺虚喘咳，劳嗽咯血及肾阳不足，精血亏损等证，皆宜食用。虫草性味甘温，能益肾补肺，化痰止血。用于肾阳不足，身体衰弱，及久咳虚喘，劳嗽咯血，疗效可靠。本品既能补肾固本，又能补肺实卫，与胎盘或鸡、鸭、牛、羊肉炖服效果尤佳。白果仁味甘、苦、涩，性平，有敛肺消痰平喘等作用，对喘嗽痰多之证，颇有疗效。麻黄辛散温通，善开肺气，散风寒而止咳平喘。白果与麻黄敛散相伍，即可增强定喘之效，又能宣散寒邪。方中诸药配伍，共奏补肺气、温肾阳、定喘嗽、消痰涎之功。

[使用注意] 本方不宜用于痰热壅肺的实喘，方中白果大量食用或生食均易引起中毒，务必注意剂量适宜。咳嗽痰稠，咯吐不利者慎用。

人参胡桃汤

[来源]《济生方》

[组成] 人参6g，胡桃肉15g，生姜5片，大枣7枚。

[制法用法] 将人参、胡桃肉（去壳不去衣）切细，加水与生姜、大枣同用，连煎2次，将2次煎液混合均匀，分2~3次服用。

[功效与应用] 补肺肾，止喘咳。适用于肺肾不足，胸满喘急，不能平卧，动则喘甚。

[方解] 本方所治之证，为肺气不足，肾不纳气的喘嗽气喘，治宜补肺肾，止喘咳。方中人参大补元气，入肺脾经，有补肺益脾之功。对体虚气弱，特别是肺气不足的呼吸短促，行动乏力，动则喘甚有明显的疗效。胡桃仁性味甘温，能入肺肾，既能温肺，又能润

燥化痰，敛肺定喘，且可补肾固精而纳气。其《古方选注》："胡桃可解膈内痰饮，膈间痰化而咳止声清；连皮能收肺经耗散之气。"故可用治肺肾不足之虚喘，与人参配伍成方，对于肺肾两虚，虚而偏寒的咳嗽喘促，用之最宜。

[使用注意] 本方偏于温补，热证喘咳不宜用；又能润燥滑肠，大便溏泻者不宜服用。

五、补阴

清蒸人参鼋鱼

[来源]《滋补保健药膳食谱》

[组成] 活鼋鱼1只（约750g），人参3g，鸡翅250g，火腿、姜片各10g，熟猪油、冬笋、香菇、料酒、葱各15g，清汤750g，调料适量。

[制法用法] 人参洗净，切斜片，用白酒浸泡，制成人参白酒液约6ml，拣出人参片备用。鼋鱼宰杀后去壳及内脏，洗净，剔下裙边备用，鼋鱼肉剁成4~6块；沸水锅内加少量葱、姜及料酒，放入鼋鱼块烫去腥味，捞出用清水冲洗干净，沥干水。火腿、冬笋切片；香菇洗净，斜切成两半，与冬笋用沸水焯一下；葱切段，姜洗净拍破。

将火腿片、香菇片、冬笋片分别铺于蒸碗底部，平铺一层鼋鱼肉放在中央，鼋鱼裙边排于周围，再放上剩余的火腿、冬笋、香菇、鸡翅及葱、姜、蒜、料酒、盐、清汤、人参白酒液，上屉武火蒸1.5小时，至肉熟烂时取出。将汤倒入另一锅内拣去葱、姜、蒜，鼋鱼肉翻扣于大汤碗中。再将原汤锅置火上加味精、姜水、料酒、精盐，调好味，烧沸，打去浮沫，滤去渣，再淋入少许明油，浇入鼋鱼肉碗内，人参片撒于其面上即成。单食或佐餐均可。

[功效与应用] 益气养阴，补虚强身。适用于气阴不足所致的气短神疲，口燥咽干，不思饮食，潮热自汗，腰酸腿软，脉细虚数。

[方解] 本方所治之证，为阴亏气虚所致，治宜益气养阴。

方中鼋鱼，即甲鱼，性味甘，平，入肝经，能滋阴凉血。《随息居饮食谱》谓："甲鱼滋肝肾之阴，清虚劳之热。"本膳取鼋鱼血肉之体滋阴补血；人参大补元气，生津止渴，《本草纲目》"治男妇一切虚证"，配鼋鱼能气阴两补，增强滋阴益气作用。诸料相配，既有滋阴益血之力，又具补气养阴之效，且营养丰富，故对阴液不足的虚弱病人有良效。对于病后体虚，年老体弱及气阴不足，热病后阴津未复，肺结核，癌症化疗后白细胞减少有良好调理作用，亦可用于癌症、消渴及各种慢性消耗性疾病的调理。若气虚阴亏较甚者，可以养阴益气，清火生津的西洋参代人参，其清润之功尤佳。常人食用可强身健体，提高抗病能力。

[使用注意] 本膳宜于气阴两虚、津液亏少的虚弱患者。若阴虚火旺，阴虚阳亢者，本方力有未及，不甚相宜。湿热内盛，阳虚内寒之体慎勿用。

[附方]

鳖肉首乌汤（《草木便方》）由鳖鱼肉300g，何首乌30g，水蜈蚣15g，青蒿15g组成。功效滋养肝肾，清透疟邪。适用于阴虚疟久不止，形体消瘦，夜热早凉，口渴舌绛之证。

益寿鸽蛋汤

[来源]《四川中药志》

[组成] 枸杞子 10g，龙眼肉 10g，制黄精 10g，鸽蛋 4 枚，冰糖 30g。

[制法用法] 枸杞子洗净，龙眼肉、制黄精分别洗净，切碎，冰糖打碎待用。锅中注入清水约 750ml，加入上 3 味药物同煮。待煮沸 15 分钟后，再将鸽蛋打入锅内，冰糖碎块同时下锅，煮至蛋熟即成。每日服 1 剂，连服 7 日。

[功效与应用] 滋补肝肾，益阴养血，适用于肝肾阴虚的腰膝软弱，面黄赢瘦，头目眩晕，耳鸣眼花，燥咳少痰，虚热烦躁，心悸怔忡。

[方解] 本方所治之证，为肝肾阴亏，精血不足所致，治宜滋补肝肾，益阴养血。

方中枸杞子甘平，入肝肾经，善滋阴补血，益精明目，用于眼目昏花，眩晕耳鸣，腰酸膝软等证。黄精甘平，入脾、肺、肾经，有补脾益肺，养阴润燥的作用。古以黄精为益寿延年的佳品，如李时珍引《神仙芝草经》云："黄精宽中益气，使五脏调良，肌肉充盛，骨髓坚强，其力倍增，多年不老，颜色鲜明，发白更黑，齿落更生。"在益精气、补阴血方面具有较好作用，常用于体虚乏力，心悸气短，肺燥干咳，消渴等证。龙眼肉功善益心脾，补气血，用于心悸、健忘、贫血等症。3 药相配，能大补五脏之阴，润燥生津。鸽蛋为蛋中上品，能补虚强身。再以冰糖甘甜清润辅之，使全方具有滋补肝肾，益阴补血，生津润肺的良好作用，故可用于肝肾阴虚，肺虚燥咳等。

[使用注意] 阴虚内热而见潮热骨蒸，烦热盗汗之阴虚重者，本方力有不及。湿热壅盛者不宜服用。

生 地 黄 鸡

[来源]《肘后方》

[组成] 生地黄 250g，乌雌鸡 1 只，饴糖 150g。

[制法与用法] 鸡宰杀去净毛，洗净治如食法，去内脏备用；将生地黄洗净，切片，入饴糖，调拌后塞入鸡腹内。将鸡腹部朝下置于锅内，于旺火上上笼蒸 2～3 小时，待其熟烂后，食肉，饮汁。

[功效与应用] 滋补肝肾，补益心脾。适用于肝肾阴虚，盗汗，虚热，骨蒸潮热，烦躁，以及心脾不足，心中虚悸，虚烦失眠，健忘怔忡。

[方解] 本方所治之证，为肝肾阴虚，心脾不足所致，治宜滋肝肾阴血，益心脾之气。

方中以生地黄独重，生地甘寒入肾，专能滋阴凉血，清·张璐谓生地"味厚气薄，内专凉血滋阴，外润皮肤索泽，病人虚而有热者，咸宜用之"。《本草经疏》谓生地："补肾家之要药，益阴血之上品。"膳中意在以生地滋阴为主而大补肝肾之阴液；更以血肉之体的乌雌鸡滋补精血，《本草纲目》云"补虚劳赢弱"。与诸药配伍，既能以其鲜美可口而益脾胃，更以补精血而助滋肝肾之阴。故本膳配伍的药食能相辅相成，大滋阴精，益养气血，对属阴虚之体的积劳虚损，或病后产后患者，是一首味、效俱佳的膳方。

[使用注意] 凡肝肾阴虚，心脾精血亏损者均可食用。但脾气素弱，入食不化，大便溏薄者，因本膳偏于滋腻，不甚相宜。外感未愈，湿盛之体，或湿热病中不宜本膳，恐致

恋邪益湿。原方并曰："勿啖盐。"

秋 梨 膏

[来源]《医学从众录》

[组成] 秋梨3200g，麦冬32g，款冬花24g，百合32g，贝母32g，冰糖640g。

[制法与用法] 梨切碎，榨取汁，梨渣加清水再煎煮1次，过滤取汁，二汁合并备用；麦冬、冬花、百合、贝母加10倍量的水煮沸1小时，滤出药液，再加6倍量的水煮沸30分钟，滤出药汁，二液混合，并兑入梨汁，文火浓缩至稀流膏时，加入捣碎之冰糖末，搅拌令溶，再煮片刻。每服10~15ml，每日2次，温开水冲服。

[功效与应用] 养阴生津，润肺止咳。适用于阴虚肺热，咳嗽无痰，或痰少黏稠，甚则胸闷喘促，口干咽燥，心烦音哑等证。

[方解] 本方所治之证，为肺热伤津耗液所致，治宜养阴生津，润肺止咳。

方中秋梨质润而多汁，性味甘、微酸而凉，功能生津润燥，清肺化痰。可生食，也可蒸煮、榨汁或熬膏食用，但生食、熟用功用有别，《本草通玄》云："生者清六腑之热，熟者滋五脏之阴。"麦冬、百合均为清润之品，功擅滋燥泽枯，养阴生津，对燥热伤肺，津枯阴耗者，可配伍应用。川贝母性凉而有甘味，止咳化痰，兼能润肺，肺虚久咳，痰少咽燥者甚宜。款冬花功能润肺下气，化痰止嗽，其药性虽温，但润而不燥，《药品化义》认为"久嗽肺虚，尤不可缺"。以上诸物与润肺止咳化痰的冰糖，炼膏服用，尤宜于阴虚肺燥之证。

[使用注意] 梨性寒凉，凡脾胃虚寒，大便溏泄及肺寒咳嗽者不宜使用。且不宜与蟹同食，否则易伤脾胃而致呕吐、腹痛、腹泻。

[附方]

润肺膏（《医方类聚》引《十药神书》）由羊肺1具，干柿霜30g，真酥30g，杏仁（研碎）30g，绿豆粉30g，白蜜60g组成。先将羊肺洗净，次将5味药用水解薄打搅，令黏稠得所，灌入肺中，白水煮熟，如常服食。功效养肺益气，养阴润燥，适用于肺阴亏损，肺气虚弱的久嗽肺燥、肺痿及虚劳咳嗽。

淮药芝麻糊

[来源]《中国药膳》

[组成] 淮山药15g，黑芝麻120g，粳米60g，鲜牛奶200g，冰糖120g，玫瑰糖6g。

[制法与用法] 粳米淘净，水泡约1小时，捞出沥干，文火炒香；山药洗净，切成小颗粒；黑芝麻洗净沥干，炒香。3物同入盆中，加入牛奶、清水调匀，磨细，滤去细茸，取浆液待用。另取锅加入清水、冰糖，烧沸溶化，用纱布滤净，糖汁放入锅内再次烧沸后，将粳米、山药、芝麻浆慢慢倒入锅内，不断搅动，加玫瑰糖搅拌成糊状，熟后起锅。早晚各服1小碗。

[功效与应用] 滋阴补肾。适用于肝肾阴虚，病后体弱，大便燥结，须发早白等。

[方解] 本方所治之证，为肝肾不足，病后体虚所致。治宜滋补肝肾。

方中淮山药为健脾补肾益肺的亦食亦药之品，性味甘、平，养阴益气，对脾胃虚弱，消化不良，形体瘦削者，既能补脾气，又能养胃阴；对肺气肺阴不足，咳喘少气，或虚劳咳嗽乏力者，既能补肺气，又能益肺阴，且又入肾而益肾阴，故为补脾肺肾三脏之佳品。方中重用之黑芝麻性味平和，补肝益肾，滋润五脏，其所含脂肪中，大部分为不饱和脂肪酸，对老年人有重要意义。与淮山药配伍同用，对肝肾阴虚，病后体弱，及中老年肝肾不足，大便燥结，须发早白者，尤为适宜。若长期服食，可强健身体，有延缓衰老，延年益寿之功。

[使用注意] 方中芝麻重用，但芝麻多油脂，易滑肠，脾弱便溏者当慎用。

[附方]

珠玉二宝粥（《医学衷中参西录》）由生山药60g，生薏米60g，柿霜24g组成。将山药、薏米捣成粗粒，加水煮至烂熟，再将柿霜调入，搅匀即可服食。可当饭食用。功能养肺益脾，止咳化痰。适用于脾肺阴亏，食欲不振，阴虚燥咳或虚劳咳嗽。

龟肉炖虫草

[来源]《四川中药志》

[组成] 龟肉250g，冬虫夏草30g，沙参90g，葱、盐、油、味精各适量。

[制法与用法] 将龟宰去头、足，除去内脏，洗净，放入瓦罐内；再把洗净的冬虫夏草、沙参放入龟肉罐中，加水适量。先用武火煮沸，然后以文火慢煮至龟肉熟透，加入油、盐、葱、味精调味。饮汤吃肉。

[功效与应用] 补肾益肺，滋阴养血。适用于肺肾两虚的久咳咯血，潮热骨蒸，头晕耳鸣，腰膝酸软，盗汗遗精，或肺痨咯血等。

[方解] 本方所治之证，乃肺肾阴虚所致。治宜补益肺肾，滋阴养血。

方中龟肉性味甘咸而平，能益阴补血，有治骨蒸痨热，吐血衄血，肠风血痔，阴虚血热之功，《日用本草》谓其"大补阴虚"。凡阴虚骨蒸、咳嗽痰血及久疟等属于阴虚者，可选用之。

沙参，即北沙参，性味甘而微寒，功能养阴润肺，养胃生津，善补五脏之阴，尤专补肺阴，故《本草从新》曰"专补肺阴，清肺火，治久咳肺痿"，宜用于老年人久咳而有阴虚肺热及热病后期，燥热伤阴，肺阴、胃阴不足者。冬虫夏草既养肺阴，又补肾阳，为平补阴阳之品，虽然性味甘温，却甚和缓，《本草从新》曰"保肺益肾，止血化痰，已痨嗽"，对肺肾两虚的喘咳气急，久咳不愈，或痨嗽痰中带血者皆宜。

方中以乌龟肉与虫草、沙参文火炖用，补肾益肺，滋阴养血功用更著。

[使用注意] 本方功能滋补阴血，凡肝肾虚寒、食少便溏，外感、痰湿咳嗽者不宜服用。

黄精天冬龟肉汤

[来源]《疾病饮食疗法》

[组成] 乌龟1只（约240g），黄精30g，大门冬24g，五味子9g，红枣少许。

[制法与用法] 将乌龟放在盆中，倒入热水令其排尿并烫死，洗净，剖开，去肠杂、头、爪；黄精、天冬、五味子、红枣（去核）洗净。把全部用料一齐放入锅内，加清水适量，武火煮沸后，文火煮2小时，调味即可。随量食用。

[功效与应用] 滋肾填精，益智安神。适用于肾精不足年老耳聋，伴耳鸣失眠，神疲

乏力，头目眩晕，腰酸腿软，盗汗咽干，形体消瘦，舌光少苔，脉沉细数。

[方解] 本方所主之证，为肾精亏耗，虚火内生，阴精无以奉养所致。治宜滋肾填精，益智安神。方中黄精性味甘平，质地柔润，善于补肾益精，《滇南本草》称其有"补虚填精"之功。据报道，黄精有降血脂，减轻动脉硬化，增加冠脉血流量等作用。天门冬性味甘苦寒而多液，善于滋养肾阴，并能清心除烦。《本草纲目》曰，"润燥滋阴，清金降火。"五味子性味酸温，有滋肾补阴，宁心安神作用。龟肉性味甘平，善于滋补肾阴。方中以龟肉与黄精、天冬、五味子滋补阴血诸药作羹食用，滋肾补精之功更佳。可用治肾精亏耗之证。

[使用注意] 脾肾阳虚而致纳呆便溏，舌苔白腻者忌饮用本汤。

[附方]

龟肉百合红枣汤（《补药与补品》）由龟肉250g，百合50g，红枣30g组成。加水煮汤，调味食用。功效滋阴润燥，养血安神。适用于心肾阴虚之失眠、心烦、心悸及阴虚肺燥的久咳。

鳖鱼补肾汤

[来源]《补药与补品》

[组成] 鳖鱼1只，枸杞子30g，淮山药30g，女贞子15g，熟地15g。

[制法与用法] 将鳖鱼去肠杂及头、爪，洗净，与诸药共煮至肉熟，弃药调味。食肉饮汤。

[功效与应用] 滋补肝肾。适用于肝肾阴虚所致的腰膝酸痛，遗精、头晕眼花等。

[方解] 本方所治之证，乃肝肾阴虚所致，治宜滋补肝肾之阴。

方中鳖鱼与滋补肝肾中药同用。鳖鱼鱼肉鲜美，营养丰富，为著名的滋补水产品，性平味甘，有滋阴，凉血，益肾，健骨等功效，《随息居饮食谱》谓其"滋肝肾之阴，清虚劳之热"，《日用本草》则认为其"大补阴之不足"。枸杞子性味甘平而质润，善滋补肝肾之阴，《本草经疏》谓其"为肝肾真阴不足，劳气内热补益之要药"。淮山药，性味甘平，既养阴，又补气，既补肾精，又益肺脾。熟地甘温滋润，入肝肾而补阴血，为治肝肾阴虚之要药，且能填精益髓，《本草纲目》谓其"填骨髓，长肌肉，生精血，补五脏"。女贞子味甘性凉，善补肝肾之阴，为清补之品，《本草备要》称其"益肝肾，强腰膝，明耳目"。

枸杞子、淮山药平补肝肾，熟地甘温，女贞清补，诸药相合，与滋阴凉血的鳖肉煮汤食用，功擅滋补肝肾，凡慢性久病见肝肾阴虚，腰膝酸软，或年老体虚见有阴虚症状者均宜。

[使用注意] 本药膳功专养阴，滋腻黏滞，凡脾胃虚寒，便溏食少者忌服用。

[附方]

鳖鱼滋肾汤（《四川中药志》）由鳖鱼1只（300g以上者），枸杞子30g，熟地黄15g组成。将鳖鱼放沸水锅中烫死，剁去头爪，揭去鳖甲，掏去内脏，洗净，切成小方块，放入铝锅内；再放入洗净的枸杞子、熟地黄，加水适量，武火烧开，改用文火炖熬至鳖肉熟透即成。如常食用，可佐餐，可单食。功能滋阴补肾。适用于肝肾阴虚的腰膝酸软，头晕眼花等证。

养肝明目汤

[来源]《实用食疗方精选》

[组成] 枸杞子30g，蒺藜12g，女贞子12g，车前子15g，菟丝子15g，白菊花15g，猪肝90g。

[制法与用法] 将以上各药分别洗净，干燥，研为粗末，混合均匀，装入瓶中备用。每用取药末15g煎取汤液，猪肝切为薄片，煮汤服或蒸服。服时加盐少许调味。佐餐食或食后服均可。

[功效与应用] 补益肝肾，清热明目。适用于肝肾不足，视物昏暗之证。

[方解] 本方所治之证，为肝肾阴虚，以致肝热上扰所致。治宜补养肝肾，清热明目。

方中枸杞子性味甘平，功能滋补肝肾，益精明目。用于肝肾不足，精血不能上济于目的眼目昏花，视力减退。单用即有一定疗效。如与其他清热明目或养肝明目同用，则奏效更为明显。菟丝子味甘、辛而性平，有补养肝肾，平补阴阳，益精养血明目的作用。为治疗肝肾不足，精血枯竭，目暗不明的常用药。女贞子性味甘、苦而凉，功能补养肝肾，清热明目，对肝肾阴虚有热的视物昏花，视力减弱，有较好疗效，常与枸杞子、菟丝子等补肝肾药配伍应用，以补肝肾之阴，清热明目。车前子味甘而性寒，有清热明目之功，与补养肝肾的枸杞子、菟丝子及与清热明目的菊花同用，以治阴虚肝热之目暗不明。蒺藜，又名刺蒺藜、白蒺藜，味苦辛而性平，有祛风明目之效，《本草逢原》说其"为治风明目之要药"，适用于风热目赤多泪、头目疼痛等证。白菊花辛、甘、苦而微寒，善疏风清热，又能平肝明目，对肝肾阴虚的目暗昏花，可与枸杞子、菟丝子配伍。猪肝营养丰富，有补肝养血明目作用，用于血虚体弱或视力不足以及夜盲目暗等。若无猪肝，其他动物肝脏如羊肝、鸡肝也可应用。

以上诸药与猪肝配伍，相得益彰，对肝肾阴虚或兼有肝热上扰的视物昏暗、迎风流泪等，均有一定疗效。

[使用注意] 服食本药膳者，宜少食辛辣刺激、肥腻油甘之品，并忌烟、酒。

[附方]

菟丝子煎蛋（《圣惠方》）由菟丝子10g，鸡蛋1个组成。菟丝子研粉调鸡蛋煎食。功能补肝明目。治疗肝血不足，视物模糊。

洋参雪耳炖燕窝

[来源]《疾病饮食疗法》

[组成] 西洋参片15g，雪耳15g，燕窝30g。

[制法与用法] 将西洋参洗净；雪耳浸开洗净，摘小朵；燕窝用清水泡浸，捡去羽毛杂质，洗净。把全部用料一齐放入炖盅内，加开水适量，炖盅加盖，文火隔水炖2小时，调味即可。随量饮用。

[功效与应用] 补气润肺，滋阴润燥。适用于阴虚肺燥，咳喘少气，或咳痰带血，咽干口燥等。

[方解] 本方所治之证，乃肺阴受伤，肺燥所致。治宜滋肺阴，润肺燥。

方中西洋参性味甘寒，功能补肺阴、润肺燥、清肺热。《药性考》认为其功能"补阴退热"，《医学衷中参西录》曰："西洋参，性凉而补，凡欲用人参而不受人参之温补者，皆可以此代之。"雪耳即白木耳，性味甘淡平，功能滋阴润肺、养胃生津。燕窝性味甘平，功能养阴润燥、益气补中。《本草从新》说它能"大养肺阴，化痰止嗽，补而能清"。合而同用，共奏补气养阴，滋润肺燥之功。

[使用注意] 凡中焦虚寒，湿盛或风寒咳嗽者，不宜饮用本品。

[附方]

1、银耳羹（《四川中药志》）由银耳6g，冰糖15g组成。银耳温水发透，去蒂，洗净，放入砂锅内，加水适量，沸后，文火煨至肉烂汁稠，调入冰糖，空腹服用。功效滋阴润肺，养阴生津。适用于阴虚干咳，虚劳久咳，干咳少痰，口干咽燥。

2、灵芝银耳羹（经验方）由灵芝9g，银耳6g，冰糖15g组成。功效养阴润燥，安神，止咳。适用于肺阴不足或肺肾两虚的咳嗽。

第十五节　养生保健类

养生保健类药膳，是指具有增强体质，改善形象，调养精神，促进智力发育，延缓衰老等作用，使生理和心理健康得到增强和维护的药膳。此类药膳是中医药膳学中最具特色的内容之一。

养生保健类药膳适用于日常保健，可使各类健康人群提高生活质量。同时对于各种原因导致的亚健康状态，体质衰减，精神疲惫等，有较好的调节作用。也可用于脏腑功能失调导致的生理、心理失调。

人体的健康奠基于脏腑调和，气血津液充沛，经络通达，即阴阳动态平衡。凡上述生理基础偏盛或偏衰，都会导致健康的损害。但脏腑气血的偏颇并不一定引起疾病，而是出现局部或整体功能的不谐，从而出现某一方面的生理、心理偏差，需要进行调节。养生保健类药膳通过饮食来调节脏腑经络，平衡气血阴阳，被认为是养生保健的最好方式。根据不同人群的健康要求，养生保健药膳可分为以下八种：

1. 健美减肥　肥胖是一种病态。按2001年颁布的个人体重健康指数（BMI）公式：BMI＝体重（kg）÷[身高（m）×身高（m）]，世界卫生组织确定，BMI数值在18.5～24.9之间为正常，25～29.9之间为肥胖前期，30～34.9为一级肥胖，35～39.9为二级肥胖，大于40为三级肥胖（重度肥胖）。据测算，中国有40%的人超重，其中有7000万人被确认患有肥胖症。肥胖者的糖、脂肪、水、盐等物质代谢容易失调，并发或继发高血压、冠心病、糖尿病、高脂血症、胆石症、脂肪肝、关节炎、肿瘤等疾病的危险性大大增加；妊娠妇女肥胖可加重妊娠毒血症及难产的发生。肥胖病的发生与饮食、活动、精神因素等有关，中医认为主要由水湿、痰饮、脾肾阳虚等因素所致，故健美减肥药膳多以利水化痰，健脾消食，补气助阳等药食组方制膳，如薏苡仁、茯苓、泽泻、冬瓜、荷叶、莴苣等，药膳方如荷叶减肥茶、参芪鸡丝冬瓜汤等。

2. 美发乌发　中医认为人体毛发与肝、肾二脏的关系最为密切。肝为藏血之脏，"发为血之余"；肾为藏精之所，"其华在发"。毛发与肝、肾，精、血密切相关。精血充盛，则毛发荣润光泽，不易脱落。若肝肾亏损，精血不足，不能润养毛发，毛发因此枯槁无华，易脱易折。此外，毛发润泽与否，还与环境、心理等因素有关。美发乌发药膳的组成原则是滋养肝肾，培补精血。常用药食有当归、熟地、何首乌、黑芝麻、黑豆、核桃肉、动物肝肾等内脏，药膳方如菟丝子粥、猪肾核桃等。

3. 润肤养颜 皮肤是人体的外表，也是最大的防御器官，中医认为"肺主皮毛"，实际上与五脏六腑均有密切联系，任何脏腑的病变均可能导致皮肤容颜的变化。颜面不仅是一个人的容貌，更是全身皮肤的代表。由于皮肤是抵御外邪之门户，故又易受内外邪毒侵害。正虚、邪实，都会导致皮肤容颜受损，如肝胆湿热可致皮肤发黄，肾阳虚衰出现面色黧黑，心火上炎造成面色潮红，阴虚则肤燥，血虚则面黄，精血不足则颜面苍老等。润肤养颜药膳因此需要从滋补营血，养益精气，排除痰浊瘀血等方面选材，使气血调和，以润泽肌肤。常用药食有黄精、甲鱼、海参、沙苑蒺藜、珍珠、枸杞子、薏苡仁等。药膳方如沙苑甲鱼、珍珠拌平菇等。

4. 延年益寿 中医认为养生即可却病，却病才能延年。而养生的关键，在于使脏腑功能活动正常，经络调畅，气血充盈，因而长生久视。脏腑功能中，先天之本在肾，后天之本在脾，故延年益寿除了治疗疾病，保持健康外，应当保持脾、肾功能的正常。延年益寿类药膳以调理阴阳，补养脾肾，调和气血为原则。常用药食如人参、黄芪、白术、山药、鸽、鳖、鱼及各种动物瘦肉等，药膳方如珍珠鹿茸、长生固本酒等。

5. 明目增视 肝开窍于目，肝血充盈与否，直接影响视力。肝肾同源，肾虚则肝脏随之不足，故肾脏精气也是影响视力的重要因素。从中医的整体观念而言，人体所有脏腑功能状态均与视力相关，亦即《内经》所言的"五脏六腑之精气皆上注于目"。因此，人的整体机能衰退，视力也就随之衰退。据此，明目增视药膳的组方思路，不仅要加强肝肾功能，更要注意保持整个机体的健康，调治总体脏腑机能。常用药食有菊花、枸杞子、夜明砂、羊肝、猪肝等，药膳方如芝麻羊肝、决明子鸡肝等。

6. 聪耳助听 耳主听，听力与五脏六腑功能均有联系。在人体五脏与五官的关系中，肾开窍于耳，胆、胃、小肠、三焦经脉循行过于耳，五脏精气均上荣于耳。但与耳的听觉功能联系最密切的是肾与肝、胆。若为肝胆实热，湿热上聚于耳引起的疾病多为实证、急证，宜泻其实。若为肝肾虚损导致耳病，多为虚证，宜补其虚。现代社会环境污染和药物的副作用等，对听力的损害十分严重。聪耳助听药膳主要是通过滋养肝肾，填补精血，滋荣耳道，达到恢复听力，延缓听觉衰老的目的。常用药食有磁石、木耳、菖蒲、鱼鳔、何首乌、猪肾等，药膳方如鱼鳔汤、磁石粥等。

7. 益智健脑 心藏神、肝藏魂、肺藏魄、脾藏意、肾藏志，可见人的智力是一个综合的整体，与五脏六腑均有密切关系。由不同的脏腑分工协同，而由君主之官"心"来统摄完成的。明代李时珍虽提出"脑为元神之府"，但肾生髓，髓充于脑，仍是肾精决定智力；心藏神而主神志，为神智之主宰。故凡大脑的神识、精神、智慧，皆与心、肾两脏密切相关。益智健脑药膳是从补养心肾，填补精血的原理出发，合理配伍补肾、补心、补气、补血、化痰、开窍类的药食制备而成的。常用药食如人参、茯苓、茯神、百合、山药、益智仁、枣仁、柏子仁、桂圆肉、鱼头、动物心脏等。常用药膳方如玫瑰花烤羊心、琼玉膏等。

8. 增力耐劳 人的体力活动更是全身各个脏腑器官共同作用的体现，具体表现为筋、骨、肌肉的活动。体力衰退，能量供应不足，或过度劳累，体内物质代谢旺盛，能量消耗过多，或从事不同类型的体力活动，采取某个固定姿势或重复单一的动作，局部筋骨肌肉长时间处于紧张状态，这些都可能引起劳损。《素问》中有"久视伤血，久卧伤气，久坐伤肉，久立伤骨，久行伤筋"之说。由于体力活动主要由筋骨肌肉来完成，肝主筋，肾主骨，脾主肌肉，故增力耐劳药膳以补肝以强筋，滋肾以壮骨，健脾以强肌肉的原理组方。常用药食如人参、当归、杜仲、山药、小麦、糯米、动物蹄筋和骨骼、瘦肉等，药膳方如神仙鸭、双鞭壮阳汤等。

各类养生保健药膳虽然适用于常人和以虚损为主的症候，但机体的失调终有阴阳虚实之分，故使用各类药膳时仍须遵循辨证施膳的原则，有针对性地运用具体药膳。此外，多数药膳有偏寒或偏热的倾向，长期使用，要注意采用平衡协调的方法纠正之，以防日久积寒或蕴热，造成脏腑的负担。

一、健美减肥

荷叶减肥茶

[来源]《华夏药膳保健顾问》

[组成] 荷叶60g，生山楂10g，生薏苡仁10g，橘皮5g。

[制法与用法] 将鲜嫩荷叶洗净晒干，研为细末；其余各药亦晒干研为细末，混合均匀。以上药末放入开水瓶，冲入沸水，加塞，泡约30分钟后即可饮用。以此代茶，日用1剂，水饮完后可再加开水浸泡。连服3~4个月。

[功效与应用] 理气行水，化食导滞，降脂减肥。适用于单纯性肥胖、高脂血症。

[方解] 本方所主，为痰气交阻，脾不健运所致的脂肪堆积，形体肥胖之证。治宜健脾消食，升清降浊，降脂减肥。

方中荷叶味甘性平，入肝、脾、胃经，有利水湿，升清阳，清热解暑等作用，《本草纲目》谓其能"生化元气，裨助脾胃，涩精浊，散瘀血"，因其有利水湿，健脾胃之力，故现代多用其为降脂减肥主药。茯苓、薏苡仁长于健脾利湿，为脾虚湿停者常用之药，可与荷叶共奏健脾利湿，降脂减肥之功。山楂酸甘而微温，入脾胃，消食积，长于消肉食积滞，用之佐荷叶，助其化湿降脂。橘皮辛香温散，能开脾气，助运化。诸药合用，共成理气利水，化食导滞，降脂减肥之效，故能达到湿去肥减之目的。

根据上述组方原理，本膳不仅能用于单纯性肥胖、高脂血症，也可作为糖尿病、脂肪肝、胆石症等病症的日常饮料。

[使用注意] 肥胖患者见有阴虚征象者不宜食用本膳，恐利水更伤阴津；若阳虚较重，则本方温阳乏力，亦不宜用。

茯苓豆腐

[来源]《家庭中医食疗法》

[组成] 茯苓粉30g，松子仁40g，豆腐500g，胡萝卜、菜豌豆、香菇、玉米、蛋清、盐、料酒、原汤、淀粉各适量。

[制法与用法] 豆腐用干净棉纱布包好，压上重物以沥除水；干香菇用水发透，洗

净，除去柄上木质物，大者撕成两半；菜豌豆去筋，洗净，切作两段；胡萝卜洗净切菱形薄片；蛋清打入容器，用起泡器搅起泡沫。

将豆腐与茯苓粉拌和均匀，用盐、酒调味，加蛋清混合均匀，上面再放香菇、胡萝卜、菜豌豆、松仁、玉米粒，入蒸笼用武火煮 8 分钟，再将原汤 200g 倒入锅内，用盐、酒、胡椒调味，以少量淀粉勾芡，淋在豆腐上即成。作佐餐食用。

[功效与应用] 健脾化湿，消食减肥。适用于肥胖病、糖尿病等。

[方解] 本方所主，为痰湿停聚，浊气不化所致的形体肥胖，治宜利水化痰，消脂减肥。

全方以茯苓、松子仁、豆腐为主组成。其中茯苓味甘淡，功能健脾和中，淡渗利湿，常用于治疗痰饮停聚，水湿潴留所致的小便不畅、浮肿、食欲不振、消化不良等证。松子仁甘而微温，能滋补强身，润肠通便。豆腐甘凉，能益气和中，生津润燥，清热解毒，《食物本草》谓其"宽中益气，和脾胃，下大肠浊气，消胀满"。三物配伍，有减肥降脂之效。茯苓得豆腐，能健中气而复脾之运化；松子仁配茯苓，则宽肠胃而促大便下行，由此水湿化于脾胃健运，水湿利于二便通畅，故能减肥消脂。

[使用注意] 本膳偏于寒凉，故阳虚肥胖者不宜。

参芪鸡丝冬瓜汤

[来源]《中医临床药膳食疗学》

[组成] 鸡脯肉 200g，党参 6g，黄芪 6g，冬瓜 200g，黄酒、精盐、味精各适量。

[制法与用法] 先将鸡脯肉洗净，切成丝；冬瓜削去皮，洗净切片；党参、黄芪用清水洗净。砂锅置火上，放入鸡肉丝、党参、黄芪，加水 500ml，小火炖至八成熟，再余入冬瓜片，加精盐、黄酒、味精，仍用小火慢炖，待冬瓜炖至熟烂即成。单食或佐餐用。

[功效与应用] 健脾补气，轻身减肥。适用于脾虚气弱型肥胖，症见体倦怠动，嗜睡易疲，食少便溏，或见头面浮肿，四肢虚胖者。

[方解] 本方所主，属中气不足，脾失健运所致的气虚型肥胖。治宜补气健脾，利水轻身。

方中以补气药为主，辅以利水渗湿之品，故有益气减肥之功，党参、黄芪为健脾益气要药。党参不温不燥，平补中气，《本草正义》谓其"补脾养胃，润肺生津，健运中气，本与人参不甚相远。其尤可贵者，则健脾运而不燥，滋胃阴而不湿，润肺而不犯寒凉，养血而不偏滋腻，鼓舞清阳，振动中气，而无刚燥之弊"；黄芪补气升清，走表而利水湿，《本草正义》谓其"补益中土，温养脾胃，凡中气不振，脾土虚弱，清气下陷者最宜"；参、芪相配，力能健中补脾，运化水湿而减肥。

鸡脯肉能补益气血，补脾和胃，与参、芪相合，则补力益彰；冬瓜甘淡而凉，长于利水消痰，清热解毒，常用于水肿、胀满、脚气、喘咳等病症，与健脾补气药食相伍，既能利湿而助脾，又能祛水而减肥。诸药配伍，有平补中焦，益气除湿之效，故可用于气虚肥胖之证。

[使用注意] 本膳力缓效平，应较长时间服用方有佳效。本膳减肥原理在于益气健脾，对于脾气尚健，食欲较好，或阳虚湿盛之肥胖患者不甚适宜。

麻辣羊肉炒葱头

[来源]《中华临床药膳食疗学》

[组成] 瘦羊肉 200g，葱头 100g，生姜 10g，素油 50g，川椒、辣椒各适量，精盐、味精、黄酒、醋各少许。

[制法与用法] 先将瘦羊肉洗净，切成肉丝；生姜洗净，刮去皮，切成姜丝；葱头洗净，切片。以上配料加工好备用。

将炒锅置火上，放入素油烧热，投入适量川椒、辣椒（因人耐辣口味而定用量），炸焦后捞出；再在锅中放入羊肉丝、姜丝、葱头煸炒，加入精盐、味精、黄酒、醋等调味，熟透后收汁，出锅即成。佐餐食用。

[功效与应用] 温阳化湿，利水减肥。适用于阳虚水停所致的肥胖症，症见畏寒肢冷，怠动嗜卧，尿清便溏，肢腹虚浮者。

[方解] 本方所主，为阳气不足，温化无力，水湿难化，停聚而成的阳虚型肥胖症。治宜温补阳气，散寒利水，以消肥胖。

方中主料羊肉味甘性温，功能益气养血，温中补虚，用于虚劳羸瘦，虚冷腹痛，中虚反胃等证，在本膳中起温阳减肥作用。葱头辛温，能温通经脉，通阳宣肺，祛风达表。生姜辛热，能温化寒饮，健胃止呕，发散风寒，治疗阴冷诸疴及寒湿内蓄之证。加以川椒、辣椒辛热，与羊肉、生姜共用，更能温阳散寒，除湿化水。诸料均为辛热之品，诸热相煸，如日照当空，阴霾为之四散，水湿蒸腾而化散于无形，肥胖自可渐减。

[使用注意] 本膳为热性食品，阴虚火旺者不宜。

冬 瓜 粥

[来源]《药粥疗法》引《粥谱》

[组成] 新鲜连皮冬瓜 80～100g（冬瓜子亦可，干者 10～15g，鲜者 30g），粳米 100g。

[制法与用法] 先将冬瓜洗净，切成小块，同粳米一并煮为稀粥。用子者则先用冬瓜子煎水，去渣取汁，再以汁同米煮粥。粥成后随意服食。

[功效与应用] 利尿消肿，清热止渴，降脂减肥。适用于痰热型肥胖症，症见小便不利，浮肿肥胖，口干胸闷等。

[方解] 本方所主，为痰湿蕴热所致之形体肥胖，治宜清化热痰，利尿除湿，消肿减肥。

本膳主料为冬瓜或冬瓜子，两者均味甘，性微寒，有利小便，止烦渴之效，《食物本草》称其"益气耐老，除满，去头面热"。因其性寒，故又谓："热者食之佳，冷者食之瘦……欲轻健者食之，欲肥胖者勿食。"可知有清热除湿，轻身减肥功效。配合粳米熬粥，则可养胃肠而消减其寒凉之性，是痰热型肥胖者合适的膳食。亦可用于急慢性肾炎所致之水肿，及暑热烦闷，口干作渴，肺热咳嗽等。

此外，冬瓜和冬瓜子还是传统美容药食，古代常用其内服或外用，"合面药令人美颜色"。《荆楚岁时记》记载："七月采瓜犀，为面药，光泽华采。"可知其具有减肥、美容双重功效。

[使用注意] 丹溪云："冬瓜性走而急，久病及阴虚者忌食之。"

茯 苓 饼 子

[来源]《儒门事亲》

[组成] 白茯苓 120g，精白面 60g，黄蜡适量。

[制法与用法] 将茯苓粉碎成极细末，与白面混合均匀，加水调成稀糊状，以黄蜡代油，制成煎饼，当主食食用。每周食用 1～2 次。

[功效与应用] 补气健脾，饱腹减食。适用于单纯性肥胖，食欲旺盛者。

[方解] 本方所主，为脾胃运化失调，胃强脾弱之证，多食而难化。宜健脾抑胃，减食减肥。

方中重用茯苓，其味甘淡、性平，《本经》谓其"久服安魂养神，不饥延年"，具有健脾和胃，宁心安神，渗湿利水之功用，《普济方》载有"茯苓久服，令人长生"之法。茯苓的有效成分为茯苓多糖，不仅能增强人体免疫功能，还可以提高抗病能力，历代医家均将其视为常用的延年益寿之品，因其药性缓和，可益心脾、利水湿，补而不峻，利而不猛，既可扶正，又可去邪，在本方中起健脾助运，运转水湿脂肪的作用。所用黄蜡，颇有创意，制饼本应油煎，此膳以蜡代油，不含任何营养素，食后反而有饱腹感，有抑制食欲作用。此方原为古人"辟谷绝食"之用，盖黄蜡有饱腹作用。白面合茯苓，可维持人体必需养分，使不食而不致缺乏营养。3 味配合，实为精思妙想，有健脾消食，抑胃减肥作用。

[使用注意] 本方原为"辟谷"而设，食后可致食欲降低，凡营养不良、贫血、脾虚食欲不振、神经性厌食等禁用。食用本膳后食欲下降，可任其自然，但必须防治胃肠空虚，原书嘱常用少许芝麻汤、米汤等"小润肠胃，无令涸竭"。有饥饿感时再进正常饮食。老年人脱肛和小便多者不宜服食。

[附方]

茯苓粥（《圣济总录》）由白茯苓（研末）20g，粳米 100g 组成。粳米淘净煮粥，将熟即下茯苓末。空腹食之。功能健脾益胃，利水消肿。适用于单纯性肥胖，老年性浮肿，脾虚泄泻，小便不利，水肿等。

鲤 鱼 汤

[来源]《备急千金要方》

[组成] 鲤鱼 1 条（重 500g），白术 15g，生姜、白芍、当归各 9g，茯苓 12g。

[制法与用法] 鲤鱼去鳞片、肚肠，洗净，备用。将后 5 味切成黄豆大小碎块，加水熬取汁，去药滓，以药汁煮鱼，鱼熟后加入调味品，食鱼喝汤，1 日内分 3～5 次服完。

[功效与应用] 健脾养血，利水减肥。适用于妇人肥胖，小便不利，头晕，四肢浮肿者。

[方解] 本方所主，为肝脾两虚，血少而水气不化所致的痰湿型肥胖。治宜健脾利水，疏肝养血。

方中鲤鱼下气利水，当归养肝血以营经，白芍敛阴以柔肝，白术健脾以制湿，茯苓清肺而和脾。熬鱼汁以煮药，使肝血充，肝气调和；脾气化，水湿得运。肝脾气调，小便通利，痰湿水气自小便而去，则浮肿肥胖得消。

本方出自《千金要方》，原用于妇人妊娠水气，腹部肿大，小便不利等证，其功效历千年而不衰。历代医家对本方的运用范围均有扩展，近年来用于减肥，适用于肝脾不足，水气不化的痰湿型肥胖患者。

[附方]

1. 鲤鱼汤（《饮膳正要》）由大鲤鱼1条，赤小豆50g，陈皮6g（去白），小椒6g，草果6g组成。入五味调和匀，煮熟，空腹食之。功能醒脾燥湿，利水消肿。适用于肥胖属脾虚而寒湿明显者，以及水肿、寒湿黄疸。

2. 鲤鱼汤（《古今医统大全》）由鲤鱼1条（去肠肚鳞片），赤茯苓、猪苓、泽泻、杏仁、紫苏各30g组成。先用水煮鱼取汁，去鱼，入药煮汤。食前温服1盏，鱼亦食之。功能利水渗湿，宣肺化水。适用于肥胖见有浮肿，喘急，小便涩，大便难者。

3. 乌鲤鱼汤（《世医得效方》）由乌鲤鱼1尾，赤小豆、桑白皮、白术、陈皮各30g，葱白5根组成。用水3碗同煮，不可入盐。先吃鱼，后服药。功能行气消肿。适用于肥胖而四肢浮肿明显者。

健 美 茶

[来源]《家庭药茶》

[组成] 普洱茶、乌龙茶、莱菔子、茯苓。

[制法与用法] 有市售成药。每次1小袋，放入茶杯中用开水冲泡，2~3分钟后即可饮用。每日饮用2袋。

[功效与应用] 升清降浊，祛脂减肥。能使人轻健苗条，皮肤细腻。适用于身体肥胖，皮肤粗糙者。

[方解] 本方所主，为痰浊壅盛，停聚不化所致之膏脂型肥胖证。治宜利水化痰，消脂减肥。

本方中普洱、乌龙等茶均是消脂减肥之佳品。《茶经》等书记载："茶能清热止渴，下气除痰，醒睡，消食解腻，清头目，利小便。热饮宜人。久饮损人，去人脂，令人瘦。"其消脂减肥，醒神利尿功效早已被人们所认识，配伍莱菔子、茯苓，则增加了健脾消食功效，则减肥疗效更著。

[使用注意] 本膳以茶为主料，据《三元参赞延寿书》等养生书记载："茶饮者，宜热，宜少，饥则尤不宜，令人不眠。同韭食身重。冷饮聚痰，久饮损人。"故不宜过多饮用，不宜冷饮，不宜空腹饮用。失眠患者忌用。不宜与韭菜同食。

[附方]

1. 健美茶（广州市众胜药厂方）由山楂、厚朴、陈皮、枳实、六神曲、火麻仁，每次10g，水煎代茶，或开水冲泡饮用。功能消食导滞，润肠通便，适用于食滞型肥胖症。

2. 七珠健美茶（江西婺源县制药厂方）由山楂、夏枯草、菊花、莱菔子、陈皮、三七、谷芽、党参、人参叶、草决明、珠茶组成。每次10g，水煎代茶。功效行气健脾，消积导滞，清热利湿。适用于脾虚型肥胖症，症见消化不良，精神疲倦者。并对高血压、高脂血症有辅助治疗作用。

二、美发乌发

蟠 桃 果

[来源]《景岳全书》

[组成] 猪腰2只,芡实60g,莲子肉(去心)60g,大枣肉30g,熟地30g,胡桃肉60g,大茴香10g。

[制法与用法] 将猪腰洗净,去筋膜;大茴香为粗末,掺入猪腰内。猪腰与莲子、芡实、枣肉、熟地、胡桃肉同入锅,加水,用大火煮开,改为文火炖,至猪腰烂熟为止。加盐及其他调味品食用,饮汤。1日内服完。连用7日。

[功效与应用] 补脾滋肾,美颜乌发。适用于脾肾亏虚,精气不足,须发早白,腰酸腿软,男子遗精,女子带下。

[方解] 本方所主,为脾肾虚损造成的须发早白,容颜枯憔。治宜健脾益气,补肾填精,滋养须发。

方中以猪腰、莲子肉、胡桃肉等药食为主料。其中用猪肾是取"以脏补脏"之意;核桃仁自古以来就是美容佳品,《开宝本草》谓其"令人肥健,润肌,黑须发"。唐代医家孟诜认为"常服令人能食,骨肉细腻光滑,须发黑泽,血脉通润"。两味合用,可使皮肤润泽细腻光滑,富有弹性;对头发早白,干枯不荣者则有乌发、润发作用。莲子肉、芡实、大枣均为健脾之品,有滋补后天,益气生血作用。茴香则温煦下焦,蒸腾肾精,散布津液。诸药合用,有强肾健脾之效,从根本上消除毛发枯槁,肌肤失荣的病理症状。坚持服用,有乌发美容之效。

[使用注意] 凡属阳虚气弱者,可加人参、制附子。

[附方]

猪肾核桃(《中华临床药膳食疗学》)由猪肾1对,杜仲30g,沙苑蒺藜15g,核桃肉30g组成。上药和猪肾加水,煮至猪肾熟烂。蘸细盐食猪肾及核桃肉。功能滋阴补肾。适用于肾虚脱发或须发早白,以及肾虚不固的遗精盗汗等。

玉柱杖粥

[来源]《医便》

[组成] 槐子10g,五加皮10g,枸杞子10g,破故纸10g,怀熟地黄10g,胡桃肉20g,燕麦片100g。

[制法与用法] 将槐子、破故纸、胡桃肉炒香,研末;将五加皮、熟地加水煎煮,去滓,留取药液;再用药液和枸杞子、麦片共熬粥,粥成后,撒入槐子、破故纸、胡桃肉末,随量食用。食用时可加入适量白糖调味。

[功效与应用] 填精益肾,乌须黑发,延年益寿。适用于毛发枯焦,脱发落发,皮肤干燥,大便干结等。

[方解] 本方原名"玉柱杖",剂型为蜜丸。本膳在原方基础上减去没石子、沉香、大茴香,并以麦片加工成粥。不仅保留了原方功效,且味香爽口;更改药为食,易于接受。

肾为先天，所藏之精是生命的原动力，精亏则寿减，毛发肌肤自然枯憔不泽。方中熟地、枸杞、胡桃肉、破故纸均为滋补肝肾之品，久食能养益精血。槐子又名槐角，《抱朴子》谓其"主补脑，久服令人发不白而长生"。由于槐子含蛋白质和胶质，服后有饱腹感，且有足够营养维持生理活动，故又是瘦身减肥通便的佳品。燕麦一味，古人已经发现其"久食甚宜人，头发不白，补虚劳，壮血脉，益颜色，实五脏，止泄，令人肥白滑肌"，更是现代乌须黑发，降脂减肥的必用之品。诸料合为一方，是古为今用，推陈出新之范。

［使用注意］本膳健脾之力不足，凡食欲不振，嗳气泛酸者不宜。

［附方］

菟丝子粥（《药粥疗法》）由菟丝子 30～60g（新鲜者可用 60～120g），粳米 100g，白糖适量组成。将菟丝子捣碎，加水煎取汁，去滓后入米煮粥，粥将成时加入白糖。早晚 2 次服食。7～10 天为 1 疗程。功能补肾益精，乌发明目。适用于肝肾不足所致的须发早白，腰膝酸痛，小便频数。

七宝美髯蛋

［来源］《本草纲目》卷十八引《积善堂经验方》

［组成］制何首乌 90g，白茯苓 60g，怀牛膝 30g，当归 30g，枸杞子 30g，菟丝子 30g，补骨脂 40g，生鸡蛋 10 个，大茴香 6g，肉桂 6g，茶叶 3g，葱、生姜、食盐、白糖、酱油各适量。

［制法与用法］将上述诸料一齐放入砂锅内，加适量水。用武火煮沸，再改用小火慢煮 10 分钟，取出鸡蛋，剥去蛋壳，再放回汤内用小火煮 20 分钟即可。每日食 2～3 只鸡蛋。鸡蛋食完后，含药的卤水可重复使用 3～4 次，每次加入鸡蛋 10 只同煮。但卤水需冷藏防腐，每次煮蛋需稍加调味品。

［功效与应用］益肝肾，乌须发，壮筋骨。适用于肝肾不足所致的白发，脱发，不育等。

［方解］本方所主，为肝肾不足所致的毛发早白，或脱发、发枯。治宜滋补肝血和肾精。

本膳来源于著名乌发方剂"七宝美髯丹"，采用民间制作茶叶蛋的方式而改制成药膳，使治病方剂变成美味可口的膳食。

方中何首乌补肾气而涩精气，是传统乌发泽发药物；茯苓交通心肾而渗脾湿，牛膝强筋骨而益下焦，当归辛温以养血，枸杞子甘寒而补水，菟丝子益三阴而强精气，补骨脂助命火而暖丹田，七味均为固本强肾之药，合用能使荣卫调适，精血充沛，共成补肾养肝，乌须黑发之功。其余大茴香、肉桂之类，均是民间制作茶蛋所需调味品，但亦有暖火强肾之效，可与诸药相辅相成。加上鸡蛋本身的补益作用，则本膳作用更加明显。

［使用注意］据《本草纲目》、《本草衍义》等记载：服何首乌者，食萝卜则髭发白。故服用本膳期间忌食萝卜及动物血、蒜、葱等食物。

花生米大枣炖猪蹄

［来源］《中华临床药膳食疗学》

［组成］猪蹄 1000g，花生米（带红衣）100g，大枣 40 枚，料酒、酱油、白糖、葱、

生姜、味精、花椒、大茴香、盐各适量。

[制法与用法] 猪蹄刮去毛，洗净，剖开砍成段块；花生米、大枣洗净；葱切段，姜切片备用。用砂锅先将猪蹄煮至四成熟后捞出，用酱油搽涂均匀，放入植物油内炸成黄棕色，再放入洗净之砂锅内，注入清水，放入花生米、枣及其他佐料。在旺火上烧开后，改用文火炖至熟烂。分4顿佐餐食用，连服10~15日。

[功效与应用] 补益气血，养发生发。适用于气血亏虚所致的毛发枯黄，容易脱落，稀少而早白者，并伴有面色不华，心悸气短，自汗乏力等。

[方解] 本方所主，为气血不足所致的须发不荣，枯槁早白，脱落稀少等，治宜补养气血，美发生发。

方以猪蹄、花生、大枣为主料。猪蹄能和血脉，润肌肤，益气通经，《医林纂要》谓"猪蹄，为全身筋力所在，味甘咸平，能补气血，养虚羸，润肌肉"，"水畜也，故善通经隧，能通乳汁"，《随息居饮食谱》则称其"填肾精而健腰脚，滋胃液以滑皮肤，长肌肉，助血脉，较肉尤补"，以其善补气血、通血脉、润肌肤而用于毛发枯黄失荣者。花生米养血和血，和胃润肺，尤以花生衣功效更著。大枣为益气健脾的常用药。故本方以花生、大枣两味健脾和胃，益气补中之品配伍猪蹄，共奏益脾胃，生气血，滋肾精的作用。精血充盛，则毛发渐生渐黑，故可治发枯发脱之证。此外，本膳还可用于妇人产后乳汁不下，属气血不足者。

[使用注意] 本膳用于气血虚少者，若阳虚较重，或痰湿内蓄等病证所至的毛发不荣，不适宜用本方治疗。脾虚肠滑，大便稀溏者，忌用本膳。

煮 料 豆

[来源]《增补内经拾遗方论》

[组成] 制首乌、枸杞子各24g，生地、熟地、当归、炒杜仲、牛膝各12g，菊花、甘草、川芎、陈皮、白术、白芍、丹皮各3g，黄芪6g，盐18g，黑豆500g。

[制法与用法] 上药同黑豆煮透，晒干。去药，将黑豆当消闲零食食用。每天30~50g。

[功效与应用] 乌须黑发，固齿明目。适用于血虚白发，头晕心悸，面色、口唇、爪甲淡白。

[方解] 本方所主，为血虚所致的白发，治宜养血生发。

方中首乌、枸杞、牛膝、杜仲能滋补肝肾精血；生地、熟地、当归、川芎、白芍为四物汤基本成分，伍以丹皮，能养血补血；黄芪益气以资气血之源。菊花散风清热，盐能引领入肾。诸药合用，共成补肝肾，益精血之方。黑豆为本膳主料，色黑入肾，养血而润燥，得诸药相助，使肝肾精血足，毛发筋骨得其所养，自能乌须黑发。

[附方]

二仙丹（《古今医统大全》）由何首乌、川牛膝各150g，黑豆500g组成。3味同煮熟，加少许盐，至黑豆煮熟后去首乌、牛膝。食豆。功能黑髭发。适用于肾虚，须发早白。

瓜子芝麻糊

[来源]《千金翼方》

[组成] 甜瓜子、白芷、当归、川芎、炙甘草各60g，松子仁30g，糯米150g，黑芝

麻 500g。

[制法与用法] 先用白芷、当归、川芎、炙甘草煎煮取汁，再用药液浸泡糯米、甜瓜子、松子仁，晒干，再浸，直至药液用完。再将糯米、瓜子、松仁和芝麻一起炒香，研为细粉。每服 30g，用沸水冲成糊食用。1 日 2 次。

[功效与应用] 活血补血，养发润肤。适用于头发早白稀少。亦可防衰抗老，预防头发早白。

[方解] 本膳来源于《千金翼方》"瓜子散"。原方为散剂，方中无糯米、芝麻。经加工制成药膳，防治白发作用明显增强。

方中甜瓜子活血散瘀，清肺润肠，松子仁润燥滑肠，两味能润肠解毒；当归、川芎活血养血，血充则毛发自润；白芷祛风洁肤，是古代常用的美容药物；甘草、糯米、芝麻能益气健脾，养胃润燥，有一定的补益作用。诸药食合用，功在养血润燥，清肠解毒，故对美发生发有一定效果。

[使用注意] 本膳有通利大便作用，故肠虚便溏者慎用。

三、润肤养颜

玫瑰五花糕

[来源]《赵炳南临床经验集》

[组成] 干玫瑰花 25g，红花、鸡冠花、凌霄花、野菊花各 15g，大米粉、糯米粉各 250g，白糖 100g。

[制法与用法] 将玫瑰、红花、鸡冠、凌霄、野菊诸干花揉碎备用；大米粉与糯米粉拌匀，糖用水溶开。再拌入诸花，迅速搅拌，徐徐加糖开水，使粉均匀受潮，并泛出半透明色，成糕粉。糕粉湿度为手捏一把成团，放开一揉则散开。糕粉筛后放入糕模内，用武火蒸 12～15 分钟。当点心吃，每次 30～50g，1 日 1 次。

[功效与应用] 行气解郁，凉血活血，疏风解毒。适用于肝气郁结，情志不舒所致的胸中郁闷、面上雀斑、黄褐斑等。

[方解] 本方所主之证，为肝郁血热所致。治宜行经解郁，凉血消瘀。

本膳原名凉血五花散，治疗红斑性皮肤病初期，偏于上半身者。因对颜面皮肤有很好的保健治疗作用，故加上食料，制成米糕食用，使之更加易于服用。

方中玫瑰花疏肝理气，益肝胆，活血化瘀，食之芳香甘美，令人神爽，为方中主料；凌霄花凉血活血泻热，红花理气活血化瘀，鸡冠花疏风活血，野菊花清热解毒；大米、糯米粉滋阴补益中气。药食合用，则能活血解毒，消瘀积，洁颜面，久服则精神爽快，益智延年。又因花性轻扬，故用于面部及身体上部皮肤疾患更为相宜。

[使用注意] 本膳行气活血作用较强，故气虚、血虚、经期、孕期、哺乳期等患者忌用。

小龙团圆汤

[来源]《中国传统性医学》

[组成] 活甲鱼 1 只（约 250g），活泥鳅 5～6 条。

[制法与用法] 泥鳅放入清水中,滴入少量菜油,使泥鳅吐出肚内泥沙,水浑即换;再滴油,至水清为止。甲鱼去硬壳,取肉。砂锅内加足水,滴入适量植物油,放入活泥鳅和鳖肉,加盖,用小火慢煮。待泥鳅死后加入少许生姜片、龙眼肉,煮至半熟时滴入少量米酒及少许醋、盐,再慢火煮熬 3 小时以上,至色白似乳汁时撤火。趁热连汤服食。1 日之内连汤带肉分 2 次趁热食完。每日 1 次,连用 10 天。

[功效与应用] 滋阴补肾,润肤养颜。适用于日常皮肤美容保养。

[方解] 本膳有滋阴补肾功效,含大量优质蛋白和胶原物质,对皮肤的细胞代谢有补益作用。

方中泥鳅、甲鱼都是属阴的动物,生活于水底泥中。中医认为此二物得天地间阴气最为充盛,有滋阴补肾之效。用之美容养颜,亦是取其滋阴润肤之意。

[使用注意] 脾胃虚寒者不宜服用。

红 颜 酒

[来源] 《万病回春》

[组成] 核桃仁、小红枣各 60g,甜杏仁、酥油各 30g,白蜜 80g,米酒 1500g。

[制法与用法] 先将核桃仁、红枣捣碎;杏仁去皮尖,煮 4～5 沸,晒干并捣碎,后以蜜、酥油溶开入酒中;随后将 3 味药入酒内,浸 7 天后开取。每日早晚空腹饮用,每服10～20ml。

[功效与应用] 滋补肺肾,补益脾胃,滑润肌肤,悦泽容颜。适用于面色憔悴,未老先衰,皮肤粗糙等证。

[方解] 本方所主,为肺肾两虚,脾胃不足所致的皮肤憔悴、粗糙等证。治宜补肺以润皮毛,滋肾以填元精,健脾以化其源。

方中核桃,味甘,性平温,李时珍在《本草纲目》中记载"能使人健壮,润肌,黑须发,通润血脉,骨肉细腻,补气养血";小红枣补脾胃,滋养阴血;杏仁富含油脂,能润泽皮肤,孙思邈谓杏仁"肥白易容,人不识",可见其养颜润肤之功。酥油、白蜜润养肌肤以除皱纹,配合上药,则使颜面娇美,细嫩如玉。

[使用注意] 阴虚火旺,容易上火者忌服。

[附方]

樱桃酒(《滇南本草》)由鲜樱桃 500g,米酒 1000g 组成。将樱桃洗净,浸于酒中,密封 10 天即成。每服 20～50ml,1 日 2 次。功能大补元气,滋润皮肤。适用于皮肤不润。

沙 苑 甲 鱼

[来源] 《中华临床药膳食疗学》

[组成] 活甲鱼 1 只(约 750g),沙苑蒺藜 15g,熟地 10g,生姜 15g,葱 10g,料酒30g,精盐 2g,酱油 10g,胡椒 1g,肉汤 500ml,味精 1g。

[制法与用法] 活甲鱼斩头,沥净血水,在沸水中烫约 3 分钟,取出用刀刮去背部及裙边黑膜,再刮去脚上白衣,剁去爪和尾,剖开腹腔,取出内脏不用,洗净甲鱼肉备用;生姜切片,葱切成小段;沙苑蒺藜、熟地用纱布包好。

锅内放清水,放入甲鱼,煮沸后,再用文火炖约半小时,捞出放温水内剔去背壳和腹甲，洗净，切成3cm见方的肉块。再将甲鱼块装入蒸钵内，注入肉汤，再加姜片、葱段、料酒、精盐、酱油、胡椒粉和药包，用湿棉纸封严钵口，上蒸笼，置旺火上蒸2小时取出。拣去药包、姜片、葱，放入味精调味即成。作佐餐食用。

[功效与应用] 滋养肝肾，补益精血，强腰固精，美容润肤。适用于肝肾虚损，年老体衰，容颜憔悴，早衰体弱。

[方解] 本方所主，为身体精气不足，肝肾虚损，年老体衰等所致的容颜苍老憔悴，早衰体弱等，治宜滋补肝肾精血，润肤抗皱，增加皮肤弹性。

方中主料甲鱼，味咸平，性寒，为血肉有情之品，长于补养精血，甲鱼肉含蛋白质、脂肪、糖类，以及钙、磷、铁等微量元素和多种维生素，久服可以强身延年，润泽皮肤，增加皮肤的弹性，减少皱褶。沙苑蒺藜入肝肾之经，能补益肝肾，固精明目，《本草从新》谓其"补肾益精，明目悦颜"，具有延缓衰老，减缓皮肤老化，抗肿瘤等药理作用，还有轻身健体，润肤美颜功效。熟地为滋阴补血要药，能增强本方的润肤抗皱作用。诸药食合用，共成补养肝肾精血，滋润皮肤，美容泽颜之方。经常食用，能保持姣好容颜，减缓皮肤衰老，增加皮肤弹性，增强身体抵抗力。对于中老年美容抗衰，病后滋补，强壮健身，调养体质衰弱有良好效果，是延缓衰老的有效膳方。

[使用注意] 本膳以补阴养血见长，适用于阴虚体质。若阳虚有寒，或痰湿素盛等，则不宜用。

真珠拌平菇

[来源]《家庭中医食疗法》

[组成] 真珍珠粉4g，红花2g，平菇200g，豆腐200g，芝麻、白糖、酱油、精盐、绍酒各适量。

[制法与用法] 红花置细漏勺内，用清水冲洗干净，沥干水；平菇去柄，洗净，撕成条丝，放入容器内加酱油、白糖、绍酒浸拌入味；豆腐用洁净纱布包好，压上重物，挤压干水分备用。豆腐放容器内拌碎，加入芝麻粉、白糖、酱油拌和，再将已备好之平菇加入，充分拌匀，装于盘内，撒上珍珠粉和红花即成。进食时再调拌均匀。作佐餐食用。

[功效与应用] 养血活血，滋润肌肤，泽丽容颜，祛斑美容。适用于面色淡白无华，黄褐斑、蝴蝶斑等皮肤色素沉着等病证。对粉刺类皮疹亦有作用。

[方解] 本方所主，为经脉瘀阻，血循不畅，肝经郁热所致的皮肤色素病变。治宜活血养血，清肝泄热。

方以珍珠、红花、平菇、豆腐为主料。其中珍珠咸甘而寒，是传统润肤美颜之品，功能泻热潜阳，安神定惊，除翳明目，涂面能令人皮肤润泽，颜色姣好。面生褐斑，多为血行不畅，污腻滞于面部，故以红花养血活血，通行面部血脉，与珍珠之润肤泽颜功效相配合，有互相促进之效。平菇、豆腐，均营养丰富，色鲜味爽，清凉可口，富含各种维生素、微量元素，清凉甘鲜，能和胃调中，清泄肝热，润泽肌肤，能增强上药的作用。

[使用注意] 本膳味偏清凉，用于色素斑或面部血行较差者。而对于面部皮肤感染、瘢痕等无甚作用，不宜服食。

苡仁茯苓粥

[来源]《家庭中医食疗法》

[组成] 薏苡仁 200g，茯苓 10g，粳米 200g，鸡胸脯肉 100g，干香菇 4 个。

[制法与用法] 将薏苡仁用热水浸泡 1 夜，次日捞出沥干水；香菇泡发，去除木质部分，洗净，切成丁；鸡脯肉去皮洗净，入锅煮 30～40 分钟后，捞出切为肉丁；粳米洗淘干净，茯苓研粉。备用。

薏苡仁用 7 倍清水在武火上煮沸后，移于文火慢煮，至能用手捏烂苡米为度。粳米用 5 倍的清水煮 1 小时。然后将两粥合在一起，加入香菇、鸡肉丁、茯苓粉再煮，至煮稠为止。服食时可酌加调料。

[功效与应用] 健脾利湿，润肤美容。适用于皮肤虚肿，面色暗淡，及皮肤褐斑、面部扁平疣。

[方解] 本方所主，为脾虚痰饮，气血不足，肌腠失养所致的虚肿、褐斑等皮肤疾患。治宜健脾利湿，补益气血，润肤去斑。

方中薏苡仁味甘性凉，能上清肺热，下渗脾湿，是健脾利湿的良药，用于扁平疣、浮肿等具有良好作用；茯苓甘平，为健脾胃祛痰湿的常用药物，又能宁心安神，与薏苡仁合用，可加强健脾利湿功效，促进疣子斑块的消除；香菇营养丰富，能健脾开胃，含有多种人体必需的氨基酸、多糖类物质，有抗菌、降血糖、抗癌作用；粳米健脾和胃，益气补中；鸡脯肉益气和中，补养精血。全方组合，既有健脾利湿，去斑消疣的功效，又有和胃益气，滋养精血的作用。精血充盛，内能滋脏腑，外能润肌肤，使容颜润泽，精神健旺。

[使用注意] 本膳作用平和，须常服、久服，方见显效。主要用于脾虚湿重患者，若肾阳虚弱所致面色黧黑，或阴虚火旺所致的面部红斑疹，或面部扁平疣而见阴虚较重的患者，均不宜服用本膳。服膳期间忌食辛辣燥热及肥厚油腻之物。

胡椒海参汤

[来源]《中华临床药膳食疗学》

[组成] 水发海参 750g，鸡汤 750g，香菜 20g，酱油、精盐、味精、胡椒粉、香油各少许，料酒 15g，葱 20g，姜末 6g，猪油 25g。

[制法与用法] 将已发好的海参放入清水中，轻轻刮去腹内黑膜，洗净，用刀将海参片裁成大抹刀片，放入沸水锅中氽透，捞出沥干水分；葱洗净切碎，生姜洗净切成末，香菜洗净切为寸段。猪油放锅中，上火烧热，入葱段、胡椒粉稍加煸炒，再注入料酒，加入鸡汤、精盐、酱油、味精和生姜末，然后把海参片放入汤内，煮沸后撇去浮沫，调好口味，淋入香油，盛入大汤碗内，撒上葱花和香菜即成。作佐餐食用。

[功效与应用] 补肾益精，养血和血，润燥美颜。适用于肝肾亏损，精血不足，不能滋润营养皮肤容颜所致的皮肤干燥，皱纹过多，弹性减弱等皮肤衰老过快、过度干燥者。

[方解] 本方所主，为肾虚精亏，津液不足，肌肤失其滋养而皮肤枯燥、憔悴、皱纹等，治宜滋养精血，补益肝肾，俾血足津润，则肌肤自荣。

方中海参甘咸而温，入肝肾、肺、脾等经，《温病条辨》谓"海参者，咸能化坚，甘能补正，其液数倍于其身，其能补液可知。且蠕动之物，能走络中血分"。可知其有补虚损，和血络，填精益肾，滋阴润燥，延年益寿之效。鸡汤营养丰富，具有补气养血作用。两料相配，能益气血，补肾肝，精血充足，则能滋荣皮肤，润泽容颜。本膳鲜香适口，经常食用能延缓皮肤衰老，保持皮肤弹性。

[使用注意] 本膳用于肝肾不足的皮肤早衰或病后皮肤干燥，功偏滋润，故肾气不足，阳虚内寒所致的面色黧黑等不宜食用。

[附方]

海参粥（《老老恒言》）水发海参50g，糯米100g组成。将海参煮烂，细切，与米同煮粥，加调味品食用。功能滋肾补阴，益精养血。适用于肝肾阴亏，皮肤枯燥，弹性减弱等。

黄精煨肘

[来源]《中华临床药膳食疗学》

[组成] 猪肘500g，黄精10g，桑椹10g，玉竹10g，调料适量。

[制法与用法] 先将黄精、桑椹、玉竹包于纱袋内备用；猪肘子洗净，入沸水内焯去血水捞出，与纱袋内药物同煮，加入调料，武火烧沸，去浮沫，文火煨至汁浓、肘子熟烂时，取出纱布药包，将肘、汤、大枣同时装入碗内即成。佐餐食用。

[功效与应用] 滋阴润燥，健肤养血。适用于气血津液不足，肌肤不荣，血虚生风所致的皮肤干燥粗涩，瘙痒皮屑，易生褐斑等。

[方解] 本方所主，为血虚生风，精枯不润所致的皮肤不荣，燥涩瘙痒诸证。治宜养血生精，滋阴润燥，祛风止痒。

方中猪肘味甘咸，性平，功能滋阴养血，润燥嫩肤，所含胶质蛋白有增加皮肤弹性，延缓皮肤老化的作用；黄精甘平，补中益气，养阴润肺；桑椹甘酸性寒，滋阴养血，健肤润燥；玉竹甘平，滋阴润燥，养益肌肤。诸药共用，共奏滋阴养血，润肤熄风之效。

[使用注意] 本膳偏于滋阴养血，味厚而重，凡脾胃虚弱，食不消化者，不宜食用。

[附方]

1. 茯苓乳猪（《中国传统性医学》）由茯苓200g，乳猪1只组成。煎煮茯苓取汁，将药汁加肉桂、茴香、川椒及其他调料烹煮，制成卤汁，于熏烤乳猪前、熏烤时反复涂抹卤汁，尽量使卤汁渗入皮肉之内。按常法食用。功能健脾养血，健美皮肤。适用于血虚脾弱，皮肤早衰。

2. 黄精煨肘（《中国药膳》）由猪肘750g，黄精9g，党参9g，冰糖120g，大枣20枚组成。制法同上。功能补益气血、健身延年。适用于脾胃虚弱，病后体虚等。

清蒸哈什蟆

[来源]《中华临床药膳食疗学》

[组成] 干哈什蟆油15g，火腿10g，鸡汤1500g，白糖50g，精盐、味精、料酒各适量。

[制法与用法] 将哈士蟆油用温水泡发3小时，使其涨发，挑出黑筋，洗净；将火腿蒸熟，切成1~2cm长的薄片；将涨发好的哈士蟆油放入钵里，加满鸡汤，下料酒、盐，上笼蒸1.5小时；最后放味精、白糖，把火腿片撒在上面，即可食用。单食或佐餐。

[功效与应用] 滋阴润肺，补肾强精，养颜美容。适用于肝肾不足，元气亏损所致的衰老憔悴，面色枯憔，四肢软弱，消瘦乏力。亦可作为产后体虚及年老体弱者的滋补保健调养品。

[方解] 本方所主，为肺肾阴虚，脏腑气虚，皮毛失养所致的虚损证候，精气不足，颜面肌表随之失荣，因此而憔悴枯槁。治宜大补元气，滋填肾精，补益肺气，恢复容颜。

方中哈士蟆油是东北特产林蛙雌蛙怀卵成熟期的输卵管，含有丰富的氨基酸、维生素和多种复合多肽等生物活性因子，尤其富含雌二醇、睾酮、孕酮3种性激素，所含氨基酸超过东北野参的十几倍。因此有补肾益精、润肺养阴、益寿延年和延缓老化作用，集药用、滋补和美容于一体，是理想的滋补强壮剂。

燕 窝 粥

[来源]《本草纲目拾遗》

[组成] 燕窝10g，糯米100g，冰糖10g

[制法与用法] 先将燕窝放入开水中闷泡，水冷后换入清水，摘去绒毛和污物，洗净，盛入碗中，加清水100ml，上笼蒸30分钟，致燕窝完全胀发。再将糯米浸泡24小时，洗净入锅，煮沸，待米粒煮开时加入燕窝、冰糖，文火煮熬至熟烂，即可食用。每日1次，连服7~10天。

[功效与应用] 润肺补脾，养阴润燥，延年驻颜。适用于元气虚损，痨瘵，面色不华，容颜憔悴，咳嗽痰喘，咯血吐血等证。

[方解] 本方所主，为元气大亏，肺胃脾肾俱虚，阴伤液枯所致。治宜大补元气，脾肺气足而充皮毛，肾气足而精养神，胃气足而盈血脉，因此而容颜芳泽细腻，形神俱足。

燕窝味甘、性平，功效养阴润燥，益气补中，《本草求真》谓其"入肺生气，入肾滋水，入胃补中。俾其补不致燥，润不致滞，而为药中至平至美之味者也"。可知重点在于补肺，补肾，补脾胃。肺、肾、脾气盛，则皮毛润泽，容颜长驻。加以冰糖补阴，糯米益气，制成燕窝粥，即成为营养价值极高的滋补药膳。

[使用注意] 本膳以小量常服为佳。肺胃虚寒、湿痰停滞及有表邪者忌用。

枸 杞 子 酒

[来源]《延年方》

[组成] 枸杞子200g，60°白酒500ml。

[制法与用法] 将枸杞子用清水洗净，剪碎放入细口瓶中，加白酒约350ml，瓶口密封，每日振摇1次，浸泡1周以后即可供饮用。每日晚餐或临睡前饮用10~20ml。瓶中酒可边饮边加（共加150ml），枸杞子可拌糖食用。

[功效与应用] 养阴补血，长肌肉，益颜色。适用于日常养颜美容。

[方解] 本膳是日常养颜美容所用的药酒。面色红润光泽，富有弹性，需要脏腑精气充盛，血脉疏通畅达，肌肤毛窍才能得到滋养。本膳能补肝肾，益精血，故可作为养颜膳方。

方中主料为枸杞子，其味甘，其性平，可以养阴补血，益精明目。含有人体所必需的蛋白质、粗脂肪、糖、胡萝卜素、玉蜀黍黄素、烟酸、维生素A、B、C，酸浆红素及锌、磷、铁等微量元素，因此具有较强的补益功能。制成酒剂，能通达经络，助行药力。本方历千年而不衰，可知其功效确实。

[使用注意] 外邪实热，脾虚有湿及泄泻者忌服。不耐酒力者，亦可用黄酒浸泡服用。

[附方]

1. 枸杞子酒《医心方》引《极要方》又名"神仙枸杞子酒"。枸杞子 150g，生地黄 250g，大麻子 200g，浸酒服。功效明目驻颜，轻身不老，坚筋骨，耐寒暑。用于虚羸，黄瘦，面色黧黑及面部黑色斑点。

2. 熙春酒《随息居饮食谱》。枸杞子 200g，龙眼肉、女贞子、熟地黄、仙灵脾、绿豆各 100g。浸泡于 2500ml 白酒中。每天早晚各饮用 30g。功效有美毛发，泽肌肤作用。

四、延年益寿

补虚正气粥

[来源]《圣济总录》

[组成] 炙黄芪 30g，人参 3g（或党参 15g），粳米 100g，白糖少许。

[制法与用法] 先将黄芪、人参（或党参）切成薄片，用冷水浸泡半小时，入砂锅煎沸后改用小火炖成浓汁，取汁后，再加水煎取二汁，去滓。将一二煎药液合并，分 2 份于每日早晚同粳米加水适量煮粥。粥成后，入白糖少许，稍煮即可。人参亦可制成参粉，调入黄芪粥中煎煮。每日服 1 剂，3～5 天为 1 疗程，间隔 2～3 天后再服。

[功效与应用] 补正气，疗虚损，健脾胃，适用于劳倦内伤，五脏虚衰，年老体弱，久病赢瘦，心慌气短，体虚自汗，慢性泄泻，脾虚久痢，食欲不振，气虚浮肿等一切气衰血虚之证。

[方解] 本膳主全身正气虚损，身体衰弱，治宜补益五脏，调养气血，使正气复而精神得养。

本方原名"补虚正气粥饮"，治疗"诸痢疾、水泄霍乱，并泄血后，困顿不识人"。是健脾补气，加强中焦之方。脏腑皆弱者，求之于中。故补益中焦，恢复和加强脾胃功能，是抗衰延年之关键。其中黄芪味甘、微温，可补气升阳，益卫固表。《别录》称其"补丈夫虚损，五劳赢瘦"。《日华子本草》则谓其"助气，壮筋骨，长肉补血"。凡劳倦内伤，脾虚泄泻，脱肛，气虚血脱，妇女崩带等一切气衰血虚之证，均可用之。方中人参，味甘性平，可大补元气，《神农本草经》称其"主五脏不足，五劳七伤，虚损瘦弱"，用于一切气血津液不足之证。本方将黄芪、人参合用，同粳米煮粥，加强了两者的补气强壮作用。且粳米亦有补脾胃、养气血的作用，熬煮为粥，不仅补气壮力，更能和胃养气，有助于虚损之证的恢复。

[使用注意] 服药期间，忌食萝卜、茶叶。热证、实证者忌服。

长生固本酒

[来源]《寿世保元》

[组成] 枸杞子、天冬、五味子、麦冬、怀山药、人参、生地黄、熟地黄各 60g，白米酒 3000ml。

[制法与用法] 将人参、山药、生地、熟地切片，枸杞子、五味子拣净杂质，天冬、麦冬切成两半。全部药物用绢袋盛，扎紧袋口；将酒倒入净坛中，放入药袋，酒坛口用湿棉纸封固加盖。再将酒坛置于锅中，隔水加热蒸约 1 小时，取出酒坛，候冷，埋于土中以除火毒，3～5 日后破土取出，开封，去掉药袋，再用细纱布过滤 1 遍，贮入净瓶中，静置 7 日即可饮用。每日早、晚各 1 次，每次饮服视人酒量大小，一般 50～100ml。

[功效与应用] 乌须发，养心神，益年寿。适用于腰腿酸软，神疲体倦，四肢无力，唇燥口干，心悸健忘，失眠多梦，头晕目眩，须发早白等气阴两虚证候。

[方解] 本方所主，为脾气亏虚，阴液干涸所致的虚损不足，治宜益气养阴，补肾健脾，固本延年。

方中人参大补元气，山药补脾益气，五味子安神养心，枸杞子平补肝肾，亦能助脾益气，四味相合，能补元气，益中气，有助气血生化。天冬、麦冬、生地、熟地、枸杞子等能补肝肾，益精血，大补肾中元阴。与诸补气之品配伍，即成气阴两补之方，有补元气，生气血，滋肾肝，助元阴的作用。诸药制酒，酒助药势，使先天之本得滋，后天之本得调，脏腑安和而气机调和，身体健康，中老年人坚持少服、常服，可以达到益寿延年的目的。

[使用注意] 凡证属阴盛阳衰，痰湿较重者，或久患滑泄便溏者，不宜服用本膳。

[附方]

1. 滋阴百补药酒（《活人方》）由熟地、生地、制首乌、枸杞子、沙苑蒺藜、鹿角胶各 90g，当归、胡桃仁、桂圆肉各 75g，牛膝、肉苁蓉、白芍药、人参、白术、玉竹、龟板胶、白菊花、五加皮各 60g，黄芪、锁阳、牡丹皮、杜仲、地骨皮、知母各 45g，黄柏、肉桂各 30g 组成。诸药打成粗末，装入布袋，以滚酒冲入大坛，密封坛口，置于地窖内，过黄梅开用。早、晚随量热饮。功效大补气血，调和营卫，温经舒络，壮骨益髓。

2. 五五酒（《摄生秘剖》）由糯米、黍米、胡麻、大麦、小黑豆（以上为五谷）各 60g，桂圆肉、红枣肉、白果肉、胡桃肉、莲子肉（以上为五果）各 60g，松子仁、柏子仁、杏仁、芡实、薏苡仁（以上为五仁）各 60g，枸杞子、女贞子、菟丝子、覆盆子、沙苑蒺藜子（以上为五子）各 60g，巴戟（天之精）、甘菊（日之精）、首乌（山之精）、五加皮（草之精）、桑椹（木之精）（以上为五精）各 60g，白米酒 5kg，好烧酒 3kg 组成。先将五谷共蒸熟，摊冷；五子、五精用瓷罐盛，封固其口，隔水蒸煮 2 小时后取出，同所有药物混合，用烧酒浸 21 天，再入白米酒内浸 49 天。每日早、午、晚服 3 次，多寡随意。功能补五脏，长肌肤，泽容色，壮筋实髓，保神守中，久服可延年。

乌须延年豆

[来源]《集验良方》

[组成] 何首乌（赤、白各半）、旱莲草汁各 90g，枸杞子 60g，陈皮、生地各 45g，桑椹汁 90g，槐角 45g，破故纸 30g，当归身 60g，乌骨老母鸡 1 只，黑豆 1kg。

[制法与用法] 将乌骨鸡宰杀，去毛、内脏，洗净，煮汤 2 大碗。将以上各药和黑豆一起用鸡汤、老酒入砂罐内文武火缓煮干为度，去药存豆。每日早晨吃豆 50～100g，饮酒 1 杯。

[功效和应用] 乌须黑发，延年益寿。适用于日常养生。

　　[方解] 本方功效为滋补肾阴，养生延年，在补养精血的基础上达到延年益寿的目的。

　　方中首乌、旱莲、枸杞、桑椹为滋补肝肾阴血之品，阴血足则根基强壮，须发、骨骼得其滋养，则体健而须发黑泽；陈皮芳香行气，运行气血，使补而不滞；故纸补阳，取阴生阳长，化气散布之效；槐角通利肠道，运行糟粕，畅出入之道路；乌鸡、黑豆为方中主料，前者养血补肾，后者补肾润燥。合用成方，则补中有行，阴阳平调，符合脏腑动态平衡的养生之旨，故可用于延年益寿。

　　[食用注意] 服药期间忌食萝卜。

珍 珠 鹿 茸

　　[来源]《中医饮食疗法》

　　[组成] 鹿茸2g，鸡肉100g，肥猪肉50g，油菜100g，熟火腿15g，鸡蛋清50g，绍酒10g，味精2.5g，精盐10g，鸡汤500g

　　[制法与用法] 鹿茸研为细末；火腿切为薄片；油菜洗净，切成小片，用开水烫片刻，放凉水中过凉备用；鸡肉与肥猪肉均剁成肉泥，加入蛋清、精盐、味精、绍酒、适量鸡汤，调搅均匀，再加入鹿茸粉拌搅和匀。锅内放入鸡汤，置火上烧开后，用小勺将拌好的鹿茸肉泥做小团块徐徐下入沸汤内，煮成珍珠球状。然后再放入火腿片、油菜、味精、精盐、绍酒，汤开后打去浮沫，略淋数滴香油出锅即成。佐餐食用。

　　[功效与应用] 补气养血，生精益髓，调养五脏，滋补强壮，延年益寿。用于脏腑功能衰退，气血不足的虚劳证，症见形体消瘦，腰膝酸软，面色萎黄，或产后缺乳等。

　　[方解] 本方所主为脏腑虚损，精髓不足所致的形神亏乏诸证。治宜补肾健脾，滋填精微物质，以充根基。

　　方中主料为鹿茸，其味甘而咸，性温，咸能入肾，以生精髓，壮元阳，补督脉，强筋骨，能治疗元气不足，畏寒乏力，四肢萎软，小儿发育不良，五迟五软等病证。该药峻补元阳，增进体力，强健筋骨的功效，自古以来都被认为是血肉有情的峻补之品。鸡肉、鸡蛋清含丰富的蛋白质、脂肪及其他营养成分，能益五脏，补虚损，健脾胃，强筋骨，是补虚益寿的良好肉食，与鹿茸配伍，能增强功效。故本膳既有鹿茸生精壮阳，又有鸡肉、鸡蛋、猪肉等补充大量营养物质，以生气血精髓，故能补虚强体，延年益寿。本膳加工精细，肉香汤鲜，是滋补而适口的佳品。亦可用于病后体弱，康复调养。中老年人可作为保健药膳食用。

　　[使用注意] 鹿茸性温，对阴虚火旺，五心烦热，夜热盗汗者不宜用。

八 宝 饭

　　[来源]《方脉正宗》

　　[组成] 芡实、山药、莲子肉、茯苓、党参、白术、薏苡仁、白扁豆各6g，糯米150g，冰糖适量。

　　[制法与用法] 先将党参、白术、茯苓煎煮取汁；糯米淘洗干净，将芡实、山药、莲子、茯苓、薏苡仁、扁豆打成粗末，与糯米混合；加入党参、白术、茯苓煎液和冰糖，上笼蒸熟。亦可直接加水煮熟。作主食食用。

[功效与应用] 益气健脾,养生延年。用于脾虚体弱,食少,便溏乏力者。

[方解] 本方所主,为脾虚体弱之人,宜加强脾胃吸收运化功能,脾后天得健,生化有源,气血自能充盈,而得长生。

方中所用药食,均为平补脾胃之物。党参、白术、茯苓,为益气健脾祖方"四君子汤"的基本成分,能调补脾胃,山药平补脾肾,芡实、莲子肉健脾涩精,白扁豆、薏苡仁健脾渗湿,糯米润养脾阴。诸药制成饭食,共成补脾益气之方。食之日久,可望脾胃健运,气血生化有源,形神得养,天年颐和。

[使用注意] 阴虚津枯者不宜久服。本膳亦可制成其他剂型,如《中华临床药膳食疗学》"长寿粉",即将本方研为细末,沸水冲成糊状服用。此外,还可以熬粥食用。八宝饭是广泛流行于民间的健康膳食,有多种不同配方。但偏甜偏腻,胃弱腹胀者不宜。

[附方]

1. 养生八宝饭:由红糯米400g,莲子200g,白扁豆50g,桂圆肉50g,葡萄干50g,黄芪30g,红枣20枚,当归6g,冰糖适量组成。先将黄芪、当归煎煮取汁,将药汁加入糯米,上笼蒸熟;再将莲子、扁豆、桂圆、葡萄干、红枣蒸熟,放入涂有橄榄油的大碗中,再将糯米饭放入,压紧,继续蒸20分钟左右,将大碗反扣在大盘内,即成。功能健脾养血。适用于脾虚血少之人。

2. 补肾八宝饭:由板栗100g,枸杞子30g,核桃肉、桂圆肉、莲子、白扁豆、薏苡仁各50g组成。制法同上。功能补益脾肾,适用于脾肾虚弱,腰膝酸软者。

延 年 草

[方源]《养老奉亲书》

[组成] 青橘皮120g,甘草60g,小茴香30g,盐75g。

[制法与用法] 先将甘草研为细末;盐炒过,加水溶解成浓盐水;再洗浸橘皮,去苦水,微焙。将橘皮、甘草、茴香、盐水混合拌匀,密闭10小时,每小时摇晃1次。然后慢火炒干,不得有炒焦气,去甘草、茴香不用。服食青皮,每日服1~2片。老人小儿皆可服,尤宜老人,清晨食后嚼数片,有养生之效。如伤生冷及果实蔬菜之类,即嚼数片,气通即无恙。

[功效与应用] 通滞气,益脾胃。适用于脾胃不足者日常调养。

[方论选录] 本膳是为脾胃虚滞型人而设的理气健脾方。原方中本无茴香,清代《奇效良方》加入此药,使青皮口感变好,故本膳从之。全方由橘皮、甘草、小茴香、食盐四味制成。青橘皮辛苦而温,功能理气健脾,燥湿化痰,开胃消食,善治食、气停滞胃脘引起的心腹气痛,胀满,食欲不振,呕吐泄泻,以及咳嗽痰多等证,以其理气消食而不伤正,最宜老人食用;甘草补脾胃,润心肺,清火解毒,调和诸药;与食盐相合,共成顺气进食强壮之品,对于老人腹胀少食者,可收和胃却病,益寿延年之效。

[使用注意] 本膳偏于香燥,阴虚火旺者慎用。

九仙王道糕

[来源]《万病回春》

[组成] 莲子肉12g,炒麦芽、炒白扁豆、芡实各6g,炒山药、白茯苓、薏苡仁各

12g，柿霜 3g，白糖 60g，粳米 100～150g。

［制法与用法］以上药食共为细末，和匀，蒸制成米糕。酌量服食，连服数周。

［功效与应用］健脾胃，进饮食，补虚损。用于年老之人元气不足，脾胃虚衰，虚劳瘦怯，泄泻腹胀等。

［方解］本方所主，为脾胃虚弱，元气不足等人。盖年高之人，肾气已亏，全赖脾胃运化以维持脏腑运动，脾胃健运，则气血有源，生化有序，能得长生。本膳实为补充根本之方。

方中麦芽、扁豆健脾养胃，襄助磨化，能使米谷肉蔬得以消化；莲子、芡实、山药脾肾两补，固气涩精，能使精气内藏以养神；茯苓、薏苡仁健脾渗湿，通利水道，能使湿浊外出以除邪。加以柿霜润肺以利气，粳米养胃以生津，诸药药性平和，不温不燥，对老人最为适宜，故以"王道"名之。

［附方］

1. 八仙长寿糕（《医学集成》）由黄芪、人参、茯苓、山药、莲子肉、芡实、薏苡仁、白扁豆各 30g，糯米 500g 组成。以上炒黄、磨细，加白糖 150g，打成糕。随意食用。功能补养脾胃，益寿延年。

2. 阳春白雪糕（《寿世保元》）由白茯苓、怀山药、芡实、莲子肉 120g，陈仓米 250g，糯米 375g，白砂糖 750g 组成。前 5 味研为细末，与米同入布袋，盛放笼内蒸极熟，取出放容器内，入白砂糖同搅拌匀，用小木印制成饼子，晒干收贮。大人、小儿任意取食。功能益气健脾，养胃秘精，安神定志。

五、明目增视

决明子鸡肝

［来源］《医级》

［组成］决明子 10g，鲜鸡肝 200g，黄瓜 10g，胡萝卜 10g，精盐 3g，白酒 2g，绍酒 5g，香油 3g，淀粉 5g，味精 3g，鲜汤 20ml。

［制法与用法］将决明子焙干，研成细末；鸡肝洗净切片，放于碗内，加精盐 1g，香油 1g，腌渍 3 分钟，然后加一半淀粉拌均匀；黄瓜、胡萝卜洗净切片。炒锅内注油 500g，烧至 6～7 成热时，把肝片放入油内炸片刻，捞出用漏勺沥干油，锅内留少许油，放入胡萝卜、黄瓜、葱、姜、绍酒、白糖、精盐、味精、决明子末，用鲜汤、淀粉调芡入锅，再将鸡肝片倒入锅内，翻炒均匀，加蒜末、香油，出锅装盘即成。作佐餐食用。

［功效与应用］清肝明目，补肾健脾。用于肝血亏虚所致的各种目疾，如目翳昏花，雀目夜盲，风热目赤肿痛，青盲内障，肠燥便秘等。亦可用于高血压属肝阳上亢者。

［方解］本方据《医级》"鸡肝散"改造而成。原方仅决明子、鸡肝两味，为制成药膳，本膳加入黄瓜、胡萝卜以及各式佐料，使原方在功能得以保持的基础上，变成色、香、味俱佳的膳食，更加受到患者欢迎。

膳方所主，为肝肾不足所致的眼目功能衰减，治宜滋补肝血，凉肝明目。方中决明子甘苦而寒，入肝胆经，长于清肝明目，常用治肝胆郁热而致的目赤涩痛，羞明多泪，为眼科常用药，《本草求真》谓其"除风散热，为治目收泪止痛要药"。鸡肝甘温，入肝肾之经而生精补血，补肝明目，《本草汇言》称"鸡肝补肾安胎，消疳明目之药也"。胡萝卜能入脾肺而养肝明目，健脾消食。黄瓜甘寒，能清热生津，祛风利水。决明子得黄瓜以生津养阴，能清肝经风热而兼以滋阴；鸡肝得胡萝卜相伍，能增强生精化血之力而养肝血以明目。4料相配，肝经风热得清则阴血不致妄耗；肝肾精血得补，则明血充而虚风自灭，全方荤素相合，有相辅相成之妙，为目疾良膳。

[使用注意] 实热火气上攻所致的目疾不宜食用。

猪 肝 羹

[来源]《太平圣惠方》

[组成] 猪肝100g，葱白15g，鸡蛋2枚，豆豉5g。

[制法与用法] 将猪肝切成小片，加盐、酱油、料酒、淀粉，抓匀；葱白切碎；鸡蛋打散。备用。

先以水煮豆豉至烂，下入猪肝、葱白，临熟时将鸡蛋倒入。佐餐食之。

[功效与应用] 补养肝血，护睛明目。适用于老人视物昏花，以及青年近视，远视。

[方解] 本方所主，为肝血不足，视物昏花之证，治宜补养肝血，明目护睛。

方中猪肝、鸡蛋，均是血肉有情之物，营养丰富，能补益人体精血，其中猪肝能以脏补脏，滋养肝血；葱白温通阳气，豆豉中含有丰富的卵磷脂，对视神经有营养作用。诸食料合用，共同发挥补益肝脏，明亮眼目的作用，不仅对老人视力减退有效，即使是儿童、青年，也有很好的保护视力作用。

[附方]

玄参炖猪肝（《济急仙方》）由玄参15g，猪肝500g，菜油、姜、葱、酱油、黄酒、豆粉各适量组成。将猪肝洗净，与玄参同置锅内，加水适量煮1小时，取出猪肝切成薄片备用。另将葱、姜加菜油稍炒，放入猪肝片中，再将酱油、白糖、料酒少量，兑加煮玄参、猪肝之原汤少许，收汁，勾入豆粉，使汁液透明，倒入猪肝片中，拌匀即成。佐餐食用。功能滋阴养血，补肝明目。适用于肝阴不足，两目干涩、昏花、夜盲等。

杞 实 粥

[来源]《眼科秘诀》

[组成] 芡实21g，枸杞子9g，粳米75g。

[制法与用法] 上3味，各自用滚开水泡透，去水，放置1夜。次日五更用砂锅1口，先将水烧滚，下芡实煮4、5沸；次下枸杞子煮3、4沸；又下大米，共煮至浓烂香甜。煮粥的水1次加足，中途勿添冷水。粥成后空腹食之，以养胃气。或研为细末，滚水冲泡服用亦可。

[功效与应用] 聪耳明目，延年益寿。适用于老人视力、听力减退，眼目昏花。

[方解] 本方所主之证，为肝肾不足所致，治宜滋肾益精，养肝护目。

方中芡实，功兼补脾益肾，以益肾固精为主，枸杞子功兼滋肾补肝，以养血明目为主。肝肾同源，年老眼目昏花，肾精肝血亏虚是主要根源。本膳肝肾双补，加以粳米熬粥，又能养益脾胃。《眼科秘诀》称服用本膳后"四十日皮肤润泽，一百日步履壮健，一年筋骨牢固"，属保健膳食，但从药物组成和收载书目看，终是养肝护目之品。年高之人，最宜常服。

芝麻羊肝

[来源]《中医饮食疗法》

[组成] 生芝麻50g，鲜羊肝250g，鸡蛋50g，面粉10g，绍酒5g，精盐3g，味精3g，白胡椒粉2g。

[制法与用法] 将鸡蛋打入碗中，搅匀；羊肝切成2分厚的大片，放入盘内，加绍酒、精盐、胡椒面、味精，腌渍片刻，再取一个干净平盘，盘内撒一层面粉，然后将肝片裹上鸡蛋液，放在芝麻上，使芝麻充分粘于肝片之上，置于平盘内的面粉上。炒锅置火上，内放油750g（实耗油75g），烧至5~6成熟时，把芝麻肝片放入油炸，略炸后再裹蛋液粘芝麻，逐片作业，待芝麻全部粘完，将肝片重入油锅炸熟，捞出装盘即成。佐餐食用。

[功效与应用] 养血明目，滋补肝肾。适用于肝肾不足，肝血亏虚，不能上荣于目所引起的目暗昏花、夜盲、青盲、翳障等疾，以及肝肾精血不足所致的眩晕，须发早白，腰膝酸软，步履维艰，肠燥便秘等证。

[方解] 本方所主，为肝肾不足，精血亏虚，眼目失养所致的各种弱视、视力障碍，治宜补血养肝，明目增视。年老之人，肝肾功能随年龄减退，故更需此类药膳作日常保健。

方中芝麻，性味甘平，入肝肾脾肺诸经，多脂而色黑，长于滋养肝肾，乌须黑发。《神农本草经》谓其"主伤中虚羸，补五内，益气力，长肌肉，填髓脑"，《随息居饮食谱》称其"充胃津，明目，熄风"。羊肝苦寒，能以脏补脏，养肝肾而明目，《随息居饮食谱》谓其"补肝明目"。芝麻长于滋肾，羊肝长于养肝，两相配合，则肝肾双补，填精益血。精血得补，上润两目而愈目疾，增视力，防衰老；精盛髓充，可止眩晕，乌须发。故合用以成明目增视之方。也可作为老年性白内障、青光眼、夜盲症、营养性弱视等患者的保健药膳。

[使用注意] 阳虚偏重，见有畏寒肢冷，小便清长等寒象者，不宜食用。

归圆杞菊酒

[来源]《摄生秘剖》

[组成] 当归身（酒洗）30g，圆眼肉240g，枸杞子120g，甘菊花30g，白米酒3500ml，好烧酒1500ml。

[制法与用法] 诸药用绢袋盛之，悬于坛中，再入二酒，封固，贮藏1月余即可饮用。不拘时候随意饮之。

[功效与应用] 补肾滋精，益肝补血，养心安神。适用于精血不足而致的目暗不明，头昏头痛，面色萎黄，心悸失眠，腰膝酸软。

[方解] 本方所治之证，为肝肾不足，精亏血虚所致，治宜补肝肾，益精血，安心神。

本方又名"养生主"、"养生酒"。方中当归甘辛温，入肝心脾诸经，能补血和血，养肝调经。《本草经百种录》称"当归辛香而润，香则入脾，润则补血，故能透入中焦营分之气",为血家必用之圣药,故古今皆谓当归为补肝血之圣药。龙眼肉甘温入心脾经,能够养血益脾,大补气血,适用于体虚老弱,气血不足者,与当归相配,以加强补血养肝的作用。

枸杞子甘平入肝肾,能滋补肝肾,益精明目,多用于肝肾不足的头晕目疾。甘菊花甘苦微寒,善疏风除热,养肝明目,与枸杞相配伍,滋补肝肾而益肝肾之体;疏风散热,而散肝经之邪,两相配合,补肝明目之力益强。白酒则活血行气,推导药力。如原书所谓:"当归,补血奇珍;圆眼,养生佳果;枸杞子扶弱,谓之仙人杖;甘菊花益寿;酒浆之甘,厚肠胃而润肌肤,烧酒之辛,行药势而通血脉。且其配合,性纯和味甘美,诚养生之主也。"故全方以补养肝肾为主,佐以疏风散邪,能治疗肝肾精血不足而致的目暗不明等证。

[使用注意] 本酒益肝肾补精血,用于精亏血虚之证,若为阳气不足所致的上述各症,或患湿热、痰饮等疾,则不宜服用。

首 乌 肝 片

[来源]《华夏药膳保健顾问》

[组成] 首乌液 20ml,鲜猪肝 250g,水发木耳 25g,青菜叶少许,绍酒 10g,醋 5g,精盐 4g,淀粉 15g,酱油 25g,葱、蒜、姜各 15g,混合油 500g(实耗 75g)。

[制法与用法] 首乌用煮提法制成浓度为 1:1 的药液,取 20ml 备用;猪肝切成肝片;葱切成段,蒜切成片,姜切成姜末,青菜叶洗净备用。将猪肝片中加入 10ml 首乌汁,入盐少许,用湿淀粉一半拌和均匀。另将余下的首乌汁、湿淀粉及酱油、绍酒、盐、醋和汤兑成滋汁。炒锅置武火上烧热放入油,烧至七八成热,放入拌好的肝片滑透,用漏勺沥去油。锅内余油 50g,下入蒜片、姜末略煸,后下入肝片,同时将青菜叶下入锅内,翻炒数下,倒入滋汁炒匀,淋入明油少许,下入葱丝,起锅即成。佐餐食用。

[功效与应用] 补肝肾,益精血,乌发明目。适用于肝肾亏损,精血不足,或年老体衰,病后体弱者,症见头晕眼花,视力减退,须发早白,腰酸腿软等。

[方解] 本方所主,为肝肾不足所致的各种虚损证候,尤以眼目昏花,耳聋失聪等为典型症状。治宜滋肾养肝,填补精血。

方中何首乌苦涩微温,入肝肾经,能补血益精,乌须黑发,也是延年益寿的要药。木耳生于朽木,甘辛微温,《食物本草》谓其"益气,轻身强志",能滋阴润燥,通利血脉,富含各种营养成分,与首乌合用,能增强补血润燥荣发之力。猪肝补血养肝,治疗肝肾亏损,与首乌、木耳相合,共同补肝血,益肝阴,使肝肾精血充盛,精血充沛,则外窍得养,视物光明。并可作为老年性白内障、青光眼、冠心病、高血压、高脂血症、神经衰弱等患者的保健膳食。常人食之则能健身益寿。

[使用注意] 本膳平补肝肾,日久方能见功,须 1 周 2~3 次,经常食用。

人 参 枸 杞 酒

[来源]《家庭药膳》

[组成] 人参 20g,枸杞子 350g,熟地 100g,冰糖 400g,白酒 10kg。

[制法与用法] 将人参、枸杞、熟地装入布袋,扎口备用。冰糖放入锅中,用适量水

加热溶化至沸,炼至色黄时,趁热用纱布过滤去渣备用。白酒装入酒坛内,将装有人参、枸杞的布袋放入酒中,加盖密闭浸泡10~15天,每日搅拌1次,泡至药味尽淡,取出药袋,用细布滤除沉淀物,加入冰糖搅匀,再静置过滤,澄明即成。根据酒量,每次饮10~30ml。

[功效与应用] 补阴血,强视力,乌须发,壮腰膝。适用于病后体虚,头昏眼花,视物不明,目生翳障。无病常饮,亦有强身益寿之效。

[方解] 本方所主,为气血不足,肝阴亏损所致的体虚目昏,视力减退诸证,治宜补气养血,柔肝养阴,明目增视。

方中人参大补元气,熟地滋阴补血,枸杞子养肝明目,白酒温通血脉,冰糖调味。诸药合用,则补血益阴之力更强,可使肝血得充,肝窍得养,是肝虚目视不明诸证养生保健的有益饮品。亦可用于贫血、营养不良、神经衰弱等。无病者饮用,亦有强身益寿之功。

[使用注意] 本品为酒精之剂,少用则养血和血,多饮则伤肝损目。

六、聪耳助听

磁 石 粥

[来源]《寿亲养老新书》

[组成] 磁石60g,猪腰子1个,粳米100g。

[制法与用法] 磁石打碎,于砂锅中煮1小时,滤去滓;猪腰子去筋膜,洗净,切片,以粳米加磁石药汁煮粥食。

[功效与应用] 补肾平肝,益阴聪耳。用于老年肝肾不足,耳聋耳鸣,两目昏花,视力模糊等。

[方解] 本方所主,为肝肾不足,年老精亏所致的听力失聪,视力减退证候。治宜补益肝肾,育阴聪耳。

方中磁石,味咸而寒,功能益肾平肝,故能用于肝肾阴虚,虚阳上浮诸证,《本草衍义》谓其"肾虚耳聋目昏者皆用之",但多与熟地黄、枸杞子、山萸肉等补养药物同用。猪腰味咸性平,以脏补脏,能填补肾中精气,合粳米调养脾胃,全方即成补肾养肝,益阴聪耳之方,对听力有较好的保健和康复作用。

[使用注意] 本膳偏于寒凉,脾胃虚弱者慎用。膳中所用磁石,为氧化物类矿物尖晶石族天然磁铁矿的矿石,内服过量或长期服用易发生铁剂中毒。

[附方]

乌鸡脂粥(《太平圣惠方》)由乌鸡脂30g,粳米100g组成。两味相和煮粥,粥成后根据口味加入调味品,空腹食之。功能补肝益肾,适用于耳聋久不愈。

鹿 肉 粥

[来源]《景岳全书》

[组成] 鹿鞭5g,鲜鹿肉30g,鹿角胶5g,肉苁蓉20g,菟丝子10g,山药15g,橘皮3g,楮实子10g,川椒1.5g,小茴香1.5g,大青盐3g,粳米150g。

[制法与用法] 将鹿鞭用温水发透,刮去粗皮杂质,洗净,细切;鹿肉剁成肉糜;鹿

角胶用黄酒蒸化；楮实子煎煮取汁；肉苁蓉用酒浸一宿，刮去皱皮切细；其余药物按常法制成细末。粳米淘净，与鹿鞭、鹿肉同煮稀稠，半熟时加入肉苁蓉、菟丝子、山药末，将熟时加入鹿角胶汁和楮实子汁，稍煮，再加入橘皮末、川椒末、茴香末、盐等调味。再稍煮即成。佐餐食用，连服数日。

［功效与应用］补益元阳，滋补精血。适用于老年体衰，耳鸣耳聋，头晕目眩，腰膝无力，形寒肢冷，小溲余沥等。

［方解］本方所主，为肾阳不足，精血亏虚所致的耳聋耳鸣，眼目昏花等，治宜壮阳填精。

本方的组成，取材于《景岳全书》全鹿丸方，系从该方选取精华，加以药膳工艺设计而成。方中鹿肉、鹿鞭、鹿角胶，味甘咸而性温，均是中医所谓"血肉有情之品"，功效补肾、壮阳、益精，配伍苁蓉、菟丝子、山药、楮实子等植物补肾药，则补益肝肾之力更足。用以熬粥食用，适合年高之人养生之用。据原书论全鹿丸功效云："此药能补诸虚百损，五劳七伤，功效不尽述。人制一料服之，可以延寿一纪。"改制药膳，虽然药力趋缓，但经常服食，亦可作为年老体弱肾虚阳痿，女子宫冷等性功能减退患者的保健药膳。

［使用注意］阴虚火旺所致的耳聋耳鸣禁用本膳。肥胖痰多之人，内蕴湿热者，忌服，否则有引发痈疽之弊。患有感染性疾病、发热、风寒感冒患者不宜服。服药期间忌生冷食物。孕妇忌服。

磁 石 酒

［来源］《圣济总录》

［组成］磁石30g，木通、菖蒲各15g，白酒500ml。

［制法与用法］将磁石打碎，菖蒲用米泔浸1、2日，与木通一起装入纱布袋中，用酒浸，冬季浸7日，夏季浸3日。每饮30～50ml，1日2次。

［功效与应用］平肝清热，祛痰通窍。适用于耳聋耳鸣，如风水之声。

［方解］本方所主，为肝经郁热，痰湿壅闭之耳窍不通，耳聋耳鸣。治宜平肝泄热，祛痰开窍。

方中磁石益肾平肝潜阳，能抑制过亢肝阳；木通利水通淋，使湿热自小便而出；菖蒲祛痰利湿，能开通闭塞之神窍；白酒活血通络，以助药力。诸药合用，清除肝胆湿热，通窍聪耳，故可用于耳聋耳鸣证属肝经湿热者。

［使用注意］肝肾阴虚之耳聋耳鸣不宜饮用。

［附方］

蔓荆酒（《普济方》）由蔓荆子（微炒）100g，白酒500ml组成。将蔓荆子浸入酒中，冬季浸7日，暑夏浸3日，去滓。饮用时根据酒量，每次20～40ml。功能清利头目，疏通耳窍。适用于耳聋。

气虚狗肉汤

［来源］《嵩崖尊生》

［组成］狗肉250g，石菖蒲、人参、甘草各3g，当归、木通、骨碎补各6g，黑豆50g，小茴香3g。

[制法与用法] 新鲜狗肉刮净皮，洗净切成块，先入沸水中烫去血水，捞出备用；黑豆用清水淘洗干净，其余药料用干净饮片。砂锅置火上，放入狗肉块和各种药料，加水适量煮熟。再放入茴香及少许食盐、姜片、五香粉同炖，炖至狗肉熟烂即成。煮好后趁热饮汤食肉，其量酌情而定。每周食 1~2 料。

[功效与应用] 温肾壮阳，补气强身。适用于肾气虚损，阳气不足所致的耳鸣耳聋，阳痿阴冷等。

[方解] 本方所主，为肾气、肾阳俱不足，耳窍失养所致的耳聋耳鸣之证，治宜补益肝肾之气，温阳散寒，聪耳通窍。

全方由《嵩崖尊生》"气虚散"、《食医心镜》"狗肉粥"合方改制而成。方中狗肉味咸性温，能补中益气，温肾助阳。唐·孟诜《食疗本草》中说，"狗肉补五劳七伤，益阳事，补血脉，厚肠胃，实下焦，填精髓"，是温养下焦的有效食品。人参、甘草补气，当归养血活血，补骨脂补肾壮骨，木通、菖蒲通络开窍。黑豆性味甘、平，《随息居饮食谱》谓其能"补脾肾，行水，调营，祛风邪，善解诸毒"，《本草汇言》称其"能润肾燥"，且因其色黑入肾，故亦为补脾肾的佳品，且能引导诸药食直达肾经。小茴香调中和胃，散寒理气。诸味相合，肾气足，肾阳旺，气血精髓上行以润耳窍，故本方为益耳助听的佳肴。中老年听力下降，耳聋耳鸣，或病后听力未复，宜服食之。又因本方有滋补强壮，延年益寿作用，故对年老体弱，病后未复，或体质虚弱者，均有良好的补养强壮作用。

[使用注意] 素体多火，阴虚内热证明显者，或兼有外感症状者，或证属阳热者，均不宜服食。服用本膳期间，忌食蒜、菱及中药杏仁、商陆。

鱼 鳔 汤

[来源]《中华临床药膳食疗学》

[组成] 鱼鳔 25g，枸杞子、女贞子、黄精各 25g，调料适量。

[制法与用法] 将鱼鳔等诸味洗净，与水共煮汤，煮沸后，改用文火煎熬 20 分钟，加调料即成。药滓加水再煎。内服，1 日 2~3 次。

[功效与应用] 滋补肾阴，滋养肝血。适用于肝肾不足所致的各种耳疾，症见耳鸣耳聋，头晕眼花，腰腿酸软等。

[方解] 本方所主，为肝肾阴虚所致的各种耳疾，听力下降，甚则耳聋，治宜补益肝肾阴精。

方中以鱼鳔为主料。鱼鳔亦名鱼肚，味甘，性平，补肾益精，滋养筋脉，含高黏性的胶体蛋白和黏多糖，是滋补性很强的食品；枸杞子、女贞子、黄精皆为滋补阴精之品。诸料合用，不仅适用于肾虚耳疾，又可作为肾阴虚损诸证之保健膳食。

[使用注意] 本膳偏于滋腻，脾虚少食者不宜食之。阳虚、痰湿等所致的耳疾，忌食本膳。

熘炒黄花猪腰

[来源]《家庭药膳》

[组成] 猪腰 500g，黄花菜 50g，姜、葱、蒜、素油、食盐、糖、芡粉各适量。

[制法与用法] 将猪腰切开，剔去筋膜臊腺，洗净，切成腰花块；黄花菜水泡发，撕成小条；炒锅中置素油烧热，先放入葱、姜、蒜等佐料煸炒，再爆炒猪腰，至其变色熟透时，加黄花菜、食盐、糖煸炒，再入茨粉，汤汁明透起锅。顿食或分顿食用，也可佐餐服食。

[功效与应用] 补肾益损，固精养血。适用于肾虚所致的耳鸣耳聋，头晕乏力。

[方解] 本方所主，为肾气不足，阴血虚少所致的耳鸣，以及其他生殖机能减退证候。治宜补益阴血，加强肝肾功能。

方中以猪腰、黄花菜为主料。猪腰味咸，性平，有补肾养阴作用，《日华子本草》称其能"补水脏，治耳聋"。黄花菜味甘性平，功效养血平肝，利尿消肿，但民间以其治疗肾虚耳鸣、腰痛、产后乳汁不下，有很好疗效。两味合用，治疗肾虚耳聋耳鸣效果更加突出。亦可用于男子阳痿，产妇乳少，产后身痛等肾精亏损者。

[使用注意] 本膳性偏渗利，肾气虚寒，小便过多者不宜食。

七、益智健脑

琼 玉 膏

[来源]《洪氏集验方》引铁瓮先生方

[组成] 人参60g，白茯苓200g，白蜜500g，生地黄汁800g。

[制法与用法] 将人参、茯苓制成粗粉；与白蜜、地黄汁一起搅拌均匀，装入瓷质容器内，封口。再用大锅一口，盛净水，将瓷器放入，隔水煮熬，先用武火，再用文火，煮3天3夜，取出；再重新密封容器口，放冷水中浸过，勿使冷水渗入，浸1天后再入原锅内炖煮1天1夜即可服用。每次服10ml，每天早晚各服1次。

[功效与应用] 补气阴，填精髓。用于气阴精髓不足所致的心悸，疲倦乏力，记忆力低下，注意力不集中等。

[方解] 本方所主，为气阴虚衰所致的智力衰减之证，治宜滋养气阴，填补精髓。元气之出入盈虚，责之肺脾肾三脏，故以益脾、滋肾、补肺为调养大法。

本膳以地黄为主料，补肾阴以生水，水盛则精血生，心火自息。人参补益肺气，肺为气之大主，得人参可以鼓生发之元。虚则补其母，故用茯苓健脾，以培万物之本。白蜜为百花之精，味甘归脾，性润悦肺。全方皆温良和厚之品，是著名的补益方剂，对智力有很好的促进作用。《古今名医方论》引郭机之论，本方"珍赛琼瑶，故有琼玉之名"。尤其适用于身体虚弱或久病之后的智力减退者。

[使用注意] 本膳用于阴虚火旺者较为适宜，阳虚畏寒，痰湿过盛者不宜多食。

水 芝 汤

[来源]《医方类聚》引《居家必用》

[组成] 莲子60g，甘草12g。

[制法与用法] 莲子不去皮，不去心，炒香，碾成细粉；甘草炒后也制成细粉；再将莲子粉与甘草粉混匀。每次服用12g，加少许盐，滚开水冲服。

[功效与应用] 养心宁神，益精髓，补虚助气。适用于调节心智，可作为智力保健的

常用食品。

[方解] 本膳为调养心神，助益智力而设。

方中莲子，功善补脾止泻，益肾固精，养心安神。《神农本草经》称其"补中养神，益气力"，《本草纲目》论其功效为"交心肾，厚肠胃，固精气，强筋骨，补虚损，利耳目，除寒湿"。在本膳中，不去皮，不去心，因此又有清心泄热之效，与甘草配伍，益气之中寓泄热安神之效，针对耗神心疲，虚火易升的智力疲劳，实有良效。《遵生八笺》指出：读书人勤奋过度，废寝忘食，夜间常常会精神疲乏，不欲饮食，此时可饮服 1 小碗水芝汤，有补虚益智的效果。该方简单而实用，是各个年龄阶层的养生佳品。

[附方]

芡实粥（《经验后方》）由芡实 30~60g，加粳米 30g 组成，煮粥食之。功效"益精气，强志意，聪利耳目"。因芡实是健脾固涩药，故脾虚者更为适宜。

神仙富贵饼

[来源]《遵生八笺》

[组成] 炒白术、九节菖蒲各 250g，山药 1kg，米粉适量。

[制法与用法] 白术、菖蒲用米泔水浸泡 1 天，切片，加石灰 1 小块同煮熟，以减去苦味，去石灰不用；然后加入山药共研为末，再加米粉适量和少量水，做成饼，蒸熟食之。服食时可佐以白糖。

[功效与应用] 健脾化痰，开窍益智。适用于痰湿阻窍所致的记忆力减退，神思不安，悲忧不乐，头昏头晕，口中黏腻，痰多腹胀，胃纳不佳，恶心胸闷，神情恍惚，或耳中轰响，或呵欠连天等。

[方解] 本方所主，为痰湿壅阻，心窍蒙蔽所致的健忘，情志不安诸证，治宜健脾祛湿，化痰开窍。

方中用白术健脾补气，燥湿化痰，《本草崇原》谓："凡欲补脾，则用白术。"菖蒲则为治心神要药，《神农本草经》称菖蒲"开心孔，补五脏，通九窍，明耳目，出音声。久服轻身，不忘，不迷惑，延年"。可知益智之功在其他药物之上。山药则平补肺脾肾三脏，对智力活动也有很好的促进作用，如《神农本草经》所说的"主伤中，补虚，除寒热邪气，补中益气力，长肌肉，久服耳目聪明"。诸药合用，制成米糕，调、治两宜，老人、儿童皆可食用。

金 髓 煎

[来源]《寿亲养老》

[组成] 枸杞子不拘多少。

[制法与用法] 枸杞子取红熟者，去嫩蒂子，拣令洁净，以米酒浸泡，用蜡纸封闭瓮口紧密，无令透气。约浸 15 日左右，过滤，取枸杞子于新竹器内盛贮，再放入砂盆中研烂，然后以细布滤过，去滓不用。将浸药之酒和滤过的药汁混合搅匀，砂锅内慢火熬成膏，切记要不住手搅，以防粘锅底。膏成后用净瓶器盛，盖紧口。每服 20~30ml，早晚各 1 次。

[功效与应用] 填精补髓。用于老人心智衰减，体力不支，以及日常养生健体。

[方解] 本方所主，为肝肾不足所致的心力、体力不足诸证，治宜填精补髓，养肝益肾。

方中仅用枸杞子一味，用酒浸法熬制成煎膏服用。枸杞子味甘性平，功效滋肾补肝，养血明目，生津止渴，润肺。《本草经疏》称其"润而滋补，兼能退热，而专于补肾、润肺、生津、益气，为肝肾真阴不足、劳乏内热补益之要药。老人阴虚者十之七八，故服食家为益精明目之上品"。《遵生八笺》名为"金水煎"，并称"久服发白变黑，返老还童"。方虽单一，效则多端，兼有轻身壮气，聪耳明目，延年益寿，是老人养生益智的常食之物。

[使用注意] 脾虚有湿及泄泻者忌服。

玫瑰花烤羊心

[来源]《饮膳正要》

[组成] 羊心1个，鲜玫瑰花70g（干品15g），食盐30g。

[制法与用法] 将玫瑰花洗净，放小锅中，加清水少许，放入食盐，煮10分钟，待冷备用；羊心洗净，切小块，用竹签串好，蘸玫瑰盐水反复在火上烤炙至熟（稍嫩，勿烤焦）即可。随量热食或佐餐。

[功效与应用] 补心安神，行气开郁。适用于心血亏虚，神经衰弱，症见惊悸失眠，郁闷不乐，记忆力减退，两胁时痛，头痛目暗，神疲食少，或胃脘不适，或妇女月经不调等。

[方解] 本方所主，为肝郁而气机阻滞，血虚而心失所养所致，治宜养心和血，散郁醒神。

本品原名"炙羊心"，功效补心，疏肝，醒神。方中羊心，味甘而温，能补心气，滋心阴，安神志，以脏补脏而入心；玫瑰花甘微苦温，能理气解郁，活血散瘀，芳香醒神，可使精气升运于诸神窍；食盐咸寒调味。3味合用，既味美可口，又能散郁调气，合为养心安神之方。2味共烤炙食用，以补心养肝，行气开郁之效而奏安神之功。

[使用注意] 心火盛或肝郁化火者不宜食用。高血压患者去食盐，或减至小量。

山莲葡萄粥

[来源]《中华药粥谱》

[组成] 生山药50g（切片），莲子肉50g，葡萄干50g，白糖适量。

[制法与用法] 将前3味洗净，然后同放入开水锅里熬成粥，加糖食之。每日早晚温热服食。

[功效与应用] 补益心脾。适用于心脾气弱所致的形体瘦弱，烦躁失眠，口燥咽干，身疲乏力，遗精盗汗，记忆力减退等。

[方解] 本方所主，为心血不足，脾虚失运所致的形体虚损，智力减退证候。治宜健脾生血，养心益智。

方中山药性味甘平，能益气养阴，滋补脾肺肾诸脏，《日华子本草》谓其"主泄精，健忘"，《本草正义》则称其"能健脾补虚，滋肾固精，治诸虚百损，疗五劳七伤"。莲子肉味甘而涩，性平，可补脾止泻，益肾固精，养心安神，《神农本草经》谓其"补中，养神，益气力"，《本草拾遗》称其"令发黑，不老"。葡萄干为滋补类果品，味甘而涩，性平，功能益气强志，养心除烦。3 者合食可补益心脾，对久病体衰，心神失养者甚宜。

桂圆莲子粥

[来源]《食疗与治病》

[组成] 桂圆肉 15～30g，莲子肉 15～30g，红枣 5g，糯米 30～60g，白糖适量。

[制法与用法] 桂圆肉略冲洗，莲子去皮心，大枣去核，与糯米同煮，烧开后，改用文火熬至粥成。食时加糖适量。宜早餐食用。

[功效与应用] 养心安神，健脾和中。适用于心脾两虚所致的贫血体弱，心悸怔忡，健忘，少气面黄肌瘦，大便溏软等。

[方解] 本方所主，为心血、脾气不足所致的体质羸弱，神思虚怯诸证，治宜心脾两补，养血益气。

方中桂圆，又称龙眼，性味甘温，有补心养血，生津润燥之功，可用于久病体虚，老年或产后气血不足，心悸失眠，食少虚弱者，《本草纲目》中云："食品以荔枝为贵，而滋益则龙眼为良，盖荔枝性热，而龙眼平和也。"《随息居饮食谱》则称："龙眼，滋营充液，果中神品，老弱宜之。"辅以莲子补心强志，大枣甘温补脾、益气生血，再合糯米同煮为粥，则心脾两补，气血双益，是体质虚弱，智力衰减者的辅助食疗之品。

[使用注意] 本膳偏于甜腻，痰湿内阻，气滞不化，症见腹胀食少者不宜食。

[附方]

栗子桂圆粥（《中华临床药膳食疗学》）由桂圆肉 15g，栗子肉 10 个，粳米 50g，白糖少许组成。将栗子肉切碎，与米同煮如常法，将熟时放入桂圆肉稍煮即可，食时加白糖少许。宜早餐食用或不拘时服用。功能补心养血，益脾增智，壮肾强腰。适用于心脾两亏，精血不足引起的心悸失眠，腰膝酸软。

八、增力耐劳

神 仙 鸭

[来源]《验方新编》

[组成] 乌嘴白鸭 1 只，黑枣 49 枚，白果 49 个，建莲 49 粒，人参 3g，陈甜酒 300ml，酱油 30ml。

[制法与用法] 将鸭子去净毛，破开，去肠杂，鸭腹内不可见水；黑枣去核，白果去壳，建莲去心。然后将各料放鸭子腹内，装入瓦钵（不用放水），封紧，蒸烂。陈酒送服。

[功效与应用] 健脾益精。适用于劳伤虚弱。

[方解] 本方所主，为气阴两虚所致的体虚羸瘦，体力不支，行动虚喘等。治宜补益脾气，滋养阴血。

方中以白鸭为主料，古书记载，白鸭补虚，强精，除热，和脏腑，利水道，消水肿，解毒。如无乌嘴白鸭，可以白毛老鸭代之。人参（可用玉竹 15g 替代）、莲子、黑枣，均为补气健脾，润养气阴之品。白果滋肾润肺，固涩阴精，甜酒活血通络。合为膳方，可健脾益气，填补阴液，经常食用有增强体力之功。无病者食之则增力耐劳。

[使用注意] 古人认为白鸭补虚，黑鸭滑中，性偏寒，故不宜用。服用本膳期间，忌食木耳、胡桃、豆豉、鳖肉等。

肉 桂 肥 鸽

[来源]《中国传统性医学》

[组成] 肉桂 3g，肥鸽 1 只。

[制法与用法] 将鸽子去毛及内脏，与肉桂一起加入清水，置大汤碗内，加盖，隔水炖熟，去肉桂滓，饮汤，食鸽肉，隔日 1 次。

[功效与应用] 补益肝肾，强筋壮骨。适用于脑力劳动者因活动较少而出现的体力衰退。

[方解] 本方所主，为肝肾不足而导致的体力衰减，宜补肝肾，强筋骨。

方以鸽肉为主料，味甘咸，性平，有补肝肾，补精血的作用，《食物本草》谓其"无毒，调精益气，解一切药毒，食之益人"，临床治疗可用于体虚、消渴、妇人血虚闭经；由于其脂肪少，味鲜美，故多用于食补。肉桂温肾化气，有化精气为气力的作用。两者合用，可加强补益肝肾，强壮筋骨的功能。除了用于增进体力外，还可用于性欲低下，男子少精，死精等证。

[使用注意] 古书记载，鸽肉能消解药力，故生病治疗用药期间不宜服食。不宜与猪肉同食。

[附方]

1. 麻雀肉饼（《中国传统性医学》）由麻雀 10 只、瘦猪肉 150g 组成。同剁为肉馅，加入佐料、面粉，制成肉饼，安铁锅上烙至两面金黄色。随意食用。功能补益肝肾，强壮筋骨。

2. 芪蒸鹌鹑（《食疗本草》）由鹌鹑 2 只，黄芪、生姜、葱各 10g，胡椒粉、盐各 2g，清汤 100g 组成。鹌鹑宰杀，去毛、内脏和爪，洗净，入沸水中氽 1 分钟捞出待用。黄芪切薄片，和姜片、葱一起装入鹌鹑腹内，放入蒸碗，注入清汤，用湿棉纸封口，上笼蒸约 30 分钟，出笼揭去棉纸，滗出原汁，加盐、胡椒粉等调好味，再将鹌鹑扣入碗内，灌入原汁即成。功能益气健脾。适用于脾虚气弱，消瘦无力，泄泻，营养不良等。也宜于老年人、产妇及体弱者食用。

牛 骨 膏

[来源]《济众新编》

[组成] 黄犍牛骨（带骨髓者）500～1000g，怀牛膝 20g。

[制法与用法] 大锅中加足水，放入牛骨、牛膝熬煮，煮沸后加黄酒 150ml，煎至水耗至半，过滤，去牛骨、牛膝不用，放入容器中，待其凝固。凝后去除表面浮油，只取清汤。然后上火熬化，煮沸后用小火煮 30 分钟，入姜、葱、精盐少许。随量饮用。或佐餐饮用。

[功效与应用] 滋补肝肾，强壮筋骨，益髓填精。适用于肝肾不足，腰膝酸软。或用于筋骨损伤者的辅助治疗。

[方解] 本方所主，为补髓壮骨而设，用于强壮筋骨，增强体力。

方中以带髓牛骨为主料，据《食物本草》记载，牛骨髓"味甘温，主安五脏，平三焦，温骨髓，补中，续绝伤，益气"，本方用之，亦是以骨补骨、以髓填髓之意。辅以牛膝，入肝肾二经，有滋补肝肾，强筋健骨之功，又善下行，长于治疗下半身的腰膝筋骨酸痛，是治疗肝肾不足，腰膝酸软的要药。两味熬制成浓膏，有强壮精力的功效。体力劳动者常服，可增强体力。可用做体力劳动者的饮料，既可解渴，又能强壮筋骨。

雄鹰展翅丸

[来源]《中国传统性医学》

[组成] 胡桃肉5个，鸽蛋清6个，麻雀3只。

[制法与用法] 先将麻雀去毛、头、足、内脏，蒸烂后拆去大骨，捣为肉泥；再将胡桃肉捣为糊末状，与鸽蛋清、雀肉泥拌和，兑入朱砂0.5g，加少量盐、白蜜及调料，做成小丸。将猪油入铜锅内（或搪瓷锅，忌用铁器），加入罗汉松的松针5～10g，熬化去滓；再用热油炸雀肉丸，至外黄内熟，即可食用。以上为1日剂量，分2～3次服完。可作佐餐用。

[功效与应用] 填补精髓，强壮筋力。适用于男女房劳过度所致的髓枯液减，体力衰退，肢体酸软无力。亦可用于减肥者的保健膳食。

[方解] 本方所主，为精髓损伤之体力不足，治宜补益肝肾之精血，强壮筋骨。

方中胡桃肉，味甘性温，能补肾固精，润肠通便，滋养强壮，含大量蛋白质和植物脂肪，1kg胡桃相当5kg鸡蛋或9kg鲜牛奶的营养含量，可促进体重增长，血清白蛋白增加，减少胆固醇吸收，并促进其降解。鸽蛋、麻雀，都是高蛋白、低脂肪食物，含有大量人体需要的蛋白质、微量元素等营养成分，是中医促进性功能的传统药食。食后不仅能增强体力，补充精微，而且能调节脏腑功能，增进体质，瘦身美容。

附片羊肉汤

[来源]《三因极一病证方论》

[组成] 精羊肉750g，生姜、煨肉豆蔻各30g，木香7.5g，制附片15g，川椒末6g，葱20g，食盐适量。

[制法与用法] 羊肉用清水洗净，入沸水锅中焯，捞出剔去骨，切成肉块，再入清水中漂去血水，羊骨打破备用。把砂锅装满水，大火烧开后加入附片，煮约2小时，至附片烂熟，即可加入羊肉、羊骨、豆蔻、木香、葱、姜、胡椒，再加足水，烧开后，用文火炖至羊肉熟烂，加适量盐即成。佐餐食用，每日1次，吃肉饮汤。

[功效与应用] 温肾壮阳，补中益气。适用于肾虚肝寒，气血两亏，症见全身虚乏，四肢厥冷，体弱面黄，食少畏寒，大便稀溏，阳痿遗精，女子宫冷不孕，白带清稀，小腹冷痛等证。

[方解] 本方是据《三因极一病证方论》"羊肉扶赢丸"方改变制作而成的药膳。其所主之证，是阳虚内寒，脾肾精亏所致的五脏六腑功能衰减，体力严重不足之证。治宜补益阳气，填补精血。

方中羊肉长于益气补虚，温中暖下，补养精血，李东垣认为："羊肉甘热，能补血之虚，有形之物也，能补有形肌肉之气。"而"参芪补气，羊肉补形"，是养生家的共识。膳中之附片，为大辛大热之品，有壮阳补火，温中止痛，散寒燥湿的作用，《珍珠囊》称其能"温暖脾胃，除脾湿肾寒，补下焦之阳虚"，是临床常用温中祛寒药物。生姜辛温，能散寒行气；豆蔻、川椒辛热，能下气温中，健胃祛寒，善治心腹冷痛；木香辛温，行气止痛。诸药助附片以温阳，辛散以行气，同时也是常用香料，有调味作用。纵观全方，皆辛温大热之品，助阳壮气，加以血肉有情之味补益精血，故能奏健体强身之效。老年人阳气日虚，故老年体虚者尤宜服之。

[使用注意] 本膳是大辛大热之品，非寒症者切勿轻用，如内有实热，或湿热内蕴，或阴虚内热，均不可食用。外感表证亦不宜食。孕妇忌食。方中附片有毒，久煮可消除其毒性，故必须先煮60分钟以上。本膳每次服用量不宜过多。

田七白芍蒸鸡

[来源]《中华临床药膳食疗学》

[组成] 三七20g，白芍30g，肥母鸡1500g，黄酒50g，生姜20g，葱50g，味精3g，食盐适量。

[制法与用法] 将鸡处置干净，剁成核桃大块，分10份装入蒸碗内。取三七半量打粉备用，另一半蒸软后切成薄片。三七片、葱姜片分为10份摆入各碗面上，加入白芍水煎液、黄酒、食盐，上笼蒸约2小时，出笼后取原汁装入勺内，加三七粉煮沸约2分钟，调入味精，分装10碗即成。

[功效与应用] 养血补虚，填补壮骨。适用于气血不足，体虚气弱者及产妇。

[方解] 本方所主，为气血两虚，筋骨痿弱之证，治宜补气养血，壮骨强筋。

方中三七甘温微苦，是传统的活血止痛药，多用于外伤出血，跌打损伤等血分病证，民间则认为其有补益功能，能强壮筋骨。现代研究发现其中所含皂苷与人参相似，本膳即取其补益功能。白芍酸甘微寒，能养血柔肝，舒缓筋脉。两味合用，一强骨，一柔筋，可使筋骨强健。鸡肉可温中益气，合以辅料，能温补散寒，调畅气血。对气血不足而筋骨痿软者，有补益作用。

[使用注意] 因三七有活血化瘀作用，故孕妇慎用。本膳性偏温，阴虚火旺，虚热口干者忌用。

双鞭壮阳汤

[来源]《大众药膳》

[组成] 牛鞭100g，狗鞭100g，枸杞子30g，菟丝子30g，肉苁蓉30g，羊肉100g，母鸡肉50g，老生姜10g，花椒5g，料酒50ml，味精3g，猪油适量，食盐少许。

[制法与用法] 将牛鞭水发后，去净表皮，顺尿道剖成两半，洗净，清水漂30分钟；狗鞭用油砂炒酥，温水发透，洗净；羊肉洗净，开水略汆，入凉水漂洗。菟丝子、肉苁蓉、枸杞子3药用布袋装好，口扎紧。

将牛、狗鞭、羊肉入锅，加水煮沸，去掉浮沫；再加入花椒、生姜、料酒和母鸡肉，烧开后改用文火煨炖至六成熟，滤去花椒、姜，加入药袋，继续煨炖至酥烂为止。

将牛鞭、狗鞭、羊肉捞出，切成细丝，盛入碗中，加味精、食盐、猪油，冲入热汤即成。空腹服食。

[功效与应用] 暖肾壮阳,益精补髓,增强体力。适用于肾阳虚弱所致的肢软乏力,畏寒,阳痿滑精,早泄,性欲减退;女子宫冷不孕,月经衰少,白带清稀等证。

[方解] 本方所主,为肾阳亏虚,精血不足所致的体力衰弱,性功能减退诸证。治宜滋补肾阳,填充元精。

本膳以动物生殖器为主料制成。古人治此类病患,多以驴肾、海狗肾组方,本膳以牛鞭、狗鞭代之,扩大了药料来源。方中狗鞭为雄狗的阴茎及睾丸,又称黄狗肾,性味咸、热,具有暖肾壮阳,益精强筋之效,故可用于男性阳痿、早泄等证。牛鞭为牛的阴茎,性味功效与狗鞭类似,亦可补肾气,益精血。羊肉暖中补虚,开胃健力。枸杞子甘平,补肾益精,养肝明目。菟丝子补肾固精。肉苁蓉补肾助阳,润肠通便。母鸡肉能温中益气,补虚扶正。辅以花椒、生姜等温热性质的调味料,则全方温补之力更加强大,对虚寒型的虚损患者有强壮作用。

[使用注意] 阳气壮盛、性欲亢进者忌服;未婚青年忌服。每次食用不宜过量。

下篇 亚健康的药膳食疗

第七章 躯体性亚健康的药膳食疗

第一节 疲　劳

疲劳是亚健康的主要标志和典型表现，也是躯体或心理性疾病的征兆。

一、疲劳的分类

根据疲劳的临床表现，大体分为以下五类：

1. 躯体性疲劳　任何人劳累后都会出现疲劳。健康人劳累后出现的疲劳属于正常现象，只要好好休息便可恢复。如果经常劳累，又得不到充分的休息，日久就会导致亚健康，乃至疾病的发生。

2. 脑力性疲劳　这是用脑过度的表现。用脑过度的信号常有以下几种：①头昏眼花、听力下降、耳壳发热；②四肢乏力或嗜睡；③注意力不集中或记忆力下降；④反应迟钝；⑤出现恶心呕吐现象；⑥出现性格改变，如烦躁；⑦郁闷不语、忧郁等；⑧看书时看了一大段，却不明白其中的意思。

人之所以产生疲劳的感觉，是由于体力和脑力劳动时间持续过久或劳动强度过大，体内组织器官急需的营养和氧气供应不足，代谢废物乳酸和二氧化碳（两者又合称疲劳素）积蓄增多。此时需要有效的休息，使代谢废物从体内排出，从而消除疲劳。因此，感到疲劳本身是对人体健康的一种保护性反应。目前的保健新观点是不等疲劳出现就应该休息，即主动休息。因为疲劳的出现，说明身体已经受到某种损害，也许这些损害尚不可见，但却在侵蚀着健康、生命。主动休息则可保证身体免受损害，有利于体、脑的保健，所以人们把主动休息称为"健康的金钥匙"。

3. 心理性疲劳　即平时所说的"活得累"，它提示该进行心理调适了。

4. 病理性疲劳　由各种疾病引起，是疾病的先兆之一；有多种疾病会出现自觉疲劳、无力等明显的先趋症状。诸如病毒性肝炎、肺结核、糖尿病、心肌梗死、贫血、血液病和癌症等，都可使患者感到莫名其妙的疲劳。这种疲劳与体力、脑力、心理性疲劳性质完全不同，其特点有三：①在健康人不应该出现疲劳时出现，比如活动量本来不大，持续时间也不长，在平时是不至于出现疲劳的，但这时却出现了；②疲劳的程度严重，消除得也慢，适当休息之后也不易消失；③这种疲劳常伴有其他症状，如低热、全身不适、食欲不振或食欲亢进等。一旦出现这种疲劳，便是疾病的征兆，应及早就医。

5. 综合性疲劳　现代生活导致的疲劳往往不是单一原因引起的，它既有体力、脑力的原因，也有心理、社交的原因，也可能还夹杂着疾病的原因，使各种单一疲劳的"症状"不很突出和典型，这种非单一因素引起的疲劳称为综合性疲劳，往往容易被忽视。

二、慢性疲劳综合征（CFS）

由于疲劳的范围非常广泛，目前医学界对广义的疲劳研究甚少。许多疾病都可以出现疲劳；过度的疲劳又会导致各种疾病的发生。为方便起见，在这里，我们仅就国际上公认的、研究最为广泛的慢性疲劳综合征做详细介绍。

慢性疲劳综合征（CFS）是由美国医学家研究定名的。它是亚健康状态中最具代表性的病症，也是中医"生病起于过用"的典型代表，因而许多人却把亚健康和 CFS 等同起来。

疲劳虽然不像癌症、心脏病那样直接而迅速地造成死亡，但是作为一种危害现代人的"隐形杀手"，随着社会的发展已经越来越成为严重的健康问题。

随着全球经济的发展，国际分工的细化和城市的发展，人们的工作强度与心理压力也日趋增加。CFS 的发病率呈明显升高的趋势。加上人们生活水平的提高，对生活质量和自身健康需求的日益增高，CFS 的问题显得尤其突出，以被现代社会及医疗卫生事业纳入当前的重要议事日程。

（一）病因

关于 CFS 的病因及发病机制的认识，目前尚无确切的结论。现代医学研究推测认为，大体和以下情况有关。

1. 免疫系统功能紊乱　许多研究表明，CFS 患者存在有免疫功能异常。尤其是细胞因子与 CFS 症状的出现关系密切。因此有专家将本病称之为慢性疲劳免疫功能障碍综合征。这种异常在不同的研究及不同的个体中存在差异。最常见的表现为抗病毒抗体水平增高，自然杀伤细胞数目减少或活性降低，细胞因子水平升高或下降，免疫球蛋白水平增高或降低，辅助性与抑制性 T 细胞改变。

2. 神经、内分泌系统的改变　CFS 患者除表现为慢性疲劳外，经常伴有健忘、注意力不集中、睡眠困难、头痛、畏光、抑郁、易激惹等神经症状。研究表明，中枢神经系统与内分泌系统也会发生一些改变，如神经系统的测定显示交感神经、副交感神经系统的异常，下丘脑-垂体-肾上腺皮质轴的异常，大脑皮层的轻度异常。也有专家认为患者存在生物学上 CFS 的易感性，经某些因素的触发，在神经内分泌免疫系统的作用下发生 CFS，其所释放的细胞因子起着重要的作用。

3. 病毒感染　有些 CFS 患者表现为突然发病，有流行趋势，伴有流感样症状，如发热、咽痛、淋巴结痛等。有人据此推断 CFS 是由病毒感染引起的，有人把它称为病毒后疲劳综合征。

4. 应激 应激与疾病的关系日益引起重视，特别是精神应激。近来发现，CFS 与应激之间关系密切。CFS 患者在发病前经常感到生活、工作、学习压力较大，或者经历过不良事件。

CFS 的发病涉及很多方面，上述各方面都是本病发生的一个重要环节，应该引起同样的重视。

（二）生理异常现象

一般认为，身体出现超过 6 个月的无法解释的疲劳，通常合并 8 种找不出原因的症状，如：喉咙痛、肌肉酸、关节疼、淋巴结肿大、短期记忆丧失、睡眠不足、头痛及体力难以恢复。如果出现了这些症状中的一种或几种，就应该检查是否患了亚健康中的 CFS。

CFS 是亚健康的主要表现之一。临床以持续疲劳、软弱无力、病程较长、反复发作为特点。有低热、咽痛、淋巴结肿大、体力低下、肌肉疼痛、关节痛、头痛、健忘、注意力不能集中、失眠及精神恍惚等症状。经有关检查后并未发现患者的内脏、关节、肌肉有器质性病变。

三、调理原则

（一）生活保健

1. 保持心情舒畅，以积极乐观的态度面对生活；切忌紧张焦虑不安。
2. 正确处理好家庭、同事、邻里之间的关系；做工作生活的主人，不做金钱的奴隶；提倡弛张有度、劳逸结合的工作方式；调整日常生活与工作量，生活应有规律。
3. 培养、挖掘、重新找回自己的兴趣爱好；开展适合自身特点的体育活动；减轻精神负担，避免过度紧张激动。
4. 保证充足的睡眠和合理充足的营养，工作越紧张，饮食和休息就越不能马虎。
5. 绝对不能用烟、浓茶、咖啡来刺激神经，醒脑提神。尽量避免各种确知的不良诱发因素，如过劳、过累、过饱、情绪激动等。
6. 饮食不可过饥或过饱、不可偏食。
7. 保持适当的体力活动，但勿过劳。
8. 居室应安静，灯光色彩应柔和。居室布置要温馨、和谐、安谧，要以消除患者的恐惧不安为原则。
9. 密切观察病情，定期检查。

（二）饮食保健

1. 宜食

（1）蔬菜类：多食青菜，如芹菜、油菜、慈姑、荸荠、茄子、番茄等，有疏利通导、调理气机的作用。蔬菜类多清热通便，尤以叶类菜为好。韭菜、生姜、大葱等温性蔬菜，对于肾虚水泛型体质有辅助治疗作用。白菜、萝卜、冬瓜、慈姑能化痰利水，莴苣、黄花菜能利水，生姜、大葱、香菜可通阳，适量食用，有益身体。

（2）干果类：荔枝、桂圆等有补益作用，老人体虚者宜多食。莲子、百合、桂圆等干果可养心安神。栗子、核桃、荔枝、桂圆、槟榔等干果，可提高心率，消除疲劳。

（3）水果类：梨、苹果、葡萄、樱桃、菱角等水果可益气生津，气虚血瘀、阴虚有热者均可食之。橘子、金橘、橙子、柚子可化痰行气，肝郁有痰者可食之。桃、山楂可活血化瘀，气滞血瘀者可经常服用。梨、杏、枇杷能化痰，桑椹补肾，花生、莲子仁、柏子仁补脾益肾。

（4）肉类：宜瘦肉，如猪肉、牛肉、羊肉、鸡肉、兔肉、羊肉、狗肉等。

（5）水产类：如鲮鱼、鲟鱼、鲫鱼、带鱼、鲍鱼、草鱼、虾、蟹、甲鱼、鳝鱼等，营养价值丰富。可经常食用。

（6）粮食类：多食谷类、薯类食物，以益心、脾、肾之阳气。黑豆、苡米、山药等有健脾益气，化痰利水之功。

（7）乳、蛋类含丰富的蛋白质、维生素、矿物质等，每日应适当摄入。

2. 忌食

（1）陈米、绿豆性寒，可伤阳气，不宜多食。

（2）酸涩、咸寒之品不宜多食。海带、紫菜性寒，马肉、鸭肉、鹅肉性寒，贝壳类咸寒者居多，其他咸寒类食品如咸鱼、干肉、咸菜等均不应多食，以防咸寒伤阳。

（3）生冷、油腻、荤腥之品不宜食用。各种动物的肥肉均不应多食，多食既容易损伤脾胃，又容易酿湿生痰。

（4）刺激性强的食物，如辣椒、烈性酒、咖啡、浓茶等应禁食，以防耗伤阴血。

（三）医疗体育保健

1. 晨练 晨起做轻微的体育运动，如慢跑、散步、太极拳、保龄球、沙狐球等，以活动筋骨，疏通血脉，增强心肺功能，不应做剧烈运动。

2. 气功导引法 自然端坐，头背正直，双目微闭，全身放松，意守丹田，调节精神，排除杂念，渐入佳境。每日早晚各练1次，每次30分钟。气功导引能使全身放松，颐养心志，强身健体，消除疲劳，增强机体免疫力，适合于各种年龄的人群。

3. 放松功 意守头、胸、腹、四肢等各个部位，依次放松，自然、平静地呼吸。顺其自然，每日早、晚各练1次，每次30分钟。可消除疲劳，改善睡眠，调整身心。

4. 自然呼吸功 自然站立，全身放松，目视前方，半开半合，含胸拔背，收腹松腰，以鼻用力吸气，下沉丹田，用口慢慢呼出，意守心脏，反复练习。每日早晚各1次，每次10～20分钟。能锻炼心肺功能，帮助消化，增强机体免疫力。

5. 气功导引练习 端坐，深吸气，意随气行，周而复始。每日1～2次，每次10～20分钟。能疏通血脉，调畅呼吸，消除疲劳，改善睡眠。

6. 按摩 心前区、足底、耳部轻轻按摩，每日睡前1次，每次10分钟。能消除疲劳，改善全身血液循环，促进睡眠。

7. 慢步疗法 每日晨起散步，正走、倒走交替进行。锻炼小脑的共济协调能力，增强身体协调性，消除疲劳。

8. 深呼吸操 晨起于树林中、小河边等空气新鲜处，扩胸，深呼吸，每次10分钟。能锻炼机体心肺功能，增强新陈代谢，消除疲劳。

9. 自律疗法 暗示自己要放松，使自己平静下来，一切都不想，使身体融入自然。

能消除疲劳，使身心全部放松。

10. 踏步疗法　立正站好，原地踏步，高抬脚，深呼吸，逐渐增加运动量。可锻炼下肢肌肉，增强身体协调性，有助于慢性疲劳的恢复。

11. 散步与慢跑　交替进行，游泳、球类或在练习器械上的各种轻度锻炼也能消除疲劳。

（四）中医药辨证施治

中医认为，CFS 是由于外感、七情过劳、饮食等因素导致脏腑、气血、阴阳紊乱的结果，其症状范围广，涉及多脏腑、多系统，临床上应对其症状表现特点进行详细询问，并结合舌象、脉象、面色等具有中医特色的一些症状与体征进行辨证论治。总体而言，CFS 的病理以脏腑气血阴阳的虚损为本，可兼有外邪、气郁、痰湿或湿热等的不同，因此，临床表现以虚证及虚实夹杂多见。现将 CFS 的常见证候及治疗方药归纳如下：

1. 体虚外感　主要表现为神疲乏力，发热，微恶风寒，咽痒不适或略有疼痛，头痛，周身肌肉关节酸痛，淋巴结肿痛，苔薄或腻，脉浮或濡或缓，或濡数，重取无力。或伴有头脑昏沉，记忆力下降，醒后不解乏等。治宜扶正祛邪，用败毒散、麻黄附子细辛汤、小柴胡汤等加减化裁。

2. 肝郁脾虚　主要表现为神疲乏力，四肢倦怠，不耐劳作，头部及周身窜痛不适，抑郁寡欢，悲伤欲哭，或急躁易怒，情绪不宁，注意力不能集中，记忆力减退，胸胁满闷，喜长出气，头晕，低热，睡眠不实，纳食不香，腹部胀满，大便溏软或干稀不调，月经不调，舌胖，苔白，脉弦缓无力等。治宜健脾益气，调肝解郁，用补中益气汤合逍遥散化裁。

3. 脾虚湿困或湿热内蕴　主要表现为神疲乏力，四肢困重，酸痛不适，头重如蒙，困倦多寐，胸脘痞塞满闷，纳呆便溏，舌胖，苔白腻，脉濡细。或低热缠绵不解，淋巴结肿痛，苔黄腻，脉濡数等。治宜健脾燥湿，或健脾化湿清热，用六君子汤或《脾胃论》之清暑益气汤（黄芪、苍术、升麻、人参、神曲、陈皮、白术、麦门冬、当归、炙甘草、青皮、黄柏、葛根、泽泻、五味子）加减化裁。

4. 中气不足，清阳不升　主要表现为神疲乏力，气短懒言，自汗，食后困倦多寐，头晕健忘，身体发热，劳累后发生或加重，食少便溏，舌淡苔薄白，脉细弱等。治宜补中益气，升阳举陷，用补中益气汤加减。

5. 心脾两虚　主要表现为精神疲倦，四肢无力，劳则加重，神情忧郁，不耐思虑，思维混乱，注意力不能集中，心悸健忘，胸闷气短，多梦易醒，食欲不振，头晕头痛，身痛肢麻，面色不华，舌质淡，脉细弱等。治宜益气补血，健脾养心，用归脾汤加减。

6. 脾肾阳虚　主要表现为精神萎靡，面色苍白，肢软无力，腰膝冷痛，困倦嗜睡，懒言易汗，畏寒肢冷，食少便溏，或遗精阳痿，性欲减退，舌淡胖有齿痕，苔白，脉沉迟无力等。治宜温中健脾，益肾壮阳，用右归丸加减。

7. 肝肾不足，虚火内扰　主要表现为身体虚弱，神疲乏力，腰膝足跟酸痛，潮热盗汗，头晕头痛，耳鸣眼涩，心烦易怒，失眠健忘，口干咽痛，淋巴结肿痛，午后颧红，大便干结，遗精早泄，月经不调，舌红，少苔或无苔，脉弦细数等。治宜补益肝肾，滋阴清热，用知柏地黄丸加减。

（五）药膳食疗

1. 银杏茶　银杏叶5g，沸水冲，代茶饮。能扩张心脑血管，改善心脑血管供氧量，消除疲劳，抗衰老。

2. 山楂苡米粥　山楂10枚，生苡米50g，加水共煮成粥，可经常服用。能活血消食健脾。疲劳兼有食欲不振、脘腹胀满者尤其适合。

3. 红花酒　藏红花10g，白酒500ml，浸泡1周，每次饮用20ml，每日1次。能活血化瘀，通经活络，对疲劳兼有肢体疼痛、畏寒怕冷者适宜。

4. 荷叶粥　粳米100g，鲜荷叶1张，先煮粥至熟，将整张荷叶覆盖于粥上，待糯米粥颜色变绿后，即可食用。能健脾利湿，助消化。疲劳、身体肥胖、大便溏稀者可服。

5. 姜枣苡米粥　苡米50g，大枣10枚、生姜5片，共煮成粥，可经常食用。能健脾温胃祛寒。疲劳、胃寒、大便稀薄者可用。

6. 银耳鸡心羹　银耳2个，泡发去心，加水煮至熟；鸡心10个，切片，共煮成汤，加各种调料，可经常食用。能养心安神，补益气血。气血不足之心悸、失眠多梦者可服之。

7. 核桃大枣粥　核桃仁5个，大枣5枚，粳米50g，加水煮粥服。能补肾健脾。脾肾阳虚，头晕耳鸣，腰酸腿软，记忆力下降，脱发者适用。

8. 参茸酒　人参1支，鹿茸3片，白酒500ml，浸泡2周，每次50ml，每日1～2次。能补肾壮阳，阳痿、早泄者可经常服用。

9. 八角羊心汤　羊心1具，洗净切片，八角茴香1枚，加水煮汤，放入调味品服用。能散寒补虚。脾胃虚寒者可经常服用。

10. 冬瓜苡米粥　鲜冬瓜皮100g，洗净切块，加苡米50g，同煮成粥，可经常服用。能健脾利湿。用于脾虚有湿，脚气，下肢肿，身体沉重乏力、疲劳者。

第二节　失　眠

失眠，即不寐。表现为难以入睡，彻夜不眠，睡而易醒，时睡时醒。失眠日久，往往伴有头晕头痛、健忘、怔忡、神疲倦怠、纳谷不香等证。西医学诊断的神经衰弱引起的失眠，属本病范畴。

不寐的病因很多，由外感六淫邪气引起者，主要见于各种热病过程中；由内伤引起者，则多由于情志不舒，劳倦损伤心脾，阴虚火旺而致心肾不交，或心胆虚怯，肝阳偏亢，湿痰壅遏，胃中不和等，皆可导致脏腑功能失调，阳不交于阴，心神不宁而出现不寐。由于病因病机不同，不寐一病，临床上可分为心脾血虚、心虚胆怯、阴虚火旺、心肾不交、湿痰壅遏、血虚肝郁、食停中焦等证候类型。其治疗原则，总的为燮理阴阳，安神镇静。

一、药膳原则

1. 证候表现有虚实不同，虚证重在心脾肝肾，食疗当以补气益血，壮水制火之品。

实证多因食滞痰浊，壅于胃腑，当以消导和中之品。

2. 调膳配餐时，切勿使用大辛大热，大寒大凉的食物，以不耗气，不动火，平和的食品为主，以冀阴阳平衡。

3. 不寐的主要临床表现是睡眠不足，心神不宁。故安神养心、养血镇静的药膳为首选，如枣仁竹叶心粥等。

4. 不寐每多伴发头晕头痛，健忘，怔忡，纳呆食少，神疲倦怠等证。故在膳食的调配上，应注意调配补气、健脾、和胃的食品，勿拘泥于"养心安神"，全方位地从整体予以考虑。

二、辨证施膳

1. 心脾血虚证

[临床表现] 不易入睡，多梦易醒，再睡困难，心悸，健忘，神疲乏力，口淡无味，纳呆，食后腹胀，面色少华，舌质淡，苔薄白，脉象细弱。

[调理原则] 补益心脾，养血安神。

[药膳配方]

（1）龙眼莲子羹

原料：龙眼肉 20g，莲子 20g，百合 20g，冰糖 20g。

做法：先用开水浸泡莲子，脱去薄皮，百合洗净，开水浸泡，将龙眼肉（去核）、莲子、百合、冰糖放入大碗中，加足水，上甑蒸透，即可食用。

功能：补益心脾。凡失眠缘于心脾血虚者，此羹最宜。龙眼肉"补心脾，益气血"，不滋腻，不壅气，以之为主；莲子养心安神，收敛浮越之心阳，使之宁静而容易入睡；百合养心神，宁神志；冰糖甘缓补中，调和诸药，协同共奏瞌睡之功，但宜经常服用。

（2）仙传茯苓糕

原料：大个白茯苓 2000g，蜂蜜 200g。

做法：将大个或整块白茯苓入蒸笼里闷蒸，火宜大，时间要长，约在 3 小时以上，取出日晒一次，再蒸再晒，如此，共九次。在最后一次蒸过后，趁热用刀切成薄片，晒干为度，收贮于瓷缸中，服时蘸蜂蜜，随意享用，无副作用。

功能：安神益智，健脾和胃。此糕为中国道家秘传之"服茯苓法"。其加工方法，称为"千元用九"，极为考究，不可偷懒省时省工，定要做到"九蒸九晒"。对于心脾血虚而失眠难寐者，最为有效，绝非"孟浪之言"，可验之实践。

（3）龙眼枣仁饮

原料：龙眼肉 10g，炒枣仁 10g，芡实 12g。

做法：三物合煮成汁，其味甘酸适口。

功能：补脾安神。凡因心脾血虚致心悸、怔忡、不寐、健忘、神疲、遗精等证者，皆宜饮之。

（4）龙眼洋参饮

原料：龙眼肉 30g，西洋参 6g，白糖 10g。

做法：将三物放入带盖的碗中，置锅内隔水反复蒸到成膏状。

功能：补脾养心，益气养阴。龙眼肉甘平，补脾安神，西洋参苦甘凉，益气养阴生津。二品相合，对心脾气血亏虚而致心悸、不寐、健忘者，疗效颇佳。每晚食之，每服一匙。

（5）莲子茯苓糕

原料：莲子肉、茯苓各30g，白糖适量，桂花适量。

做法：先将干莲子肉、茯苓共研细面，加入白糖、桂花搅拌均匀，入水和面蒸成糕即可。

功能：宁心健脾。莲子涩平，补脾养心，且能固摄精气，茯苓甘淡，益脾而宁心。此糕对心脾不足，多梦难寐者有效，可每晚食之。

2. 心虚胆怯证

［临床表现］失眠心悸，梦多而遇异物，胆怯惊恐而醒，终日惕惕然，心神不定，伴见心悸，短气，舌质淡，苔薄白，脉象弦细。

［调理原则］养心安神，益气镇惊，宁神益智。

［药膳配方］人参桂圆酒

原料：野山参5g，桂圆肉200g，高粱酒1000ml。

做法：将野山参、桂圆肉浸泡在高粱酒内，务必加盖密封，半月后，即可早晚各饮用20ml（浸泡时，附加适量冰糖，酒味尤显醇和）。

功能：补气养血，安神益智。野山参，"补气、安神，益智"，桂圆肉养心血、安神志、疗虚损。二者用酒泡，可收补心安神，去烦镇静之功效，宜经常少量饮用。

3. 阴虚火旺证

［临床表现］心烦不寐，辗转反侧，难以入睡，五心烦热，时有盗汗，舌体瘦，舌质红暗，无苔或少苔，脉象弦细数。

［调理原则］滋阴降火，安神镇静。

［药膳配方］

（1）安神梨甑

原料：雪梨两个，炒枣仁10g，冰糖15g。

做法：雪梨洗干净，在靠近蒂把处用刀切下，将核挖出，拓宽四周，即成"梨甑"、分别把枣仁、冰糖装入"甑"内，将切下的梨蒂盖合，竹签（或牙签）插入使之牢固，平放在碗中，蒸熟为度，尽食之。

功能：滋阴养液，养心安神。"不寐"是由于阴虚火旺而引起者，宜治其本。方以雪梨甘寒养阴、清热降火，炒枣仁安神镇静，养心敛汗，冰糖缓中补虚而杜绝燥热之弊。

（2）枣竹灯芯粥

原料：枣仁20g，玉竹20g，灯芯草6g，糯米200g。

做法：先将枣仁、玉竹、灯芯草用清洁纱布包扎，放入锅中，与糯米同煮成粥，捞出纱布包，即可食粥。

功能：枣仁养心安神；玉竹滋阴养液；灯芯草清心火；糯米养阴益气，和中健胃。四品共煮成粥，可奏养阴清火、安神镇静、和中除烦之功，服食时，可酌加冰糖。

4. 心肾不交证

［临床表现］心烦不眠，头昏头痛，腰脊酸软，神疲倦怠，心悸健忘，男子阳痿遗精，女子月经不调，时见带下白浊，舌尖红，苔少或剥落，脉象弦细，两尺脉无力。

［调理原则］补肾养心，交通心肾。

［药膳配方］

（1）竹叶莲桂羹

原料：新鲜苦竹叶 50g，莲子 20g，肉桂 2g，鸡蛋 1 个。

做法：竹叶、莲子熬水，莲子煮熟，"化粉"为度，肉桂细研成粉；鸡蛋去壳打散；将竹叶、莲子水（沸水）倒入打散的鸡蛋内，即入肉桂粉，不住搅拌，使之调匀，根据各人的喜好，可加白糖或食盐食用。

功能：安神，交通心肾。用苦竹叶清心除烦而使独亢之心阳下潜；肉桂引火归源，交通心肾，鸡蛋补养心神而治本。心肾交通，水火既济，安有不靠枕而眠者耶？

（2）苦丁肉桂袋泡茶

原料：苦丁茶 5g，肉桂 2g，夜交藤 3g。

做法：将苦丁茶、肉桂、夜交藤碾成粗末，用过滤纸压边包裹，置茶杯中，开水冲入，加盖，静置 10 分钟，即可饮用，随冲随饮，味淡为止。

功能：调和阴阳，交通心肾。此为保健茶，可常服。苦丁茶甘寒，清心除烦，安神利尿，肉桂引火归源，交通心肾，夜交藤安神镇静，善治失眠。诸药为茶，可使心火下降，肾水上济，水火相交，阴阳调和，失眠自愈。

5. 痰热壅遏证

［临床表现］失眠艰寐，眠而不安，胸痞脘闷，口苦呕恶，痰多，舌质淡红，苔黄腻，脉弦滑。

［调理原则］清化热痰，养心安神，芳香化浊。

［药膳配方］

（1）樟茶鸭子

原料：肥鸭 1 只（约 3 斤），樟木屑 100g，茶叶 50g，川贝母 10g，花椒粉、生姜、食盐、味精、葱、植物油适量。

做法：鸭子去内脏、翅、脚，洗净沥干，将盐、花椒、川贝母研粉，遍搓鸭子内外，腌渍 2 小时；将大铁锅置旺火上，葱平铺锅底，再将樟木屑、茶叶混合铺上；将鸭子放置木架上，离樟木屑茶叶末混合物寸许，加盖，熏 10 分钟，将鸭子翻身再熏，呈黄色时取出，将熏好的鸭子上蒸笼，放上姜块，蒸至八成熟时取出，沥干水分，将鸭子放入植物油内煎炸，呈褐黄色时，捞出，切块装盘，撒上花椒粉，味精，即可食用。

功能：健脾化痰，宽胸理气。本品香味独特，旨在芳香健脾，清化热痰。用鸭肉，取其甘咸微寒、滋阴退热；川贝母、化痰宁嗽。二者合用，痰热可除。用葱、樟木屑、茶叶、花椒者，取其味，芳香化湿，宽胸理气，和胃降逆。诸品同食，痰热可除，釜底抽薪，神清肺净，脾升胃降，自能安然步入梦乡。

（2）竹沥贝蔻饮

原料：新鲜苦竹三尺长者十余根，白豆蔻 3g，川贝母 20g，冰糖 20g。

做法：先将新鲜苦竹放在灶火上燃烧，须将燃烧部位抬高，竹沥始能顺着竹节下流，瓶接备用，再将白豆蔻、川贝母、冰糖煎水，再滴入竹沥十来滴，候凉饮用。若预置在冰箱中冷服，效果更佳。

功能：清热化痰，健脾理气。竹沥甘寒，清热豁痰，川贝母清热化痰，二者同用，蠲除热痰之壅遏，白豆蔻宽胸快膈，化湿行气，冰糖和中健脾。诸品成饮，痰热除，湿浊化，失眠已。

6. 血虚肝郁证

[临床表现] 彻夜难眠，倘能入睡，多梦易惊醒，胸胁胀闷不舒、烦闷，但得一息为快，性情抑郁，舌质淡，脉弦细。

[调理原则] 养血安神，疏肝理气。

[药膳配方]

（1）阿胶佛手羹

原料：阿胶5g，佛手片10g，柏子仁15g，鸡肝一具，冰糖20g。

做法：柏子仁炒香，研粉，阿胶加水烊化，佛手片、冰糖加水煮开，鸡肝捏烂，粗布包裹，在佛手冰糖开水中用勺来回挤压，再倒入已烊化的阿胶中，兑入柏子仁粉，搅匀，即可食用。

功能：补血养血，安神除烦。此方补血之力颇大。阿胶、鸡肝养血补血，佛手疏肝解郁，三者协同治本；柏子仁养心除烦、安神益智而治标。标本同治，甚为妥帖，血虚肝郁失眠者宜之。

（2）桑椹茉莉饮

原料：桑椹20g，百合20g，茉莉花5g。

做法：桑椹、百合浓煎候滚，倾入盛有茉莉花之容器，加盖，静置10分钟，即可饮用。

功能：桑椹补血养肝，百合清心安神，茉莉花性温味辛，开郁、理气、和中。三品同进，补血安神开郁。

（3）龙眼薄荷茶

原料：龙眼肉（去核）20g，薄荷5g，赤砂糖10g。

做法：龙眼肉浓煎候滚，倒入盛有薄荷、赤砂糖的茶杯中，加盖，置10分钟后，即可饮用，随冲随饮，味淡为止。

功能：补益心脾，舒肝解郁。龙眼肉补益心脾，赤砂糖甘温补中，供滋血之化源，薄荷辛凉，舒肝解郁。血虚待补，肝郁待疏，头可贴枕也。

7. 脾胃不和证

[临床表现] 不得眠，食滞不化，脘腹胀闷疼痛，厌食，恶心呕吐，嗳腐吞酸，大便不爽或泄泻，酸臭难闻，口渴，舌苔黄腻，脉象弦滑有力。

[调理原则] 消积化滞，宽中快膈。

[药膳配方]

（1）山楂入寐饮

原料：山楂100g，白糖50g。

做法：山楂炒热，不使焦苦，加入白糖，掺入清水，熬煮20分钟，临睡前温服。

功能：消食和胃安眠。此方寓酸甘化阴生津之意。山楂和中消导，宽中快膈，白糖健脾和中。因停食、消化不良而致"胃不和，卧不安"，辗转反侧、难以入睡者，饮之最宜。

（2）神曲茶

原料：神曲10g，红茶末5g。

做法：神曲切成粗末，锅中微炒，勿焦，与红茶末混合，沸水浸泡，10 分钟后，即可饮用，随饮随冲，味淡为止。

功能：消滞和中，开胃健脾。此为消食化气茶，援引用治因食积不化而失眠者，堪为治本之举。神曲消导和中、宽胸快膈，红茶为发酵茶，开胃健脾，消除油腻。二者同用可治油腻食积而导致的失眠。用于痰热型抑郁症。

第三节 头 痛

头痛是指以头痛为主症的疾病。包括西医学的鼻窦炎、三叉神经痛、枕神经痛、高血压病、动脉硬化、贫血、神经官能症、血管神经性头痛以及脑震荡后遗症等。引起头痛的病因较多，六淫之邪外袭、痰浊瘀血痹阻经脉、气血阴阳亏损或情志怫郁、郁而化火均可导致头痛的发生。其治则：外感头痛以祛邪为主，内伤头痛以虚者扶正、实者攻邪为治。

一、调理原则

1. 外感头痛者饮食宜清淡，慎用补虚之品。

2. 内伤头痛虚证，以补虚为主，同时具体辨明病因和兼证等不同情况，选用性味适当的食疗方剂，配合针对病情需要的富于营养的食物，如肉类、蛋类、海味类，以及山药、龙眼、木耳、胡桃、芝麻、莲子等。

3. 内伤头痛的实证，治以攻邪。属痰湿、瘀血者，宜食有健脾除湿或活血化瘀作用的食物，如山药、薏苡仁、橘子、山楂、红糖等，慎食滋腻生湿之食物。

二、辨证施膳

1. 风寒头痛

[临床表现] 头痛连及项背，恶风畏寒，遇风痛增，常喜裹头，呈发作性，舌淡红，苔薄白，脉浮。

[调理原则] 疏风散寒。

[药膳配方] 川芎白芷炖鱼头

原料：鳙鱼（大头鳙）头 1 个，川芎 3~9g，白芷 6~9g。

做法：将川芎、白芷用砂布包，与鱼头共煮汤，缓火炖至鱼头熟透，饮汤。

2. 风热头痛

[临床表现] 头痛而胀，甚则痛如裂，发热，恶风，面红目赤，口渴喜饮，大便不畅或便秘，溲赤，舌质红，苔黄，脉浮数。

[调理原则] 疏风清热。

[药膳配方] 薄荷糖

做法：将白糖放入锅内，加水少许，以文火炼稠后，加入薄荷粉，调匀，再继续炼至不粘手时，倒入涂有熟菜油的瓷盘内，候冷，切成小块。随时吞咽。

3. 肝阳头痛

[临床表现] 头痛而眩，时作筋掣，两侧为重，常偏于一侧，心烦易怒，失眠或梦多

不宁，面红口苦，或见胁痛，舌红，苔薄黄，脉弦或弦细数。

[调理原则] 平肝潜阳。

[药膳配方] 天麻鱼头

原料：天麻 25g，川芎 10g，茯苓 10g，鲜鲤鱼 1 尾（1kg 左右）。

做法：将川芎、茯苓切片，与天麻一同放二次米泔水中，浸泡 4~6 小时，捞出天麻，置米饭上蒸透，切片；再将天麻片放入去鳞、腮、内脏之鱼腹中，置盆内，加少量姜、葱、清水，蒸 30 分钟；再按常规方法制作调味羹汤，浇于鱼上即成。佐餐服用。

4. 血虚头痛

[临床表现] 头痛而晕，面色少华，心悸气短，神疲乏力，遇劳加重，食欲不振，舌淡，苔白，脉细涩。

[调理原则] 补养阴血。

[药膳配方] 杞菊地黄粥

原料：熟地 15~30g，枸杞子 20~30g，菊花 5~10g，粳米 100g，冰糖适量。

做法：先将熟地、枸杞子煎取浓汁，分 2 份与粳米煮粥。另将白菊花用开水沏茶，在粥欲熟时加入粥中，稍煮下冰糖烊化即可。日服粥 2 次。

5. 肾虚头痛

[临床表现] 头痛且空，每兼眩晕，耳鸣，腰膝酸软，遗精带下，舌质淡，苔薄，脉沉细无力。

[调理原则] 补肾填精。

[药膳配方] 枸杞羊肾粥

原料：枸杞叶 250g，羊肉 60g，羊肾 1 个，粳米 60~100g，葱白 2 茎，盐适量。

做法：将羊肾剖开，去筋膜，洗净，切碎，羊肉治净，切碎，先煮枸杞叶，去渣取汁；用枸杞叶同羊肾、羊肉、粳米、葱白煮粥。粥成入盐调匀，稍煮即可。

6. 瘀血头痛

[临床表现] 头痛经久不愈，痛处固定不移，如锥如刺，舌有瘀斑，脉细涩。

[调理原则] 活血化瘀。

[药膳配方] 芎归炖山甲

原料：穿山甲 50~100g，川芎 6~9g，当归 9~15g。

做法：同放锅内文火炖 2~3 小时。饮汁吃肉，连服 5~6 天。

第四节 眩 晕

眩晕是指以头晕眼花为主的一种病证。轻者闭目休息片刻即可缓解；重者如坐舟车之中，旋转不定，或伴恶心呕吐，汗出，甚则昏晕欲倒。相当西医的内耳迷路病（眩晕综合征、迷路炎等）、脑动脉硬化以及高血压、低血压、神经官能症和其他某些脑部疾患有突出的眩晕症状者。其病因多为内伤所致，病理有风、火、痰、虚之别。本病治疗有从标从本之异。证急者多实，宜先治其标，可选用熄风、潜阳、清火、化痰等法；证缓者多虚，宜治其本，当补气血，养肝肾，培脾气。

一、药膳原则

1. 痰浊中阻型眩晕病者，饮食宜清淡易消化，忌食油腻、黏滞、燥热等助湿生痰生热之品。

2. 脑动脉硬化及老年人眩晕，应避免食用高胆固醇食物及过多的动物脂肪，而应多服富含维生素 C 及植物蛋白食物。

3. 肥胖病人，应节制饮食，采用低热能饮食。

4. 忌烟酒。

二、辨证施膳

1. 肝阳上亢证

[临床表现] 眩晕，耳鸣，头胀痛，烦躁易怒，面时潮红，失眠多梦，口苦口干，舌质红，苔黄，脉弦。

[调理原则] 平肝潜阳，育阴熄风。

[药膳配方] 夏枯草煲猪肉

原料：夏枯草 20g，瘦猪肉 50g，酱油、糖、醋适量。

做法：将猪肉切薄片，与夏枯草同入锅中，加水适量，用文火煲汤。将熟，加入酱油、糖、醋等调料。可作为中晚餐菜肴食用。

2. 肾精不足证

[临床表现] 眩晕，耳鸣，精神萎靡，腰膝酸软，或有遗精，滑泄，脱发，齿摇等症，舌淡嫩，脉沉细。

[调理原则] 补肾填精。

[药膳配方] 天麻猪脑羹

原料：猪脑 1 个，天麻 10g，食盐少许。

做法：将猪脑、天麻加水用文火共炖 1 小时，熬成稠厚羹汤，除去药渣，加入食盐调匀，一日内分顿连脑带汤同食。

3. 气血亏虚证

[临床表现] 眩晕，倦怠，少气懒言，动则益甚，面色萎黄，或㿠白无华，或有心悸、失眠、纳减、腹胀，舌质淡，舌体胖嫩，边有齿痕，苔薄白，脉细弱。

[调理原则] 开胃健脾，益气养血。

[药膳配方] 当归羊肉羹

原料：山羊肉 250g（切块），黄芪、党参、当归各 25g，生姜及食盐适量。

做法：将党参、黄芪、当归用砂布包裹，与羊肉同放砂锅内，加水煎煮，至肉烂时放入生姜及食盐。随意食肉喝汤。

4. 痰浊中阻证

[临床表现] 眩晕，头重而昏，周身倦怠，肢体酸胀，胸闷或时吐痰涎，纳差，泛恶，舌体胖，苔浊腻，脉弦滑。

[调理原则] 燥湿祛痰，和胃健脾。

[药膳配方] 天麻橘皮茶

原料：天麻 10g，鲜橘皮 20g。

做法：两味水煎，代茶饮。

第五节 健 忘

健忘是指记忆力减退，遇事善忘的一种病证。亦称"喜忘"、"善忘"。此证多见于西医的大脑皮质功能弱化、神经衰弱、脑动脉硬化、脑软化等病。本证多与心脾肾虚损，气血不足有关，也有因气血逆乱、痰浊阻滞经脉者。治当补益脏腑，调和气血。

一、药膳原则

1. 健忘与神经系统、脑血管病及中医之心、脾、肾有关，故治疗要根据辩病与辨证相结合的原则制定药膳方案。

2. 健忘多为思虑伤神，积久成疾，故应长期调养，同时避免劳伤心神和精神抑郁，保持精神愉快，生活规律。

二、辨证施膳

1. 心脾两虚证

[临床表现] 健忘，伴头晕眼花，心悸怔忡，失眠多梦，倦怠乏力，羸瘦少气，纳少，腹胀，大便溏稀，月经不调或崩漏下血，舌淡苔白，脉细。

[调理原则] 健脾益气，养心安神。

[药膳配方] 桂圆枣粥

原料：桂圆肉 15g，红枣 3~5 枚，粳米 100g。

做法：将原料置砂锅中加入清水，如常法煮粥，喜甜食者可加红糖少许调味。每日食 1 次，连食 15 天，也可间断食用。

2. 血瘀痰阻证

[临床表现] 健忘失眠，头晕头痛，耳鸣，乏力，手足麻木，舌暗红，有瘀点，苔厚，脉弦滑。

[调理原则] 活血化瘀，化痰醒神。

[药膳配方] 丝瓜豆腐瘦肉汤

原料：丝瓜 250g，猪瘦肉 60g，嫩豆腐 1 块，细盐、黄酒、淀粉、香葱适量。

做法：将丝瓜去皮，洗净，切成厚片；猪瘦肉洗净，切成薄片，加细盐、黄酒、淀粉勾芡拌匀；嫩豆腐切成小块。起锅加水一大碗，中火烧沸后，先下肉片，后倒入豆腐，加细盐少许。再烧开后，倒入丝瓜，沸 3 分钟，至丝瓜刚熟，加葱花即成。佐餐食用，连服 2 周左右。

3. 肾虚神衰证

[临床表现] 健忘失眠，头晕耳鸣，精神恍惚，心悸怔忡，腰酸腿软，眼花，遗尿，舌淡胖或淡暗，苔薄白，脉沉细弦。

[调理原则] 补肾益脑，通脉祛瘀。

[药膳配方] 枸杞核桃炖羊肉

原料：羊肉 125g，枸杞子 10g，核桃仁 15g，生姜 2～3 片，葱花、盐、味精适量。

做法：将原料放入炖锅，加水至被淹没。用文火炖 2～3 小时即可食用。每周 2～3 次，以冬天进食为佳，连服 3～4 周。

第六节　惊悸、怔忡

惊悸、怔忡是指病人自感心中急剧跳动，惊慌不安，不能自主的一种病证。包括西医各种心脏病所引起的心律失常、阵发性心动过速，以及甲状腺功能亢进、贫血、神经衰弱、植物神经功能紊乱、部分神经官能症等。本病的发生与体质虚弱、精神刺激及外邪入侵有关。病理变化有虚实两个方面。虚者为气血阴阳亏耗，实者有痰、火、瘀的不同。辨治应分虚实。虚者益气、养血、滋阴、温阳，实者化痰清热、活血祛瘀。无论治虚治实，均可酌情配入镇心安神之品。

一、药膳原则

1. 饮食以少食多餐为宜，不宜吃得过饱。发病期间以流食或半流食为好。

2. 平时宜食清淡而富有营养的食物，尤其是富含各种必需氨基酸的优质蛋白质、维生素 B 族和维生素 C。

3. 忌一切刺激性食物，如浓茶、浓咖啡、辣椒、胡椒粉以及烟、酒等。

二、辨证施膳

1. 心神不宁证

[临床表现] 心悸胆怯，善惊易恐，甚至坐卧不安，多梦易醒，食纳少思，舌淡红，脉弦数或虚弦。

[调理原则] 镇静安神，补心养血。

[药膳配方] 朱砂煮猪心

原料：猪心 1 个，朱砂 0.5g，味精、小葱、盐适量。

做法：取猪心剖开洗净，将朱砂放入心腔内，外用细线扎好，放至足量的清水中煮熬，直到猪心熟透为止。最后，适当加点盐与味精、小葱，以去腥味，但不宜放入八角茴香、桂皮类温燥之品。食猪心，喝汤汁，连服 3～5 天。

2. 心血不足证

[临床表现] 心悸不安，面色不华，头晕目眩，四肢无力，舌质淡红，脉象细数。

[调理原则] 健脾养心，补血安神。

[药膳配方] 龙眼肉粥

原料：龙眼肉 15g，红枣 10g，粳米 60g。

做法：将龙眼肉、红枣用清水洗净，与大米同煮成稀粥，若喜好甜食，可加少许白糖。早晚温服，连服 10～15 天。

3. 阴虚火旺证

[临床表现] 心悸不宁，心烦口干，少寐多梦，头晕目眩，耳鸣腰酸，舌淡红，脉细数或细弦。

[调理原则] 滋阴降火，镇心安神。

[药膳配方] 玉竹卤猪心

原料：玉竹50g，猪心500g，生姜、葱、食盐、花椒、白糖、香油、卤汁各适量。

做法：将玉竹拣去杂质，加水适量，用文火煎煮40分钟，取药汁；将猪心剖开，去血水，置锅中，倒入药液，加入生姜、葱、花椒，用文火煮至六成熟时捞出；锅中倒入卤汁，下入猪心，再用文火煮熟，捞出撇净浮沫，再在锅内加卤汁适量，放入食盐、白糖、味精和香油适量，加热成浓汁，将其均匀地涂在猪心里外即成。可分2分次服，每日1~2次，连服7~10天。

4. 心阳衰弱证

[临床表现] 心悸头晕，动则更甚，气短胸闷，畏寒肢冷，面色苍白，舌淡苔白，脉沉细无力。

[调理原则] 温阳益气，宁心安神。

[药膳配方] 附片蒸牛鞭

原料：黄牛鞭2根（约1kg），党参15g，枸杞子15g，制附片15g，怀山药15g，荔枝15g，桂圆肉15g，红枣10枚，猪油、料酒、盐、冰糖、鸡汤、醋、姜及葱适量。

做法：荔枝、桂圆均去壳取肉；红枣蒸熟去皮，葱、姜拍破；牛鞭用温水洗净后放入锅中煮2小时，捞出剖去尿道中白膜、杂质，切成条，用盐3g、醋2g揉搓，置清水中洗净后，再放冷水锅中煮至水沸，取出洗去膻味，放绿釉钵内，加料酒、葱、姜、鸡汤、盐和冰糖，上笼蒸至八成烂时取出，去掉葱、姜，加上制附片等药材，配以大油，上笼蒸至酥烂即可食用。酌量分次食用，每日1~2次，连服3~4周。

5. 痰湿阻滞证

[临床表现] 心悸气短，心胸痞闷胀满，痰多食少，腹胀，或有恶心，舌苔白腻或滑腻，脉弦滑。

[调理原则] 理气化痰，宁心安神。

[药膳配方] 茯苓包子

原料：茯苓30g，面粉1kg，猪肉500g，生姜、胡椒、香油、料酒、盐、酱油、大葱、骨头汤等各适量。

做法：将茯苓块放入锅内，每次加水约250ml，煎煮三次取汁，调入发酵面团中，猪肉剁馅，加酱油等调料拌匀，按常规制成包子，上笼蒸熟。酌量分次食用，每日1~2次，连服10~15天。

6. 瘀血阻络证

[临床表现] 心悸不安，短气喘急，胸中闷胀或刺痛，或面唇紫黯，舌质紫或瘀斑，脉细涩或见结代。

[调理原则] 活血通瘀，行气和络。

[药膳配方] 三七蒸鹌鹑

原料：鹌鹑1只，三七粉1~2g，食盐、味精少许。

做法：将鹌鹑去毛及肠杂，洗净切块，用三七粉同置瓷碗中，加入食盐少许，上锅隔水蒸熟，调入味精即成。食肉饮汁。每日1剂，连服7~10天。

第七节 神经衰弱

神经衰弱是指精神容易兴奋和脑力容易疲劳，常伴有情绪烦恼和一些心理生理症状的一种神经症，是神经官能症中最常见的一种疾病。发病的诱因多，起病较慢，临床表现多种多样。药膳食疗对本病的治疗或辅助治疗有重要价值。

根据其不同临床表现，本病属中医学"不寐"、"郁证"等病证范围，涉及"惊悸"、"健忘"、"虚劳"、"百合病"诸证。

一、药膳原则

1. 清淡饮食 神经衰弱患者多有情志不宁、食欲欠佳等临床表现，故饮食清淡爽口为宜，多变换花式品种，以提高病人食欲，戒忌油腻厚味之品，以防气机壅滞。蔬菜多为疏利之品，可多用之。

2. 忌辛辣助热之品 本病患者常见气郁，易化热、化火，继而伤阴耗血，所以应忌食辛辣助热之品，如辣椒、韭菜、生葱、生蒜及羊肉、狗肉等，内有积热及阴虚火旺者尤应禁食之。

3. 多食补益之品 病久伤及气血阴阳者，膳食当以补益扶正为宜，除调节主食（米、麦、豆类）外，乳类、蛋类、鱼类及畜禽肉类补益作用较好，可随证选用，但亦不可过量，原则上应补中有疏。

4. 顾护脾胃 肝气郁结，肝木侮土，而致肝脾不和，肝胃不和，宜根据脾胃情况，食以具有调理、调补脾胃功能的膳食，以防肝乘。宜食山药、大枣、莲子、茯苓、薏苡仁、扁豆、山楂之类。同时，食宜有节、易消化。对于热证者不可过于寒凉，以防伤中。

5. 睡前忌用兴奋之品 患者多伴睡眠不宁，故睡前勿饮酒、吸烟，不可过饱，不喝浓茶、咖啡，做到生活有规律，避免引起神经衰弱的诱因。

6. 宜食宁心安神之品 如龙眼肉、酸枣、桑椹、莲子、茯苓、百合等。

二、辨证施膳

1. 肝气郁结证

[临床表现]精神抑郁，善疑多虑，头晕脑涨，心烦失眠，倦怠疲乏，食少，胸闷不舒，两胁胀痛或走窜作痛；妇女则有月经不调，或乳房胀痛；舌质淡红，脉弦细。

[调理原则]疏肝解郁，健脾理气。

[药膳配方]

（1）茉莉花糖水

原料：茉莉花3~5g，白砂糖适量。

做法：上两味加清水1碗半，煎至1碗，去渣。或茉莉花沸水冲泡加适量白砂糖。

功能：茉莉花能理气开郁，辟秽和中；白砂糖性甘平，可补脾缓肝。二者相伍，共奏顺气开郁之效。不拘时频频饮之。

（2）佛香梨

原料：佛手 5g，制香附 5g，梨 2 个。

做法：将佛手、香附研末备用；梨去皮，切开剜空，各放入一半药末，合住，上锅蒸 10 分钟。

功能：佛手疏肝解郁，和中化痰；香附疏肝理气止痛。二者为伍并合以清热化痰生津之白梨，有疏肝解郁，理气化痰之效。每日 1 个，分 2 次服用。

2. 肝肾阴虚证

［临床表现］眩晕头痛，心悸失眠，烦躁易怒，腰膝酸软，舌质红，舌苔薄黄，脉沉弦细。

［调理原则］滋下清上，宁志安神。

［药膳配方］

（1）枸杞芝麻粥

原料：枸杞子 15g，黑芝麻 15g，红枣 10 枚，粳米 60g。

做法：上四味常法煮粥。

功能：枸杞子、黑芝麻味甘性平，补虚益精，为滋补肝肾之佳品；配红枣、粳米以助养血益精。此粥能补肝肾，益精血。早晚餐服食，可以常服。

（2）山茱萸煨鸭

原料：山茱萸肉 15g，老鸭 1 只。

做法：老鸭去毛及内脏后，将山茱萸纳入鸭腹内，加水及调料煨熟。

功能：山茱萸归肝肾二经，有补肝肾阴亏之功；鸭性偏阴，有滋补肝肾及利水之功。此膳有补益肝肾之效。适量饮汤食肉。

（3）桑椹膏

原料：桑椹 1000g（干品 500g），蜂蜜 300g。

做法：将桑椹洗净加水适量煎煮，每 30 分钟取煎液 1 次，加水再煮，共取煎液两次；合并煎液，以小火熬浓缩，至较黏稠时加蜂蜜，至沸停火，待凉装瓶备用。每次 1 汤匙，以沸水冲服，每日 2 次，连服 6～7 日。

功能：有滋阴养血安神之效，适用于本病肝肾阴虚证。

（4）枸杞大枣汤

原料：枸杞子 15～30g，大枣 8～10 枚，鸡蛋 2 个。

做法：放砂锅内加水适量同煮，蛋熟后去壳再共煮片刻。吃蛋喝汤。每天 1 次，连服数天。

功能：有滋补肝肾之功，适用于本病肝肾阴虚证。

（5）枸杞山药猪脑汤

原料：猪脑 1 个，山药 30g，枸杞子 10g。

做法：同放砂锅内加水炖服。每日分 2 次服，连服数剂。

功能：有滋补肝肾，益气健脾之效，适用于本病肝肾阴虚证。

3. 心脾亏虚证

［临床表现］多梦易醒，醒后难以入睡，心悸健忘，体倦神疲，面色少华，饮食无

味，舌质淡，舌苔薄白，脉细弱。

[调理原则] 补养心脾，宁志安神。

[药膳配方]

(1) 百合龙眼粥

原料：百合 15g，龙眼肉 15g，小米 50～100g，红糖适量。

做法：前三味同煮成粥，熟后将红糖调入。

功能：龙眼肉养心安神，益气健脾；百合清心安神；小米健脾养胃。此粥有养心健脾安神之效。空腹食，每日 2 次。

(2) 龙眼洋参饮

原料：龙眼肉 15g，西洋参 6g，白糖 10g。

做法：将三味放入带盖的碗中，置锅内隔水反复蒸之到成膏状。

功能：龙眼肉甘平，养心补脾安神；西洋参苦甘凉，益气养阴生津。二味相合，益气健脾，养心安神。每晚食之，每服 1 匙。

(3) 莲子芡实粥

原料：莲子（去心）、芡实各 30g。

做法：加适量粳米煮粥，熬粥时再加一巴掌大的鲜荷叶盖在水上，粥好后即可食用。每日 1 剂，早晚餐分次服用。

功能：有健脾养心安神之效，适用于本病心脾亏虚证。

(4) 龙眼肉膏

原料：龙眼肉 500g（鲜品更佳），白糖 50g。

做法：将龙眼肉放碗中加白糖，反复蒸、晾 3 次，使色泽变黑，再拌以少许白糖，装瓶备用。每日服 2 次，每次 4～5 颗，连服 7～8 天。

功能：有健脾养心安神之功，适用于本病心脾亏虚证。

(5) 百合大麦汤

原料：大麦 30～60g，甘草 9g，百合 12g，红枣 15～20g。

做法：加水适量煮汤服。每天 1 次，连服数天。

功能：有益气滋阴，养心安神之功，适用于本病心脾亏虚证。

(6) 红枣葱白汤

原料：大红枣 20 枚，连须葱白 7 棵。

做法：将枣洗净，用水泡发，煮 20 分钟，再将葱白洗净加入，继续用文火煮 10 分钟。吃枣喝汤。每天 1 次，连服数天。

功能：有益气健脾，养心安神之效，适用于本病心脾亏虚证。

(7) 莲子百合猪肉汤

原料：瘦猪肉 250g，莲子 30g，百合 30g。

做法：共放砂锅内加水煮汤，调味服食。每日 1 次，连服数日。

功能：有健脾安神之效，适用于本病心脾亏虚证。

(8) 甘麦大枣汤

原料：小麦（去壳）50g，甘草 9g，大枣 15 枚。

做法：水煎去渣服汤。每日早晚分服，连服数日。

功能：有健脾养心安神之功，适用于本病心脾亏虚证。

（9）桂圆酒

原料：龙眼肉 200g。

做法：龙眼肉放在一细口瓶中，加入 60°高粱白酒 400ml 中，密封瓶口，每日震摇 1 次，15 日后即可饮用，每次 10～20ml，每日 2 次。

功能：有健脾养心安神之效，适用于本病心脾两虚证。

4. 阴虚火旺证

[临床表现] 心烦不寐，口干津少，五心烦热，口舌生疮，舌质红，舌苔黄，脉细数。

[调理原则] 滋阴清热，宁心安神。

[药膳配方]

（1）枣竹灯芯粥

原料：炒酸枣仁 20g，玉竹 10g，灯芯草 6g，糯米 100g。

做法：先将前三味用清洁纱布包扎，放入锅内，与糯米同煮成粥，捞出纱布包即可。

功能：酸枣仁养心安神；玉竹滋阴养液；灯芯草清心火；糯米养阴益气，和中健胃。此粥有滋阴清火，养心安神之效。每日三餐时食用。服时可酌加冰糖。

（2）桑椹百合蜜膏

原料：桑椹 500g，百合 100g，蜂蜜 300g。

做法：前两味加水适量煎煮 30 分钟取液，加水再煮 30 分钟取液，两次药液合并，以小火煎熬浓缩至稠黏时，加蜜至沸停火，待凉装瓶备用。

功能：桑椹甘酸寒，滋阴补血；百合甘微寒，清心安神；蜂蜜甘平，可补中缓肝。三者共奏滋阴清心安神之效。每次 1 汤匙，沸水冲化饮用。

（3）沙参玉竹粥

原料：沙参 15g，玉竹 15g，粳米 60g。

做法：将沙参、玉竹用布包好，同粳米煮粥。每日 1 次，连服数日。

功能：有滋阴清热之效，适用于本病阴虚火旺证。

5. 肾阳不足证

[临床表现] 遗精或滑精，阳痿早泄，头昏眼花，精神委靡，记忆力减退，两腿无力，畏寒肢冷，舌质淡，脉沉弱。

[调理原则] 补肾助阳。

[药膳配方]

（1）羊脊骨羹

原料：羊脊骨 1 具，肉苁蓉 15g（洗切作片），草果 3 个，面粉适量。

做法：将前三物水煮成汤，去渣，以此汤煮面羹，加入葱、姜佐料即可。

功能：羊脊骨性甘温，骨髓填髓生精；肉苁蓉甘酸咸温，补肾助阳，益精润燥；草果温中健脾。共收温肾壮阳之功。隔日 1 次，佐餐用。

（2）麻雀粥

原料：麻雀 5 只，小米 30g，黄酒 1 杯，葱白 15cm 段，佐料适量。

做法：麻雀去毛及肚肠，洗净，用黄酒煮麻雀肉 15 分钟，加水，下米煮粥，欲熟时放入葱白、佐料。

功能：麻雀甘温，壮阳益肾，配黄酒、葱白共起温肾壮阳作用。每日1次，佐餐用。

（3）黑芝麻膏

原料：黑芝麻250g，核桃仁250g，红糖500g。

做法：先将红糖放锅中加水少许熬成稠膏，加入炒熟的芝麻、核桃仁（打碎）调匀，趁热倒入表面涂麻油的大盘中，待稍凉，压平切块。随意食用。

功能：有温补肾阳之功，适用于本病肾阳不足证。

（4）枸杞鹌鹑蛋

原料：鹌鹑蛋12个，枸杞子10g，核桃肉15g，番茄酱适量。

做法：把核桃肉放入盐开水中浸泡；枸杞子清水泡后上笼蒸5分钟；鹌鹑蛋用文火煮熟，去壳后撒上干面粉。再将鹌鹑蛋和核桃肉放入油锅炸成金黄色，把枸杞子、番茄酱等调味品加入即可食。隔日1次，连服数剂。

功能：有温补肾阳之功，适用于本病肾阳不足证。

（5）黑芝麻丸

原料：黑芝麻、核桃肉、桑椹各50g，金橘15g。

做法：将诸品共捣如泥状，做成每个9g的药丸。每日服2次，每次1～2丸，连服7～8日。

功能：有温肾助阳，补益精血之功，适用于本病肾阳虚证。

第八节　虚　　劳

虚劳是多种慢性虚弱性疾病发展到严重阶段的总称，涉及范围广。多为先天不足，后天失调，因虚致病或久病致虚，导致阴阳气血虚弱，五脏虚损，因而成劳。辨证以阴阳气血为纲，五脏诸虚为目，并掌握其相互关系及主次。治疗以补虚为基本原则，分别对气血阴阳亏虚及病损脏器进行补益。

一、药膳原则

1. 虚劳患者的膳食应以滋补性食物为主。但此类病人多脾胃虚弱，食欲不振，因此，饮食又不可过于滋腻，忌醇酒油腻黏滞之物。

2. 脾胃为后天之本，是虚劳康复的关键之一。暴饮暴食则损伤脾胃，故应饮食有节，少量多餐。

3. 虚劳属气虚、阳虚者，可适量食用辛温通阳、甘温补气的食物，忌寒凉败胃之品。阴虚血虚者，可适量食用甘寒养阴、养血生血的食物，忌辛辣燥热食物。

4. 虚劳病人，易招外邪，平素可选用一些补气药膳，以资预防。在患有外感疾病时，应停用补益膳食，以免闭门留寇，使疾病缠绵不去。

5. 在进食补益元气膳食时。不宜食用萝卜、莱菔子等散气之品。

二、辨证施膳

1. 气虚证

（1）肺气虚

[临床表现] 短气自汗，声音低怯，时寒时热，平素易感冒，舌苔白，质淡，脉弱。

[调理原则] 益气固表。

[药膳配方] 黄芪粥

原料：黄芪 30g，粳米 50g。

做法：水煮黄芪取汁，再用汁煮米做粥，晨起空腹服之。

（2）脾气虚

[临床表现] 饮食减少，食后胃脘不适，倦怠乏力，大便溏薄，面色萎黄，舌淡苔薄，脉弱。

[调理原则] 健脾益气。

[药膳配方] 人参莲肉汤

原料：白人参 10g，莲子（去心）10 枚，冰糖 30g。

做法：人参、莲子加水泡发，再加冰糖，放于蒸锅内，隔水蒸炖 1 小时，出锅，汤药皆服。

2. 血虚证

（1）心血虚

[临床表现] 心悸怔忡，失眠多梦，面色不华，舌质淡，脉细或结代。

[调理原则] 养血安神。

[药膳配方] 莲子粉粥

原料：莲子肉 50g（去皮代心），桂圆肉 30g，冰糖适量。

做法：莲子磨粉，用水调成糊状，放入沸水中，同时放入桂圆肉，煮成粥，加入冰糖，睡前服。

（2）肝血虚

[临床表现] 头晕目眩，胁痛，肢体麻木，妇女月经不调，甚或闭经，面色不华，舌质淡，脉弦细或细涩。

[调理原则] 补血养肝。

[药膳配方] 黄芪猪肝汤

原料：猪肝 500g，黄芪 60g，盐少许。

做法：以水煮猪肝及黄芪，肝熟后去黄芪，食肝饮汤，食时可加少许盐。

3. 阴虚证

（1）肺阴虚

[临床表现] 干咳咽燥，咳血，潮热盗汗，舌红少津，脉细数。

[调理原则] 养阴润肺。

[药膳配方] 百合杏仁粥

原料：鲜百合 30～50g，白米 50g，杏仁 10g，白糖适量。

做法：百合去皮，杏仁去皮尖，加水与米煮成粥，食时加糖适量。

（2）心阴虚

［临床表现］心悸，失眠，潮热盗汗，面色潮红，舌红少津，脉细数。

［调理原则］滋阴养心。

［药膳配方］莲子粥

原料：莲子肉 50g（去皮心），糯米 50～100g，冰糖适量。

做法：用水同煮莲子糯米成粥，加入冰糖。

（3）肾阴虚

［临床表现］腰酸遗精，两足痿弱，眩晕耳鸣，甚则耳聋，口干，咽痛，颧红，舌红少津，脉沉细。

［调理原则］滋补肾阴。

［药膳配方］海参粥

原料：海参 15～20g，大米 30～50g。

做法：海参切成小块，与米同煮成粥。

4. 阳虚证

（1）心阳虚

［临床表现］心悸自汗，神疲嗜卧，心胸闷痛，形寒肢冷，面色苍白，舌淡或紫暗，脉细弱或沉迟。

［调理原则］益气温阳。

［药膳配方］桂心生姜粥

原料：桂心 2g，生姜 10g，粳米 50g。

做法：先煮桂心、生姜，取汁去渣，用汁煮米成粥。

（2）脾阳虚

［临床表现］面色萎黄，食少形寒，神疲乏力，少气懒言，大便溏泻，肠鸣腹痛，每因受寒或饮食不慎而加剧，舌质淡，苔白，脉弱。

［调理原则］温中健脾。

［药膳配方］乌鸡汤

原料：雄乌鸡 1 只，陈皮 3g，良姜 3g，胡椒 6g，草果 2 个，葱、豉、酱适量。

做法：鸡去毛及内脏，洗净切块；陈皮、良姜、胡椒、草果用纱布包扎，与鸡块共炖，放入葱、豉、酱熬成汤，分数次食之。

（3）肾阳虚

［临床表现］腰背酸痛，遗精阳痿，多尿或不禁，面色苍白，畏寒肢冷，下利清谷或五更泄泻，舌质胖淡有齿印，苔白，脉沉迟。

［调理原则］温肾助阳，填补精血。

［药膳配方］附子羊肉汤

原料：炮附子 15～30g，羊肉 100g。

做法：先将炮附子用开水煮 2～3 小时，再加羊肉同炖至烂熟，食汤及肉。

第九节 便 秘

便秘是指粪便在肠内滞留过久，排便周期延长，或粪质干结，排出艰难，或经常便而不畅的病证。包括西医学中功能性便秘。便秘的产生，总属大肠传导功能失常，亦与脾胃肝肾密切相关。便秘一病，可概括为虚实两类，实者，多系燥热与气滞（即热秘、气秘）；虚者，有气虚、血虚、阳虚（冷秘）之别。便秘的治疗虽以通下为原则，但决非单纯用泻下药，实秘当以清热润肠通便、顺气导滞为治，虚秘者则以益气养血、温通开结为法。

一、药膳原则

1. 本病以肠道津亏、传导无力或气机郁滞为病理特点，故宜食清淡滑润之品，如蔬菜、水果、豆浆、麻油等。少食甘腻之品，以防滞中腻膈、助热伤津加重病情。

2. 药膳结构要做到合理。应适当增加润肠食物，如植物油类、核桃仁、松子仁、芝麻等，以及含粗纤维食物，如粗粮、麦麸食品、豆类、芹菜、韭菜等，以增加肠道的蠕动功能。并可多食产气食品，如土豆汁、萝卜等，亦可奏利便之效。

3. 排便不畅是本病的主要症状，但切不可单食泻下之品以通为快，应辨证用药。

二、辨证施膳

1. 实热秘

［临床表现］大便干结，小便短赤，面赤身热，或兼有腹胀腹痛，口干口臭，舌红，苔黄，脉滑数。

［调理原则］泄热通便。

［药膳配方］番泻鸡蛋汤

原料：番泻叶5~10g，鸡蛋1个，菠菜少许，食盐、味精适量。

做法：鸡蛋搕入碗中搅散备用。番泻叶水煎，去渣留汁，倒入鸡蛋，加菠菜、食盐、味精，煮沸即成。

2. 气滞秘

［临床表现］大便秘结，嗳气频作，胸胁胀满，脘腹痞闷，食少纳呆，或腹痛，烦热，口干。舌淡红，苔薄腻，脉弦。

［调理原则］顺气行滞。

［药膳配方］香参炖大肠

原料：木香10g，降香5g，海参10g，猪大肠1具，盐、酱油、葱、姜、味精适量。

做法：将海参泡发，洗净切片，猪大肠洗净，切细。降香、木香装入砂布袋中。锅内加水适量，入大肠，煮沸去沫，加葱姜，煮至肠将熟时，放海参、药袋，煮至大肠极软，再加适量盐、酱油。稍煮即成。

3. 气虚秘

［临床表现］虽有便意，临厕努挣乏力，难于排出，挣则汗出气短，便后乏力尤甚，

面色㿠白，神疲气怯。舌淡嫩，苔白，脉弱。

［调理原则］益气润肠。

［药膳配方］黄芪苏麻粥

原料：黄芪10g，紫苏子50g，火麻仁50g，粳米250g。

做法：将黄芪、苏子、火麻仁洗净，烘干，打成细末，倒入300ml温水，用力搅匀，待粗粒下沉时，取下层药汁备用。洗净粳米，以药汁煮粥。

4. 血虚秘

［临床表现］大便干结，面色无华，头晕目眩，心悸健忘，舌淡，脉细，或舌红少苔，脉细数。

［调理原则］养血，滋阴，润燥。

［药膳配方］柏子仁炖猪心

原料：柏子仁15g，猪心1个，酱油适量。

做法：将柏子仁放入猪心内，隔水炖熟，切片，加酱油少许即可食之。

5. 阳虚秘

［临床表现］大便艰涩，便出困难，小便清长，面色青白，四肢不温，喜热畏寒，腹中冷痛，或腰脊冷重。舌淡，苔白润，脉沉迟。

［调理原则］温阳通便。

［药膳配方］苁蓉羊肾粥

原料：肉苁蓉30g，羊肾1对，葱、姜、酱油、味精、香油各少许，淀粉适量。

做法：羊肾切开，剔去筋膜，洗净细切。用酱油、淀粉拌匀备用。锅内加水适量，下苁蓉，药熬20分钟，去渣留汁。再下羊肾入锅同煮至熟，放葱、姜、盐、味精、香油，搅匀即成。

第十节　腰　　痛

腰痛是指以腰部疼痛为主要症状的一类病证。腰痛作为病人的一种自觉症状，是临床常见证候之一，它可能出现在多种疾病的病变过程中。可见于西医学所称之肾脏疾病、风湿病、类风湿病、腰肌劳损、脊椎和脊髓疾病以及外、伤、妇科疾患等。腰痛与肾密切相关，病机有虚实不同，实者多为外感寒湿、湿热或瘀血阻滞腰部，经脉不利；虚者则为肾之精气亏虚，腰部经脉失于濡养。临床辨证治疗应掌握本虚标实主次，初起多以祛邪为主，病久则宜补肾培本。

一、药膳原则

1. 外感腰痛须用行散祛邪法，而行散之品易伤津，故宜多饮汤汁稀粥之类。

2. 湿热腰痛，忌食辛甘腻涩之品，如乌梅、石榴、蜂蜜、柠檬、枣、柿子、桂皮、姜，以免助湿增热，缠绵不愈。

3. 瘀血阻络致痛者，宜服辛散温通之品，如酒、花椒、桂片、姜、葱、茴香等。

4. 肾虚劳伤者，当用味厚滋补之品，为防其腻滞碍胃之弊，膳中应配消导、健运、之物，如莱菔子、白菜、红小豆、山楂、麦芽等。

5. 久病多虚，应适当加些益气养血补肾之品，如山药、苡米、大枣、蜂蜜等。

二、辨证施膳

1. 风寒湿腰痛

[临床表现] 腰部冷痛酸重拘急，得热则舒，阴雨天则增重，夜剧昼轻，舌苔白腻，脉沉紧或浮弦而缓。

[调理原则] 祛风逐寒，除湿通络。

[药膳配方] 胡椒树根炖蛇肉

原料：胡椒树根 100g，乌蛇肉 250g，黄酒、葱、姜、花椒、盐各适量。

做法：将胡椒树根洗净，切成 3cm 的段。将蛇剖腹，除去内脏洗净，切成 2cm 长的段。将蛇肉、胡椒树根放入锅内，加葱、姜、盐、黄酒、清水适量，文火熬至蛇肉熟透即成。

2. 湿热腰痛

[临床表现] 腰部热痛，或连髋部，得温加重，热天和雨天甚，或见烦热，口干苦，不多饮，小便短赤，舌苔黄腻，脉濡数或滑数。

[调理原则] 清热祛湿，通络止痛。

[药膳配方] 竹叶苡仁糊

原料：淡竹叶 10g，苡仁 5g，滑石 15g，山药粉 8g，白糖、清水适量。

做法：将前三味文火煮沸 30 分钟后去药渣，然后将山药粉冷水浸湿，放入砂锅内与药汁同煮沸后成糊状，入白糖适量即可。令温顿服，日 2 次，5 天为 1 疗程。

3. 痰湿腰痛

[临床表现] 腰部沉痛，疼痛面积局限，缠绵日久不愈，也可兼见胸闷泛恶，纳呆，苔白腻，脉沉滑。

[调理原则] 化痰散结，理气止痛。

[药膳配方] 蘑菇导痰汤

原料：蘑菇 10g，陈皮 10g，云苓 10g，枳实 6g，羊肾 250g，酱油、葱、姜、盐、植物油各适量。

做法：先将陈皮、云苓、枳实放入砂锅内加清水适量，煮 40 分钟，去渣，再加热，浓缩成稠药汁，再将羊肾洗净，去筋膜臊腺，切成腰花，放入碗内，同药汁拌匀备用。蘑菇温水浸泡，洗净备用。烧热锅，放植物油，将腰花下锅，爆炒至嫩熟。烹酱油加水适量煮沸，放蘑菇、葱、生姜，煮几沸出锅即可。

4. 瘀血腰痛

[临床表现] 腰部刺痛，痛有定处，拒按，昼轻夜重，或有外伤史，低热，大便色黑或秘结，舌质紫暗或有瘀斑，脉弦涩。

[调理原则] 活血化瘀，理气止痛。

[药膳配方] 当归牛肉汤

原料：当归 10g，川芎 15g，生山楂 15g，鲜牛肉 50g。

做法：先将当归、川芎入砂锅文火煮 20 分钟，取药汁，加水至 600ml，再将牛肉切成丁，山楂切片，用文火煮至牛肉熟烂后，入姜、葱、盐少许，趁热食肉喝汤。10 天为 1 疗程。

5. 肾虚腰痛

［临床表现］腰部绵绵作痛，伴有酸软无力，脉细弱或虚微。偏阳虚者则少腹拘挛，面色㿠白，手足不温，舌淡，脉沉细。偏阴虚者，则心烦失眠，口燥咽干，面色潮红，手足心热，舌红，脉细数。

［调理原则］补肾强腰，偏阳虚者温补肾阳，偏阴虚者滋补肾阴。

［药膳配方］偏阳虚者选用肉苁蓉粥。偏阴虚者选用枸杞子粥。

（1）肉苁蓉粥

原料：肉苁蓉 15g，精羊肉 100g，粳米 50g，葱、姜适量。

做法：将肉苁蓉加水 100ml，煮烂去渣，精羊肉切片入砂锅内，加水 200ml，先煎数沸，待肉烂后，再加水 300ml，加粳米，煮至米开汤稠，加入少许葱、姜，再煮片刻停火，焖 5 分钟，即可。每日早晚服食。

（2）枸杞子粥

原料：枸杞子 20g，糯米 50g，白糖适量，水 500ml。

做法：将以上原料加水置砂锅内，用文火烧至汤稠有油出现，即停火焖 5 分钟即可，每日早晚服食。

第十一节　口　臭

口臭是指张口时出气腐臭难闻，常伴有口热舌干，齿缝积垢，或牙龈肿烂，苔垢腻。中医认为本病是由胃火素旺，或湿浊蒸腾所致。治疗除平时注意口腔卫生，勤刷牙、漱口外，可配合药膳单方进行治疗。

一、药膳原则

1. 药膳或饮食宜清淡，可选用西瓜汁、芦根、乌梅、金橘饼、甜瓜子等。
2. 忌辛辣刺激及温热、肥甘食品，如胡椒、辣椒、羊肉、狗肉、牛肉、甜食等。

二、辨证施膳

胃热口臭

［临床表现］口臭，伴唇焦口干，渴喜冷饮，尿黄便秘，舌红苔黄，脉洪大或滑数。

［调理原则］清热生津和胃。

［药膳配方］

（1）参麦银花饮

原料：沙参、麦冬、金银花各 10 克。

做法：水煎代茶饮。

（2）柚子里脊汤

原料：柚子（文旦）数片，去衣取瓤，加猪肉（里脊肉）100 克，陈皮 9 克。

做法：加水煮成汤，加调味品，食肉喝汤，每日 1 剂，连服数天。

（3）黑鱼芫荽汤

原料：黑鱼1条，芫荽50克。

做法：黑鱼起肉切成鱼片，先用芫荽（香菜）50克煮汤20分钟，然后加入黑鱼片，加调味品，待熟后食鱼片喝汤。

（4）罗汉果陈皮茶

原料：罗汉果1只，陈皮6克。

做法：煎汤代茶饮服。

（5）百合绿豆羹

原料：百合、绿豆各适量。

做法：上两味加水煮羹服食，连服数日。

（6）麦门冬粥

原料：麦门冬30克，粳米100克。

做法：将麦门冬30克洗净，入锅加水煎熬，弃渣取药汁待用。粳米100克淘净放入锅内，加水适量，再将麦门冬汁和冰糖适量同入锅内，置武火上烧沸，用文火煮熟即成。

第十二节　单纯性肥胖

单纯性肥胖是指进食热量多于人体消耗量而以脂肪形式储存体内，超过标准体重的20%，并除外内分泌——代谢疾病原因者。超重20%～30%为轻度肥胖，30%～50%为中度肥胖，50%以上为重度肥胖。并随肥胖程度不同而伴有气短、易觉疲乏、嗜睡、头晕、头痛、痰多、胃纳亢进、便秘、胸胁满闷、腹胀、汗多、畏热、口干渴、多饮、口臭、性功能减退等症状。

单纯性肥胖的病因多为先天素禀或后天膏粱之疾等，一般为本虚标实两端，本虚以气虚为主，标实以痰湿壅盛、气滞血瘀、脾胃热盛多见。所涉及脏腑以肝、脾为主，亦可及肾。脾虚失运，肝失条达，逐至痰湿内生，气滞血瘀，治疗大法多为祛湿化痰，理气活血化瘀，清热泻实。

一、药膳原则

1. 控制饮食，遵循低热量、低糖、低脂肪的饮食原则。

2. 对饮食成分的摄入需注意，蛋白质摄入量不宜少于每天1kg（标准）体重，所食脂肪选不饱和脂肪酸为主和胆固醇含量低的，忌用猪油、牛油、肥肉等。减少食盐的摄入以减轻心脏负担和减少肥胖者常伴有的水钠潴留。

3. 提倡戒烟、戒啤酒，少饮白酒与果酒。限制零食，规律用餐：早餐吃好，午餐稍饱，晚餐吃少。

4. 饮食以清淡为主，不宜吃甜、咸、辛、酸等刺激食欲之品。

5. 增加运动量，促进食物消化和热量消耗，配合饮食共达热量输出大于输入之负平衡，以减少体内储存的脂肪，达到减肥目的。

二、辨证施膳

1. 痰湿困脾证

[临床表现] 体质肥胖，气短，神疲，痰多而黏稠，胸脘痞闷，纳呆，倦怠乏力，身重嗜睡，舌胖大，苔白而厚腻，脉濡缓。

[调理原则] 健脾行气，祛湿化痰。

[药膳配方] 鸡丝冬瓜汤

原料：鸡脯肉 200g（切丝），冬瓜片 200g，党参 3g。

做法：同放在砂锅内，加水 500g，以小火炖肉八成熟。余入冬瓜片，调和盐、黄酒、味精适量，冬瓜熟透即可。

2. 气滞血瘀证

[临床表现] 身体胖大，头晕头痛，胸痛胸闷，两胁胀满，走窜疼痛，舌紫暗，或有瘀斑，脉细弦涩。

[调理原则] 活血散瘀，顺气利水。

[药膳配方] 降脂饮

原料：枸杞子 10g，首乌 15g，草决明 15g，山楂 15g，丹参 20g。

做法：文火水煎，取汁约 1.5L，储于保温瓶中，作茶频饮。

3. 脾胃热盛证

[临床表现] 身体胖大，面赤或见粉刺痤疮，烦渴引饮不止，食纳超常，口舌干燥，或痰黄黏稠，或见口舌易生疮，舌质红，苔黄厚，脉洪实有力。

[调理原则] 清泄胃火。

[药膳配方] 雪梨兔肉羹

原料：兔肉 500g，雪梨 400g，车前叶 15g。

做法：雪梨榨汁，车前叶煎取汁 100ml，兔肉煮熟后，加梨汁、车前药汁及琼脂同煮，成羹后入冰箱，吃时装盘淋汁即可。

第十三节　腰肌劳损

腰肌劳损是一种以经常腰肌部位酸痛，腰部活动受限，局部沉重乏力为临床特征的慢性劳损性疾病。一般在活动、劳动、久坐、久站后症状明显。检查腰肌部，除有不同程度压痛外，无特殊发现。中医认为，本病与腰肌长期劳累引起损伤有关，其病机多责之于肾虚精亏。治疗可配合药膳治疗，而注重于壮腰补肾。

一、药膳原则

1. 多吃补肾壮腰药膳和食品，食品如核桃、栗、里脊肉、虾、韭菜、枸杞菜、猪腰、羊肉、狗肉、牛肉等。

2. 适当配合食用具有活血、理气、通络作用的食品，如山楂、油菜、丝瓜、芝麻、金橘饼等。

3. 药膳和食品宜偏温燥，不宜生冷多湿，可饮少量低度酒、黄酒，忌烟。

二、辨证施膳

肾虚腰损

[临床表现] 腰部酸痛，劳累、活动后明显，下肢沉重乏力，或伴头昏，耳鸣，脉沉细或细弱无力。

[调理原则] 补肾壮腰。

[药膳配方]

1. 枸杞羊肾粥

原料：鲜枸杞叶 50g（洗净，切碎），羊肾 2 只（洗净，去筋膜臊腺，切碎），大米 250g。

做法：加水适量，用小火煨烂成粥，调味食用。

2. 猪腰汤

原料：杜仲 30g，猪腰子 1 对（切开去白筋）。

做法：加食盐少许炖汤服，每日 1 剂，连饮 7～10 天。

第十四节 黄 褐 斑

黄褐斑是一种颜面部局限性淡褐色或褐色色素改变的皮肤病，以皮损对称分布，形状大小不定，无自觉症状为临床特征，男女皆可发病，多见于孕妇或经血不调的妇女，以及某些慢性病患者，皮损日晒后加重。药膳可作为本病综合调治措施之一。

本病中医亦名"黄褐斑"，又称"黧黑斑"、"肝斑"、"蝴蝶斑"、"面皮干黚"。

一、药膳原则

1. 多食富含维生素 C 和维生素 E 的食物，如蔬菜、山楂、橘子、鲜枣等。
2. 少食脂肪、油腻、黏滞、辛辣、酸涩的食品。
3. 不宜食海腥发物，忌烟酒。

二、辨证施膳

1. 肝郁气滞证

[临床表现] 皮损为浅褐色至深褐色斑片，大小不定，边缘不整，呈地图状或蝴蝶状，对称分布于目周、颜面，可伴胁肋胸痞，烦躁易怒，纳谷不香，女子月经不调，经前斑色加深，两乳作胀，舌苔薄白，脉弦滑。

[调理原则] 疏肝解郁。

[药膳配方]

（1）消斑汤

原料：丝瓜络 10g，白茯苓 10g，僵蚕 10g，白菊花 10g，珍珠母 20g，玫瑰花 3 朵，红枣 10 只。

做法：每日 1 料，煎浓汁饮用。

功能：丝瓜络甘平，入肺胃肝经，祛风通络，解毒化痰；茯苓甘淡平，入心脾肾经，利水渗湿，健脾安神；白菊花疏散风热，清热解毒；僵蚕祛风止痛，解毒散结；珍珠母清肝明目；玫瑰花行气解郁，活血止痛。诸药配合则祛风解毒，行气解郁，清肝通络，散结祛斑，可辅助治疗黄褐斑。分 2 次饭后服用，10 天为 1 疗程。

（2）槟榔露酒

原料：槟榔、陈皮各 20g，青皮、玫瑰花各 10g，砂仁 5g，冰糖适量，黄酒 1500ml。

做法：上诸药与酒同置锅内，盖严，文火蒸 20 ~ 30 分钟，滤除药渣后贮存备用。

功能：玫瑰花行气解郁，活血止痛；青皮、陈皮疏肝理气，消积化滞；槟榔行气利水；砂仁辛温，入脾胃经，行气化湿。诸药合用则疏肝解郁，理气活血，可辅助治疗黄褐斑。每日 2 次，每次温服 15 ~ 25ml。

（3）桑芽粥

原料：桑芽（新鲜）30g，粳米 50g，白糖适量。

做法：将桑芽（桑枝幼嫩部分）倒入锅中，加 20 倍水煎煮 20 分钟，倒出药液，粳米淘洗干净，加药液及适量水，武火烧沸，改文火慢慢熬煮。待粥成后，加入白糖适量，调匀即可。每日 2 次，每次 1 碗。

功能：有祛风清热，行气解郁之效，适用于黄褐斑的辅助治疗。

（4）桂枝茯苓酒

原料：桂枝、茯苓、牡丹皮、桃仁、芍药各 30g，加白酒 1800ml。

做法：各料与白酒密闭浸泡 10 ~ 15 天即成。每日 2 次，每次温服 20ml。

功能：健脾通脉，活血消癥，适用于黄褐斑证属血瘀者。

（5）桃花白芷酒

原料：桃花 150g，白芷 30g。

做法：以上 2 味浸入 1000ml 白酒中，1 周后服用。每日 2 次，每次温服 10 ~ 20ml。

功能：活血疏风，适用于黄褐斑证属血瘀者。

（6）牛胆酒

原料：羊胆、牛胆各 1 枚，白酒 500ml。

做法：以上共入锅中，煎煮至沸，冷却备用。适量饮用。

功能：有清热解毒解郁化痰之效，适用于各型黄褐斑的辅助治疗。

2. 肝脾不和证

[临床表现] 皮损多为栗皮色、地图状斑片，边缘不整，对称分布于两颧、目下、鼻周、口周，伴胸脘痞闷，两胁作痛，腹胀便溏，妇女经血不调，舌苔白腻，脉弦滑。

[调理原则] 疏肝健脾。

[药膳配方] 香附茯苓鸡

原料：香附 15g，茯苓 15g，枳壳 10g，金橘饼 20g，鸡 1 只。

做法：鸡洗净后去脏杂，把香附等放入鸡腹中，隔水蒸熟，去药渣。

功能：方中香附辛、微苦、微甘、平，入肝脾三焦经，疏肝理气，调经止痛；茯苓甘淡平，入心脾肾经，健脾利湿，宁心安神；枳壳苦辛，微寒，入脾胃大肠经，行气宽中；金橘辛甘温，理气解郁；鸡甘平，入脾胃经，健脾益气，添精补髓。诸味合用疏肝解郁，健脾益气，理气宽中。可辅助治疗肝脾不和的黄褐斑。适量喝汤吃鸡肉，食后含咽金橘饼。每周 1 次。

3. 劳伤脾胃证

［临床表现］皮损为灰黑色斑片，状如蝴蝶，对称分布于鼻翼、前额、口周，边界模糊，自边缘向中央逐渐加深，伴短气乏力，腹胀纳差，或宿有痰饮内停，舌质淡，舌苔腻，脉弦滑。

［调理原则］益气健脾。

［药膳配方］

（1）红颜酒

原料：红枣 120g，核桃肉 120g，杏仁 30g，蜂蜜 100g，酥油 70g，白酒 1000g。

做法：将杏仁泡去皮尖，煮四、五沸晒干，与核桃肉、红枣分别捣碎，用白酒将蜜、油溶开入瓶，将前 3 药入酒内浸泡 7 日后取出。

功能：红枣甘平，入脾胃经，补中益气，健脾养血；核桃仁甘温，入肾肺大肠经，补肝肾，温肺润肠；杏仁苦微温，入肺大肠经，可止咳平喘，润肠；蜂蜜补中润燥。诸药合用则益气健脾，滋补肝肾，养血润燥。每日早晚空腹服用 2～3 小杯。

（2）地黄苓桂酒

原料：干地黄、茯苓、桂心、干姜、泽泻、川椒各 100g，白酒 3000ml。

做法：上药和酒一起放入锅中，煎煮至沸，取出放凉备用。或将上药放入酒中，密闭浸泡 15～20 天。

功能：茯苓、泽泻健脾利湿，肉桂温阳通脉，干地黄补血滋阴，干姜、川椒温中健脾。诸药合用则健脾利湿，温阳气，滋阴血，可用以黄褐斑的辅助治疗。每日 2 次，每次温服 15～20ml。

（3）五白糕

原料：白扁豆 50g，白莲子 50g，白茯苓 50g，白菊花 15g，白山药 50g，面粉 100g，白糖 100g。

做法：将前 5 味洗净，烘干，磨成细面，与面粉调匀，加水和面，或加鲜酵母令其发酵，发好后揉入白糖，上笼武火蒸 30 分钟，出笼后切成块状。

功能：白扁豆甘微温，入脾胃经，健脾化湿；莲子甘涩平，入心脾肾经，健脾益肾，固精；茯苓甘淡，入脾肺经，健脾除湿；山药甘平，入脾肺肾经，益气养阴，补肺肾；菊花甘苦辛，微寒，入肺肝经，疏散风热，清热解毒。诸药合用则健脾益肾，散风除湿，增白润肤，可用于妇女面部黄褐斑。可作主食，适量食之。

（4）三米桂圆汤

原料：薏苡仁 30g，紫米 80g，糯米 80g，龙眼肉 25g，红枣 9 枚，红糖 25g。

做法：前 3 味淘洗干净，红枣去核洗净，切成 4 瓣。3 种米加适量清水煮沸，待米煮至开花，加入红枣、龙眼肉、红糖煮成粥。每日早晚分服，冬季可食稠粥，夏季可食稀粥。

功能：补气益血，健脾开胃，适用于劳伤脾土型黄褐斑的辅助治疗。

（5）莲子萸肉糯米汤

原料：莲子 30g，山茱萸 15g，糯米适量。

做法：加适量水，文火煮熟即可，顿服。

功能：补肾健脾驻容，适用于黄褐斑证属脾肾亏虚者。

（6）大枣芹菜桂圆汤

原料：大枣、芹菜根适量，龙眼肉20g。

做法：以上一起洗净煮汤，经常适量饮服。

功能：健脾养血，适用于黄褐斑的辅助治疗。

（7）五香奶茶

原料：牛奶、茶叶、白砂糖、蜂蜜、杏仁、芝麻各适量。

做法：将杏仁、芝麻研成细末，熬好奶茶后，放入杏仁、芝麻末，调入白砂糖、蜂蜜即可，作早点或加餐食用。

功能：补脾肾，驻容颜，适用于黄褐斑的辅助治疗。

（8）姜乳蒸饼

原料：生姜500g，面粉适量。

做法：取鲜生姜捣碎，绞取汁液，澄去上层黄清液，取下层白而浓者，阴干，刮取其粉（名为"姜乳"）。每日用姜乳粉适量与面粉拌和做饼蒸熟，清晨空腹服食1~2块。

功能：有驻颜之功，可用于黄褐斑的辅助治疗。

（9）观音面茶

原料：黑芝麻、藕粉、粳米、白糖、淮山药各500g。

做法：将芝麻、粳米、山药分别炒熟，研成细末，过筛，取细粉。将其细粉与藕粉、白糖混匀，瓷罐收藏，每次取30g，白开水冲调服食，作早点或中间加餐用。

功能：补肝肾，益脾肺，养精血，驻容颜，黑须发，可用于黄褐斑的辅助治疗。

4. 肾水不足证

[临床表现] 皮损为黑褐色斑片，大小不定，形状不规则，边缘清楚，多以鼻为中心，对称分布于颜面，伴头眩耳鸣，腰酸腿软，五心烦热，男子遗精，女子不孕，舌质红，少苔，脉细数。

[调理原则] 滋阴补肾。

[药膳配方]

（1）猪肾山药粥

原料：猪肾1对（去筋膜、臊腺，切碎），粳米200g，山药100g（去皮切碎），薏苡仁50g，盐、味精适量。

做法：将切碎的猪肾烫去血水后，与山药、薏苡仁、粳米加水适量，小火煨烂成粥，加入适量盐及味精，分顿食用。

功能：方中猪肾甘咸平，入肾经，补肾阳，益精血；山药甘平，入脾肺肾经，益气养阴，补脾肺肾；薏苡仁甘淡，健脾渗湿；粳米甘平，入脾胃经，补中益气，健脾和胃。诸药合用则益肾健脾，滋阴养精，可辅助治疗黄褐斑。早餐适量食用。

（2）核桃豆浆

原料：核桃仁30g，牛奶200g，豆浆200g，黑芝麻20g，白糖适量。

做法：将核桃仁、芝麻放入小石磨中，边倒边磨，磨好后，均匀倒入锅内煎煮，再加入牛奶、豆浆，煮沸后加入少量白糖。

功能：核桃仁甘温，入肾肺大肠经，补肝肾，温肺润肠；黑芝麻甘平，入肝肾肺经，补肝肾，养五脏，生津润肠；豆浆甘温，补益气血；牛奶甘温，入肺胃经，补虚损，益肺胃，生津润肤。诸味合用则补肝肾，润五脏，益气血，可辅助治疗黄褐斑。每日早晚各服 1 次。

（3）固本酒

原料：生地、熟地、麦冬、天冬、茯苓、人参各 30g，白酒 1600ml。

做法：上诸药与酒同置于锅内，盖严，文火蒸 20～30 分钟，滤除药渣备用。

功能：生、熟地补肾滋阴养血，清热凉血；麦冬、天冬养阴润肺，益胃生津，清心除烦；茯苓、人参补中益气。诸药合用则滋肾益阴，补气养血，消斑悦颜。每日不拘时适量饮，勿醉。

（4）枸杞叶粥

原料：枸杞叶 20g，葱白 7 根，薤白 6g，豆豉 10g，粳米 50g。

做法：以上一起同入锅中，加水适量煎煮 20 分钟，纱布过滤弃渣。粳米淘洗干净，加药液及适量水，武火烧沸，改文火慢慢熬煮，待成粥后，加调味品适量。每日 2 次，每次 1 碗。

功能：补肾益精，适用于黄褐斑证属肾水不足者。

（5）脂桃膏

原料：补骨脂 300g，核桃仁 600g，蜂蜜适量，黄酒 1 瓶。

做法：补骨脂用黄酒泡 1 日后，取出研为细末待用；核桃仁温水泡，去皮捣如泥状；蜂蜜入锅内煎 1～2 沸，加前 2 味搅拌均匀即成。空腹用黄酒调服 1 汤匙，不胜酒力者温开水服亦可。

功能：补肾滋阴，洁颜乌发，可用于黄褐斑的辅助治疗。

（6）黑豆补骨脂膏

原料：黑豆 500g，补骨脂 300g。

做法：以上洗净，加水煎煮，去渣取汁，煎至稠膏状。用时先含口中不咽，片刻再饮下，每日数次不限。

功能：补益肝肾，可用于黄褐斑的辅助治疗。

（7）胡辣海参汤

原料：水发海参 750g，鸡汤 750g，香菜 20g，酱油、食盐、味精、胡椒粉、香油各适量，料酒 15g，葱 20g，姜 6g，猪油 25g。

做法：海参轻轻刮去腹部黑色物，洗净，切成大片，放入沸水中漂净，捞出沥干水分。葱洗净切成段，生姜洗净切成末，香菜洗净切为寸段。猪油放入锅中烧热，入葱段、胡椒粉稍加煸炒，入料酒、鸡汤、食盐、酱油、味精、生姜，然后把海参片放入汤内，煮沸后打去浮沫，调好味，淋入香油，盛入大汤碗内，撒上葱花和香菜即成。佐餐食用。

功能：补肾益精，养血润燥，适用于肝肾亏损，精血不足的黄褐斑。

（8）天冬饼

原料：天冬 500g，白蜜 60g，芝麻 12g，黑黄豆粉 500g。

做法：天冬加水浓煎，取汁 300ml，加蜂蜜熬炼，再入芝麻、黑黄豆粉，和捏为饼（直径 9cm，厚 1.5cm），蒸熟，或烘烤熟。每次吃 1 饼，嚼烂，温酒送服。1 日 3 次。

功能：补肝肾，滋阴精，荣颜乌发，可用于黄褐斑的辅助治疗。

第八章 性亚健康的药膳食疗

第一节 阳 痿

　　阳痿是一种阴茎勃起功能障碍的病证。通常指在性刺激和性欲的情况下，阴茎不能勃起，或虽勃起但勃起不坚，或勃起不能维持一定时间，以致不能完成性交者。本病分为功能性和器质性两种，功能性多为精神因素所致，如由恐惧、担忧的心理状态而发生，或夫妇之间感情淡薄、性环境不佳等。器质性因素指各种疾病造成者，如睾酮分泌不足或生殖器病变等。据统计80～90%为功能性阳痿，10～20%为器质性阳痿。中医认为阳痿多与肝、肾、心、脾有关，但与肾的关系最为密切，肾精亏虚、命门火衰是导致阳痿的主要原因和基本病机，也有因肝气郁滞、心脾两虚、湿热下注所致者。故在进行食疗药膳时当以此辨证施食。

一、药膳原则

　　1. 阳痿病人，除阴虚火旺证外，宜选用性温善补心肾之饮食，不少动物的生殖器官内含雄性激素，有益肾壮阳之功，可作为食疗餐品。经常服用，有协助治疗功效。

　　2. 本证的膳食治疗应因势利导，缓以图功。不可因病人治病心切而给予服食大量壮阳助火药物，以免饮鸩止渴，造成更大失误。

　　3. 平时膳食可选用营养丰富、易于消化的食物，如蛋类、骨头汤、禽畜瘦肉、大枣、山药、莲子、核桃、新鲜蔬菜等。应忌食破气消积的药物或食物，如瓜类、冷饮等。

　　4. 服用补气类药膳时，应忌食破气消积的药物或食物，如萝卜、莱菔子、青皮、三棱、莪术等。在遇有外感疾病未愈时，亦不宜进食滋补类食物，以免留恋病邪。

二、辨证施膳

1. 命门火衰证

　　[临床表现] 阴茎痿软，勃起困难，腰膝酸软，畏寒肢冷，精冷滑泄，小便清长，舌质淡，脉沉迟。

　　[调理原则] 补肾壮阳。

　　[药膳配方] 龟鹿补肾酒

　　原料：鹿角胶12g（烊化），炙黄芪18g，熟地20g，淫羊藿10g，益智仁10g（打碎），枸杞子12g，巴戟天15g，肉苁蓉12g，阳起石15g（打碎），麻雀4只（去毛及内脏焙干入药），狗鞭2条。

做法：取以上方药两个剂量，加高粱酒3000ml，密闭浸泡20日以上即可服用。每日服两次，根据酒量，每次30～40ml，午晚分服。

2. 心脾两虚证

［临床表现］阴茎不举，或举而不坚，精神不振，面色少华，心悸怔忡，胆怯多疑，纳食减少，夜寐不安，舌淡，苔薄，脉细无力。

［调理原则］补益心脾。

［药膳配方］*莲子茯苓汤*

原料：莲子150g，茯苓100g，白术10g，桂花50g，白糖400g。

做法：将莲子、茯苓、白术洗净，加入适量水炖煮，待熟时加入桂花、白糖稍煮片刻即可食用。食莲子饮汤，午晚各一次，10日为一疗程。

3. 湿热下注证

［临床表现］阴茎痿软，勃而不坚，阴囊潮湿，遗精滑泄，或出白浊，小便短赤，余沥不下，舌红，苔黄腻，脉滑数。

［调理原则］清热利湿。

［药膳配方］*苦瓜塞肉*

原料：苦瓜200g，肉馅150g，鸡蛋30g，黄酒10g，生姜10g，食盐、葱及调料适量。

做法：先将肉馅加入鸡蛋、黄酒、食盐、葱、姜末等拌匀；再将苦瓜去瓣、洗净。肉馅塞入苦瓜中，切成段；然后加入黄酒、油等调料焖烧至熟后即可食用。

4. 肝郁气滞证

［临床表现］阴茎不举，性欲淡漠，胸闷不舒，常喜叹息，咽干口苦，或夫妻不和，情志忧郁，舌淡，脉弦。

［调理原则］疏肝解郁。

［药膳配方］*青皮牛肉汤*

原料：青皮30g，牛肉150g，大蒜、葱、食盐等调味品适量。

做法：将牛肉洗净，切片，加入适量水与青皮一并炖煮，至牛肉熟烂后调味服食，食肉饮汤。

5. 恐伤肾气证

［临床表现］因受惊恐所致阴茎痿软，心悸易惊，胆怯多疑，夜寐不安，舌淡红，脉弦。

［调理原则］益肾宁神。

［药膳配方］*磁石远志猪肾汤*

原料：磁石30g，远志6g。猪肾1个（切片）洗净。

做法：磁石、远志用纱布2层包好，和猪肾一起煲汤，汤成后去磁石、远志，加盐少许调味，饮汤食猪肾。

第二节 早 泄

早泄西医学亦称为早泄。是指阴茎勃起不久后未经接触对方生殖器官即产生射精，或是插入阴道后未经抽动即射精，随后阴茎勃起消退，以致常不能完成性交的全过程而中止者。本病的病因有两方面，一是精神因素，如婚前性交的紧张情绪，造成过度恐惧焦虑而使射精失控；或性交环境不当，使性生活过度仓促紧张而形成不良的条件反射。二是由于器质性因素，如外生殖器的泌尿道感染，容易引起生殖器官的充血，增强了性刺激的敏感性而至射精过早。中医认为肾虚精关失固是导致本病的主要病因和基本病机。肾气虚损，固摄无权，或肾精不足，阴虚火旺，熏灼精室，均可导致早泄。此外湿热下注，扰动精室或心脾气虚。不能摄精，亦可导致早泄。

一、药膳原则

1. 相火偏旺或阴虚有热者切记不可温补及食用助阳动火食品。一般膳食内容仍以清淡适口富于营养之食物为宜。

2. 食疗的过程一般较长，应循序渐进，坚持不懈，不应急于求成。在患有外感疾患时应停止补益膳食。

3. 虚证病人的进补应长期、和缓、有计划地进行，不可峻补或超过剂量大量进补，以免适得其反。亦不可轻信误传偏方，损害自身。

二、辨证施膳

1. 肾气不固证

[临床表现] 早泄，性欲减退，泄后疲乏，腰膝酸软，小便频数，舌淡，苔薄，脉弱。

[调理原则] 补肾固涩。

[药膳配方] 羊肉固精汤

原料：羊肉500g，仙茅、金樱子各15g，生姜12g，大蒜9g，食盐及调味品适量。

做法：将羊肉切块，生姜切片，与上药加适量水一同炖汤，至熟烂后调味服食，食肉饮汤。

2. 阴虚阳亢证

[临床表现] 早泄，遗精，阴茎易举，腰膝酸软，五心烦热，潮热盗汗，舌红，少苔，脉细数。

[调理原则] 滋阴潜阳。

[药膳配方] 鳖肉二母汤

原料：鳖一只（约500g），知母15g，贝母12g，熟地15g，山药15g，生姜15g，大蒜、葱、食盐、花椒、味精等调味品适量。

做法：将鳖杀后去壳，取肉切块；生姜切片。上方加适量水一同炖煨，至熟烂后调味服食。

3. 肝经湿热证

[临床表现] 早泄，阴茎易举，阴部汗出，口苦纳呆，少腹胀痛，小便黄赤，舌红，苔黄腻，脉弦数。

[调理原则] 清利肝经湿热。

[药膳配方] 苦瓜清热汤

原料：苦瓜150g，食盐、生姜、大蒜、味精等适量。

做法：将苦瓜洗净，剖开去瓣，切片，加适量水煎煮，熟后调味服食。

4. 心脾两虚证

[临床表现] 早泄，肢体倦怠，面色少华，心悸气短，失眠多梦，舌淡，少苔，脉细无力。

[调理原则] 补益心脾，益气固精。

[药膳配方] 杞子南枣煲鸡蛋

原料：枸杞子15~30g，南枣6~8个，鸡蛋2只。

做法：先将鸡蛋煮熟去壳，然后与杞子、南枣同煮。食蛋饮汤，每日或隔日1次。

第三节　遗　精

遗精相当于西医学的性神经衰弱症，是指男子青春期后，以不因性交或手淫而频繁发生精液外泄的一种疾病。有梦遗与滑精之分，有梦而遗精的谓之梦遗，无梦而遗精，甚至清醒时精液自出者谓之滑精。中医认为，本病因肾失封藏所致，本病的食疗药膳当以补肾固精为基本大法。因为不论何种原因引起的遗精，均累积于肾，久遗则耗精伤肾，形成肾亏、阴阳两虚，治当阴中求阳，或阳中求阴。对邪实之证应当辨证选食。

一、药膳原则

1. 本病宜食具有益气、涩精、止遗、补肾之功的食物，如芡实、核桃、山药、猪肾等。

2. 若为湿热下注者当多食清热利湿之品。

3. 少进烟酒、茶、椒、葱等食物。

二、辨证施膳

1. 肾虚不固证

[临床表现] 遗精频作，甚则滑泄无禁，腰膝酸软，眩晕耳鸣，精神萎靡，畏寒肢冷，夜尿频多，或阳痿早泄，舌质淡、苔白，脉沉细。

[调理原则] 补肾温阳，涩精止遗。

[药膳配方] 杜仲猪腰汤

原料：杜仲30g，猪肾2个，核桃肉30g，生姜12g，食盐、大蒜、葱味精等适量。

做法：将猪肾去筋膜、剖开洗净，切成腰花，与上药共同加水炖煮，至熟后调味即可。食腰花、核桃肉，饮汤。

2. 阴虚火旺证

［临床表现］多梦遗精，夜寐不安，阳事易举，心中烦热，头晕耳鸣，面红升火，口苦口干，舌红，苔黄，脉细数。

［调理原则］滋阴降火。

［药膳配方］牡蛎知母莲子汤

原料：生牡蛎 20g，知母 6g，莲子 30g，白糖适量。

做法：将生牡蛎、知母放砂锅内，加适量清水，小火煎煮半小时，滤取汁液，去药渣；洗净莲子，热水浸泡一小时；将药汁与莲子连同浸液一同放锅内小火炖至莲子熟烂，加白糖食用。

3. 湿热下注证

［临床表现］梦遗频作，甚至尿后精液外流；小便短黄而混，或热涩不爽，口苦烦；舌红，苔黄腻，脉滑数。

［调理原则］清热利湿。

［药膳配方］栀子莲子粥

原料：栀子仁 5g，莲子心 10g，粳米 100g。

做法：将栀子仁研末，先煮粳米、莲子心，待粥将成时，调入栀子仁末，稍煮即可，或加入白糖适量，早晚服食。

4. 心肾不交证

［临床表现］多梦纷纭，遗精频作；心烦咽干，心悸，头晕耳鸣，腰膝酸软，潮热盗汗；舌红，苔薄黄，脉细数。

［调理原则］滋阴清火，交通心肾。

［药膳配方］莲子百合瘦肉汤

原料：莲子肉 30g，百合 30g，猪瘦肉 200g，生姜 12g。大蒜、葱、食盐、味精等适量。

做法：将生姜、猪瘦肉切片，与上方加水一并炖煮，至熟烂后调味服食，食肉饮汤。

第四节　更年期综合征

妇女在更年期，出现与绝经有关的一些症候，如头晕、耳鸣、烘热、汗出、心悸、失眠、烦躁易怒、潮热，或面目下肢浮肿、纳呆、便溏，或月经紊乱、情志异常等，称为更年期综合征（或称绝经前后诸证）。这些症候往往轻重不一，参差出现，持续时间或长或短。其病因主要为绝经前后肾气渐衰，冲任二脉益弱，天癸渐竭，生殖能力降低或消失，部分妇女由于素体差异及生活环境影响，不能适应这种生理变化，使阴阳失去平衡，气血不相协调而致。

根据更年期综合征的临床表现，可属于中医的"绝经前后诸证"。对男性更年期综合征，中医无相应病名记载，但有与其相似的描述。

一、药膳原则

1. 适当控制总热量。更年期后各种活动减少，人的基础代谢率低，故热能总需要会降低。

2. 多食含蛋白较高的食品，如鸡、鸭、鱼、肉、乳及大豆、花生等。

3. 少食油腻及含脂肪较高的食物。

4. 合理选择碳水化合物，少吃糖，应以易消化吸收的粮食为主，可多配些薯类食品，以防便秘。

5. 减少盐的摄入，注意补充锌和钙。

6. 多吃绿色和黄色蔬菜水果。

二、辨证施膳

1. 肾阴虚证

[临床表现] 头晕，耳鸣，烘热，汗出，五心烦热，腰膝酸痛，或月经紊乱，经量时多时少，或皮肤干燥瘙痒，口干，便结，舌红，少苔，脉细数。

[调理原则] 滋养肾阴，佐以潜阳。

[药膳配方]

(1) 清蒸杞甲鱼

原料：甲鱼1只，枸杞子15g。

做法：先将甲鱼去内脏洗净，再将枸杞子放入甲鱼腹内，加葱、姜、蒜、盐、糖等调料少许，放锅上清蒸，待熟后食肉饮汤。

功能：滋补肝肾。甲鱼益气补虚，滋阴养血，枸杞子性味甘平，滋肝益肾。故凡肝肾亏损，阴虚内热，虚劳骨蒸等，可作补虚食疗之品。

(2) 枸杞炒肉丝

原料：枸杞子30g，瘦猪肉100g，青笋30g，猪油、食盐、味精、酱油、淀粉各适量。

做法：先将肉、笋切成丝，枸杞子洗净，将锅烘热，放入猪油烧热，投入肉丝和青笋爆炒至熟，放入其他佐料即可。一日一料。

功能：滋补肝肾。枸杞子滋肝益肾，青笋味苦寒平，利五脏，补筋骨，开膈热，通经脉，明眼目，利小便。故凡肝肾阴虚，头晕耳鸣，胸膈烦热，小便不利者，皆可作辅助食疗。

(3) 生地黄精粥

原料：生地30g，黄精（制）30g，粳米30g。

做法：先将前两味水煎去渣取汁，用药汁煮粳米为粥，早晚服。食时可加糖少许。

功能：滋阴清热，补气养血。生地甘寒，滋阴清热，黄精甘平，补中益气，润心肺，安五脏，填精髓，助筋骨。凡诸因所致阴阳气血不足者，都可服食。

(4) 鲜百合汤

原料：鲜百合50g，枣仁15g。

做法：先将百合用清水浸一昼夜，枣仁水煎去渣取汁，将百合煮熟，连汤服用。睡前服之为宜。

功能：清心滋阴安神。百合清心安神，养脏益智，枣仁养心安神。本品补益而兼清润，补无助火，清不伤正。内有虚火之人宜食之。

（5）燕窝汤

原料：燕窝 3g，冰糖 30g。

做法，取燕窝放入盅内，用 50℃的温水浸泡至燕窝松软时，出盆沥干水分，撕成细条，放入干净的碗中待用。锅中加入清水约 250g，下冰糖，置文火上烧开溶化，撇去浮沫，用纱布滤除杂质，倒入净锅中，下燕窝，再置文火上加热至沸后，倒入碗中即成。

功能：生津养血。燕窝甘平，养阴滋液，润燥泽枯，生津益血，与冰糖煮汤，为养阴益血补虚之佳品。

2. 肾阳虚证

［临床表现］面色晦暗，精神萎靡，形寒肢冷，腰膝酸软，大便溏薄，或月经量多色淡，面浮肿胀，夜尿多，或带下清稀，舌淡体胖，苔薄白，脉沉细无力。

［调理原则］温肾扶阳，佐以温中健脾。

［药膳配方］

（1）附片鲤鱼汤

原料：制附片 15g，鲤里 1 条（500g）。

做法：将鲤鱼去鳞杂，洗净待用。用清水煎煮附片 1～2 小时，取汁去渣，再用药汁煮鲤鱼，待鱼熟时，加入姜末、葱花、盐、味精等调味品。食之。

功能：温肾利水。鲤鱼甘平，能利小便治诸水肿，附片温肾阳，祛寒止痛。故凡肾阳虚弱，腰膝酸冷，大便溏薄，面目浮肿者，皆可用之。

（2）二仙烧羊肉

原料：仙茅 15g，仙灵脾 15g，生姜 15g，羊肉 250g，盐、食油、味精各少许。

做法：先将羊肉切片，放砂锅内入清水适量，再将仙茅、仙灵脾、生姜用纱布裹好，放入锅中，文火烧羊肉烂熟，入佐料即成。食时去药包，食肉饮汤。

功能：温补肾阳。二仙温肾阳；羊肉性甘温，有补益精气的作用。全方既能温阳散寒，又健脾益气。凡下焦虚寒者即可服食之。

（3）枸杞羊肾粥

原料：枸杞子 30g，羊肾 2 对，羊肉 250g，葱 1 茎，五味佐料适量，粳米 50g。

做法：将羊肾去膜洗净，羊肉切块。枸杞子、羊肾、羊肉并入佐料，放入锅中同煮汤，或下米成粥。晨起作早餐食用。

功能：补肾助阳，填精益髓。枸杞子滋肾填精，羊肉甘热，补虚劳，益气血，加入羊肾旨在补肾助阳。凡大病、久病、五劳七伤而引起的腰膝酸软、神疲乏力者，即可服食此粥，以促其早日康复。

（4）虫草全鸭

原料：冬虫夏草 10g，老雄鸭 1 只，绍酒 15g，生姜 5g，葱白 10g，胡椒粉 3g，食盐 3g。

做法：将 8～10 枚虫草纳入鸭头内，再用棉线缠紧，余下的虫草同姜、葱等一起装入鸭腹内，放入篮子中，再注入清汤，加食盐、胡椒粉、绍酒调好味，用湿棉纸封严篮子口，上笼蒸约 1.5 小时至鸭熟即可。

功能：温补肾阳。对肾阳不足，又兼肺气不足，症见腰膝酸软，神疲体弱者，有增加营养和辅助治疗的作用。

第五节 女性干燥综合征

干燥综合征是一种全身性自身免疫性疾病。多见于中年女性，以口干咽燥，目涩少泪为主要症状。

本病的发生是由于素体肝肾亏虚，阴血损伤；或感受温热之邪，郁久血燥，或过食辛辣油腻，脾胃蕴热，化燥伤阴，阴津枯耗而成。温热之邪首先犯肺，肺气失宣，水津不布，导致风热肺燥证，饮食不节，损伤脾胃，积热酿湿，气机不畅，津不上承，出现湿热中阻证，阴虚之体，复因热毒灼津，肝肾阴亏，而致阴虚内热证，还有瘟病迁延不愈，阴损者阳不长的气阴两虚证和津亏血行不畅的阴虚血瘀证。

一、药膳原则

1. 燥证的产生机理有津亏与津不上承的不同，因此食疗方案必须根据辨证分型而制定，不能一成不变。

2. 一般情况下，燥证患者的饮食应偏于甘凉滋润，宜进滋阴清热生津的食物，如西瓜、生梨、甲鱼、海参、淡菜等，并以少量多餐为宜。若出现食欲不振，胃肠功能欠佳者，则饮食宜清淡易消化，忌滋腻之品。

3. 干燥综合征病人由于唾液腺被破坏，分泌减少，而有明显口、舌、咽喉干燥，频频饮水，甚至食道干涩、吞咽困难等，应以粥、麦面等半流质为宜，餐后宜用清水或药液漱口，避免食物残留在口腔引起溃烂出血。

4. 干燥综合征患者多有目涩畏光、口干舌裂等阴虚火旺的症状，故应忌食辛辣、香燥温热的饮料与食物，如酒、咖啡、各类油炸食物、羊肉、狗肉、姜、葱、蒜等，严禁吸烟。

二、辨证施膳

1. 风热肺燥证

[临床表现] 两目干涩而痒，口干欲饮，咽痛，头痛，毛发失荣、脱落，发热，苔薄白，舌质偏红或舌质红，脉细数。

[调理原则] 清热祛风，润肺明目。

[药膳配方]

（1）菊花罗汉果饮

原料：白菊花9g，罗汉果1只。

做法：泡茶饮用。

功能：清热润肺明目。白菊花祛风清肝明目；罗汉果性味甘寒，有清肺，润肺止渴作用。经常饮用，对目涩、口干有效。

（2）菠菜汤

原料：菠菜50g，鸭蛋2只。

做法：水煮，沸后放入搅匀的鸭蛋，待蛋白凝固，放入洗净的菠菜，加调料及麻油，即可食用。

功能：清热润肺。菠菜甘凉，生津润燥，鸭蛋清肺养阴。

（3）杏仁露

原料：甜杏仁10g，藕粉50g。

做法：甜杏仁炒熟研粉，加入藕粉，开水冲成糊状，随时食用。

功能：清肺润燥。甜杏仁有润肺作用，藕粉清热和中。

（4）凉拌地栗萝卜丝

原料：荸荠100g，白萝卜100g。

做法：白萝卜洗净去皮切丝，用盐渍10分钟，冷开水淘洗。地栗去骨切丝，加白萝卜丝、调料，生拌食用。

功能：清热润肺。萝卜生用性味辛凉，能清热化痰；地栗入肺胃二经，能清热祛风，明目利咽。

2. 湿热中阻证

[临床表现] 目赤干痛，视物模糊，口干口苦，口臭，饮水不多，舌质红，苔白腻或黄腻，脉滑或滑数。

[调理原则] 清热化湿，解毒消炎。

[药膳配方]

（1）薏苡仁绿豆麦片粥

原料：薏苡仁30g，麦片25g，绿豆25g。

做法：先将薏苡仁、绿豆浸泡1小时，文火煮烂，放入麦片再煮，不断搅拌，防止粘锅，粥成加糖食用。

功能：清热健脾化湿。方中绿豆清热解毒，薏苡仁健脾渗湿助消化，麦片和中助胃气。

（2）荠菜豆腐羹

原料：荠菜250g，豆腐500g。

做法：荠菜洗净切碎末，油锅煸炒至八成熟，放入切成小方块的豆腐，加水、调料煮沸，菱粉勾芡，出锅可食。

功能：清热生津利水。荠菜性味甘平，有清热凉血的作用，豆腐性甘寒，有清热利水作用。

（3）炒双瓜

原料：鲜嫩苦瓜150g，黄瓜150g。

做法：将瓜洗净切丝，武火油炒至熟，加调料，出锅可食。

功能：清热利湿。苦瓜性味甘寒，可清热明目；黄瓜清热解毒。二者相配，对目赤干涩的燥证尤为适宜。

3. 阴虚内热证

[临床表现] 口干欲饮，咽喉干痛，干咳少痰，目涩畏光，吞咽困难，潮热盗汗，心烦少寐，大便干结，皮肤皲裂，舌红绛，脉细数。

[调理原则] 滋阴润燥，养阴清火。

[药膳配方]

（1）百合生梨饮

原料：百合30g，生梨1只，冰糖30g。

做法：生梨切片与百合加水共煎，放入冰糖溶化，即可食用。

功能：滋阴润燥，养心安神。百合性味甘寒，能清热润燥，生梨润肺清心，冰糖润肠和中。

（2）蚌肉田螺汤

原料：蚌肉50g，田螺50g。

做法：田螺养于清水中漂去泥，置清水中浸一夜，放入洗净的蚌肉，一起煮沸，频饮此水。

功能：清热生津明目。田螺能清热明目，蚌肉可清热滋阴，明目解毒。二者相合，对目赤口渴者有效。

（3）莲心茶

原料：麦冬12g，莲心3g，绿茶3g。

做法：泡茶频饮。

功能：养阴清火。麦冬为清润之品，既能养肺胃之阴，又能清心降火，莲心可清心火，绿茶能清肝明目。故目赤、咽痛、心烦者用之较宜。

（4）百合银耳羹

原料：百合30g，银耳15g，冰糖30g。

做法：银耳浸泡变大，加入百合，冰糖，煎2小时，经常服用。

功能：滋阴润燥。百合清热润肺宁心，银耳滋阴补肺，养血润燥。

（5）水耳面片汤

原料：面粉50g，黑木耳6g，鸡蛋1个，菠菜20g。

做法：面粉用水和匀做面片，黑木耳水发洗净，菠菜洗净，鸡蛋搅匀。水煮沸放入木耳、鸡蛋，煮5分钟，放入面片煮沸，再放入菠菜、调料，出锅即可食用。

功能：滋阴清火。黑木耳滋补肾阴，菠菜养血润肠、止渴，鸡蛋滋阴润燥，清热利咽。

（6）香菇炖甲鱼

原料：香菇6g，甲鱼100g。

做法：香菇浸泡洗净，与甲鱼一起放在砂锅中，加调料文火炖2小时，饮汤食肉。

功能：滋阴养血。甲鱼有滋阴退热的作用，香菇性味甘平，气香益胃，可增进食欲。

4. 气阴两虚证

[临床表现]面色㿠白，口干咽燥，目涩无泪，神疲乏力，食欲不振，手足心热，舌质红胖，边有齿印，脉细濡。

[调理原则]滋补肝肾，益气养阴。

[药膳配方]

（1）首乌参豆汤

原料：首乌10g，黑豆50g，北沙参30g。

做法：黑豆浸泡一宿后，先煮1小时，再加入北沙参、首乌，共煮半小时，取汁频饮。

功能：滋补肝肾，益气润肤。首乌、黑豆能补肝肾，润肌肤，北沙参益气养胃生津。

（2）杞子红枣粥

原料：枸杞子20g，红枣20g，糯米50g。

做法：三味共煮粥。

功能：滋补肝肾，健脾养血。红枣健脾益气和中，枸杞子养血补肝，糯米补中和胃。

（3）山药芝麻糊

原料：淮山药粉30g，黑芝麻30g。

做法：将黑芝麻炒熟研粉，加入山药粉及白糖适量，以沸水冲成糊状服用。

功能：益气养血。淮山药健脾益气，黑芝麻能乌须黑发，补肝肾，是滋养强壮之品。

（4）参芪鸽蛋汤

原料：北沙参30g，黄芪15g，鸽蛋10个。

做法：鸽蛋煮熟去壳备用，北沙参、黄芪加水煮半小时，以此汤煮鸽蛋，加调料后食用。

功能：益气养阴。北沙参养阴润燥，黄芪益气健脾，鸽蛋补肾益气。

5. 阴虚血瘀证

[临床表现] 口干咽燥，头晕目眩，两目干涩，目赤畏光，面色紫暗，两颊涎腺肿大，有块质硬，舌紫少津，脉细涩。

[调理原则] 养阴活血，祛瘀通络。

[药膳配方]

（1）桑椹红花饮

原料：桑椹子20g，红花10g。

做法：二味共煎取汁频饮。

功能：养血活血。桑椹子养血补肝明目，红花活血祛瘀。

（2）桃仁百合燕麦粥

原料：桃仁15g，百合30g，燕麦片50g。

做法：桃仁炒熟研粉，与百合、麦片共煮粥。

功能：养阴活血。桃仁活血祛瘀、润燥，百合滋阴润肺，燕麦养胃和中。

（3）丹参鳗鱼汤

原料：丹参30g，鳗鱼500g。

做法：鳗鱼洗净切成3cm段，加少许啤酒，放入丹参，共煮成浓汤饮用。

功能：滋补肺肾，活血祛瘀。鳗鱼滋阴补虚，丹参养血活血。两味相配，共奏补阴活血祛瘀之功。

（4）山甲猪蹄汤

原料：穿山甲250g，猪蹄250g。

做法：穿山甲去皮洗净切块，猪蹄洗净，两味一起放入锅中文火煮2小时，加调料，饮汤食肉。

功能：活血通络润肤。猪蹄性味甘平，能和血脉，润肌肤；穿山甲善于走窜，能活血散瘀，通行经络，故对于腮腺结块者尤为适宜。

（5）红花山楂糕

原料：红花15g，山楂500g，冰糖500g。

做法：红花煮汤取汁，加入去核山楂与冰糖，煮烂，冷却后凝结成块，即可食用。

功能：活血生津。红花活血祛瘀，山楂配冰糖，酸甘生津润燥。

第六节　女性性功能失调

女性性功能失调是指女性在更年期由于激素水平降低，生殖器官的萎缩等引起的以性欲减退或丧失，性交疼痛为主要的表现。它是传统观念、自身心理状态和个体生物因素共同作用的结果。性功能是如同人体其他系统生理功能一样的一种与身体健康、生活幸福直接相关的生理活动。

中医学认为本病的发生与肾肝两脏关系最为密切。肾主生殖，藏精，主蛰，濡润二阴，肾藏命火，鼓动阳气；肝藏血，入阴器，疏气机，调情志。女子经孕产乳数伤于血，血损及精，加上七七之后，肾精亏少，或先天肾气不足，体衰久病，阳气耗损，亏及命火，精少不能荣润阴器，火衰不能鼓动心阳，以致女子性欲淡漠，或阴中干涩，交和疼痛；若七情不遂，久郁伤肝，气机失调，情志不悦，肝血本虚，阴器失养，以致女子性欲丧失或阴道干涩作痛，苦于阴阳交和；若因经断前后崩漏不止，精伤血枯，阳气随阴血大耗，致阴器萎缩废用，发为性欲减退；若体质不佳，感寒受冷，或内伤生冷，伤及脾阳，水湿不化，郁而化热，湿热下注，干扰冲任气血，扰及阴中清宁，亦致交合不快，疼痛而畏惧。总之，肝肾功能失调，气血不和，是本病的主要病机，性欲减退，主要是肝肾气血失调所致，性交疼痛尚与湿热有关。

女性性功能失调包括性欲减退和性交疼痛，在中医古籍中论述较少，属于"阴痛"，"阴缩"证的范畴。

一、药膳原则

1. 多进食天然食物来增强或充实性功能：大枣、核桃、芡实、桑椹、栗子、松子仁、龙眼、山药等。

2. 进食强壮补阳提高人体性激素水平的食品：羊肾、海狗肾、狗鞭、牛鞭、鹿鞭、鸡肝、雄蚕蛾、韭菜、虾仁。

3. 食用补肾填精、生精以提高性功能的食品：如鱼鳔、泥鳅、牡蛎、鸡肉、瘦肉、莲子、海参、墨鱼、蹄筋、鲍鱼。

4. 勿食辛辣、肥甘厚腻之品。

二、辨证施膳

1. 肾阳虚衰证

[临床表现] 性欲淡漠，腰膝酸冷，头晕耳鸣，神疲气弱，面色无华或㿠白，舌淡苔白，脉沉迟。

[调理原则] 温肾助阳，填精益气。

[药膳配方]

(1) 参茸海参羹

原料：人参6g，鹿茸1g，海参250g。

做法：将海参泡发，去内杂，洗净；人参切片；鹿茸研粉。海参切丁后，放锅内，先煮15分钟，撇去浮沫，加盐、黄酒、人参片，同煮30分钟后，加入鹿茸粉，待沸5分钟，加味精、胡椒粉调味，湿淀粉勾芡，装入汤盆，撒上葱花，即可食用。

功能：人参大补元气，鹿茸温阳补肾，海参有填精添髓之能，故能助肾中阳气之生发，对腰膝酸软，神疲乏力，心悸头晕等更年期性功能减退有益。

(2) 桂地鹿肉煲

原料：肉桂5g，熟地黄10g，鹿肉250g。

做法：鹿肉切成块，先用开水焯一下，洗净，去腥膻，放入锅中加水、盐、黄酒、姜块、葱段，先煮沸15分钟，捞出姜、葱，加入肉桂、熟地，置文火上焖2小时，至鹿肉酥烂，即可食肉。

功能：肉桂辛热助阳，熟地填精补肾，鹿肉性温热，且富含蛋白质，故能温补肾阳。

(3) 苁蓉腰片

原料：甜苁蓉12g，猪腰2只。

做法：猪腰，去膜，剔除筋膜，剖开，切成片，用盐、酒稍渍后洗净。苁蓉，加水煎汁去渣，备用。锅中放油，待八成热，将腰片倒入，溜炒变色后起锅，洗净锅放入苁蓉汁（也可加笋片、青椒等），加盐、味精，煮沸后，倒入炒过的腰片，沸5分钟，湿淀粉勾芡，撒上葱花、胡椒，淋香油，装盆，即可食用。

功能：苁蓉温补肾阳，添益精髓；腰片，含蛋白质丰富，并能补肾。苁蓉腰片是一种不见药的药膳，若加笋片、青椒，既能增加纤维素、维生素，又能增色、添味。

(4) 韭菜鳝丝

原料：韭菜150g，鳝丝200g，玉竹10g，黄精10g。

做法：韭菜洗净，切段；鳝丝，去内杂，洗净，切段；玉竹、黄精泡软。先起油锅，待油热五成，泡鳝丝松透后，加水、黄酒及泡软的玉竹、黄精煮沸10分钟，加盐、糖，并倒入韭菜，翻炒均匀，煮5分钟，加味精、胡椒、姜丝、葱丝，翻炒后，即可装盆，佐餐。

功能：韭菜，辛温壮阳补肾；鳝鱼富含蛋白质、脂肪；黄精、玉竹，补益脾肾，添益精髓。本膳色、香、味俱，能补脾肾，助阳气。

(5) 核桃腰花

原料：核桃仁100g，猪腰2只，制首乌12g，桑椹子12g。

做法：猪腰，去膜，剖开剔除筋膜，切成十字形花并切2cm×5cm块，盐、酒稍渍后洗净，挂浆，备用；核桃仁微炒去紫衣，研碎；首乌、桑椹子加水浓煎，取汁，备用。油锅加油待七成热，入腰花滑炒后起锅；洗净锅，加入首乌、桑椹子汁，煮沸3分钟，湿淀粉勾芡，撒胡椒粉、葱花，装盆食用。

功能：核桃仁温补命门，腰子补肾，首乌、桑椹子养血填精，共为肝肾并补，温肾益火之药膳。

2. 肾阴不足证

[临床表现] 性欲淡漠，或性欲缺乏，伴见腰膝酸软，头晕目眩，手足心热，面色不

华，口干咽燥，盗汗失眠，舌红少苔，脉沉细数。

［调理原则］滋阴补肾，益气养血。

［药膳配方］

（1）杞菊虾仁羹

原料：杞子 12g，杭菊 10g，虾仁 200g。

做法：先将杞子泡软，菊花泡后去芯，虾仁用蛋清、淀粉挂浆。起油锅待六成热，虾仁入锅滑炒后起锅，倒入杞子、菊花及汁，加盐、味精煮沸 10 分钟后，虾仁入锅，沸 3 分钟湿淀粉勾芡，撒葱花、胡椒粉，装汤盆即可食用。

功能：杞子，功能养肝明目，补肾益精；菊花，平肝清头目；虾仁，含丰富的蛋白质，能补肾添精，共成滋养肝肾，添益精髓之药膳，且色鲜艳而味极佳。

（2）萸地团鱼汤

原料：山萸肉 10g，生地黄 10g，西洋参 5g，团鱼 1 只（约重 200g）。

做法：团鱼（鳖），宰后，开水烫一下，去内杂，洗净，切块；生地、山萸肉、西洋参切片或丁。将鳖块放砂锅中，加盐、水、黄酒，先大火煮沸，撇去浮沫，加入萸肉、地黄、洋参（也可加香菇、竹笋、火腿肉）后，置文火上烩 1～2 小时，加味精、胡椒粉，即可食用。

功能：萸肉、生地，均为滋养肾阴之品；西洋参，养阴生津；鳖肉含大量优质蛋白，鳖甲能养肝阴，活血养血。四味共煮浓汤，味美醇香，滋肝肾之阴，添益精髓。

（3）玄女嫩鸡丁

原料：玄参 15g，女贞子 10g，鸡脯肉 200g。

做法：嫩鸡脯肉，切成丁，蛋清、淀粉挂浆；玄参、女贞子装袋后浓煎取汁，备用。先于锅中放油待七成热，滑炒鸡丁，使变色即起锅；放入药汁，使沸 5 分钟，加盐、味精、糖少许（也可放笋丁、豌豆），使沸 10 分钟，倾入鸡丁，沸 3 分钟后，湿淀粉勾芡，加入胡椒粉，撒上葱花，装盆，佐餐。

功能：玄参，归肺、肾经，养阴滋润；女贞子，育肾滋阴；鸡肉含丰蛋白质、氨基酸，是人体营养之品。

（4）玉麦溜鱼片

原料：肥玉竹 15g，麦冬 10g，鱼肉 200g。

做法：玉竹，浸软，切丁；麦冬，打碎，去心，浸软；鱼肉，切片，挂浆。起油锅待七成热，滑溜鱼片，使变色即起锅，倒入玉竹、麦冬及浸泡的水，加盐、味精（可加笋片、蘑菇片），煮沸 10 分钟，倒入鱼片，加少许黄酒，沸 5 分钟后，湿淀粉勾芡，撒葱花、姜末及胡椒粉，起锅装盆，即可食用。

功能：玉竹、麦冬，养阴滋肾兼和脾胃；鱼肉含蛋白质及人体必需氨基酸。经适当加工，烹煮成鲜美肥嫩而富有营养的药膳，食鱼，玉竹、麦冬同样可以嚼食。

（5）淮地杞仙龟

原料：淮山药 20g，熟地黄 15g，枸杞子 10g，龟 1 只（重约 250g）。

做法：龟，先宰杀，用开水烫一下，去外皮，并敲碎甲骨，去内杂后切成块，放砂锅中，加水、姜块、葱段，大火煮 15 分钟，捞去姜、葱，加盐、香菇、笋，煮 5 分钟，加入淮山药、地黄、枸杞子，加盖置文火上炖 2 小时，加味精、胡椒末，调味后，即可食用。

功能：淮山药，养脾滋阴；熟地、枸杞子，补肾养阴，填精益髓；龟，既含有丰富蛋白质、人体必需氨基酸，且本属玄武而善补肾阴。

3. 肝气郁结证

[临床表现] 性欲淡漠，或厌倦，忧郁不乐或烦躁，面色失华，伴胁肋乳房胀痛，舌质多黯红，苔白，脉细数。

[调理原则] 柔肝解郁，理气和血。

[药膳配方]

(1) 香苏炒双菇

原料：香附 6g，紫苏 10g，枳壳 6g，香菇 50g，鲜蘑菇 100g。

做法：香附、紫苏、枳壳，三味另煎取汁，备用；香菇，水发透，去蒂；鲜蘑菇，洗净。起油锅加植物油，待七成热时，倒入双菇，煸炒透，加入药汁、盐、味精，煮沸 10 分钟，加糖少许，湿淀粉勾薄芡，起锅装盆，即可食用。

功能：香附，疏肝理气；枳壳，理气散郁结；紫苏，散寒和中，舒肝顺气；香菇、蘑菇，含蛋白质、氨基酸、多种维生素，能顺气舒肝。本膳久服还有抗衰老、防高脂血症等作用。

(2) 砂蔻鲫鱼汤

原料：砂仁 5g，蔻仁 5g，鲫鱼 1 条（约重 200g）。

做法：鲫鱼，去鳞、鳃及内杂，洗净，背上用刀划斜形花纹数条；砂仁、蔻仁均拣去壳后，研粉。起油锅放植物油，待七成热，鱼入锅中稍煎一下，放入黄酒、水、姜块、葱段，煮沸 5 分钟后，捞去姜、葱，加盐、味精，煮至汁呈乳白色，放入砂、蔻仁粉，再使稍沸香气大出，撒姜末、葱花，起锅装入汤盆，即可食用，喝汤及食鱼肉。

功能：砂仁、豆蔻，均含芳香挥发油，其芳香理气醒脾舒肝之能特强；鲫鱼，含丰富的蛋白质和人体必需氨基酸。本膳色香、味、形俱佳，鲜美肉嫩，可供佐餐；产后催乳亦颇效。

(3) 荷叶陈皮鸡

原料：鲜荷叶 1 张，陈皮 10g，丁香 3g，鸡腿肉 250g。

做法：鸡腿肉，洗净，劈成长 5cm、厚 3cm 的肉块；陈皮泡软，切成块；丁香，研粉。将陈皮块、丁香粉加酱油、黄酒、味精、糖拌匀，鸡肉块渍半小时，备用。鲜荷叶，洗净，沥干，将经汁渍鸡肉块用荷叶包裹，并将汁、陈皮一并包在中间，放盆内加盖，上蒸笼蒸 1 小时，取出，摊开荷叶，即可食用。

功能：陈皮含挥发油，芳香理气；丁香醒脾舒肝；鲜荷叶清芳舒肝沁脾，清暑热，并能减肥排毒。鸡肉含蛋白质丰富，得芳香之气相助，健脾胃，疏肝气，补而不滞，疏而不伐，可经常服食。且本膳色、香、味俱佳，能作为佐餐佳肴。

(4) 茴香佛手肚丝

原料：猪肚 1 只（重 500g），大茴香 6g，佛手 20g。

做法：猪肚，洗净，先用水煮沸，刮去白膜，并用盐、醋揉搓后再洗，冷水再煮一沸，去尽异味，加水入锅中，放入茴香，煮熟透，取出切成丝；佛手（鲜者更佳）泡软，切成丝。起油锅，待七成热，入肚丝炒匀，加盐、味精、佛手丝、水，煮 10 分钟，起锅装盆，即可。

功能：茴香，疏理肝气，温通厥阴；佛手，舒肝醒脾；猪肚，健脾胃，安五脏。本膳舒肝气，和脾胃，可以开郁顺气。

（5）忘忧豆干丝

原料：金针菜50g，制香附5g，枳壳5g，川芎5g，豆腐干100g。

做法：金针菜（鲜者佳）泡发，去蒂；豆腐干切细丝；制香附、枳壳、川芎，另用水煎，取汁备用。起油锅，待六成热，炒干丝、金针菜，使均匀后，加入药汁、盐适量，待沸10分钟，加糖、味精调味后，即可食用。

功能：金针菜，又名忘忧草、黄花菜，能疏肝解郁；香附、枳壳、川芎为"越鞠丸"中解气郁、血郁之品，用以疏肝气，养肝血，以顺肝之性；豆腐干，含植物脂肪、蛋白质。本膳爽口而不腻，能理气机之怫郁，顺肝气之条达，并可减肥。

4. 血脱气虚证

[临床表现] 性欲丧失，生殖器官衰萎蜕变，神情淡漠，健忘，畏冷，阴、腋毛脱落，月事停闭，阴道干涸无白带，舌淡，苔白，脉沉细。

[调理原则] 补气养血。

[药膳配方]

（1）麦枣炖猪脑

原料：淮小麦30g，大枣20g，远志5g，猪脑500g。

做法：淮小麦、远志另煎取汁；大枣浸软，去核，捣泥；猪脑去膜，洗净；将猪脑放碗内，加盐、黄酒、枣泥、葱花、姜末、味精及药汁，加盖密，上蒸笼蒸30分钟，拌和，撒胡椒粉，淋色拉油少许，即可食用。

功能：小麦养心气，止烦渴；远志，安心神；大枣，健脾益气；猪脑，益髓定志。四者同煮，可调心脾，安神志，补髓海，止烦躁。

（2）柏子仁猪心

原料：柏子仁15g，猪心1具。

做法：柏子仁，洗净；猪心，洗去血水，用刀尖在猪心中间开一孔，将柏子仁塞入孔内，放锅内，加水适量，倒入黄酒、食盐、葱、姜等调料，隔水炖1小时，取出猪心，去柏子仁，将猪心切成薄片，盛碗中。原汤中加味精、胡椒粉少许，使汤沸后，倒入猪心碗中，喝汤吃猪心。

功能：柏子仁，养心安神，主惊悸，安五脏，聪耳明目；猪心，功能安神定惊，益心补血，治不眠健忘，能益心宁志。本膳之用当注意，痰湿内盛，血脂高者不可食用，或不能久食；脾气虚而便溏者，亦当慎之。

（3）猪心枣仁汤

原料：猪心1具，茯苓15g，枣仁15g，远志6g。

做法：将猪心剖开，洗净，置砂锅内，再将茯苓、枣仁、远志洗净后，装入纱布袋内，一并放入锅内，加水先用武火煮沸，去浮沫，加盐、黄酒、胡椒、味精，置文火上炖至猪心熟透，捞去药袋，撒姜末、葱花后，喝汤吃猪心。

功能：枣仁，甘平，宁心安神，养肝敛汗，善治虚烦不眠，惊悸怔忡；茯苓，能安神、定惊，治眩晕失眠；远志，安神益志；猪心，配伍炖汤，能调心脾，安神志，定惊悸，治眩晕。

（4）五圆蒸肚片

原料：五味子6g，桂圆肉10g，枸杞子12g，莲子20g，红枣10枚，猪肚1只（约重500g）。

做法：猪肚，割去油脂、杂质，洗净表面涎液，用热水泡一遍，再洗净，放沸水锅内煮沸后捞起冷水冲洗，刮去白色膜皮，加盐、醋揉搓，清水洗干净，再放冷水锅中烧开，除去异味，然后切成宽2cm、长5cm的条，盛盆内，拌入精盐、味精、胡椒粉、色拉油；将杞子浸软，红枣去核，莲子泡软去心，桂圆肉洗净，五味子研粉，同时与猪肚条拌匀，上蒸笼蒸至肚熟，撒上胡椒粉、姜末、葱花，即可食用。

功能：猪肚，能补虚损，健脾胃，固根基，安五脏；红枣，健脾和中；莲子，和胃清心；桂圆，养血宁心；五味子，纳肾安神志；杞子，养肝肾。本膳以调心脾，益肝肾，而奏益智宁神定志之功。

（4）山药桂莲煨猪肉

原料：淮山药50g，桂圆15g，莲子30g，猪肉300g。

做法：淮山药（鲜者更佳），浸软；桂圆，选净；莲子，泡软去心。猪肉，洗净，切块，放砂锅中，加水先煮沸，去浮沫；加入山药、桂圆、莲心、盐、味精，移文火上煨2小时，加少许胡椒粉，即食用，喝汤，吃肉、山药、桂圆、莲心。

功能：淮山药，甘平，健脾补肺，固肾益精，养心益智，治心虚健忘；桂圆，养血安神，治心脾亏虚，气血不足之症；莲子，含淀粉、蛋白质、碳水化合物、钙、磷、铁等，是养心益肾健脾的补益食品；猪肉，含蛋白质、脂肪及人必需氨基酸。共奏补益心脾，调养气血之功。对更年期综合征之属心脾两虚者，久服之必当有助。

5. 气滞血瘀证

[临床表现] 性欲减退，冷漠，月经减少，黄褐斑，头昏眼花，胸闷心悸等症状。

[调理原则] 活血养血、行血祛瘀。

[药膳配方]

（1）蛭甲红牛鸽

原料：水蛭5g，甲片3g，红花3g，川牛膝6g，鸽子2只（重360g）。

做法：宰鸽子，褪毛，去内杂，洗净；水蛭、甲片、牛膝、红花，用水浓煎30分钟，取汁；用药汁、酱油、盐、味精拌匀，鸽子在药汁中渍半小时，晾干，锅内放少许水，煮鸽子待沸，撇去浮沫，加入卤干及糖，收汁稠，即可。

功能：水蛭，活血化瘀；甲片，化瘀散积；红花，活血养血；牛膝，舒筋补肝肾；鸽子，含丰富蛋白质和人体必需氨基酸。本膳鸽子经卤制后，药力均渗肉中，色浓味醇，佐餐极佳之上品。

（2）双丹桃奴鸭

原料：丹皮5g，丹参15g，桃仁10g，鸭1只（重800g）。

做法：鸭，宰杀，褪毛及去内杂，洗净，切块，开水焯后洗去浮沫，放砂锅内，加水；丹参、丹皮、桃仁装入纱布袋中，扎紧袋口，置砂锅中与鸭同煮，沸20分钟后，加盐、味精（亦可放入竹笋、菜心、香菇、火肉），置文火上煨1小时，即可食用，喝汤，吃肉，取去药袋。

功能：丹皮，凉血清热，活血破瘀；丹参，活血养血，理血和血；桃仁，活血化瘀；鸭，含丰富蛋白质。本膳功擅活血养血，且原汁原味，营养丰富。

（3）归芍炒芦笋

原料：当归10g，赤芍10g，芦笋200g。

做法：将当归、赤芍洗净后，用水煎取浓汁，备用；芦笋，取嫩枝切段。起油锅待八成热，煸炒芦笋使透，加盐及药汁，煮沸15分钟，加味精翻炒，稍沸，即可装盆。

功能：当归，养血和血；赤芍，活血养肝；芦笋含丰富维生素及微量元素，本膳色翠而嫩脆，味鲜美富营养。

（4）芎棱芥子鱼

原料：川芎6g，三棱5g，白芥子3g，鱼肉200g。

做法：川芎、三棱、白芥子装纱布袋内，加水浓煎取汁，备用；鱼肉切片，蛋清、淀粉挂浆。起油锅，待八成热，入挂浆鱼片，溜炒后加入药汁、盐、黄酒、味精，沸10分钟，湿淀粉勾芡，撒姜末、葱花、胡椒粉，即可。

功能：川芎，活血化瘀；三棱，活血散积；白芥子，利膈理气散积；鱼肉，含丰富蛋白质及人体必需氨基酸。本膳活血化瘀而不伤正。

（5）三七黄精鸡

原料：参三七5g，黄精12g，鸡1只（重500g）。

做法：鸡去毛杂，洗净血水，切块，先用开水煮沸后，洗去浮沫，放砂锅中，加黄酒、姜块、葱段及水，大火上煮沸20分钟，捞去姜、葱；加入三七、黄精、盐、味精，加盖后置文火上烩1小时，即可喝汤、吃鸡。

功能：参三七，化瘀益气；黄精，添精益肾；鸡含优质蛋白及人体必需氨基酸。本膳活血补气，添精补肾。

第七节　女性慢性外阴营养不良

慢性外阴营养不良是指妇女外阴及黏膜出现营养障碍，从而导致组织变形及色素改变的疾病。其特征表现为外阴皮肤黏膜出现局限性或弥漫性白色增厚、角化斑块、皮肤干燥、失去弹性，甚至阴蒂和阴唇萎缩、消失，伴阴部瘙痒，发生溃疡、灼热疼痛、性交困难等症状。

多年来因本病缺乏统一的诊断标准，往往冠以不同病名，如外阴白斑、硬化萎缩性苔藓、硬化性苔藓、外阴干枯症或原发性外阴萎缩等，由于诊断和命名的分歧，造成了对本病认识和处理的混乱。为了统一认识，1975年国际外阴病研协会（ISSVD）决定废用上述各种病名，将此类疾病改称为"慢性外阴营养不良"。可发生在各种年龄的妇女，但以中年妇女和绝经后的妇女多见。过去认为此病是癌前病变，癌变率为50%。近些年来经过大量临床实践研究，了解到外阴白色病变并不是癌前病变。仅在发生非典型增生的小部分患者发展为癌症。国内文献报道变率为2~3%。

本病的发生，西医多数学者认为，与局部神经血管的营养失调有关，系局部营养障碍所导致的病变。中医学认为，"肾开窍于二阴，肾虚不能荣于阴器"，"任脉始于会阴，主一身精血，精血不足，任脉虚，阴部枯萎"。其发病多为肝失条达，郁而化火，脾失健运，积湿生热，经脉空虚，肝脾湿热下注，阻于女阴，再加上阴道分泌物的长期刺激；而肝肾阴虚、脾肾阳虚等也可导致本症。因其发病与肝、脾、肾三脏及任脉有关，故女阴白斑属中医学的阴痒范畴。其治疗原则，可以根据临床证候，分别以滋阴补肾，温补脾肾及清热利湿等治则，进行辨证配餐。

一、药膳原则

1. 少吃易伤脾胃之膳食，多吃健脾，清热利湿和开胃之食品，以免损伤脾胃。如淮山药、薏米粥、酸奶等。

2. 忌食煎炒、辛辣之物，如姜、醋、酒及油炸之品，以免助长内热，加重病情。

3. 宜食易于消化之软食，如粥类等，以免大便秘结，忌食虾、蟹、牛肉等腥膻之发物。

4. 有肝肾阴虚证候的患者，应多食滋阴补肝肾膳食，有脾肾阳虚证候的患者，应多吃温补脾肾之膳食。

二、辨证施膳

1. 湿热下注证

[临床表现] 女阴皮肤及黏膜变白，甚则肿痛破溃，流出黄水，色黄黏稠有味的带下量多，外阴瘙痒，胸闷不适，便干，溲黄，口苦，舌质红，舌苔黄腻，脉滑数。

[调理原则] 清热除湿，解毒消肿。

[药膳配方]

（1）清热除湿粥

原料：车前子（另包，煲粥时用布袋包好）10g，萆薢12g，赤小豆30g，粳米150g，佐料适量。

做法：将前三药同置砂锅内，加水适量，先以武火烧沸后改用文火，慢煮半小时后，倾出药液去渣，复将药液与粳米同放入砂锅中，加水适量，并以文火慢煮，至粥熟烂后，加佐料调味即成。

功能：清热除湿。方中车前子甘寒，利水清热，萆薢苦平，清热利水止带，赤小豆甘酸而平，清热解毒利尿，粳米甘温，养胃益脾。

（2）鸡冠花薏米粥

原料：鸡冠花30g，薏米50g，粳米150g，佐料适量。

做法：鸡冠花（去子）洗净，与薏米及粳米同置砂锅中煲粥。至粥熟烂时，下佐料调味即成。

功能：清热除湿解毒。方中鸡冠花甘凉，清热利湿，薏米甘淡而凉，清热，健脾利湿，粳米甘温，养胃和脾。

（3）土茯苓马蹄炖猪骨

原料：土茯苓500g（鲜者更佳），马蹄（荸荠）200g，猪骨500g，佐料适量。

做法：将土茯苓片与猪骨同煎取汁留骨，然后加入马蹄（去皮），用文火慢炖半小时。加佐料后即可分次服用。

功能：清热利湿解毒。方中土茯苓甘淡而平，利湿，解毒；马蹄甘寒，清热利尿，配以猪骨和其药性，可利而不伤。三者配合，增强清热利湿之功。

2. 肝肾阴虚证

[临床表现] 外阴皮肤及黏膜色素消失变白，弹性消失，外阴干涩，灼热或瘙痒，伴有头晕目眩，耳鸣，五心烦热，时见烘热汗出，腰膝酸软，舌质红，苔薄黄，脉细数。

[调理原则] 滋阴补肾、养血润肤。

[药膳配方]

（1）生地黄菊花杞子饮

原料：生地黄 15g，白菊花 12g，枸杞子 15g，冰糖适量。

做法：将上料加水适量同煎，去渣加冰糖顿服。

功能：清热养阴，滋补肝肾。生地黄甘寒，入肝肾经，清热养阴，通血脉，益力气，填骨髓，白菊花甘苦而凉，清热，养肝，治眩晕，枸杞子甘平，滋补肝肾。

（2）枸杞子猪肝汤

原料：枸杞子 20g，猪肝 125g。

做法：猪肝洗净切片调味，枸杞子洗净，与水适量煮汤，待熟透，将沸汤反复倒入盛猪肝之碗内，至猪肝八成熟后，倒入锅内一沸即成。空腹吃或佐餐。

功能：补肝肾，养阴血。枸杞子味甘性平，滋补肝肾，猪肝味甘苦，补肝养血。

（3）生地山萸肉肾子汤

原料：生地 15g，山萸肉 11g，猪肾 1 具。

做法：将猪肾对半切开，除去内部管络及筋膜，洗去异味，切花成块，盛汤碗内调味。将生地、山萸肉并水适量，放入砂锅内煮至药味渗出后，反复将沸汤掏入盛猪肾之汤碗内，待猪肾至八成熟后，倒入锅内一沸即可。空腹食或佐餐。

功能：滋补肝肾。生地味苦甘性寒，养阴清热，润燥，滋补肝肾，山萸肉酸而微温，补肝益肾，并治腰膝酸软，头晕目眩，猪肾咸平，补肾。

（4）猪肝肾子粥

原料：猪肝 100g，猪肾 1 具，粳米 150g。

做法：猪肝切片，猪肾对半切开，除去内部筋膜，洗去异味，切花成块，盛汤碗内调味。待粥煮好后，反复将部分粥水倒入碗内，待肝肾至八成熟后，倒入粥内一沸即成。

功能：补肝肾，养胃。

3. 脾肾两虚证

[临床表现] 外阴皮肤及黏膜色素消失变白、萎缩或增厚，痛痒不适，面色无华，神疲乏力，面目及四肢浮肿，纳呆便溏，腰膝酸软，少腹冷痛，舌淡胖，舌边齿痕，舌薄白或腻，脉沉缓无力。

[调理原则] 温肾健脾，养血润肤。

[药膳配方]

（1）补元饮

原料：党参 10g，干姜 5g，茯苓 10g，山萸肉 10g，仙灵脾 10g。

做法：将上料加水适量煎汤代茶。

功能：温肾健脾养血，濡养外阴肌肤。方中党参、茯苓益气健脾；干姜温中散寒，配山萸肉以补益肝肾，仙灵脾温补肾阳。

（2）党参核桃炖鸡

原料：党参20g，云苓15g，干姜5g，当归10g，枸杞子15g，核桃肉15g，鸡肉150g。

做法：将上料放入盅内，加适量清水，姜、枣（去核）、盐适量，调味后隔水炖熟。

功能：补中益气，温肾填髓。党参甘平，益气健脾，培补气血；干姜辛温，温中散寒；当归味甘性温，养血，配枸杞子甘平以补益肝肾，核桃仁甘温，补肾；鸡肉甘温，温中益气，补精添髓。

（3）壮阳汤

原料：猪肾1~2具，猪尾骨（猪尾巴连脊骨）1条，巴戟天20g，仙灵脾10g，菟丝子9g，吴茱萸6g，牡蛎10g。

做法：猪尾骨切段，与上料同放入砂锅内，加水、盐适量。先以武火煲沸后，改用文火慢煲。待好后，将洗净切花成块之猪肾盛汤碗内调味，并反复掏入猪尾骨热汤，及至八成熟后，倾入砂锅热汤内，一沸即得。

功能：温肾助阳，滋润肌肤。猪肾、猪尾骨壮腰肾，巴戟天、仙灵脾、菟丝子温肾壮阳，吴茱萸辛温，温脾气利五脏，牡蛎细润外阴肌肤。